"十二五"职业教育国家规划教材
经全国职业教育教材审定委员会审定

全国中医药行业高等职业教育"十二五"规划教材

诊 断 学

（供临床医学专业用）

主　编　肖智勇（重庆三峡医药高等专科学校）

副主编　赵　文（江西中医药大学）

　　　　周艳丽（黑龙江中医药大学）

　　　　王龙梅（山东中医药高等专科学校）

编　委　（以姓氏笔画为序）

　　　　邓晶荣（重庆三峡医药高等专科学校）

　　　　刘兴华（重庆三峡中心医院）

　　　　杨　峥（保山中医药高等专科学校）

　　　　杨周赟（四川中医药高等专科学校）

　　　　常征辉（河南中医学院）

　　　　鲁俊华（牡丹江市卫生学校）

中国中医药出版社
·北 京·

图书在版编目(CIP)数据

诊断学 / 肖智勇主编 . —北京:中国中医药出版社,2015.8
全国中医药行业高等职业教育"十二五"规划教材
ISBN 978 – 7 – 5132 – 2628 – 8

Ⅰ . ①诊…　Ⅱ . ①肖…　Ⅲ . ①诊断学—高等职业教育—教材　Ⅳ . ① R44

中国版本图书馆 CIP 数据核字(2015)第 133017 号

中 国 中 医 药 出 版 社 出 版
北京市朝阳区北三环东路 28 号易亨大厦 16 层
邮政编码　100013
传真　010 64405750
廊坊市晶艺印务有限公司印刷
各地新华书店经销

*

开本 787 × 1092　1/16　印张 35.75　彩插 0.5　字数 814 千字
2015 年 8 月第 1 版　2015 年 8 月第 1 次印刷
书号　ISBN 978 – 7 – 5132 – 2628 – 8

*

定价　75.00 元

网址　www.cptcm.com

张美林（成都中医药大学附属医院针灸学校党委书记、副校长）

张登山（邢台医学高等专科学校教授）

张震云（山西药科职业学院副院长）

陈　燕（湖南中医药大学护理学院院长）

陈玉奇（沈阳市中医药学校校长）

陈令轩（国家中医药管理局人事教育司综合协调处副主任科员）

周忠民（渭南职业技术学院党委副书记）

胡志方（江西中医药高等专科学校校长）

徐家正（海口市中医药学校校长）

凌　娅（江苏康缘药业股份有限公司副董事长）

郭争鸣（湖南中医药高等专科学校校长）

郭桂明（北京中医医院药学部主任）

唐家奇（湛江中医学校校长、党委书记）

曹世奎（长春中医药大学职业技术学院院长）

龚晋文（山西职工医学院/山西省中医学校党委副书记）

董维春（北京卫生职业学院党委书记、副院长）

谭　工（重庆三峡医药高等专科学校副校长）

潘年松（遵义医药高等专科学校副校长）

秘　书　长　周景玉（国家中医药管理局人事教育司综合协调处副处长）

前　言

中医药职业教育是我国现代职业教育体系的重要组成部分，肩负着培养中医药多样化人才、传承中医药技术技能、促进中医药就业创业的重要职责。教育要发展，教材是根本，在人才培养上具有举足轻重的作用。为贯彻落实习近平总书记关于加快发展现代职业教育的重要指示精神和《国家中长期教育改革和发展规划纲要（2010—2020年)》，国家中医药管理局教材办公室、全国中医药职业教育教学指导委员会紧密结合中医药职业教育特点，充分发挥中医药高等职业教育的引领作用，满足中医药事业发展对于高素质技术技能中医药人才的需求，突出中医药高等职业教育的特色，组织完成了"全国中医药行业高等职业教育'十二五'规划教材"建设工作。

作为全国唯一的中医药行业高等职业教育规划教材，本版教材按照"政府指导、学会主办、院校联办、出版社协办"的运作机制，于2013年启动了教材建设工作。通过广泛调研、全国范围遴选主编，又先后经过主编会议、编委会议、定稿会议等研究论证，在千余位编者的共同努力下，历时一年半时间，完成了84种规划教材的编写工作。

"全国中医药行业高等职业教育'十二五'规划教材"，由70余所开展中医药高等职业教育的院校及相关医院、医药企业等单位联合编写，中国中医药出版社出版，供高等职业教育院校中医学、针灸推拿、中医骨伤、临床医学、护理、药学、中药学、药品质量与安全、药品生产技术、中草药栽培与加工、中药生产与加工、药品经营与管理、药品服务与管理、中医康复技术、中医养生保健、康复治疗技术、医学美容技术等17个专业使用。

本套教材具有以下特点：

1. 坚持以学生为中心，强调以就业为导向、以能力为本位、以岗位需求为标准的原则，按照高素质技术技能人才的培养目标进行编写，体现"工学结合""知行合一"的人才培养模式。

2. 注重体现中医药高等职业教育的特点，以教育部新的教学指导意见为纲领，注重针对性、适用性及实用性，贴近学生、贴近岗位、贴近社会，符合中医药高等职业教育教学实际。

3. 注重强化质量意识、精品意识，从教材内容结构、知识点、规范化、标准化、编写技巧、语言文字等方面加以改革，具备"精品教材"特质。

4. 注重教材内容与教学大纲的统一，教材内容涵盖资格考试全部内容及所有考试要求的知识点，满足学生获得"双证书"及相关工作岗位需求，有利于促进学生就业。

5. 注重创新教材呈现形式，版式设计新颖、活泼，图文并茂，配有网络教学大纲指导教与学（相关内容可在中国中医药出版社网站 www.cptcm.com 下载），符合职业院校学生认知规律及特点，以利于增强学生的学习兴趣。

在"全国中医药行业高等职业教育'十二五'规划教材"的组织编写过程中，得到了国家中医药管理局的精心指导，全国高等中医药职业教育院校的大力支持，相关专家和各门教材主编、副主编及参编人员的辛勤努力，保证了教材质量，在此表示诚挚的谢意！

我们衷心希望本套规划教材能在相关课程的教学中发挥积极的作用，通过教学实践的检验不断改进和完善。敬请各教学单位、教学人员及广大学生多提宝贵意见，以便再版时予以修正，提升教材质量。

国家中医药管理局教材办公室

全国中医药职业教育教学指导委员会

中国中医药出版社

2015 年 5 月

编写说明

《诊断学》是由国家中医药管理局统一规划、全国中医药职业教育教学指导委员会和中国中医药出版社组织编写的全国中医药行业高等职业教育规划教材，供中医药高等职业教育临床医学专业使用。

本教材的编写除按照全国中医药职业教育教学指导委员会的统一要求外，同时吸收了多家编者的长处，采纳了许多师生的意见，并对基层农村及社区医院的需求做了调研，尽量使本教材的科学性和实用性得到具体体现，使即将服务于基层的中西医医护人员能学有所用，在职医护人员通过自学，能掌握较新的诊断方法和技术。

本教材涵盖诊断学的教学内容，包括症状诊断、问诊、检体诊断、实验诊断、医学影像诊断、器械检查、病历书写、临床诊断步骤与思维方法、临床常用诊断技术，并附有临床常用检验参考值和临床典型血细胞、内镜检查彩色图片。

本教材力求以应用为主旨和特征，使教学内容与职业需求紧密配合，强化实践教学，加强学生职业能力训练，为临床第一线岗位培养专业技术技能型人才。教材较之以往在以下几方面做了改进：

1. 在"常见症状"部分增加了临床常见症状内容，如"皮肤黏膜出血""腰腿痛"，使学生对临床症状有更全面的认识。

2. 在"问诊"部分强调了医患关系中的人文关怀、和谐关系和法律意识。

3. 在实验诊断、医学影像诊断等辅助检查中增加和充实了近年来发展快、临床普及迅速的检查项目，使学生毕业后具备在偏远地区医院开展这些检查项目的能力，提高诊疗水平。

4. 本着"必需""够用"的原则，降低了部分理论难度，加强了基层医院实践技能的学习和训练。

5. 教材中的检查项目、名称、方法和正常参考值，均采用新标准。

本教材的编写分工如下：

绪论由肖智勇编写。

第一篇　症状诊断：第一章第一~十四节由王龙梅编写，第十五~二十一节由鲁俊华编写，第二章由肖智勇编写。

第二篇　检体诊断：第一~四章由杨周赟编写，第五章由杨峥编写，第六章由常征辉编写，第七~九章由赵文编写，第十章由肖智勇编写。

第三篇　实验诊断：第一~四章由邓晶荣编写，第五~七章由鲁俊华编写，第八~十章由肖智勇编写。

第四篇　医学影像诊断：第一章由刘兴华编写，第二章由赵文编写，第三章由周艳丽编写，第四章由刘兴华编写。

第五篇　器械诊断：第一章由周艳丽编写，第二章第一～二节由杨周赟编写，第三节由鲁俊华编写，第三章由王龙梅编写。

第六篇　病历书写由常征辉编写。

第七篇　临床诊断步骤与思维方法由肖智勇编写。

第八篇　临床常用诊断技术由赵文编写。

附录一　临床常用检验参考值由邓晶荣编写。

附录二　临床典型血细胞由邓晶荣提供，内镜检查彩色图片由王龙梅提供。

书稿完成后，主编和副主编进行了统稿和修改工作。

教材在突出中医药教育特色等方面还需要我们不断探索，对教材中存在的不足之处，敬请各校师生在使用过程中提出宝贵意见与建议，以期在下一次修订时得到完善和提高。

《诊断学》编委会
2015 年 5 月

目　录

绪 论

  诊断学是运用医学基本理论、基本知识和基本技能进行疾病诊断的一门学科，是基础医学与临床医学之间的桥梁课程。诊断即是医生通过问诊、体格检查、实验室检查及其他辅助检查，对所获取的资料进行综合分析、推理判断后所做出的有关健康状况和疾病本质的判断。

  诊断疾病的过程即是认识疾病发生发展的过程。正确的诊断依靠科学严谨的检查方法和所收集到的真实客观的临床资料。学习诊断学就是学习检查病人的方法，学习收集分析临床资料的方法，同时不断发展的医学科学要求医生不断学习和掌握诊断的新理论和新技能。本课程的特点是技能性强、实践操作多、诊断方法进展快，学好诊断学必须要理论与实践结合。

一、学习内容

  1.症状和体征 症状是病人主观感受到的不适或痛苦的异常感觉，如疼痛、恶心等。症状是病史的重要组成部分，通过问诊即可获得。掌握症状的表现特点和发展演变，尤其是尚未出现体征的早期症状，对诊断极为重要。体征是医生客观检查到的病态改变，如心脏杂音、肝脾肿大等。症状和体征可单独出现也可同时存在。体征对临床诊断的建立发挥主导作用。

  2.问诊 是采集病史的主要手段，是通过医生对病人的提问与回答来了解疾病发生发展和现状的过程。许多疾病通过详细的问诊，配合体格检查，即可提出初步诊断。问诊是医生必须掌握的基本技能。

  3.检体诊断 是医生用自己的感官和传统的辅助器具（听诊器、血压计、体温表、叩诊锤等）对病人进行系统的观察和检查，揭示机体正常或异常征象的临床诊断方法。体格检查方法是每个医学生必须具备的基本功，应准确熟练地掌握。

  4.实验诊断 是通过物理、化学和生物学等实验方法对病人的血液、体液、分泌物、排泄物、组织细胞等标本进行检测，从而获得病原学、病理形态学、器官功能状态、机体免疫状态等资料，结合病史、临床症状和体征进行全面分析的诊断方法。实验室检测是诊断疾病、确定防治措施、观察疗效等方面的重要依据。但实验结果必须结合临床表现，当与临床表现不符、偶尔阳性或数次阴性的检查结果，均不能作为肯定或否定临床诊断的依据。

  5.医学影像诊断 学习 X 线成像、计算机体层成像（CT）、磁共振成像（MRI）、介入放射、超声诊断、放射性核素检查的基本原理、检查方法、正常表现与病理表现。X线、CT等检查对机体内部诊断起着难以替代的作用。

6.器械诊断　包括心电图检查、肺功能检查、内镜检查等。以上检查项目具有发展迅速、不断更新的特点，已越来越广泛地在基层医院普及应用。

7.病历书写　病历是临床医疗过程的全面记录，是临床医生根据问诊、体格检查、实验室检测和其他检查所获得的资料，经过归纳、分析、整理而成。病历反映了病人的发病、病情演变、诊疗、转归等情况，也反映了医疗质量和学术水平，同时病历还是健康档案、医疗保险、医疗诉讼的重要依据。编写完整而规范的病历是每个医生必须掌握的临床基本功。

8.临床诊断步骤与思维方法　学习诊断的内容与格式，包括病因诊断、病理解剖诊断、病理生理诊断、疾病的分型与分期、并发症诊断、伴发疾病诊断以及书写格式。

9.临床常用诊断技术　包括腹腔穿刺术、胸膜腔穿刺术、心包腔穿刺术、腰椎穿刺术、骨髓穿刺术、淋巴结穿刺术、肝脏穿刺术，眼底检查术、双气囊三腔管压迫术、导尿术等，以及操作适应证、操作方法。

二、学习要领

1.由于医学生学习诊断学时尚未开始学习临床课程，因此不可能要求医学生在学习诊断学时对临床疾病做出准确的诊断。诊断学的主要任务是指导学生如何接触病人，如何通过问诊确切而客观地了解病情，如何正确地运用视诊、触诊、叩诊、听诊和嗅诊的方法发现病人的症状和体征，进而分析和鉴别正常生理表现或异常病理表现，从中得到诊断疾病的某些线索或提出可能发生的疾病。

2.实验诊断、医学影像诊断和器械检查的学习重点，应是掌握检查的选择原则、检查结果的分析判断，即主要是检查的临床应用而不是检验技术。重点掌握概念性、普遍性和实用性的内容。同时应充分认识到迅速发展的各种高、新、尖检查技术虽然极大地提高了临床诊断水平，但不能完全取代问诊、一般体格检查和常规实验室检测，更不能取代临床诊断思维。医学生必须正确熟练地掌握体格检查方法和常用的辅助检查。

3.临床医学是一门实践性极强的科学，学习诊断学只是涉及临床医学课程的重要开端，不可能通过一次学习即可熟练掌握和应用，需要经过长时间的反复实践和训练，不断巩固和提高，这样才能使诊断学真正成为临床学科的基石。

三、学习要求

1.在面向病人的学习活动中，要培养实事求是、严谨细致的工作作风，要关心体贴病人的疾苦，耐心倾听病人的陈述，一切从病人的利益出发，做一个具有高尚医德修养的医务工作者。

2.能进行系统而有针对性的问诊，并能正确归纳、整理和记录主述与病史。

3.能以较规范化的手法进行系统、全面、重点而有序的体格检查。

4.掌握血液、排泄物、分泌物、肝功能、肾功能、生物化学、免疫学、病原体等常用实验室检测项目的正常参考值，能分析检测结果对疾病的诊断意义。

5. 熟悉 X 线、CT、磁共振成像（MRI）、心电图（ECG）、超声、纤维内镜等检查的应用价值、检查适应证、正常表现、典型的异常表现，能初步分析其临床意义。

6. 能将问诊和检体诊断资料进行整理，写出格式正确、文字通顺、表达清楚、字体规范、符合要求的完整病历和表格病历。

7. 能根据病史、体格检查、实验室检查、医学影像检查、器械检查所提供的资料，进行初步分析，提出诊断印象或初步诊断。

第一篇 症状诊断

第一章 常见症状

症状（symptom）是患者主观感受到不适或痛苦的异常感觉。症状有多样表现形式，有的症状仅主观能感觉到，如疼痛、心悸、眩晕；有的症状包括主观感受和客观检查异常，如发热、呼吸困难、水肿、黄疸等。体征（sign）是指经体格检查或观察到的客观的异常表现，如肝脾肿大、心脏杂音、紫绀等。

症状学包括症状的病因、发生机制、临床表现及其在诊断中的作用。症状是诊断疾病的线索和依据，是反映病情的重要指标。同一疾病有不同的症状，不同的疾病又可有某些相同的症状，因此在诊断疾病时要综合分析所有疾病资料，不能仅凭几个症状就做出诊断。

第一节 发 热

体温高出正常范围，称为发热（fever）。正常人的体温因受大脑皮层及下丘脑体温调节中枢的控制，通过神经体液因素调节，使机体产热与散热基本平衡，体温保持相对恒定的状态。当致热原（pyrogen）或其他因素作用于机体，引起体温调节中枢功能紊乱，造成散热减少、产热增加，体温则升高。

正常体温一般为36.3℃~37.2℃。同一个体体温一般上午稍低，下午稍高，但在24小时内其波动范围一般不超过1℃。不同个体略有差异，小儿体温比成人稍高，老人较青壮年人稍低；女性体温在月经期较平日稍低，而在排卵期和妊娠期则稍高于平日；体力活动、进餐、情绪激动等因素均可使体温暂时升高。

【发生机制】

1. 致热原性发热 大多数发热由此引起，致热原分为以下两类。

（1）外源性致热原：各种病原生物（微生物、寄生虫）及其代谢产物、炎性渗出物、抗原抗体复合物等，通过激活血液中的中性粒细胞、嗜酸性粒细胞和单核细胞 – 吞噬细胞，使其产生和释放内源性致热原，作用于体温调节中枢而引起发热。

（2）内源性致热原：又称白细胞致热原（白介素、干扰素、肿瘤坏死因子等），其分子量小，可通过血脑屏障直接作用于体温调节中枢，使体温调定点上移，产热增多，散热减少，而引起发热。

2. 非致热原性发热 是由体温调节机制失控或调节障碍所引起的被动性的体温升高，常见于：

（1）体温调节中枢直接受损，如颅脑外伤、脑出血等。

（2）产热过多的疾病，如癫痫持续状态、甲状腺功能亢进症等。

（3）散热减少的疾病，如高温引起的散热障碍、广泛性皮肌炎、心力衰竭等。

【病因与分类】

临床上可分为感染性与非感染性两大类，以感染性发热多见。

1. 感染性发热 各种病原体（如细菌、病毒、支原体、立克次体、螺旋体、真菌、寄生虫）所致的急性和慢性感染，均可引起发热。

2. 非感染性发热 凡由非病原体引起的发热，均属于非感染性发热。

（1）无菌性坏死物质的吸收：因组织细胞坏死、组织蛋白分解及坏死产物吸收引起的无菌性炎症，也称吸收热。见于：①机械性、物理性或化学性损害，如大面积烧伤、大手术后组织损伤、内出血等引起的发热；②组织坏死与细胞破坏，如恶性肿瘤、白血病、急性溶血等；③因血管栓塞或血栓形成引起的心、肺、脾等内脏梗死或肢体坏死。

（2）变态反应：因抗原抗体复合物引起变态反应，见于风湿热、药物热等。

（3）内分泌与代谢障碍：如甲状腺机能亢进引起产热过多，大量脱水引起散热减少等。

（4）皮肤散热减少：如广泛性皮炎、鱼鳞癣、慢性心功能不全等，一般为低热。

（5）体温调节中枢功能失常：因脑出血、脑外伤（脑震荡、颅骨骨折等）硬脑膜下出血、中暑、重度安眠药中毒等因素，直接损害体温调解中枢而引起发热，称为中枢性发热。发热特点是高热无汗。

（6）自主神经功能紊乱：属功能性发热。因自主神经功能紊乱，影响正常体温调节，使产热大于散热，体温升高，多为低热，伴有自主神经功能紊乱的其他表现。多见于夏季低热、精神紧张和剧烈运动后低热、原发性低热等。应注意在排除其他因素所致发热后才能诊断此类发热。

【临床表现】

1. 发热分度 以口测温度为标准，按发热的高低分为：低热，体温 37.3℃ ~ 38℃ ；

中等度热，体温 38.1℃ ~ 39℃；高热，体温 39.1℃ ~ 41℃；超高热，体温 41℃以上。

2. 发热的临床经过与特点　典型发热过程一般可分为三个阶段：

（1）体温上升期：该期产热多于散热。临床表现为皮肤苍白、干燥、疲乏无力、肌肉酸痛、畏寒或寒战等。体温上升有两种形式：①骤升型：体温急剧升高，几小时内达 39℃ ~ 40℃或以上，常伴寒战，常见于肺炎球菌肺炎、疟疾等；②缓升型：体温逐渐上升，经数日后达高峰，常见于伤寒、结核病等。

（2）高热持续期：该期产热与散热在较高水平保持相对平衡。临床表现为皮肤潮红而灼热、呼吸加快加深、出汗等。体温上升到高峰后，可保持数小时（如疟疾）、数天（如肺炎球菌肺炎）或数周（如伤寒）。

（3）体温下降期：该期产热少于散热。由于机体本身的防御功能和治疗，病因消除，体温调定点逐渐恢复正常水平，体温下降。下降方式有两种：①骤降型：体温可在数小时内降至正常，常伴有大汗淋漓，见于肺炎球菌肺炎、输液反应等；②渐降型：体温数日后逐渐降至正常，如伤寒、风湿热等。

3. 热型与临床意义　将发热病人在不同时间测得的体温数值分别记录在体温单上，将各体温数值点连接起来形成的不同形态的体温曲线，称为热型（fever type）。不同病因所致发热形成的热型常不相同。常见的热型有以下几种：

（1）稽留热（continued fever）：体温恒定在 39℃ ~ 40℃或以上，24 小时内波动范围不超过 1℃，可持续数日或数周。常见于肺炎球菌肺炎、伤寒等（图 1-1-1）。

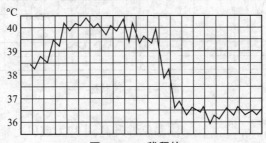

图 1-1-1　稽留热

（2）弛张热（remittent fever）：体温在 39℃或以上，波动幅度大，24 小时内波动范围超过 2℃，且最低的体温仍高于正常水平。常见于败血症、化脓性炎症、肺结核、风湿热等，又称败血症热、消耗热（图 1-1-2）。

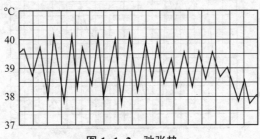

图 1-1-2　弛张热

（3）间歇热（intermittent fever）：体温骤然上升到39℃或以上，持续数小时又骤降至正常水平，经过数小时或数天的间歇期后，体温又突然升高，如此反复交替出现。见于疟疾、急性肾盂肾炎等（图1-1-3）。

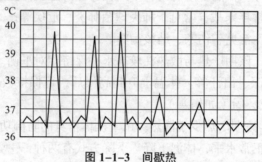

图 1-1-3　间歇热

（4）波状热（undulant fever）：体温逐渐上升达39℃或以上，数天后又逐渐下降至正常水平，持续数天后又逐渐升高，如此反复多次，见于布氏杆菌病（图1-1-4）。

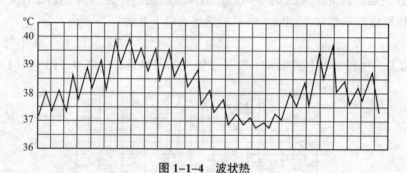

图 1-1-4　波状热

（5）回归热（relapsing fever）：体温急骤升高到39℃或以上，持续数日后骤然下降至正常水平，保持正常水平体温数日后又骤然升高，持续数日后又下降，如此反复发作。见于回归热、霍奇金（Hodgkin）病等（图1-1-5）。

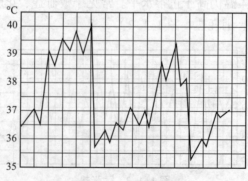

图 1-1-5　回归热

（6）不规则热（irregular fever）：发热无一定规律，见于癌性发热、结核病、风湿热、渗出性胸膜炎、支气管肺炎等（图1-1-6）。

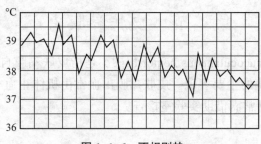

图1-1-6 不规则热

不同的疾病各具有相应的热型，热型有助于对疾病诊断和鉴别诊断。但须注意的是，由于抗生素、肾上腺皮质激素、解热药的广泛使用，疾病的热型变得不典型或呈不规则热；此外，热型与个体反应性有关，如老年人休克型肺炎发热可不明显，不具备典型肺炎热型的表现。

【伴随症状】

发热的伴随症状对病因诊断和鉴别诊断很有意义。

1.发热伴寒战 见于肺炎球菌肺炎、败血症、急性溶血性疾病、急性胆囊炎、疟疾等。

2.发热伴头痛、呕吐或昏迷 见于乙型脑炎、流行性脑脊髓膜炎、脑型疟疾、脑出血、蛛网膜下腔出血、中毒性痢疾等。

3.发热伴关节痛 常见于风湿热、结核病、结缔组织病。

4.发热伴淋巴结及肝脾肿大 可见于血液病（血液病、淋巴瘤、恶性网状细胞增多症）、恶性肿瘤、某些传染病（布氏杆菌病、黑热病、传染性单核细胞增多症）。

5.发热伴尿频、尿急、尿痛 提示尿路感染，如肾盂肾炎等。

6.发热伴咳嗽、咳痰、胸痛 常见于呼吸系疾病，如支气管炎、肺炎、胸膜炎、肺结核等。

7.发热伴恶心、呕吐、腹痛、腹泻 常见于急性胃肠炎、细菌性疾病等。

8.发热伴皮肤黏膜出血 见于流行性出血热、钩端螺旋体病、急性白血病、急性再生障碍性贫血、败血症、重症麻疹及病毒性肝炎等。

9.伴随结膜充血 常见于流行性出血热、斑疹伤寒、恙虫病、钩端螺旋体病等。

【问诊要点】

1.发热缓急、发热程度、有何诱因、发热持续及间歇的时间、退热情况等。

2.伴发全身性或局限性症状及体征。

3.了解已用药物名称、剂量、疗程、疗效等诊治情况。

4.询问是否到过流行病疫区、有无接触过传染病患者及发病季节等,对血吸虫病、流行性出血热、乙型脑炎、流行性脑脊髓膜炎的诊断有重要意义。

第二节 皮肤黏膜出血

皮肤黏膜出血(mucocutaneous hemorrhage)是指皮肤黏膜自发性出血或损伤后难以止血,是出血性疾病的主要表现。皮肤黏膜出血常由机体止血与凝血功能障碍引起,病因较多,正确的诊断常需借助实验室检查。

【病因与发生机制】

引起皮肤黏膜出血的病因,按发生机制不同可分为:

1.血管壁结构与功能异常 正常血管破损时局部小血管收缩,使血流速度变慢,继之在血小板释放的血清素作用下,使小血管持续收缩,以有利于止血。当血管壁结构与功能异常时可致皮肤黏膜出血。

(1)遗传性:如遗传性出血性毛细血管扩张症、血管性血友病、家族性单纯性紫癜等。

(2)继发性:如感染、中毒、过敏性紫癜、维生素 C 缺乏症、单纯性紫癜、老年性紫癜等。

2.血小板数量与功能异常 血小板在血管损伤处相互黏附、聚集形成白色血栓,阻塞伤口,并能产生血栓烷(TXA_2),释放血小板第 3 因子,参与凝血。血小板数量与功能异常均可引起皮肤黏膜出血。

(1)血小板减少:①生成减少,如白血病、再生障碍性贫血、感染或放射治疗及化学药物治疗后的骨髓抑制等;②破坏增多,如特发性血小板减少性紫癜、脾功能亢进、溶血尿毒症综合征等;③消耗过多,如弥散性血管内凝血(DIC)、血栓性血小板减少性紫癜等。

(2)血小板增多:①原发性,如原发性血小板增多症;②继发性,继发于慢性粒细胞白血病、脾切除后等。

(3)血小板功能异常:①遗传性,如血小板无力症、血小板病;②继发性,继发于药物、尿毒症、肝病等。

3.凝血功能障碍 凝血因子缺乏或功能不足可引起凝血障碍,导致皮肤黏膜出血。

(1)遗传性:如血友病、遗传性凝血酶原缺乏症、遗传性纤维蛋白原缺乏症等。

(2)继发性:如严重肝功能不全、尿毒症、维生素 K 缺乏症等。

(3)抗凝及纤维蛋白溶解异常:常见于某些中毒及抗凝药物过量,如毒蛇咬伤、肝素、双香豆素溶栓药过量等。

皮肤黏膜出血可由一个因素引起,也可由多种因素引起,如 DIC,涉及血小板、凝血因子及纤维蛋白溶解等多个因素。

【临床表现】

皮肤黏膜出血表现为皮肤黏膜瘀点、紫癜、瘀斑及血肿，还可出现牙龈出血、鼻出血、血尿、便血、关节腔出血、月经过多等症状。凝血功能障碍引起的出血常有内脏出血、肌肉出血或软组织血肿、关节腔出血，如血友病。

【伴随症状】

1. 对称性荨麻疹样或丘疹样紫癜伴关节痛、腹痛　多见于过敏性紫癜。
2. 紫癜伴广泛性出血如鼻出血、牙龈出血、血尿、便血者　见于血小板减少性紫癜、DIC 等。
3. 出血伴血肿、关节腔出血或关节畸形　见于血友病。
4. 出血伴发热　见于急性白血病、急性再生障碍性贫血、急性传染病、重症感染性疾病。
5. 出血伴贫血　常见于白血病、再生障碍性贫血等。

【问诊要点】

1. 出血发生的年龄，患者的性别，有关家族史以及职业。
2. 有无药物过敏史、外伤史、感染及中毒史、肝肾疾病史。
3. 出血的部位、特点，出血时间、缓急，有无诱因，有无鼻出血、牙龈出血、关节腔出血、内脏出血等。
4. 是暂时出现还是慢性反复发作。

第三节　水　肿

水肿（edema）是指过量的液体在组织间隙或体腔内积聚。其中发生于体腔内者称为积液，如心包积液、胸腔积液、腹水（又称腹腔积液）。水肿按其性质可分为凹陷性与非凹陷性两种，按其发生的部位可分为全身性与局部性两类。局部性内脏器官水肿如脑水肿、肺水肿不属于本节讨论范畴。

【发生机制】

正常情况下，血管内血液不断地从毛细血管的小动脉端滤出液体至组织间隙成为组织液，另一方面组织液不断地从毛细血管的小静脉端回吸收入血管，二者间保持动态平衡。维持这种平衡的主要因素有4种：①毛细血管内静水压；②血浆胶体渗透压；③组织压，即组织间隙的机械压力；④组织液的胶体渗透压。当这些维持液体平衡的因素发生障碍时，出现组织间液的生成大于重吸收，则可产生水肿。

产生水肿的主要因素有：①钠水潴留导致毛细血管静水压增加；②静脉回流障碍导致毛细血管内压增高；③毛细血管通透性增高；④血浆胶体渗透压降低；⑤淋巴液回流受阻。

【病因】

（一）全身性水肿

1. 心源性水肿　常见病因是右心衰竭、缩窄性心包炎。水肿与下列因素有关：①有效循环血量减少，肾血流量减少，醛固酮、抗利尿激素分泌增多，肾小球滤过率下降及肾小球对钠、水的重吸收增多，使体内水钠潴留；②体循环回心血流受阻，静脉淤血，毛细血管流体静压增高，组织液形成增多，出现水肿。

2. 肾源性水肿　见于各型肾炎、肾病综合征及慢性肾盂肾炎。钠、水潴留是肾性水肿的基本机制，与下列因素有关：①肾小球滤过率下降，而肾小管重吸收钠、水增多，即球－管失平衡，水钠潴留；②大量蛋白尿导致低蛋白血症，血浆胶体渗透压下降致使水分外渗；③肾实质缺血激活肾素－血管紧张素－醛固酮系统，导致水钠潴留。

3. 肝源性水肿　主要见于肝硬化失代偿期。其主要发生机制是：①肝脏合成血浆蛋白减少，血浆胶体渗透压降低；②门脉高压，致腹腔脏器血液回流受阻，毛细血管内滤过压升高；③肝淋巴液回流障碍。

4. 营养不良性水肿　见于慢性消耗性疾病、恶性肿瘤、长期营养缺乏、蛋白丢失性胃肠病、重度烧伤等，这些因素可导致低蛋白血症、皮下组织松弛、组织压降低等而产生水肿。

5. 其他全身性水肿　如黏液性水肿、经前期紧张综合征、药物性水肿、特发性水肿、妊娠高血压综合征、血管神经性水肿等。

（二）局部性水肿

1. 各种组织炎症　如丹毒、蜂窝组织炎、痈等。

2. 局部静脉回流受阻　如静脉炎、静脉血栓形成、肿瘤压迫。

3. 局部淋巴回流受阻　如丝虫病、淋巴管炎、肿瘤压迫等。

4. 血管神经性水肿　常由变态反应所致，见于对各种药物、食物过敏。

【临床表现】

（一）全身性水肿

1. 心源性水肿　水肿特点为首先出现身体的下垂部位，以双下肢水肿多见，行走活动后明显，休息后减轻或消失，呈对称性、凹陷性。同时伴有右心功能不全的其他表现，如颈静脉怒张、肝肿大等，严重者可出现胸水、腹水。

2. 肾源性水肿　水肿的特点为疾病早期晨间起床时出现眼睑和颜面水肿，以后发展为全身性水肿。肾病综合征患者可以有显著的全身性水肿，同时伴有尿常规改变、肾功能损害，可有高血压。肾源性水肿常需与心源性水肿相鉴别（表1-1-1）。

表 1-1-1 心源性水肿与肾源性水肿的鉴别

	心源性水肿	肾源性水肿
开始部位	从足部开始，向上延及全身	从眼睑、面部开始，向下延及全身
发展快慢	发展较缓慢	发展常较迅速
水肿性质	比较结实，移动性小	软而移动性大
伴随症状	心脏增大、心脏杂音、肝大、静脉压升高等	高血压、蛋白尿、血尿、管型尿等

3. 肝源性水肿 常表现为腹水，也可先出现踝部水肿，然后逐渐向上蔓延，头、面部及上肢少有水肿。伴有肝功能减退、门静脉高压征等临床表现。

4. 营养不良性水肿 水肿特点是常从足部开始逐渐蔓延至全身。水肿发生前常有消瘦、体重减轻等表现。

5. 其他全身性水肿 ①黏液性水肿：常见于甲状腺功能减退，其组织间液的蛋白含量较高，产生非凹陷性水肿，以颜面及下肢较明显。②经前期紧张综合征：多于月经前 7 ~ 14 天出现，眼睑、手、踝部轻度水肿，体重增加 1 ~ 2kg。常伴有烦躁、易怒、头痛、乏力、乳房胀痛、盆腔部沉重感，月经后水肿消失。③药物性水肿：引起水肿的药物有肾上腺皮质激素、雄激素、雌激素、利血平、胰岛素、甘草等，特点是用药后发生，停药不久后消失。

（二）局部性水肿

1. 局部炎症水肿 水肿局部红、肿、热、痛。见于急性乳腺炎、疖、痈等。

2. 局部静脉回流受阻 ①上腔静脉阻塞综合征：此为肺、纵隔肿瘤或炎症压迫上腔静脉或上腔静脉内血栓形成所致。水肿呈"披肩样"，即水肿发生于上腔静脉引流的面、颈、肩、上肢及上胸部。②下肢深静脉血栓形成：突发一侧下肢（血栓形成部位以下）肿胀，伴疼痛和浅静脉扩张。

3. 局部淋巴回流受阻 表现为非凹陷性水肿，丝虫病可致"象皮腿"。

4. 血管神经性水肿 患者多有过敏史，其特点是突然发生无痛、硬而有弹性的局部性水肿，多见于面、舌、唇部，消失较快。若水肿发生在喉头和（或）声门时，可危及病人生命。

【**伴随症状**】

1. 水肿伴呼吸困难和发绀 见于左心衰竭、脚气病（维生素 B_1 缺乏症）等。

2. 水肿伴肝大 见于心源性、肝源性或营养不良性水肿。若同时有颈静脉怒张、肝颈静脉反流征阳性，则为心源性水肿。

3. 水肿伴高血压 见于妊娠高血压综合征等。

4. 水肿伴肝掌、蜘蛛痣 见于慢性肝炎、肝硬化等。

5. 水肿伴失眠、烦躁、精力不集中 见于经前期紧张综合征。

【问诊要点】

1. 水肿出现的时间、急缓、部位、指压是否凹陷，与体位变化及活动的关系。
2. 水肿的伴随症状及全身一般状态情况。
3. 水肿发生与用药、月经周期、妊娠有无关系。

第四节　咳嗽与咳痰

咳嗽（cough）是一种防御性反射动作，通过咳嗽可将呼吸道内的异物、分泌物、渗出物及坏死组织排出体外，起到排出异物和清洁呼吸道的作用。但频繁的刺激性咳嗽消耗体力，增加心脏负担，影响工作和休息，则失去保护意义。咳痰（expectoration）是将气管、支气管的分泌物或肺泡的渗出物，借助咳嗽反射而排出口腔外的动作。

【发生机制】

咳嗽是由于延髓咳嗽中枢受刺激引起。刺激可来自呼吸系统以外的器官，但大部分来自呼吸道黏膜，经迷走神经、舌咽神经和三叉神经的感觉纤维传入。传出神经纤维来自喉下神经、膈神经及脊神经，分别将冲动传到咽肌、声门、膈肌及其他呼吸肌，引起咳嗽动作。咳嗽时，痰可随之排出。

【病因】

（一）呼吸系统疾病

从鼻咽部到支气管整个呼吸道黏膜受刺激时，均可引起咳嗽。刺激性气体的吸入，异物、炎症、出血、肿瘤等的刺激，均可引起咳嗽。

（二）胸膜疾病

各种类型的胸膜炎、气胸等使胸膜受到刺激时，可产生咳嗽。

（三）心血管系统疾病

各种原因所致的左心功能不全导致的肺淤血与肺水肿，因肺泡及支气管内有浆液性渗出物而引起咳嗽；来自右心或体循环静脉栓子脱落引起肺栓塞时，也可出现咳嗽。

（四）其他因素

1. 中枢神经因素　从大脑皮层发出冲动传至延髓咳嗽中枢，人可随意引起咳嗽反射或抑制咳嗽反射。

2. 药物副作用　如服用巯甲丙脯酸等。

【临床表现】

（一）咳嗽的性质

1. **干性咳嗽**　即刺激性咳嗽，指咳嗽无痰或痰量甚少。见于急性咽喉炎、急性支气管炎初期，也见于各种原因的胸膜炎及肺结核初期等。

2. **湿性咳嗽**　指带痰液的咳嗽。见于慢性支气管炎、支气管扩张症、肺炎、肺脓肿及慢性纤维空洞型肺结核等。

（二）咳嗽的时间与节律

1. **突然发生的咳嗽**　常见于吸入刺激性气体所致的急性咽喉炎、气管与支气管异物。

2. **长期慢性咳嗽**　于呼吸道慢性疾病，如慢性支气管炎、支气管扩张和肺结核等。

3. **阵发性咳嗽**　多见于百日咳、支气管淋巴结结核或肿瘤压迫气管等。

4. **定时咳嗽**　指咳嗽的出现和加剧有一定时间。晨咳或夜间平卧时加剧并伴咳痰，常见于慢性支气管炎、支气管扩张和肺脓肿等病。左心衰竭、肺结核夜间咳嗽明显。

（三）咳嗽的音色

1. **嘶哑咳嗽**　见于声带炎、喉炎、喉癌，以及肺癌、扩张的左心房或主动脉瘤压迫喉返神经。

2. **犬吠样咳嗽**　见于会厌、喉头炎症、水肿及气管受压等。

3. **金属样咳嗽**　可由于纵隔肿瘤、主动脉瘤或支气管肺癌直接压迫气管所致。

4. **阵发性剧咳伴鸡鸣样回声**　见于百日咳。

（四）痰的性状与量

1. **痰的性质**　可分为黏液性、浆液性、脓性、黏液脓性、浆液血性、血性等。一般急性呼吸道炎症为浆液性或黏液性痰，后期转变为黏液脓性痰；慢性支气管炎及肺气肿多为白色黏液性痰，伴急性感染时可有脓痰；支气管扩张、肺脓肿以大量脓痰为特征，如痰液有恶臭气味，提示伴有厌氧菌感染；左心功能不全所致肺淤血可出现浆液性痰或痰中带血，肺水肿可出现泡沫样血性痰；铁锈色黏液性痰是大叶性肺炎的表现。

2. **痰液的量**　不同性质的疾病痰量差异较大，急性呼吸道炎症时痰量较少；支气管扩张、肺脓肿、空洞型肺结核、支气管胸膜瘘等痰量较多，可达数百毫升，且排痰与体位有关。当支气管扩张、肺脓肿的痰液量多时，痰液可出现分层现象：上层为泡沫，中层为浆液或浆液脓性，下层为坏死性组织碎屑。

【伴随症状】

1. **咳嗽伴发热**　见于呼吸道感染、胸膜炎、肺结核等。

2.咳嗽伴胸痛 见于胸膜炎、肺炎、气胸、原发性支气管肺癌等。

3.咳嗽伴呼吸困难 见于喉水肿、喉肿瘤、气管异物、支气管哮喘、慢性阻塞性肺疾病、重症肺炎、肺结核、大量胸腔积液、气胸、肺淤血与肺水肿等。

4.咳嗽伴咯血 见于肺结核、支气管扩张、肺脓肿、支气管肺癌及风湿性二尖瓣狭窄等。

5.咳嗽伴杵状指（趾） 见于支气管扩张症、肺脓肿、原发性支气管肺癌等。

【问诊要点】

1.重点询问咳嗽出现的时间、规律、持续时间、性质、音色及伴随症状。

2.痰量、性质、颜色、气味、黏稠度、与体位关系等。

3.病人的年龄、职业，有无粉尘或有害气体长期吸入史，有无大量吸烟史，有无心肺疾病病史以及状况。

第五节 咯 血

咯血（hemoptysis）是指喉及喉部以下的呼吸器官出血经咳嗽动作从口腔排出。咯血是呼吸系统疾病常见症状之一，咯血量的多少随病因、病变性质及损伤血管的情况不同而异，少者可痰中带血，多则大口涌血，一次数百毫升。大咯血是危及患者生命的急症，若血块阻塞呼吸道引起患者窒息则立即危及生命。咯血应注意与来自鼻腔、口腔、咽部、上消化道的出血相鉴别。

【病因与发生机制】

（一）呼吸系统疾病

1.支气管疾病 常见的有支气管扩张症、原发性支气管肺癌。此外，慢性支气管炎、支气管内膜结核、支气管良性肿瘤、支气管内结石等亦可引起咯血。出血主要是因为炎症或肿瘤侵犯支气管黏膜或病灶毛细血管，使其通透性增高，血液渗出，或黏膜下血管破裂出血。

2.肺部疾病 常见的有肺结核、肺炎链球菌性肺炎、肺脓肿等，较少见的有肺梗死、恶性肿瘤转移、肺吸虫病等。肺结核为我国最常见的咯血原因。其出血机制为结核病使毛细血管渗透性增高，血液渗出，表现痰中带血丝、血点或小血块；如病变侵蚀小血管，使其破溃则引起中等量咯血；如空洞壁肺动脉分支形成的小动脉瘤破裂或继发结核性支气管扩张形成的小动静脉瘘破裂，则引起大量咯血，可危及生命。

（二）心血管系统疾病

较常见的是风湿性心脏病二尖瓣狭窄所致的咯血。某些先天性心脏病如房间隔缺损、动脉导管未闭引起肺动脉高压时，也可发生咯血。由肺淤血所致者，表现为小量咯血或痰中带血丝，支气管黏膜下层支气管静脉曲张破裂，常致较大量咯血。

（三）其他

血液系统疾病，如血小板减少性紫癜、白血病、血友病等；急性传染病，如肺出血型钩端螺旋体病、流行性出血热等均可引起咯血。

【临床表现】

（一）咯血的年龄

儿童少量咯血应注意特发性含铁血黄素沉着症的可能。青壮年咯血多见于肺结核、支气管扩张症、风湿性心脏病二尖瓣狭窄。40岁以上有长期吸烟史者应考虑肺癌的可能。有生吃石蟹、蝲蛄史者，咯血原因应考虑肺吸虫病。

（二）咯血的量

根据咯血量的多少可表现为痰中带血丝、血点、血块、全血等。24小时咯血量在100mL以内为少量咯血；100~500mL为中等量咯血；500mL以上，或一次咯血量大于300mL为大咯血，或不论咯血量多少，只要出现窒息者均为大咯血。大量咯血主要见于肺结核空洞、支气管扩张症和慢性肺脓肿，反复小量咯血主要见于肺癌。

（三）咯血的性状

血中混有黏液或脓性痰者，多系支气管或肺部炎症引起。血与痰相混者，常为肺和深部支气管的小血管破裂或炎症渗出的血，多见于肺炎。痰中带血多见于浸润型肺结核。多次反复少量咯血，要警惕支气管肺癌。克雷伯杆菌肺炎常咳砖红色胶冻样血痰；二尖瓣狭窄肺淤血咯血一般为暗红色；左心衰竭肺水肿咯浆液性粉红色泡沫样血痰。

（四）咯血与呕血的鉴别

咯血来自呼吸系统，呕血来自消化系统，准确判断出血部位十分重要，两者须鉴别（表1-1-2）。

表1-1-2　咯血与呕血的鉴别

	咯血	呕血
出血常见病因	肺结核、肺癌、支气管扩张症等	消化性溃疡、肝硬化、胃炎、胃癌等
出血先兆	喉痒、咳嗽、胸闷	上腹部不适、恶心、呕吐
出血方式	咯出	呕出
出血颜色	多鲜红	多棕黑、暗红

续表

	咯血	呕血
血液内混有物	气泡及痰	食物残渣与胃液
酸碱反应	碱性	酸性
出血后情况	痰中有血，无黑便	伴有黑便，痰中无血

【伴随症状】

1.咯血伴发热　见于肺结核、肺脓肿、流行性出血热、肺出血型钩端螺旋体病等。

2.咯血伴胸痛　见于肺炎球菌肺炎、肺结核、原发性支气管肺癌、肺梗死等。

3.咯血伴脓痰　见于肺脓肿、支气管扩张症、慢性纤维空洞型肺结核合并感染等。

4.咯血伴皮肤黏膜出血　见于血液病、钩端螺旋体病、流行性出血热等。

【问诊要点】

1. 排除口腔、咽、鼻部位出血　口腔与咽部出血易观察到局部出血灶。鼻腔出血多从前鼻孔流出，常在鼻中隔前下方发现出血灶，较易诊断。有时鼻腔后部出血量较多，可被误诊为咯血，如用鼻咽镜检查见血液从后鼻孔沿咽壁下流，即可确诊。此外，还需注意有无鼻咽癌、喉癌、口腔溃疡、牙龈出血及咽喉炎的可能性。

2. 咯血诱因、生活习惯及既往史，可提供诊断线索。如咯血病人有吃生石蟹史，则应考虑肺吸虫病的可能。

3. 咯血的量、次数、规律、颜色、夹杂物、咯血前后情况及伴随症状。

第六节　胸　痛

胸痛（chest pain）主要由胸部疾病所引起，各种刺激因子如缺氧、炎症、肌张力改变、肿瘤浸润、组织坏死以及物理、化学因子都可刺激胸部的感觉神经纤维产生痛觉冲动，并传至大脑皮质的痛觉中枢引起胸痛。有时腹腔疾病也可引起胸痛。因痛阈个体差异性，胸痛的剧烈程度与病情的轻重并不完全一致。

【病因】

（一）胸壁疾病

如急性皮炎、肌炎、皮下蜂窝组织炎、带状疱疹、流行性胸痛、肋间神经炎、肋软骨炎、肋骨骨折、创伤、颈胸椎结核、多发性骨髓瘤等。

（二）呼吸系统疾病

见于胸膜炎及胸膜粘连、气胸、肺炎、肺梗死、胸膜肿瘤、急性气管及支气管炎等。

（三）心血管系统疾病

见于心绞痛、急性心肌梗死、心肌病、急性心包炎、二尖瓣或主动脉瓣病变、胸主动脉瘤、夹层动脉瘤、心脏神经官能症等。

（四）其他

1. 纵隔疾病　如纵隔肿瘤、纵隔炎等。
2. 食管疾病　如食管炎、食管癌、食管裂孔疝、食管贲门失弛缓症等。
3. 腹部疾病　如膈下脓肿、病毒性肝炎、肝癌、肝脓肿、胆囊炎、脾梗死等。

【临床表现】

（一）胸痛的部位

食管疾病、纵隔病变、膈疝以及心绞痛、心肌梗死等病变都可表现为胸骨后疼痛，心绞痛、心肌梗死还可有心前区痛及左前臂内侧牵涉痛。自发性气胸、胸膜炎、肺梗死等均可在患侧引起剧烈疼痛，疼痛多位于腋中线及腋前线附近。带状疱疹呈多数成簇的小水泡群，沿肋间神经分布，不越过中线。

（二）胸痛的性质

肋间神经痛为呈阵发性的灼痛或刺痛；带状疱疹呈刀割样痛或灼痛；食管炎多呈烧灼感；心绞痛呈压榨性伴窒息感；急性心肌梗死时则疼痛更剧烈而持久伴濒死感；干性胸膜炎常呈尖锐刺痛或撕裂痛；原发性支气管肺癌及纵隔肿瘤常表现为闷痛；肺梗死则表现为突发剧烈刺痛，伴有呼吸困难和发绀。

（三）胸痛持续的时间

心绞痛的疼痛多呈阵发性，持续数分钟缓解。心肌梗死的胸痛则持续时间较长。心脏神经官能症常出现短暂的刺痛，仅数秒钟，也可出现持续性隐痛达数小时或数天甚至更久。纵隔炎症、食管炎等可有持续性胸骨后钝痛。

（四）胸痛的影响因素

心绞痛易在劳累、精神紧张时发生，硝酸甘油可使其很快缓解，但对急性心肌梗死所致的疼痛无效。咳嗽、深呼吸可使胸膜炎、心包炎、自发性气胸的胸痛加剧。吞咽食物可使反流性食管炎疼痛加剧，制酸剂则可使其疼痛减轻。

【伴随症状】

1. 胸痛伴吞咽困难 见于食管炎、食管癌等食管疾病。

2. 胸痛伴咳嗽或咯血 见于肺炎、肺结核、原发性支气管肺癌等。

3. 胸痛伴呼吸困难 见于肺部大面积病变，如自发性气胸、渗出性胸膜炎、肺梗死等。

4. 胸痛伴休克 见于心肌梗死、大块肺栓塞、主动脉窦瘤破裂等。

【问诊要点】

1. 起病缓急，胸痛的部位、性质、持续时间、发作形式（阵发性或持续性），有无放射痛，诱发、加重与缓解因素，伴随症状。

2. 了解有无相关病史，如冠心病、高血压性心脏病史，呼吸系统疾病史，食管疾病史等。

第七节　呼吸困难

呼吸困难（dyspnea）是指患者主观上感到空气不足，呼吸费力；客观上表现为呼吸频率、节律与深度的异常，严重时出现鼻翼扇动、发绀（cyanosis）、端坐呼吸（orthopnea）及辅助呼吸肌参与呼吸运动。呼吸困难是呼吸功能不全及心功能不全的重要症状，由于通气不足、通气/血流比例失调、气体交换障碍以及肺淤血等引起。

【病因与发生机制】

（一）肺源性呼吸困难

凡由呼吸系统疾病引起的呼吸困难统称为肺源性呼吸困难。

1. 呼吸道阻塞 如于支气管哮喘、慢性阻塞性肺气肿及喉、气管、支气管的炎症、水肿、异物、肿瘤等。

2. 肺脏疾病 如肺炎、肺不张、肺淤血、肺水肿、肺梗死、间质性肺病、细支气管肺泡癌等。

3. 胸廓与胸膜疾病 如严重胸廓畸形、胸廓外伤、气胸、大量胸腔积液及严重胸膜肥厚粘连等。

4. 各种原因所致呼吸肌功能障碍 如急性多发性神经根炎（格林 - 巴利综合征）、脊髓灰质炎、重症肌无力、膈麻痹、大量腹水、腹腔巨大肿瘤、胃扩张、妊娠末期等。

（二）心源性呼吸困难

凡由心血管系统疾病引起的呼吸困难统称为心源性呼吸困难。常见于各种原因所致的左、右心功能不全。

1. 左心功能不全　如高血压心脏病、冠心病、二尖瓣或主动脉瓣疾病、心肌病、心肌炎等。

2. 右心功能不全　如肺源性心脏病、先天性心脏病、二尖瓣狭窄、扩张性心肌病等。

（三）中毒性呼吸困难

如糖尿病酮症酸中毒、尿毒症、吗啡及巴比妥类药物中毒、有机磷杀虫剂中毒、一氧化碳中毒等。

（四）神经精神性呼吸困难

中枢神经系统病变，如脑出血、脑肿瘤压迫、脑外伤、脑炎、脑膜脑炎以及二氧化碳潴留可致呼吸功能障碍。精神因素如癔症等，亦可致呼吸困难。

（五）血源性呼吸困难

由各种原因导致的严重贫血、高铁血红蛋白症等引起。其发病机理是因血红蛋白减少或结构异常，红细胞携氧量减少，血氧含量降低。表现为呼吸和心率加快。

上述病因中，临床上最常见的是肺源性呼吸困难和心源性呼吸困难。

【临床表现】

（一）肺源性呼吸困难

1. 吸气性呼吸困难　由于喉、气管及大支气管的狭窄或梗阻引起。其特点是吸气显著困难，吸气时间明显延长，可伴有干咳及哮鸣音，重者呼吸肌极度紧张，胸腔负压增大，吸气时胸骨上窝、锁骨上窝和肋间隙明显下陷，称为"三凹征"。多见于喉、气管、大支气管的炎症、水肿、痉挛、异物、肿瘤及喉上神经、喉返神经麻痹等。

2. 呼气性呼吸困难　由于肺组织弹性减弱及小支气管狭窄与痉挛所致。其临床特点是呼气明显费力，呼气延长而缓慢，常伴有呼气性哮鸣音。见于支气管哮喘、喘息型慢性支气管炎、慢性阻塞性肺气肿等。

3. 混合性呼吸困难　由于肺部病变广泛，呼吸面积减少，影响换气功能所致。呼吸频率浅而快，常伴有呼吸音异常（减弱或消失），可有病理性呼吸音。见于重症肺炎、重症肺结核、大面积肺不张、大块肺梗死、大量胸腔积液和气胸等。

（二）心源性呼吸困难

1. 左心衰竭　左心衰竭发生呼吸困难的主要原因是肺淤血和肺泡弹性降低。其机制为：①肺淤血使气体弥散功能降低；②肺泡张力增高，刺激牵张感受器，通过迷走神经反射兴奋呼吸中枢；③肺泡弹性减弱，扩张与收缩能力降低，肺活量减少；④肺循环压力升高对呼吸中枢的反射性刺激。

呼吸困难是左心功能不全的最早期症状之一，其基本特征是活动时出现或加重，休息时减轻或缓解，平卧时加重，坐位时减轻。根据心功能不全的严重程度，由轻到重，可有以下几种临床表现：①劳力性呼吸困难：仅在一定量的劳动或活动后出现呼吸困难，休息时可以缓解。②夜间阵发性呼吸困难：为急性左心功能不全的表现，常在夜间睡眠中发生呼吸困难，轻者数分钟至数十分钟后症状逐渐缓解，重者明显气喘、出汗、面色青紫，伴有哮鸣音，两肺底出现对称性细湿啰音。此种呼吸困难又称"心源性哮喘"（cardiac asthma）。③持续性端坐呼吸：常见于慢性左心功能不全。因慢性而持续的心功能减退，患者在休息时也感到气急、胸闷，不能平卧，坐位时也出现呼吸困难，昼夜难寝。④急性肺水肿：是急性左心功能不全的最严重类型，常可导致死亡。临床上表现为突然发生的极度呼吸困难，患者被迫坐起，恐惧，烦躁不安，面色青灰紫绀，大汗淋漓，咳嗽，伴有哮鸣音，咯出大量粉红色泡沫浆液样痰，严重者可从口鼻涌出大量泡沫样血痰。体检发现脉率增快，两肺满布对称性湿啰音及哮鸣音，可有心脏舒张期奔马律、血压下降，重症者还会出现心源性休克。

2. 右心衰竭　右心功能不全发生呼吸困难的机理是体循环淤血，右心房与上腔静脉压升高，刺激压力感受器反射性地刺激呼吸中枢，导致呼吸困难。临床上主要见于慢性肺源性心脏病。

（三）中毒性呼吸困难

1. 各种原因引起代谢性酸中毒时，会出现规则的慢而深长的呼吸，可有鼾音，称为酸中毒大呼吸（Kussmaul 呼吸）。

2. 急性感染及急性传染病等发热性疾病所致呼吸困难，表现为浅快呼吸。

3. 某些药物或化学物质中毒，如吗啡类、巴比妥类药物和有机磷杀虫剂中毒，可抑制呼吸中枢，出现呼吸变慢、呼吸节律异常等，如 Cheyne-Stokes 呼吸、Biot 呼吸等。

（四）神经精神性呼吸困难

1. 脑实质损害　脑实质损害所致的呼吸困难表现为呼吸深而慢或呼吸节律改变，心率亦变慢。

2. 脊髓及周围神经损害　格林－巴利综合征所致的呼吸困难表现为呼吸肌麻痹，伴四肢对称性、进行性感觉障碍和弛缓性瘫痪。急性脊髓炎累及颈髓时亦表现为呼吸肌麻痹，病变以下肢体弛缓性瘫痪。

3. 神经症　癔病病人呼吸困难表现为呼吸浅表和呼吸频速（可达 100 次 / 分），神经衰弱病人可出现叹气样呼吸。

（五）血源性呼吸困难

血源性呼吸困难由于红细胞减少，红细胞携氧量降低而致。在急性大出血或休克时，也可因缺血与血压下降刺激呼吸中枢而致呼吸困难，表现为呼吸加速，心率加快，伴皮肤黏膜苍白。

【伴随症状】

1. 呼吸困难伴伴有哮鸣音　见于支气管哮喘、心源性哮喘等。
2. 呼吸困难伴发热　见于肺炎、肺脓肿、急性心包炎、急性扁桃体周围脓肿及败血症。
3. 呼吸困难伴咯血　见于支气管扩张症、肺结核、慢性肺脓肿、二尖瓣狭窄等。
4. 呼吸困难伴昏迷　见于脑炎、脑出血、脑膜炎等。
5. 呼吸困难伴咳嗽、脓痰　见于慢性支气管炎、阻塞性肺气肿、肺脓肿等。

【问诊要点】

1. 注意询问呼吸困难的性质，是吸气性呼吸困难、呼气性呼吸困难，还是吸呼气均感困难，是突然发生还是渐进出现。一般突然发病者见于急性中毒、肺部急性感染、气胸、气管异物、支气管哮喘、急性左心衰竭等；缓慢发病者见于慢性呼吸道疾病，如肺结核、慢性阻塞性肺疾病、支气管扩张等。还应询问有无药物、毒物摄入史及外伤史。

2. 劳累后出现呼吸困难，常是心功能不全的早期症状，亦可见于慢性阻塞性肺气肿、尘肺和先天性心脏病者。体位改变后呼吸困难加重，见于心功能不全（于卧位时加重）及一侧胸腔积液（向健侧卧位时加重）。

3. 伴随症状如伴咯血、胸痛、哮喘等情况。

第八节　发　绀

发绀（cyanosis）又称紫绀，指血液中还原血红蛋白增多，皮肤黏膜呈青紫色的现象。广义的紫绀包括血液中异常血红蛋白（高铁血红蛋白、硫化血红蛋白）增多引起的皮肤黏膜青紫状态。发绀在皮肤较薄、色素较少及毛细血管丰富的部位，如口唇、鼻尖、颊部、甲床及耳郭等处较明显，且易观察到。

【病因】

（一）血液中还原血红蛋白增多

血液中还原血红蛋白增多引起的发绀其出现与否，取决于血液中还原血红蛋白的绝对量。当毛细血管血液中还原血红蛋白量超过 50g/L 时，皮肤黏膜即可出现发绀。因此，严重贫血病人（血红蛋白量 <50g/L 时），即使全部氧合血红蛋白都处于还原状态，也不足以引起发绀，而真性红细胞增多症的病人，血液中还原血红蛋白多超过 50g/L，故常有发绀表现。

1. 中心性发绀　由心、肺疾病导致动脉血中还原血红蛋白增多所致。

（1）肺性发绀：由于各种原因引起肺的通气和（或）换气功能障碍，肺的氧合作用不足，使体循环血中还原血红蛋白增多，出现发绀，常见于各种严重呼吸系统疾病，如呼吸道梗阻（喉水肿、气管异物等）、肺组织严重病变（慢性纤维空洞型肺结核、慢性肺脓肿等）。其发生机制是血液流经肺脏时，未得到充分的氧合。

（2）心性混血性发绀：由于心脏或大血管间存在异常通道，部分静脉血未经过肺进行氧合作用而直接经异常通道进入体循环，当分流量超过心输出量的 1/3 时，即引起发绀。见于法洛（Fallot）四联症、房间隔缺损等。

2. 周围性发绀　由周围循环血流障碍所致。

（1）静脉淤血：由于体循环淤血，血液流经末梢血管时，速度变慢、淤滞，氧被组织过多摄取，使还原血红蛋白增多所致。见于右心衰竭、慢性缩窄性心包炎等。

（2）动脉缺血：因心输出量减少，周围血管痉挛收缩，有效循环血容量不足，周围组织血流灌注不足，使组织缺血、缺氧导致皮肤黏膜呈现青紫色。见于急性左心功能不全、严重休克等疾病。此外，肢体动脉阻塞或小动脉痉挛，如雷诺（Raynaud）病、血管闭塞性脉管炎等也可引起局部发绀。

3. 混合性发绀　中心性发绀和周围性发绀并存时称为混合性发绀。可见于心力衰竭，因肺淤血或支气管 – 肺病变，致肺内血氧合不足以及周围血流缓慢，血液中的氧气在周围毛细血管内被组织摄取过多所致。

（二）血液中异常血红蛋白增多

1. 高铁血红蛋白血症　当血中高铁血红蛋白含量达 30g/L 时，即可出现发绀。可由亚硝酸盐、氯酸钾、次硝酸铋等氧化剂中毒引起。其发生机制是血红蛋白分子中的二价铁被三价铁取代，形成高铁血红蛋白，失去携氧能力。由于进食大量含有亚硝酸盐的变质蔬菜产生的发绀，称为"肠源性青紫症"。

2. 硫化血红蛋白血症　凡能引起高铁血红蛋白血症的药物或化学物质也能引起硫化血红蛋白血症，其先决条件是病人同时有便秘，或服用硫化物，在肠道内形成的大量硫化氢进入血液与血红蛋白结合形成硫化血红蛋白。血液中硫化血红蛋白量达 5g/L 时，即可出现发绀。

【临床表现】

（一）血液中还原血红蛋白增多所致发绀

1. 中心性发绀　发绀的特点是全身性的，除四肢与面颊外，亦见于黏膜（包括舌及口腔黏膜）与躯干的皮肤，发绀部位的皮肤温暖，局部虽经加温和按摩，发绀仍不消退。

2. 周围性发绀　发绀为局部性，常出现于四肢的末梢及下垂部分，如肢端、耳垂及鼻尖，这些部位的皮肤发凉，经加温或按摩使之温暖后，发绀可消退。

（二）血液中异常血红蛋白增多所致发绀

1. 高铁血红蛋白血症　发绀急骤出现，多为暂时性，病情严重，经过氧疗青紫不减，静脉注射亚甲蓝溶液、硫代硫酸钠或大剂量维生素 C 均可使青紫消退。

2. 硫化血红蛋白血症　发绀的特点是持续时间长，可达数月或更长时间，病人血液呈蓝褐色。分光镜检查可证实硫化血红蛋白的存在。

【伴随症状】

1. 发绀伴呼吸困难　突然发作的高度呼吸困难，常见于急性呼吸道梗阻、气胸等；活动时呼吸困难，常见于各种原因所致的心功能不全及肺部疾病。

2. 发绀伴杵状指（趾）　见于先天性心脏病及某些慢性肺部疾病如慢性肺脓肿、支气管扩张症等。

3. 发绀伴意识障碍　见于药物或化学物品急性中毒、休克、急性肺部感染、急性心功能不全等。

【问诊要点】

1. 自出生或幼年即出现发绀，应考虑法洛四联症或先天性高铁血红蛋白血症。青少年时期发绀提示先天性心血管病、严重风心病。成人和老年人的发绀多因肺部疾病引起。

2. 有无咳嗽、咯痰、咯血、心悸、呼吸困难等伴随症状。

3. 有无服用特殊药物、食用变质蔬菜等。

第九节　心　悸

心悸（palpitation）是指患者自觉心跳或心慌，常伴有心前区不适感。正常人在安静状态和日常生活中不会感觉到自己的心跳。心悸时心率可过速、过缓或心律失常，也可表现为心率和心律正常。心悸可以是生理性的反应，也可能是病理性表现。心悸常引发病人焦虑、恐惧等心理反应。

【病因】

（一）心脏搏动增强

1. 生理性　如剧烈体力活动、精神过度紧张或情绪激动、过量吸烟、过量饮酒、喝浓茶或咖啡后。

2. 病理性　①心室增大：见于高血压性心脏病、主动脉瓣或二尖瓣关闭不全、原发性心肌病、克山病、脚气病等；②心排出量增多：见于高热、贫血、甲状腺功能亢进症等。

（二）心律失常

1. 心动过速　窦性心动过速、阵发性心动过速、心房颤动等均可引起心悸。

2. 心动过缓　见于窦性心动过缓、病态窦房结综合征、交界性心律、高度房室传导阻滞等。

3. 心律不齐　如早搏、心房颤动等，病人因心脏突然跳动而感到心悸。

（三）自主神经功能紊乱

由于自主神经功能失调导致心脏血管功能紊乱引起的一种临床综合征，其心脏本身并无器质性病变。患者以青壮年女性多见，心悸发作与精神因素相关。

【临床表现】

（一）心悸的诱发因素

心悸在吸烟、饮酒、喝浓茶、喝咖啡或使用某些药物（麻黄素、氨茶碱、肾上腺素、阿托品、甲状腺素片等）后出现，多提示为生理性；在高血压性心脏病、风湿性心脏病、冠心病、先天性心脏病室间隔缺损等病史基础上出现的心悸，多提示为病理性。

（二）心悸的强度

突发的心律失常，如阵发性心动过速、急性心肌缺血引起的心房颤动，病人感觉心悸明显；慢性的心律失常，如心房颤动，因病人已经逐渐适应，病人感觉心悸较轻。

（三）几种出现心悸疾病的特点

1. 心脏神经症　多见于青年女性，在休息状态下发生，心悸持续时间短，常伴有全身乏力、头痛、耳鸣、失眠、多梦、记忆力减退等症状。

2. 甲状腺功能亢进症　多见于 20 ~ 40 岁女性，心悸经常存在，常伴有怕热、多汗、易激动、食欲亢进等症状。

3. 病毒性心肌炎　多见于青少年，心悸突然发生，可追溯到 1 个月前有上呼吸道或肠道病毒感染史。

【伴随症状】

1. 心悸伴心前区疼痛　见于冠状动脉硬化性心脏病、心包炎、心肌炎、心脏神经官能症等。

2. 心悸伴呼吸困难　见于急性心肌梗死、心功能不全、心肌病、重症贫血等。

3. 心悸伴发热　见于风湿热、心肌炎、心包炎、感染性心内膜炎及其他发热性疾病。

4. 心悸伴失眠多梦　见于心脏神经症。

5. 心悸伴食欲亢进、消瘦及出汗　见于甲状腺功能亢进症。

【问诊要点】

1. 心悸发生的诱因、时间、频率、病程等。

2. 有无心前区痛、发热、头晕、头痛、晕厥、抽搐、呼吸困难、消瘦、多汗、失眠等症状。

3. 有无心脏病、内分泌疾病、贫血、神经症等病史。

第十节　恶心与呕吐

恶心（nausea）为上腹不适、欲呕的感觉。恶心常为呕吐前奏，多伴有流涎、皮肤苍白、出汗、心动过缓、血压下降等迷走神经兴奋症状。呕吐（vomiting）是指胃或部分小肠内容物反流，经食管从口腔排出体外的一种复杂的反射动作。呕吐可将食入胃内的有害物质吐出，从而起到保护性作用，但频繁而剧烈的呕吐可引起脱水、电解质紊乱、酸碱平衡失调、营养障碍等。

【病因】

（一）中枢性呕吐

中枢性呕吐是指延髓呕吐中枢直接受刺激引起的呕吐。

1. 中枢神经系统疾病　①颅内血管疾病，如脑出血、脑动脉血栓形成、脑栓塞、蛛网膜下腔出血、高血压性脑病、偏头痛等；②颅脑损伤，如脑震荡、颅内血肿、脑挫裂伤、颅内占位性病变、脑肿瘤；③中枢神经感染，如各种疾病引起的脑膜炎、中毒性脑炎。

2. 药物或化学毒物的作用　如洋地黄类、某些抗菌药物、抗癌药物以及有机磷杀虫剂中毒等，药物或毒物经血液循环作用于延髓呕吐中枢引起呕吐。

3. 代谢紊乱性疾病　如尿毒症、糖尿病酮症酸中毒、妊娠、各种原因所致的低钾血症及低钠血症等。

4. 精神因素　如癔症、胃肠神经症、神经性厌食等。

（二）反射性呕吐

反射性呕吐是指当体内某个器官或组织有病理改变或受到刺激时，经神经反射而引起的恶心、呕吐。

1. 消化系统疾病　①咽部受到刺激，如吸烟、剧咳、鼻咽部炎症等；②胃肠病变，如急性或慢性胃炎、急性食物中毒、消化性溃疡、胃肿瘤、幽门梗阻、非溃疡性消化不良等；③肝、胆、胰与腹膜病变，如急性或慢性肝炎、急性或慢性胆囊炎、胆石症、胆道蛔虫、急性胰腺炎、急性腹膜炎等。

2. 其他系统疾病　①泌尿生殖系统疾病，如泌尿系统结石、急性肾炎、急性肾盂肾炎、急性盆腔炎、急性输卵管炎等；②青光眼、屈光不正、急性鼻窦炎等。

【临床表现】

（一）呕吐特点

颅内压升高时，呕吐呈喷射状，多急促、剧烈、顽固。前庭神经功能障碍常表现为呕吐、眩晕、眼球震颤、耳鸣等共存。胃的病变往往先有恶心后出现呕吐，吐后感到胃部轻松舒适。精神性呕吐表现为食后即吐,吐前无明显的恶心动作,呕吐常不费力,吐量不多。

(二)呕吐物性状

幽门梗阻的呕吐物,含有隔餐或隔日食物,并有腐臭味;肠梗阻的呕吐物为黄绿色液体,可有粪臭味;含多量胆汁提示梗阻平面在十二指肠乳头以下,不含胆汁者说明梗阻平面在十二指肠乳头以上;胆道蛔虫病的呕吐物中可含有蛔虫。

【伴随症状】

1.**呕吐伴剧烈头痛** 见于颅内高压症、偏头痛、青光眼等。

2.**呕吐伴腹痛腹泻** 见于细菌性食物中毒、急性胃肠炎、急性细菌性痢疾、霍乱等。

3.**呕吐伴眩晕、眼球震颤** 见于前庭神经元炎、梅尼埃病、迷路炎等。

【问诊要点】

1.呕吐的起因、诱因、持续时间、发病缓急、严重程度及与饮食的关系;呕吐前有无恶心,吐后是否舒适,呕吐方式,呕吐物的性状及伴随症状。

2.询问有无肾炎、肝炎、糖尿病、冠心病、高血压病史,有无腹部手术史及用药史等。

3.女性询问月经、妊娠情况。已婚育龄妇女停经,且呕吐多在早晨,多系妊娠反应。

第十一节 腹 痛

腹痛(abdominal pain)是指腹部脏器的器质性或功能性病变以及腹腔外疾病及全身性疾病引起的腹部范围的疼痛。临床上将腹痛分为急性腹痛与慢性腹痛,其中属于外科范畴的急性腹痛称为急腹症。

【病因】

(一)急性腹痛

急性腹痛具有起病急、病情重、变化快、先腹痛后发热等特点。常见病因:

1.**脏器急性炎症** 如急性胃炎、肠炎、阑尾炎、胆囊炎、胰腺炎、急性出血坏死性肠炎等。

2.**空腔脏器阻塞或扩张** 如肠梗阻、胆道结石、肾及尿路结石、胆道蛔虫症、急性胃扩张等。

3.**脏器扭转或破裂** 如肠扭转、卵巢扭转、肝破裂、脾破裂、异位妊娠破裂等。

4. 腹腔内血管病变 如缺血性肠病、肠系膜动脉或门静脉栓塞、夹层腹主动脉瘤等。

5. 腹膜急性炎症 多见于胃肠穿孔所致的急性弥漫性腹膜炎。

6. 腹壁病变 如腹壁带状疱疹、腹壁脓肿、腹壁挫伤等。

7. 腹腔外脏器病变或全身性疾病 见于胸部疾病所致腹部牵涉痛，如肺炎、胸膜炎、心肌梗死等；铅中毒、尿毒症、糖尿病酮症酸中毒等；变态反应性疾病如腹型过敏性紫癜等。

（二）慢性腹痛

慢性腹痛具有起病缓、病程长、病情时轻时重等特点，大多属内科范围。常见病因：

1. 消化性溃疡 胃、十二指肠溃疡。

2. 腹膜脏器慢性炎症 如慢性胃炎、慢性胆囊炎和胆道感染、慢性胰腺炎、反流性食管炎、结核性腹膜炎等。

3. 脏器包膜受牵张 实质性器官肿胀，导致包膜张力增加可引起腹痛，如肝炎、肝淤血、肝脓肿、肝癌等。

4. 空腔脏器张力改变 如胃肠痉挛等。

5. 腹腔脏器慢性扭转或梗阻 如慢性胃肠扭转、慢性假性肠梗阻、非器质性的幽门梗阻。

6. 肿瘤压迫和浸润 如胃癌、肝癌、胰腺癌压迫和浸润感觉神经。

7. 中毒及全身性疾病 如慢性铅中毒、尿毒症等。

【发生机制】

1. 内脏性腹痛 是腹内某一器脏病变的痛觉信号主要经交感神经传入脊髓而引起。其疼痛特点是：疼痛部位不确切；疼痛感觉模糊，多为不适、钝痛、灼痛、痉挛；常伴有恶心、呕吐、出汗等自主神经兴奋症状。

2. 躯体性腹痛 是来自腹膜壁层及腹壁的痛觉信号，经体神经传至脊神经根，引起相应脊髓节段所支配的体表部位出现的疼痛。其疼痛特点是：疼痛部位确切；疼痛剧烈而持续；可有局部腹直肌强直；腹痛可因体位变化、咳嗽而加重。

3. 牵涉痛 是内脏性疼痛牵涉到身体体表某部位，即内脏痛觉信号传至相应脊髓节段，引起该节段支配的体表部位疼痛。其疼痛特点是：疼痛剧烈，有压痛、肌紧张及感觉过敏等。

【临床表现】

（一）腹痛的部位

一般腹痛的部位即为病变所在部位。胃、十二指肠疾病疼痛多在上腹部；肝胆疾病的疼痛多在右上腹部；小肠疾病疼痛多在脐部或脐周；阑尾炎疼痛位于右下腹麦氏（Mc Burney）点；回盲部病变疼痛多位于右下腹；结肠病变与盆腔疾病疼痛多位于下腹部。

（二）腹痛的性质

突然发生的剧烈中上腹疼痛，呈持续性刀割、烧灼样痛，继而全腹痛，见于消化性溃疡穿孔；阵发性剑突下钻顶样疼痛见于胆道蛔虫症；阵发性剧烈绞痛见于肠梗阻、胆道结石、尿路结石等疾病引起的肠绞痛、胆绞痛、肾绞痛；持续性、广泛性剧烈腹痛并有腹肌紧张或板状腹，提示急性弥漫性腹膜炎；消化性溃疡常呈周期性、节律性中上腹刺痛或烧灼样痛；慢性肝炎或肝淤血时多为胀痛；进行性加剧的肝区疼痛应高度怀疑肝癌；肠寄生虫病多呈发作性隐痛或绞痛。

（三）腹痛的影响因素

1. 与饮食有关的腹痛 胆囊炎、胆石症的疼痛常因进油腻食物诱发；胃溃疡的疼痛为饭后痛，服碱性药物可缓解；十二指肠溃疡的疼痛为空腹痛或夜间痛，吃食物或服碱性药物可缓解；消化性溃疡急性穿孔、急性胰腺炎、急性胃扩张多因暴饮暴食而诱发。

2. 与体位有关的腹痛 胃黏膜脱垂症的疼痛左侧卧位减轻，右侧卧位加重；十二指肠壅滞症的疼痛膝胸位或侧卧位可缓解；食管裂孔疝的腹痛于进食后卧位出现，站立位或散步可缓解。

（四）腹痛牵涉

胆囊炎、胆石症的腹痛可向右肩部牵涉；肾及输尿管结石牵涉大腿内侧及会阴部疼痛；胰腺炎牵涉左腰背部疼痛；子宫、输卵管及直肠病变可牵涉腰骶部疼痛。

【伴随症状】

1. 腹痛伴呕吐 见于肠梗阻、急性胃肠炎、幽门梗阻等。

2. 腹痛伴血便 见于肠套叠、结肠癌、急性出血性坏死性肠炎、过敏性紫癜等。

3. 腹痛伴血尿 见于尿路结石、急性膀胱炎等。

4. 腹痛伴休克 见于急性腹腔内出血、急性胃肠穿孔、急性心肌梗死、中毒性菌痢等。

5. 腹痛伴发热、寒战 见于急性胆道感染、肝脓肿等。

6. 腹痛伴黄疸 见于慢性肝炎、肝硬化、肝癌、慢性胆道感染、慢性胰腺炎或胰头癌等。

【问诊要点】

1. 急性起病要特别注意各种急腹症的鉴别；缓慢起病注意功能性与器质性、良性与恶性疾病的区别。除了解病因和诱因外，还应特别注意缓解腹痛的因素。

2. 腹痛的部位多代表疾病部位，对牵涉痛的掌握更有助于诊断疾病。

3. 腹痛的性质、程度和影响因素与诊断疾病密切相关，应重点询问。

4. 两岁以下小儿突然出现阵发性哭闹伴有呕吐应想到肠套叠；青壮年人常见消化性溃疡、急性阑尾炎等；中老年人常见胆囊炎、胆石症、肿瘤等；女性病人停经后突然出现的腹痛应想到异位妊娠破裂。有腹部手术史的病人出现的腹痛，应考虑到粘连性肠梗阻；有动脉硬化史的老年人，突然出现上腹痛，也应考虑心肌梗死的可能。

第十二节 腹 泻

排便次数增多，粪便量增加，伴有粪质稀薄，或带有黏液、脓血或未消化的食物，称为腹泻（diarrhea）。正常人一般每天排便 1 次，大便成形，无脓血。腹泻可由许多疾病引起，特别是胃肠道疾病。腹泻在临床上分为急性和慢性两大类。起病急、病程在 2 个月以内者为急性腹泻，超过 2 个月者为慢性腹泻，慢性腹泻呈持续或反复发作。

【病因】

（一）急性腹泻

1. 急性肠道疾病　①急性肠道感染，包括病毒、细菌、真菌、阿米巴、血吸虫等感染；②细菌性食物中毒，如肉毒杆菌、嗜盐杆菌、变形杆菌、金黄色葡萄球菌等引起者。

2. 急性中毒　①动物性毒物，如鱼胆、河豚等中毒；②植物性毒物，如毒蕈中毒；③化学毒物，如有机磷杀虫剂、砷等中毒。

3. 传染病　如伤寒、副伤寒、钩端螺旋体病等。

4. 药物性腹泻　服用各种泻剂如硫酸镁、果导、番泻叶、大黄等，应用拟胆碱能药、抗生素、抗癌药等，在用药期内可致腹泻。

5. 其他　如过敏性紫癜、甲状腺危象、肾上腺危象等。

6. 饮食不当　进食生冷、油腻食物。

（二）慢性腹泻

1. 肠源性腹泻　①肠道感染与寄生虫病，如慢性细菌性痢疾、慢性阿米巴痢疾、蛔虫病、蛲虫病、钩虫病、鞭虫病、慢性血吸虫病等；②肠肿瘤，如结肠癌、直肠癌、小肠恶性淋巴瘤等；③其他，如局限性肠炎、溃疡性结肠炎、吸收不良综合征等。

2. 胃源性腹泻　见于慢性萎缩性胃炎、胃大部切除后胃酸缺乏症等。

3. 胰源性腹泻　见于慢性胰腺炎、胰腺癌等。

4. 肝胆源性腹泻　见于肝硬化、慢性胆囊炎等。

5. 内分泌与代谢障碍疾病　见于甲状腺功能亢进症、肾上腺皮质功能减退、糖尿病性肠病等。

6. 药源性腹泻　如口服甲状腺素、洋地黄类等药物。

【发生机制】

1. 分泌性腹泻　为胃肠黏膜分泌亢进所致。霍乱弧菌肠毒素引起的大量水样腹泻即属于典型的分泌性腹泻。产生机制为霍乱弧菌肠毒素激活肠黏膜细胞内的腺苷酸环化酶，促使环磷腺苷（cAMP）含量增加，使水与电解质分泌到肠腔增多，从而导致腹泻。大肠埃希菌感染、胃泌素瘤所致的腹泻也属于分泌性腹泻。

2. 渗透性腹泻　肠内容物渗透压增高，影响肠腔内水与电解质的吸收而致腹泻，如口服盐类泻药或甘露醇所致腹泻，乳糖酶缺乏所致腹泻也属于此类。

3. 吸收不良性腹泻　由于肠黏膜吸收面积缩小或吸收障碍所致，如短肠综合征、吸收不良综合征等。

4. 渗出性腹泻　由于肠黏膜炎症渗出大量黏液、脓、血所致，见于各种肠道炎症，如细菌性痢疾、溃疡性结肠炎、克罗恩病、结肠癌并发感染等。

5. 动力性腹泻　由肠动力紊乱引起，肠运动过速见于甲亢、肠易激综合征、类癌综合征等；肠运动过缓见于结肠型的细菌在小肠定植和过度生长，使脂肪、胆盐、碳水化合物的吸收受到影响。

【临床表现】

（一）急性腹泻

急性腹泻的临床特点是：①起病急骤，排便次数多（每天可达 10 次以上），粪便稀薄，常含致病性微生物、红细胞、脓细胞、脱落的上皮细胞、黏液等病理成分；②腹泻时常伴有肠鸣音亢进、肠绞痛或里急后重；③大量腹泻时可引起脱水、电解质紊乱、代谢性酸中毒。④病程较短，多为感染或食物中毒。

（二）慢性腹泻

慢性腹泻的临床特点是：①起病缓慢或急性起病病程超过 2 个月；②常表现为腹泻与便秘交替现象，粪便可含黏液、脓细胞、红细胞等病理成分；③长期腹泻导致营养障碍、维生素缺乏、体重减轻甚至营养不良性水肿；④病程较长，多见于慢性感染、非特异性炎症、吸收不良、肠道肿瘤或神经功能紊乱等。

（三）粪便的性状

腹泻时，粪便的性状对病因的诊断有一定帮助。例如，细菌性食物中毒粪便呈糊状或水样；急性细菌性痢疾、溃疡性结肠炎粪便呈脓血样；霍乱或副霍乱粪便呈米泔样；阿米巴痢疾粪便呈果酱样且有特殊腥臭味；急性出血性坏死性肠炎粪便呈洗肉水样，且有特殊腥臭味；胰腺炎或吸收不良综合征粪便量多，含大量脂肪及泡沫，气多而臭；肠易激综合征粪便表面附有大量黏液而无病理成分。

【伴随症状】

1. 腹泻伴发热　见于急性细菌性痢疾、病毒性肠炎、败血症、阿米巴痢疾等，亦见于小肠恶性淋巴瘤等。

2. 腹泻伴重度脱水　见于霍乱或副霍乱、细菌性食物中毒、急性细菌性痢疾等。

3. 腹泻伴里急后重　表示病变累及直肠，见于急性细菌性痢疾、溃疡性结肠炎、直肠癌等。

4. 腹泻伴明显体重减轻　见于结肠癌、甲状腺功能亢进症、吸收不良综合征等。

5. 腹泻关节肿痛　见于系统性红斑狼疮、溃疡性结肠炎、肠结核等。

【问诊要点】

1. 腹泻的病因、诱因、加重及缓解的因素。
2. 粪便的量、形状、有无臭味及腹泻的次数。
3. 腹泻的伴随症状，如发热、腹痛、里急后重、营养不良等。
4. 同食者有无相同的症状，家族中以及生活地区的发病情况。

第十三节　呕血与便血

一、呕血

呕血（hematemesis）是上消化道疾病（指屈氏韧带以上的消化道，包括食管、胃、十二指肠、肝、胆、胰腺）或全身性疾病所致的急性上消化道出血。常伴黑便，严重时可有急性周围循环衰竭的表现。

【病因】

1. 消化系统疾病

（1）食管疾病：如食管静脉曲张破裂、食管炎、食管癌及食管外伤等。

（2）胃、十二指肠疾病：最常见者为胃、十二指肠溃疡，其次为慢性胃炎，服用消炎止痛药（如阿司匹林、消炎痛等）以及应激因素所致急性胃黏膜病变，胃癌、胃黏膜脱垂等亦可引起呕血。

（3）肝胆疾病：如肝硬化所致的胃底及食管静脉曲张破裂出血，肝脓肿、肝动脉瘤破裂出血，胆囊或胆道结石、胆道寄生虫、急性出血性胆管炎、肝胆肿瘤均可引起出血。

（4）胰腺疾病：如急性胰腺炎、胰腺癌等。

2. 血液疾病　如血小板减少性紫癜、过敏性紫癜、血友病、白血病、弥散性血管内凝血等。

3. 急性传染病　如流行性出血热、钩端螺旋体病、重症肝炎、败血症等。

4. 其他　如尿毒症、肺心病、抗凝剂应用过量等。

呕血的原因很多，但以消化性溃疡最常见，其次为胃底或食管静脉曲张破裂、急性胃黏膜病变。

【发生机制】

主要有：①凝血功能障碍：肝脏破坏、维生素 K 缺乏、遗传因素等造成凝血因子缺乏；②毛细血管壁功能异常：过敏、急性感染、维生素C缺乏等造成毛细血管壁破坏或致密性下降；③血小板异常：遗传、免疫因素、血液病等造成血小板数量减少或黏附、聚集功能下降；④血管破裂：胃底、食管的曲张静脉被粗糙食物划破，溃疡病时小动脉被腐蚀破裂等。

【临床表现】

1.呕血与黑便 呕血前病人多先有上腹不适及恶心，继之呕血。呕出血液的颜色，视其出血量多少及在胃内停留时间长短而异。出血量多且在胃内停留时间短，则呈鲜红色、暗红色或混有凝血块；当出血量较少或在胃内停留时间长，则因血红蛋白与胃酸作用而形成酸化正铁血红素，呕吐物呈咖啡渣样棕褐色。呕血的同时因部分血液经肠道排出体外，可形成黑便。

2.失血性休克 上消化道大出血可致失血性休克，其程度的轻重与出血量的多少、出血速度等有关。常表现为烦躁、头晕、面色苍白、口渴、心悸、皮肤湿冷、尿量减少、脉搏细弱、心率增快，严重时血压下降。

3.发热和氮质血症 体温一般在38℃左右，可持续3~5天。体温升高的原因是由于血容量急骤减少，周围循环衰竭导致体温调节中枢功能障碍。大出血后，血中尿素氮常增高，称为肠源性氮质血症，尿素氮升高主要是由于血液进入肠道，蛋白分解产物被吸收而引起。

【伴随症状】

1.呕血伴腹痛 呕血前有反复的周期性、节律性慢性上腹痛，常见于消化性溃疡；中老年患者有慢性上腹痛且进行性加重，并有厌食、消瘦、贫血者，应警惕胃癌。

2.呕血伴肝、脾肿大 呕血伴肝明显肿大、质硬，表面凹凸不平或有结节，多为肝癌；大量呕血伴脾肿大，有蜘蛛痣、肝掌、腹壁静脉曲张或腹水，提示肝硬化门静脉高压所致食管胃底静脉曲张破裂出血。

3.呕血伴黄疸 出现黄疸、寒战、发热及右上腹绞痛者多由肝胆疾病引起；合并有发热、全身皮肤黏膜出血倾向者，多为败血症、钩端螺旋体病等感染性疾病。

【问诊要点】

1.有无饮食不节、饮酒及服用某些药物、严重创伤等诱因。
2.重点询问有无消化性溃疡、肝炎、肝硬化及长期服药史。

二、便血

便血（hematoehezia）是指消化道出血，血液由肛门排出。便血颜色可呈鲜红、暗红（常提示下消化道出血）或柏油样或隐血（常提示上消化道出血）。少量出血不造成粪便颜色改变，须经隐血试验才能确定者，称为隐血（occult blood）。

另外，鼻咽部出血咽下，食用动物血，服用铁剂、铋剂及某些中药，也可使粪便变黑，应予注意。

【病因】

1. 下消化道疾病

（1）小肠疾病：如肠结核、肠伤寒、急性出血坏死性小肠炎、小儿肠套叠、小肠血管瘤等。

（2）结肠疾病：如结肠癌、结肠息肉、溃疡性结肠炎、细菌性痢疾、阿米巴痢疾等。

（3）直肠与肛管疾病：如直肠癌、直肠息肉、痔、肛裂、肛瘘等。

2. 上消化道与全身疾病 引起呕血的各种病因均可致便血。

【临床表现】

血便的颜色可呈鲜红、暗红或黑色（柏油样），颜色的差异主要与出血部位、出血量多少及血液在肠腔内停留时间长短有关。出血部位愈低，出血量愈大，排出愈快，则血便颜色愈鲜红。上消化道出血多为柏油样，但上消化道大出血伴肠蠕动加速时，可排出较鲜红血便；下消化道出血往往排出较鲜红血便，但小肠出血时，如血液在肠内停留时间较长，亦可呈柏油样便。结肠上段出血时，血与大便常均匀混杂。乙状结肠、直肠或肛门出血时，常有新鲜血液附着于成形大便的表面。内痔、肛裂、直肠息肉与直肠癌，常见便后滴血，粪便与血不相混杂。

【伴随症状】

1. 便血伴腹痛 见于急性出血性坏死性肠炎、肠套叠、肠系膜血栓形成或栓塞。慢性反复上腹痛且呈周期性与节律性、出血后疼痛减轻者，见于消化性溃疡。上腹绞痛或有黄疸者应考虑为肝、胆道出血。

2. 便血伴腹部肿块 应考虑结肠癌、肠结核、肠套叠、小肠恶性淋巴瘤等。

3. 便血伴里急后重 肛门坠胀感，排便较频繁，但每次排血便量较少，且排便后不感轻松，似排便未净，提示肛门、直肠疾病，见于细菌性痢疾、直肠炎、直肠癌等。

4. 便血伴大便形状改变 大便条状变细，排便困难，应考虑直肠息肉、直肠癌的可能。

5. 便血伴皮肤黏膜出血 可见于急性细菌性痢疾、流行性出血热、败血症、血小板减少性紫癜、过敏性紫癜、血友病、白血病等。

【问诊要点】

1. 诊断便血前须排除下列情况：①食用动物血、肝等可出现黑便或隐血试验阳性，但素食后即转为正常；②口腔、鼻、咽、支气管、肺等部位的出血，被咽下后也可出现黑便或隐血试验阳性；③口服某些中草药、铁剂、炭粉等时，粪便可呈黑色，但粪便隐血试验阴性。

2. 结肠癌、直肠癌多见于 40 岁以上男性；结肠息肉多见于青年人；炎症性肠病多见于青壮年；肠套叠多见于儿童。

3. 是否有饮食不节、进食生冷、辛辣刺激等食物史，有否服药史。

第十四节 黄 疸

黄疸（jaundice）是由于血清中总胆红素（total bilirubin，TB）升高导致皮肤、黏膜、巩膜以及其他组织和体液发生黄染的现象。正常血清总胆红素为 1.7～17.1μmol/L，胆红素在 17.1～34.2μmol/L 时，临床不易察觉，称为隐性黄疸，超过 34.2μmol/L 时，出现黄疸。

【胆红素的正常代谢】

1. 胆红素的来源 胆红素主要由血红蛋白中血红素转化而来，其中 80%～85% 是来自循环中衰老的红细胞，15%～20% 胆红素来源于骨髓幼稚红细胞的血红蛋白和肝中含有亚铁血红素的蛋白质。上述形成的胆红素，称非结合胆红素（unconjugated bilirubin，UCB），为脂溶性，分子量较大，不能从肾小球滤过。

2. 胆红素的肝内转变 非结合胆红素通过血液循环运输至肝后，与葡萄糖醛酸相结合，称结合胆红素（conjugated bilirubin，CB）。结合胆红素进入毛细胆管，成为胆汁的一部分。结合胆红素为水溶性，能被肾小球滤过。

3. 胆红素的胆道排泄 进入毛细胆管的结合胆红素随胆汁经胆道进入肠道，在肠道内细菌的作用下，还原为无色的尿胆原（又称粪胆原）。大部分粪胆原自粪便排出，遇空气氧化为粪胆素，这是粪便呈黄褐色的原因。小部分尿胆原在肠内被重吸收入血液，经门静脉带回肝脏。大部分回肝的尿胆原以原形形式随胆汁排入肠道，形成所谓的"胆红素的肠肝循环"。小部分回肝的尿胆原则经体循环由肾脏排出，遇到空气被氧化为尿胆素，这是尿液呈浅黄色的原因之一（图 1-1-7）。

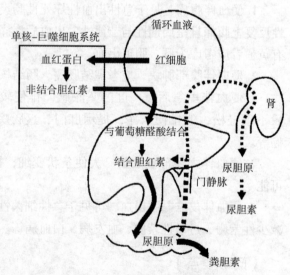

图 1-1-7 胆红素正常代谢示意图

4. 结合胆红素与非结合胆红素的区别 结合胆红素与非结合胆红素的理化性质、病理状态下的变化有很大不同，两者区别见表 1-1-3。

表 1-1-3　两种胆红素的区别

	结合胆红素	非结合胆红素
溶解性	呈水溶性	呈脂溶性
存在位置	形成后被排泌入胆汁中	产生后被释放入血液中
肾小球滤过情况	可通过肾小球滤过排出	不能被肾小球滤过排出
尿液中存在情况	尿液中可有	尿液中无

【分类】

黄疸的分类方法很多，临床上按黄疸的发生机制分为溶血性黄疸、肝细胞性黄疸、胆汁淤积性黄疸及先天性非溶血性黄疸。上述黄疸分类中前三型较多见。

【病因、发生机制与临床表现】

(一) 溶血性黄疸

1. 病因　凡能引起溶血的疾病均可产生溶血性黄疸。先天性溶血性贫血，后天获得性溶血性贫血，如自身免疫性溶血性贫血（系统性红斑狼疮）、新生儿溶血、不同血型输血后的溶血，以及蚕豆病、蛇毒、毒蕈等引起的溶血。

2. 发生机制　由于红细胞破坏，产生大量的非结合胆红素，超过肝细胞的代谢能力；另一方面因贫血、缺氧和红细胞破坏产物的毒性作用，削弱了肝细胞的代谢能力，使血中非结合胆红素增高，超过正常水平均可引起黄疸（图 1-1-8）。

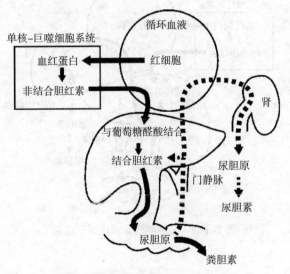

图 1-1-8　溶血性黄疸代谢示意图

3.临床表现　一般黄疸为轻度，呈浅柠檬色，急性溶血时可有突然寒战、高热、头痛、恶心、呕吐、不同程度的贫血貌和血红蛋白尿（尿呈酱油色或浓茶色），严重者可有急性肾功能衰竭。慢性溶血多为先天性，可有轻度或间歇性黄疸，伴有贫血及脾肿大。

4.实验室检查　①血清总胆红素增高，以非结合胆红素增高为主；②尿中尿胆原增多，但尿中无胆红素；③粪胆素增加，粪便颜色变深；④急性溶血时，尿隐血试验呈阳性反应；⑤血液检查除贫血外，网织红细胞增加，骨髓红细胞系统增生旺盛。

（二）肝细胞性黄疸

1.病因　各种疾病引起的肝细胞广泛损害，均可发生黄疸，如病毒性肝炎、中毒性肝炎、肝硬化、脂肪肝、钩端螺旋体病、肝癌、败血症及伤寒等。

2.发生机制　因肝细胞损害导致肝细胞对胆红素的摄取、结合及排泄功能降低，因而血中的非结合胆红素增加。未受损的肝细胞仍然可合成结合胆红素，但部分结合胆红素反流入血，或因肝细胞肿胀等原因使胆汁排泄受阻而反流入血。因此，如肝细胞性黄疸时，结合胆红素和非结合胆红素两者都增高（图1-1-9）。

3.临床表现　①肝细胞性黄疸时皮肤、黏膜一般呈浅黄至深黄色；②肝病本身表现，如急性肝炎者有发热、乏力、纳差、恶心、呕吐、肝区疼痛等，慢性肝病者可有蜘蛛痣、肝掌、脾肿大或腹水等。

4.实验室检查　①血中结合胆红素和非结合胆红素均增高；②尿中胆红素试验阳性，尿中尿胆原增高（如因胆汁淤积可减少）；③粪便色正常或变浅，粪中粪胆原正常（如肝内毛细胆管阻塞可减少）；④肝功能检查有不同程度损害。

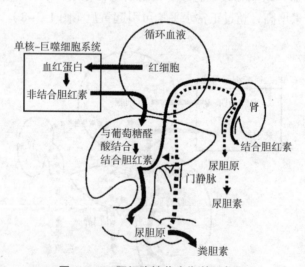

图1-1-9　肝细胞性黄疸代谢示意图

（三）胆汁淤积性黄疸

1.病因　①肝内淤积，见于毛细胆管型病毒性肝炎、药物性胆汁淤积（如氯丙嗪、甲基睾丸素等）、原发性胆汁性肝硬化、胆内泥沙样结石、癌栓、肝吸虫病等；②肝外淤积，见于胆管结石、急性胆管炎、胆囊炎、胆道蛔虫病、胆管癌、胰头癌、壶腹癌等。

2. 发生机制　由于胆道梗阻，梗阻以上的胆管压力增高，胆管扩张，最终肝内小胆管及毛细胆管破裂，胆红素随胆汁流入血液，故血中结合胆红素增高。此外，胆汁分泌功能障碍，毛细胆管的通透性增加，胆汁浓缩而流量减少，导致胆道内胆盐沉淀与胆栓形成而引起胆道阻塞，出现黄疸（图 1-1-10）。

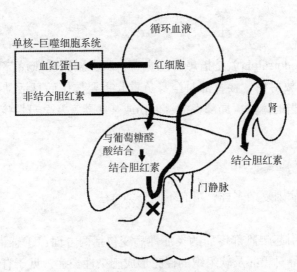

图 1-1-10　胆汁淤积性黄疸代谢示意图

3. 临床表现　①皮肤颜色暗黄、黄绿或绿褐色；②皮肤瘙痒及心动过缓（血液中胆酸盐升高所致）；③尿色可变深，尿中尿胆原减少（不完全梗阻时）或消失（完全梗阻时），尿中胆红素阳性；④粪便颜色变浅或呈白陶土色。

4. 实验室检查　①血清结合胆红素增高明显；②尿胆红素试验阳性，尿胆原减少或消失；③粪胆素减少或缺乏；④血清碱性磷酸酶及总胆固醇均增高，此为胆汁淤积的标志。

【伴随症状】

1. 黄疸伴寒战、高热　见于败血症、肝脓肿、急性胆囊炎、肺炎球菌肺炎、疟疾以及其他原因所致的急性溶血等

2. 黄疸伴胆囊肿大　见于胰头癌、壶腹癌、胆总管癌等。

3. 黄疸伴腹痛　上腹痛疼痛呈剧烈绞痛者见于胆道结石或胆道蛔虫病；持续右上腹钝痛或胀痛者，见于病毒性肝炎、原发性肝癌、肝脓肿等；右上腹剧痛、寒战高热和黄疸称夏科（Charcot）三联征，提示急性化脓性胆管炎。

4. 黄疸伴肝肿大　肝轻至中度肿大，质地软或中等硬度，见于病毒性肝炎、急性胆

系感染等；肝明显肿大，质地坚硬，表面凹凸不平，有结节者，见于原发或继发性肝癌；肝轻度肿大，质地较硬，边缘不整，表面有小结节者，见于肝硬化初期。

【问诊要点】

1. 黄疸起病的缓急，有无群集发病；是否长期大量饮酒，或长期服用异烟肼、利福平、对氨水杨酸等药物；与黄疸患者接触史、家族史等。

2. 注意黄疸的持续时间与波动情况，以利于区别胆汁淤积性黄疸与肝细胞性黄疸。

第十五节 腰背痛

腰背痛（lumbodorsalgia）是指患者感觉背、腰、腰骶和骶髂部的疼痛不适，有时伴有下肢感应痛或放射痛。腰背部对全身负重起重要作用而且活动度大，结构易于损伤，长期处于不适当的体位、局部炎症、创伤或某些器官及全身性疾病等因素均可引起腰背痛。

【病因及分类】

腰背痛发生的病因复杂多样，可有不同分类方法。

1. 根据病因分类

（1）炎症性：引起腰骶部疼痛的炎症性病变包括两方面：①感染性：可由结核菌、布氏杆菌、化脓菌等对腰部及软组织的侵犯形成感染性炎症，见于脊柱结核、椎间隙感染、硬膜外脓肿、椎体骨髓炎症等；②无菌性炎症：由于潮湿、寒冷、变态反应及重手法推拿等引起骨及软组织炎症，见于类风湿关节炎、强直性脊柱炎等。

（2）外伤性：引起腰背部疼痛的外伤性病变包括两方面：①急性损伤：直接或间接暴力引起的韧带、肌肉撕裂、关节囊损伤而致腰椎脱位、骨折和腰肌软组织损伤，见于急性椎间盘突出、脊柱骨折、肌肉撕裂等；②慢性损伤：搬运重物或工作劳动时的不良姿势、体位，如长期伏案工作或弯腰劳动时引起的慢性累积性损伤，易在潮湿、寒冷等因素刺激后发生腰背痛，如肌肉劳损、韧带炎等。

（3）退行性变：机体一般于 20～25 岁开始发生退行性变，包括纤维环及髓核组织退变，如过度活动，则髓核易于脱出，而前后纵韧带、小关节可随椎体松动发生移位，致韧带或骨膜下出血，血肿机化、骨化形成骨刺。髓核突出和骨刺可压迫或刺激神经引起疼痛。见于腰椎间盘退变、小关节退变性骨关节炎、老年性骨质疏松症等。

（4）先天性疾病：见于腰椎骶化、骶椎腰化、脊柱侧凸畸形、脊柱裂等。由于骨性结构异常所形成的薄弱环节，随着年龄的增长，为慢性积累性损伤致腰背痛提供了可能性。

（5）肿瘤性疾病：原发性或转移性肿瘤对胸腰椎、软组织的侵犯、压迫可致腰背痛，见于骨与软组织肿瘤、神经肿瘤等。

（6）其他：如周围病变、内脏疾病、精神因素等。

2.根据引起腰背痛的解剖部位分类

（1）脊柱病变：见于强直性脊柱炎、增殖性脊柱炎、感染性脊柱炎、颈椎病、椎间盘突出、脊柱外伤、脊柱肿瘤或转移癌、脊柱先天性畸形、脊柱骨折等。

（2）脊椎旁软组织疾病：见于腰肌劳损、腰肌纤维组织炎、风湿性多肌痛症等。

（3）脊神经根病变：见于脊髓压迫症、急性脊髓炎、腰骶神经根炎、颈椎炎、带状疱疹等。

（4）内脏疾病：腹腔和腹膜后器官疾病，如胰腺炎、肾及输尿结石等；盆腔器官疾病，如直肠、前列腺及子宫附件炎症；呼吸系统疾病，如肺、胸膜病变等。

【发生机制】

1.局部病变疼痛是由于感觉神经末梢受刺激所致，见于有关的骨膜、韧带、肌腱、肌肉、关节的病变、劳损等，主要表现为深部痛，其中骨膜神经分布最密，对痛觉最敏感，机械性与化学性刺激均可引起深部痛。肌肉缺血也是引起疼痛的重要原因。

2.胸腔、腹腔、盆腔内脏器官病变引起的腰背痛，主要是由于牵涉痛（referred pain）所致。其机制尚未完全清楚，一般认为是由于内脏疼痛的冲动，经传入纤维使相应脊髓节段的神经元兴奋，痛阈降低，以致由同一皮节传入的正常冲动引起痛觉或痛觉过敏。

3.神经根痛是由于脊神经根受刺激所致，常表现为放射性痛。

4.肌肉痉挛所致疼痛是由于局部或神经根病变继发有关局部的肌肉痉挛所致。

【临床表现】

不同疾病引起的腰背痛临床特点不同。

1.脊柱病变

（1）脊柱骨折：有明确的外伤史，如高空坠下、物体从高处冲击肩或背部以及抬重物时失足滑倒等。骨折部位有压痛和叩击痛，脊柱可有侧突或后突畸形，伴有活动障碍、肌肉痉挛。

（2）椎间盘突出：多见于青壮年，以腰4～骶1多发，多与外伤和劳损有密切关系。其主要表现为腰痛和（或）坐骨神经痛及腰椎姿势异常，两者可同时并存或单独发生；咳嗽、喷嚏时疼痛明显，卧床休息后缓解；伴有下肢冷感、麻木或间歇性跛行。

（3）增生性脊柱炎：又称退行性脊柱炎，见于50岁以上患者。腰椎发病率最高，其次为胸椎和颈椎，表现为慢性腰背痛，疼痛一般不严重，常因外伤、过多活动或变换体位等因素而加剧，短暂休息后疼痛可缓解。重者脊柱及椎旁局部压痛、肌肉痉挛、活动受限。

（4）结核性脊柱炎：是感染性脊柱炎中最常见的疾病，20～30岁发病率高。表现为盗汗、低热、乏力等全身中毒症状。腰椎最易受累，其次为胸椎。主要症状是背部疼痛和肌肉痉挛，背部疼痛一般局限于病变部位的脊柱，呈隐痛、钝痛或酸痛。

（5）化脓性脊柱炎：本病不多见，主要为血源性感染，其临床表现分为急性型、亚急性型和慢性型。急性型较常见，起病急骤，伴有高热、寒战、头痛或出现谵妄，腰背痛十分剧烈；亚急性型起病较急性缓慢，症状较轻；慢性型较少见。

（6）脊柱肿瘤：多见为转移性恶性肿瘤，最常见的是前列腺癌，其次是甲状腺癌、乳腺癌、肾癌、肺癌等累及脊柱。腰椎是最常见的转移部位。脊柱转移癌首先表现为顽固性背痛和放射性神经根痛，疼痛持续而剧烈，休息、药物、理疗不能使疼痛缓解。

2. 神经根病变

（1）脊髓压迫症：见于结核性脊柱炎、硬膜外脓肿、椎管内原发性或转移性肿瘤或椎间盘突出等，主要特点为神经根激惹征、感觉与运动障碍。患者早期表现为颈背痛或腰部剧烈疼痛，呈烧灼样或绞榨样痛，沿一根或多根脊神经后根分布区放射，咳嗽、喷嚏或脊柱活动时加重。

（2）蛛网膜下腔出血：开始多为突然出现剧烈头痛，当蛛网膜下腔所出血刺激脊膜和脊神经后根时，可引起剧烈的背痛和下肢痛。

（3）腰骶神经根炎：常见于腰骶和臀部疼痛，疼痛放射到下肢，腰骶部有明显压痛伴有僵直感，严重者可有节段性感觉障碍、下肢无力、肌萎缩及腱反射减退等。

3. 脊柱旁组织病变

（1）腰肌劳损：见于急性扭伤后治疗不彻底所致后遗症，或因持续弯腰劳动引起肌肉韧带撕裂和劳损所致，主要表现为慢性间歇性或持续性腰肌周围酸痛、钝痛，劳累时疼痛加重，休息后好转，疼痛虽不剧烈但可持续数月甚至数年。

（2）腰肌纤维组织炎：寒冷、潮湿、过度疲劳、姿势不正或创伤等导致腰背部肌膜、肌腱、韧带的纤维组织病变，好发于腰背、颈、肩和胸部。主要表现为局部疼痛、肌肉痉挛和运动障碍。

4. 内脏疾病

（1）呼吸系统疾病：部分呼吸系统疾病可引起后胸部和肩胛部疼痛，胸膜炎、肺结核、肺癌常见。

（2）心血管疾病：心绞痛的疼痛多见于胸骨上段或中段之后，有时可放射至左侧肩胛骨而引起背痛。

（3）消化系统疾病：胃、十二指肠溃疡慢性穿孔时可累及脊柱周围组织，导致腰背肌肉痉挛而出现背部放射痛；急性胰腺炎和胰腺癌时急性腹痛常向左腰背放射。

（4）泌尿系统疾病：肾盂肾炎、肾炎、泌尿系结石等疾病均可引起腰背痛。如肾炎出现深部胀痛，并有轻微叩痛；肾盂肾炎腰痛、叩痛较为明显；肾脓肿多为单侧腰痛，伴局部肌紧张和压痛；肾结石多为绞痛，叩痛剧烈；肾肿瘤多为钝痛或胀痛，有时呈绞痛。

（5）盆腔器官疾病：女性腰骶部疼痛的常见原因是妇科疾病，如慢性附件炎、痛经、宫颈癌等；男性前列腺炎或前列腺癌等常可引起下腰骶部疼痛，多伴尿频、尿急、排尿困难。

【伴随症状】

1.腰背痛伴发热　低热见于类风湿关节炎、脊柱结核等；高热见于化脓性脊柱炎、椎旁脓肿等。

2.腰背痛伴活动受限　见于强直性脊柱炎、脊柱外伤、腰背部软组织急性扭挫伤等。

3.腰背痛伴脊柱畸形　自幼畸形者为先天性脊柱疾病所致；外伤后畸形多由脊柱骨折、错位所致。

4.腰背痛伴嗳气、反酸及腹上区胀痛　见于胃及十二指肠溃疡、胰腺病变等；伴腹泻或便秘者，见于溃疡性结肠炎等。

5.腰背痛伴尿频、尿急及排尿不尽　常见于尿路感染、前列腺炎、前列腺增生等。腰背剧痛伴血尿者，见于泌尿系结石等。

6.腰背痛伴月经异常、痛经、白带过多　见于女性生殖系统疾病，如盆腔炎、宫颈炎、附件炎、肿瘤等。

【问诊要点】

1.起病时间、缓急、部位、性质、程度、频度（间歇性或持续性），有无牵涉痛，诱因及缓解因素。

2.有无发热、肌痛、关节活动障碍，有无尿频、尿急、尿痛，有无月经异常、白带异常及痛经等症状。

3.有无外伤、感染性疾病、胸腹腔疾病及妇科病史，尤其注意结核及肿瘤史。

4.有无从事如长期弯腰、负重、转体等职业。

第十六节　关节痛

关节部位的疼痛感觉称为关节痛（arthralgia）。关节痛分为急性和慢性两种，急性关节疼痛主要表现为关节及其周围组织的炎性反应及运动受限，慢性关节痛主要表现为关节囊肥厚及骨质增生。

【病因与发生机制】

引起关节疼痛的病因较多，机制复杂，关节痛可以是关节局部病变所致，也可能是全身疾病的局部表现。主要有以下几个方面：

1.感染　①由于细菌、病毒等感染所致，多并发于败血症或软组织化脓性感染，部分由开放性骨折或局部感染引起，常见的病原菌有葡萄球菌、脑膜炎奈瑟菌、肺炎球菌、结核杆菌等，如化脓性关节炎、急性骨髓炎、结核性关节炎；②病原体毒素及其代谢产物可导致关节组织变性、渗出，引起感染后反应性关节炎，如结核病、猩红热等疾病引起的关节炎。

2. 外伤　包括急性损伤和慢性损伤。①急性损伤多因外力碰撞关节或使关节过度伸展扭曲，造成关节脱位或骨折、血管破裂出血、组织液渗出、关节滑膜炎等，并通过产生炎症反应、刺激关节受损部位的神经等而引起疼痛和关节肿胀疼痛。②慢性损伤由于持续的慢性机械损伤或急性外伤后产生慢性损伤而致。关节长期负重、活动过度均可引起关节软骨的累积性损伤；关节扭伤后处理不当或骨折愈合不良也可造成关节慢性损伤。

3. 风湿性与变态反应性疾病　由病原微生物及其产物、药物、异种血清与血液中的抗体形成免疫复合物，沉积在关节腔引起组织损伤和关节病变，如风湿性关节炎、类风湿关节炎、系统性红斑狼疮、系统性硬化症以及过敏性紫癜等疾病。

4. 退行性关节病　由多种因素引起关节软骨纤维化、皲裂、溃疡、脱失而导致的关节疾病。本病病因尚不明确，其发生与年龄、肥胖、炎症、创伤及遗传因素等有关。

5. 代谢性骨病　如维生素 D 代谢障碍所致的骨质软化性骨关节病，主要由于日光照射不足、维生素 D 吸收不良及活化障碍或需要量增加等原因所致。

【临床表现】

1. 外伤性关节痛　急性外伤性关节痛多在外伤后出现受损关节疼痛、肿胀和功能障碍，见于脱位、骨折、半月板破裂等；慢性外伤性关节炎关节疼痛反复出现，常因过度活动、负重及气候寒冷等因素诱发。

2. 感染性关节痛　除有感染所致的全身症状外，可有局部症状，如化脓性关节炎可见关节（以髋、膝、肩、踝关节多见）局部红、肿、热、痛明显，多伴有明显的肌肉痉挛与关节活动功能障碍。结核性关节炎由结核杆菌直接感染引起，主要侵犯单关节，髋、膝、腰椎关节最常见，早期骨关节疼痛较轻，活动受限，随病情进展，关节活动时疼痛加重，晚期可有关节畸形和功能障碍。

3. 风湿性及类风湿关节炎　风湿性关节炎常于链球菌感染后出现，以膝、踝、肩、肘、腕等大关节受累多见，为游走性多关节炎。病变关节局部出现红、肿、灼热、剧痛，肿胀可在 1~6 周内自然消退，不遗留关节僵直和畸形改变。类风湿关节炎多由一个关节起病，继而出现其他指关节和腕关节的肿胀疼痛，可累及踝、膝和腕关节，常为对称性。病变关节活动受限，有僵硬感，晚期出现畸形。

4. 其他原因所致的关节痛　退行性关节炎多累及负重较大的膝关节、髋关节、脊柱及手指关节等部位。病变关节表现为负重或关节活动过多时疼痛加重，伴有肿胀僵硬、活动受限，晚期病变关节疼痛呈放射性，关节有摩擦感，严重者可有屈曲畸形。痛风常于劳累、饮酒或高嘌呤饮食后出现急性关节剧痛，以第一跖趾关节多见，踝、手、膝、腕和肘关节也可受累，表现为拇趾局部皮肤红肿灼热、刀割样剧痛，常于夜间和凌晨突然发作。

【伴随症状】

1. 关节痛伴有外伤史者　见于外伤性关节炎。

2. 关节痛伴发热、局部单关节红、肿、热、痛　见于化脓性关节炎。

3. 关节痛伴低热、盗汗、消瘦、乏力　见于结核性关节炎。

4. 关节痛伴晨僵、关节畸形　见于类风湿关节炎。

5. 关节痛伴心脏炎、环形红斑、舞蹈病等　见于风湿热。

6. 关节痛伴血尿酸升高　见于痛风性关节炎。

【问诊要点】

1. 起病时间、缓急、部位、性质、程度、频度（间歇性或持续性）、诱因、与天气变化及饮食关系。

2. 有无关节局部红、肿、热、运动障碍及形态异常。

3. 是否伴有肌肉疼痛、麻木、萎缩、痉挛、震颤、瘫痪、紫癜、皮疹、舞蹈病等相关症状。

4. 有无感染性疾病、风湿热、结核病、肾脏病、心脏病病史；是否长期服用糖皮质激素等。

5. 是否长期从事负重的工作；居住环境是否潮湿、寒冷。

第十七节　血　尿

正常尿液中无红细胞或偶见个别红细胞，如离心沉淀后的尿液，镜检下每高倍视野有红细胞 3 个以上，称为血尿（hematuria）。血尿轻症者尿色正常，须经显微镜检查方能确定，称为镜下血尿。重症者尿呈洗肉水色或血色，称肉眼血尿。

【病因】

1. 泌尿系统疾病　是最常见的血尿原因。①肾小球疾病，如肾小球肾炎、遗传性肾炎等；②间质性肾炎、泌尿系结石、结核、肿瘤或感染等；③泌尿系损伤，如外伤或手术器械损伤；④泌尿系畸形，如多囊肾、血管异常或息肉等。

2. 全身性疾病　①血液病，如白血病、再生障碍性贫血、血小板减少性紫癜、过敏性紫癜、血友病等；②感染性疾病，如败血症、流行性出血热、猩红热、丝虫病等；③免疫和自身免疫性疾病，如系统性红斑狼疮、结节性多动脉炎、类风湿关节炎等；④心血管疾病，如亚急性感染性心内膜炎、急进型高血压、慢性心力衰竭等。

3. 尿路邻近器官疾病　如急（慢）性前列腺炎、精囊炎、急性盆腔炎或脓肿、宫颈癌、急性阑尾炎、直肠和结肠癌等。

4. 药物与化学因素　常见药物如磺胺药、解热镇痛药、甘露醇、头孢菌素类，化学因素如汞、铅、锡等重金属，环磷酰胺等抗肿瘤药也可导致血尿。

【临床表现】

1. 尿颜色改变　血尿的颜色因尿酸碱度和尿中含血量的不同而异。当尿液酸性时，颜色深，呈棕色或暗黑色；尿液碱性时则呈红色。每升尿液含血量超过 1mL，呈淡红色洗肉水样；严重出血时，尿可呈血液状。

2. 分段尿异常 将全程尿分段留取观察颜色。常用尿三杯试验：若起始段血尿，提示病变在尿道；终末段血尿，提示病变在膀胱颈部、三角区或后尿道的前列腺和精囊腺；三段尿均呈红色即全程血尿，提示血尿源于肾或输尿管。

3. 镜下血尿 通过显微镜检查可判断血尿的来源。若镜下红细胞大小不一，形态各异，则为肾小球源性血尿；若镜下红细胞形态单一，与外周血近似，为均一型血尿，提示来源于肾后，见于肾盂肾盏、输尿管、膀胱和前列腺病变。

4. 症状性血尿 血尿同时伴有全身或局部症状，以泌尿系统症状为主。若伴有肾区钝痛或绞痛，提示病变在肾脏；伴有膀胱和尿道病变，则常出现尿频、尿急和排尿困难等症状。

5. 无症状血尿 部分血尿患者既无泌尿系统症状也无全身症状，见于肾结核、肾癌或膀胱癌早期。

血尿要注意排除假性血尿（阴道或直肠血污染，卟啉尿，某些药物、染料、试剂或食物所致的红色尿）。血尿要与血红蛋白尿相鉴别，血红蛋白尿由溶血引起，尿呈均匀暗红或酱油色，无沉淀，显微镜检查无红细胞或有少量红细胞。

【伴随症状】

1. 血尿伴疼痛 腰部胀痛见于肾结石；腹部绞痛，向腹下区及会阴部放射，见于输尿管结石。

2. 血尿伴尿流中断、尿细流或排尿困难 见于下尿路结石、前列腺炎、前列腺癌、尿路畸形或损伤。

3. 血尿伴尿频、尿急、尿痛 病变在膀胱或后尿道，见于膀胱炎、尿道炎。同时伴腰痛、高热、畏寒，则为肾盂肾炎。

4. 血尿伴水肿、高血压、蛋白尿 见于各种肾小球疾病。

5. 血尿伴肾肿块 单侧可见于肿瘤、肾积水和肾囊肿；双侧肿大见于先天性多囊肾。

6. 血尿伴皮肤黏膜出血 见于血液病、感染性疾病及其他全身性疾病。

7. 血尿伴乳糜尿 见于丝虫病、慢性肾盂肾炎。

【问诊要点】

1. 是否有进食引起红色尿的药物、食物以及月经等所致假性血尿情况。

2. 是否存在全程血尿，根据血尿尿程，可判定血尿产生部位；是否有血块，有血块者提示非肾小球性血尿。

3. 是否伴有肾区痛、肿块、排尿困难、膀胱刺激征、水肿、高血压、皮肤黏膜出血、乳糜尿等。

4. 有关药物服用的情况。

第十八节 尿频、尿急、尿痛

单位时间内排尿次数增多称为尿频（frequent micturition）。正常成人白天排尿 4~6 次，夜间 0~2 次。患者一有尿意即迫不及待需要排尿，难以控制，称为尿急（urgent micturition）。患者排尿时感觉耻骨上区、会阴部和尿道内疼痛或烧灼感，称为尿痛（odynuria）。尿频、尿急和尿痛合称为膀胱刺激征。

【病因、发生机制与临床表现】

1.尿频

（1）生理性尿频：由于饮水过多、精神紧张或气候寒冷而致排尿次数增多，属于正常现象。特点是每次尿量不少，无伴随症状。

（2）病理性尿频：常有以下几种情况：①多尿性尿频：排尿次数增多并且每次尿量不少，全日总尿量增多，见于糖尿病、尿崩症、精神性多饮和急性肾衰竭的多尿期；②炎症性尿频：排尿次数增多但每次尿量减少，常与尿急、尿痛同时出现，尿液镜检可见炎性细胞，见于膀胱炎、尿道炎、前列腺炎和尿路结核等；③神经性尿频：尿频而每次尿量少，仅见于白昼或夜间入睡前，可伴或不伴有尿急、尿痛，尿液镜检无炎性细胞，常属精神紧张或癔症；④膀胱容量减少性尿频：表现为持续性尿频，药物治疗无效，每次尿量减少，见于膀胱内占位性病变，妊娠子宫或卵巢肌瘤、囊肿等压迫膀胱及膀胱纤维性缩窄等；⑤尿道口周围病变：尿道口息肉、处女膜伞和尿道旁腺囊肿等因素刺激；⑥其他，如尿路结石、异物非炎症刺激等。

2.尿急

（1）炎症性刺激：最常见的原因为炎症性刺激，见于肾盂肾炎、肾结石合并感染、肾结核、急性膀胱炎、尿道炎、前列腺炎、阴道炎等。尿急在急性炎症和活动性泌尿系结核时最为明显，尤其是膀胱三角区和后尿道的炎症。急性前列腺炎常有尿急；慢性前列腺炎因伴有腺体增生肥大，还伴有排尿困难、尿线细和尿流中断。

（2）非炎症性刺激：尿急为膀胱、尿道、输尿管下 1/3 段结石以及膀胱、尿道、前列腺肿瘤、膀胱或尿道内异物的非炎症性刺激所致。

（3）其他：尿急也可因精神因素、神经源性膀胱、膀胱瘘和妊娠压迫所致。

3.尿痛 引起尿急的病因几乎都可引起尿痛，疼痛部位多在耻骨上区、会阴部和尿道内，尿痛性质可为灼痛或刺痛。尿道炎多在排尿开始时出现疼痛；后尿道炎、膀胱炎和前列腺炎常出现终末性尿痛。

【伴随症状】

1.尿频伴尿急、尿痛 见于膀胱炎和尿道炎。膀胱刺激征存在但不剧烈而伴高热、畏寒、肾区叩击痛，见于急性肾盂肾炎；伴会阴部、腹股沟和睾丸胀痛，见于急性前列腺炎。

2. 尿频、尿急伴有午后低热、乏力、盗汗　见于尿路结核。

3. 尿频伴烦渴、多饮　见于精神性多饮、糖尿病和尿崩症。

4. 尿频、尿急伴无痛性血尿　见于膀胱癌。

5. 老年男性尿频伴有尿线细、进行性排尿困难　见于前列腺增生。

6. 尿频、尿急、尿痛伴有尿流突然中断　见于膀胱结石堵住出口或后尿道结石嵌顿。

【问诊要点】

1. 单位时间内排尿频率,如每小时或每天排尿次数、夜尿次数、每次排尿间隔时间和每次排尿量。

2. 排尿时耻骨上区痛多为膀胱炎,排尿结束时尿道内或尿道口痛多为尿道炎。

3. 是否伴有发热、腰痛、血尿、脓尿、排尿困难及尿道口分泌物等。

4. 是否有劳累、受凉史,是否为月经期,是否接受过导尿、尿路器械检查或盆腔手术、流产术等。

5. 有无结核、糖尿病、肾炎和尿路结石等慢性病史;有无尿路感染的反复发作史,诊疗过程如何。

第十九节　头　痛

头痛(headache)是指额、顶、颞及枕部的疼痛。可见于多种疾病,多数无特异性,例如全身感染性疾病往往伴有头痛,精神紧张、过度疲劳也可有头痛。若出现反复发作或持续性头痛、新发剧烈头痛,可能是某些器质性疾病的信号。

【病因】

1. 颅脑病变

(1)感染:细菌、病毒等所致的颅内感染,如脑膜炎、脑膜脑炎、脑炎、脑脓肿等。

(2)脑血管病变:如脑出血、蛛网膜下腔出血、脑栓塞、脑血栓形成、高血压脑病等。

(3)占位性病变:如脑肿瘤、颅内转移瘤、颅内囊虫病或包虫病等。

(4)颅脑外伤:如脑震荡、脑挫伤、颅内血肿、硬膜下血肿,脑外伤后遗症等。

(5)其他:如偏头痛、紧张性头痛、丛集性头痛。

2. 颅外病变

(1)颅骨疾病:如颅骨肿瘤、颅底凹入症等。

(2)神经痛:如三叉神经痛、舌咽神经痛及枕神经痛。

(3)颈部疾病:颈椎病及其他颈部疾病。

(4)其他:如眼、耳、鼻和牙齿疾病所致的头痛。

3. 全身性疾病

（1）急性感染：如流感、伤寒、肺炎等发热性疾病。

（2）心血管疾病：如原发性高血压、心力衰竭等。

（3）中毒：一氧化碳、乙醇、铅、有机磷杀虫剂、药物（如颠茄、水杨酸类）等中毒。

（4）其他：尿毒症、贫血、低血糖、肺性脑病、系统性红斑狼疮、月经期及绝经期头痛、中暑等。

4. 神经症　如神经衰弱及癔症性头痛。

【发生机制】

1. 各种原因引起的颅内外血管的收缩（如蛛网膜下腔出血）、扩张以及血管受压迫、牵引或伸展（颅内占位性病变对血管的牵引、挤压）。

2. 脑膜受刺激或牵拉。

3. 具有痛觉的脑神经（三叉、舌咽、迷走三对脑神经）和颈神经被刺激、挤压或牵拉。

4. 头、颈部肌肉的收缩和损伤。

5. 五官和颈椎病变引起。

6. 生化因素及内分泌紊乱。

7. 神经功能紊乱。

【临床表现】

头痛的临床表现，因发病情况、病因等不同而各有其特点。

1. 发病情况　急性起病伴有发热者常为感染性疾病所致，急性头痛伴有不同程度的意识障碍而无发热者，见于蛛网膜下腔出血、脑出血；长期的反复发作性头痛或搏动性头痛，见于血管性头痛或神经官能症；慢性进行性头痛并有颅内压增高的症状，如呕吐、缓脉、视神经乳头水肿，应注意颅内占位性病变；青壮年慢性头痛，但无颅内压增高，常因焦急、情绪紧张而发生，多为肌收缩性头痛。

2. 头痛部位　了解头痛部位是单侧或双侧、局部或弥散、前额或枕部、颅内或颅外，对病因的诊断有重要意义。偏头痛、丛集性头痛多在一侧；颅脑外头面部器官病变及三叉神经痛、枕神经痛等引起的头痛多较浅表而局限，与病灶一致或在其附近；颅内病变的头痛常为深在性且较弥散，头痛部位不一定与病灶部位相一致，疼痛多向病灶同侧放射；高血压引起的头痛多在额部或整个头部；全身性或颅内感染性疾病的头痛，多为全头部痛；眼源性头痛多为浅在性且局限于眼眶、前额或颞部；鼻源性或牙源性头痛也多为浅表性疼痛。

3. 头痛的性质　高血压性、血管性及发热性疾病的头痛多为搏动性；颅脑损伤导致的头痛多为钝痛；蛛网膜下腔出血的疼痛多呈爆裂样疼痛；三叉神经痛、舌咽神经痛多呈电击样或针刺样疼痛；肌肉收缩性头痛多为重压感、紧箍感或钳夹样痛。

4. 头痛的程度　头痛的程度与病情的轻重不呈平行关系。三叉神经痛、偏头痛及脑膜刺激性头痛最为剧烈，颅内压增高的头痛较为剧烈，脑肿瘤的头痛多为轻度或中度并呈渐进性加重。

5. 头痛发生时间与持续时间　某些头痛可发生在特定时间，如颅内占位性病变常于清晨时加剧；鼻窦炎的头痛也常发生于清晨或上午；丛集性头痛常发生在晚间；脑肿瘤的头痛多为持续性，但伴有长短不等的缓解期；女性偏头痛常与月经期有关。

6. 头痛的影响因素　咳嗽、打喷嚏、摇头、俯身可导致血管性头痛、颅内高压性头痛、颅内感染性头痛及脑肿瘤性头痛加剧；丛集性头痛在直立时可缓解；颈肌急性炎症所致的头痛可因颈部运动而加剧；职业性或慢性的颈肌痉挛导致的头痛，可因活动按摩颈肌而逐渐缓解；偏头痛应用麦角胺后可获缓解。

【伴随症状】

1. 头痛伴剧烈呕吐　见于颅内压增高，头痛在呕吐后缓解者见于偏头痛。
2. 头痛伴眩晕　见于高血压、小脑肿瘤、椎 – 基底动脉供血不足。
3. 头痛伴发热　见于感染性疾病，包括颅内感染和全身性感染，如脑膜炎、脑膜脑炎、脑脓肿等。
4. 头痛伴视力障碍　见于青光眼或脑瘤。
5. 头痛伴脑膜刺激征　见于脑膜炎或蛛网膜下腔出血。
6. 头痛伴癫痫发作　见于脑血管畸形、脑内寄生虫病或脑肿瘤等。
7. 头痛伴神经功能紊乱　见于神经功能性头痛。

【问诊要点】

1. 起病时间、急缓、病程、部位与范围、性质、程度、频度（间歇性/持续性）、诱发或缓解因素。
2. 是否伴有失眠、焦虑、剧烈呕吐、头晕、眩晕、出汗、抽搐、视力障碍、感觉或运动异常、精神异常、嗜睡、意识障碍等相关症状。
3. 有无感染、高血压、动脉硬化、颅脑外伤、肿瘤、精神病、癫痫病、神经官能症及眼、耳、鼻、齿等部位疾病史。
4. 职业特点、毒物接触史。
5. 治疗经过及效果等。

第二十节　眩晕与晕厥

眩晕（vertigo）是患者感到自身或周围环境物体旋转或摇动的一种主观感觉障碍，是一种运动性或位置性错觉，常伴有客观的平衡障碍，一般无意识障碍。晕厥（syncope）是由于一时性广泛性脑供血不足所致的短暂意识丧失状态，伴有姿势张力丧失，发作时患者因肌张力消失不能保持正常姿势而倒地。一般为突然发作，迅速恢复，少有后遗症。

【发生机制】

（一）眩晕

1.梅尼埃（Meniere）病 由于内耳的淋巴代谢失调，淋巴分泌过多或吸收障碍，引起内耳膜迷路积水所致。

2.迷路炎 常由于中耳病变（胆脂瘤、炎症性肉芽组织等）直接破坏迷路的骨壁引起。

3.药物中毒 由于对药物敏感，内耳前庭或耳蜗受损所致。

4.晕动病 由于乘坐车、船或飞机时，内耳迷路受到机械性刺激，引起前庭功能紊乱所致。

5.椎－基底动脉供血不足 由于动脉管腔变窄、内膜炎症、椎动脉受压或动脉舒缩功能障碍等因素导致。

（二）晕厥

1.血管舒缩障碍 包括单纯性晕厥（血管抑制性晕厥）、排尿性晕厥、咳嗽性晕厥及体位性低血压（直立性低血压）和颈动脉窦综合征所致晕厥，它们均因各种原因使血压下降导致脑缺血而引起。

2.心源性晕厥 由于心脏病心排血量突然减少或心脏停搏，导致脑组织缺氧而发生。

3.脑源性晕厥 由于脑部血管或主要供应脑部血液的血管发生循环障碍，导致一时性广泛性脑供血不足所致。

4.血液成分异常 低血糖综合征、通气过度、重症贫血、高原缺氧等原因亦可致晕厥。

【病因与临床表现】

（一）眩晕

1.周围性眩晕（耳性眩晕） 是指内耳前庭至前庭神经颅外段之间的病变所引起的眩晕。

（1）梅尼埃病：以发作性眩晕伴耳鸣、听力减退及眼球震颤为主要特点，严重时可伴有恶心、呕吐、面色苍白和出汗，发作多短暂，具有复发性。

（2）迷路炎：常由中耳炎并发，症状同上，检查发现鼓膜穿孔，有助于诊断。

（3）内耳药物中毒：多由链霉素、庆大霉素及其同类药物中毒性损害所致，多为渐进性眩晕伴耳鸣、听力减退，常先有口周及四肢发麻等。

（4）前庭神经元炎：多在发热或上呼吸道感染后突然出现眩晕，伴恶心、呕吐，一般无耳鸣及听力减退。持续时间较长，可达6周，痊愈后复发少。

（5）位置性眩晕：患者头部处在一定位置时出现眩晕和眼球震颤，多数不伴耳鸣及听力减退，见于迷路和中枢病变。

（6）晕动病：见于晕船、晕车等，常伴恶心、呕吐、面色苍白、出冷汗等。

2. 中枢性眩晕（脑性眩晕） 指前庭神经颅内段、前庭神经核及其纤维、小脑、大脑等病变引起的眩晕。

（1）颅内血管性疾病：见于椎－基底动脉供血不足、锁骨下动脉偷漏综合征、延髓外侧综合征、脑动脉粥样硬化、高血压脑病和小脑出血。

（2）颅内占位性病变：见于听神经纤维瘤、小脑肿瘤、第四脑室肿瘤和其他部位肿瘤。

（3）颅内感染性疾病：见于颅后凹蛛网膜炎、小脑脓肿。

（4）颅内脱髓鞘疾病及变性疾病：见于多发性硬化、延髓空洞症。

（5）其他：见于癫痫等。

3. 其他原因的眩晕 如心血管疾病、中毒、眼源性等疾病所致。

（二）晕厥

1. 血管舒缩障碍 见于单纯性晕厥、体位性低血压、颈动脉窦综合征、排尿性晕厥、咳嗽性晕厥及疼痛性晕厥等。

（1）单纯性晕厥（血管抑制性晕厥）：多见于年轻体弱女性，发作时常有明显诱因（如疼痛、情绪紧张、恐惧、轻微出血、各种穿刺以及小手术等），在天气闷热、空气污浊、疲劳、空腹、失眠及妊娠等情况下更容易发生。晕厥前期有头晕、眩晕、恶心、上腹不适、面色苍白、肢体发软、坐立不安和焦虑等，持续数分钟继而突然意识丧失，常伴有血压下降、脉搏微弱，持续数秒或数分钟后可自然苏醒，无后遗症。

（2）体位性低血压（直立性低血压）：表现为在体位骤变，主要由卧位或蹲位突然站起时发生晕厥。可见于：①某些长期站立于固定位置及长期卧床者；②服用某些药物如氯丙嗪、亚硝酸盐类等，或交感神经切除术后患者；③某些全身性疾病，如脊髓空洞症、多发性神经根炎、脑动脉粥样硬化、急性传染病恢复期等。

（3）颈动脉窦综合征：因颈动脉窦附近病变所致，表现为发作性晕厥或伴有抽搐。常见的诱因有用手压迫颈动脉窦、突然转头、衣领过紧等。

（4）排尿性晕厥：多见于青年男性，在排尿或排尿结束时发作，持续 1~2min，自行苏醒，无后遗症。

（5）咳嗽性晕厥：见于慢性肺部疾病者，在剧烈咳嗽后发生。

（6）其他因素：见于剧烈疼痛引起晕厥。

2. 心源性晕厥 见于严重心律失常、心脏排血受阻及心肌缺血性疾病等，最严重的为 Adams-Stokes 综合征，主要表现是在心搏停止 5~10s 出现晕厥，停搏 15s 以上可出现抽搐，偶有大小便失禁。

3. 脑源性晕厥 脑动脉硬化导致血管腔变窄，高血压病引起脑动脉痉挛，偏头痛及颈椎病时基底动脉舒缩障碍，各种原因所致的脑动脉微栓塞、动脉炎等病变，均可出现晕厥。其中短暂性脑缺血发作可表现为多种神经功能障碍症状，由于损害的血管不同而表现多样化，如偏瘫、语言障碍、肢体麻木等。

4.血液成分异常

（1）低血糖综合征：表现为头晕、乏力、饥饿感、恶心、出汗、震颤、神志恍惚、晕厥甚至昏迷。

（2）通气过度综合征：由于情绪紧张或癔症发作时呼吸急促，通气过度，表现为头晕、乏力、颜面四肢针刺感，并因血钙降低而发生手足搐搦。

（3）重症贫血：由于血氧低下而在用力时发生晕厥。

（4）高原晕厥：由于短暂缺氧引起。

【伴随症状】

（一）眩晕

1.伴耳鸣、听力下降　见于前庭器官疾病、第Ⅷ脑神经病变及肿瘤。

2.伴恶心、呕吐　见于梅尼埃病、晕动病。

3.伴共济失调　见于小脑、颅后凹或脑干病变。

4.伴眼球震颤　见于脑干病变、梅尼埃病。

（二）晕厥

1.伴有明显自主神经功能障碍　见于血管抑制性晕厥或低血糖性晕厥。

2.伴有面色苍白、发绀、呼吸困难　见于急性左心衰竭。

3.伴有心率明显改变　见于心源性晕厥。

4.伴有抽搐　见于中枢神经系统疾病、心源性晕厥。

5.伴有头痛、呕吐、视听障碍　见于中枢神经系统疾病。

6.伴有发热、水肿、杵状指　见于心肺疾病。

7.伴有呼吸深而快、手足发麻、抽搐　见于通气过度综合征、癔症等。

【问诊要点】

（一）眩晕

1.发作时间、诱因、病程，有无复发特点。

2.有无发热、耳鸣、听力减退、恶心、呕吐、出汗、口周及四肢麻木、视力改变、平衡失调等相关症状。

3.有无急性感染、中耳炎、颅脑疾病及外伤、心血管疾病、严重肝肾疾病、糖尿病等病史。

4.晕车、晕船及服药史。

（二）晕厥

1. 发生年龄、性别、诱因、速度、持续时间，发作时面色、血压及脉搏情况，与体位、咳嗽、排尿及用药关系。

2. 有无呼吸困难、头痛、呕吐、视听障碍、抽搐、手足发麻等相关症状。

3. 有无心、脑血管病史。

4. 既往有无相同发作史及家族史。

第二十一节　意识障碍

意识障碍（disturbance of consciousness）是指人对周围环境及自身状态的识别和觉察能力出现障碍。多由于高级神经中枢功能活动（意识、感觉和运动）受损引起，可表现为嗜睡、意识模糊和昏睡，严重的意识障碍表现为昏迷。

【病因】

1. **重症急性感染**　见于败血症、肺炎、中毒型菌痢、伤寒、斑疹伤寒、恙虫病和颅脑感染（脑炎、脑膜脑炎、脑型疟疾）等。

2. **颅脑非感染性疾病**　见于：①脑血管疾病，如脑缺血、脑出血、蛛网膜下腔出血、脑栓塞、脑血栓形成、高血压脑病等；②颅内占位性疾病，如脑肿瘤、脑脓肿等；③颅脑损伤，如脑震荡、脑挫裂伤等。

3. **内分泌与代谢障碍**　见于尿毒症、肝性脑病、肺性脑病、甲状腺危象、甲状腺功能减退症、糖尿病性昏迷、低血糖、妊娠中毒症等。

4. **心血管疾病**　见于心源性休克、心律失常引起 Adams-Stokes 综合征等。

5. **水、电解质平衡紊乱**　见于低钠血症、低氯性碱中毒、高氯性酸中毒等。

6. **外源性中毒**　见于安眠药、有机磷杀虫剂、氰化物、一氧化碳、乙醇和吗啡等中毒。

7. **物理性及缺氧性损害**　见于高温中暑、日射病、触电、高山病等。

【类型与临床表现】

1. **嗜睡**　最轻的意识障碍，是一种病理性倦睡，患者陷入持续的睡眠状态，可被唤醒，并能正确回答和做出各种反应，但当刺激去除后很快又再入睡。

2. **意识模糊**　意识水平轻度下降，是较嗜睡为深的一种意识障碍。患者能保持简单的精神活动，但对时间、地点、人物的定向能力发生障碍。

3. **昏睡**　接近于人事不省的意识状态。患者处于熟睡状态，不易被唤醒，虽在强烈刺激下（如压迫眶上神经，摇动患者身体等）可被唤醒，醒时答话含糊或答非所问，但很快又再入睡。

4. **昏迷**　最为严重的意识障碍，表现为意识持续的中断或完全丧失。按其程度可分三阶段。

（1）轻度昏迷：意识大部分丧失，无自主运动，对声、光刺激无反应，对疼痛刺激尚可出现痛苦的表情或肢体退缩等防御反应，角膜反射、瞳孔对光反射、眼球运动、吞咽反射等可存在。

（2）中度昏迷：对周围事物及各种刺激均无反应，对剧烈刺激可出现防御反射，角膜反射减弱，瞳孔对光反射迟钝，眼球无转动。

（3）深度昏迷：全身肌肉松弛，对各种刺激全无反应，深、浅反射均消失。

此外，还有一种以兴奋性增高为主的高级神经中枢急性活动失调状态，称为谵妄。其表现为意识模糊，定向力丧失，感觉错乱（幻觉、错觉），躁动不安，言语杂乱。谵妄可发生于急性感染的发热期间或某些药物中毒（如颠茄类药物中毒、急性乙醇中毒）、代谢障碍（如肝性脑病）、循环障碍或中枢神经疾病等。由于病因不同可导致不同结果，或康复，或发展为昏迷状态。

【伴随症状】

1. 意识障碍伴发热　先发热后有意识障碍，见于重症感染性疾病；先有意识障碍后有发热，见于脑出血、蛛网膜下腔出血、巴比妥类药物中毒等。

2. 意识障碍伴呼吸缓慢　为呼吸中枢受抑制的表现，见于吗啡、巴比妥类、有机磷杀虫剂等中毒，银环蛇咬伤等。

3. 意识障碍伴瞳孔散大　见于颠茄类、乙醇、氰化物等中毒以及癫痫、低血糖状态等。

4. 意识障碍伴瞳孔缩小　见于吗啡类、巴比妥类、有机磷杀虫剂等中毒。

5. 意识障碍伴心动过缓　见于颅内压增高、房室传导阻滞以及吗啡类、毒蕈等中毒。

6. 意识障碍伴高血压　见于高血压脑病、脑血管意外、肾炎等。

7. 意识障碍伴低血压　见于各种原因的休克。

8. 意识障碍伴皮肤黏膜改变　出血点、瘀斑和紫癜等见于严重感染和出血性疾病。口唇呈樱桃红色提示一氧化碳中毒。

9. 意识障碍伴脑膜刺激征　见于脑膜炎、蛛网膜下腔出血等。

【问诊要点】

1. 起病时间、发病前后情况、诱因、病程、程度。

2. 有无发热、头痛、呕吐、腹泻、皮肤黏膜出血及感觉与运动障碍等相关伴随症状。

3. 有无急性感染性休克、高血压、动脉硬化、糖尿病、肝肾疾病、肺源性心脏病、癫痫、颅脑外伤、肿瘤等病史。

4. 有无服毒及毒物接触史。

第二章　问　诊

第一节　问诊的含义及重要性

　　问诊是医师通过与病人或知情人交谈，详细了解病史资料，经过分析综合，提出初步临床判断的一种诊断方法。问诊是采集病史的主要手段，通过问诊，可了解疾病的发生、发展、现状、既往健康状况、有关生活经历等情况。将问诊所获得的资料通过筛选、归纳、整理，系统记录下来即成为病史。

　　临床诊断通常是从问诊开始的，是诊断的第一步骤。问诊所获得的资料是疾病诊断的重要依据。一个有丰富医学知识和临床经验的医师，常可通过问诊就能对疾病做出相当准确的判断，如慢性支气管炎、消化性溃疡、心绞痛、疟疾、癫痫等疾病，通过问诊即可基本确定。对那些通过问诊不能做出初步诊断的疾病，也可通过问诊为进一步检查提供线索和依据。

　　临床上对处于疾病的早期和那些病情复杂而又缺乏典型体征的病例，深入、细致的问诊就更为重要。因为疾病早期，机体处于功能性或病理性改变早期阶段，病人可能只有头乏力、食欲不振、疼痛等自觉症状，而体格检查、实验室检查可没有阳性发现，此时问诊所得的资料就成为唯一说明病人有病的根据，因而能更早地提供诊断依据。

　　随着科学的不断发展，新的诊断技术不断出现，精密仪器和新的实验方法应用日益广泛，但是疾病的发生发展、诊治经过、药物疗效、既往病史及其他有关内容，只有通过问诊才能得到。忽视问诊，病史采集不全面、不详细、不确切，导致对病情了解片面、肤浅或错误，势必造成临床工作中的漏诊和误诊。对病情复杂或诊断困难的病人，详细而深入的问诊尤为重要。

　　采集病史的过程是医患沟通、建立良好医患关系的重要时机。正确的问诊方法和良好的问诊技巧，将使病人感到医师的亲切可信，从而有信心与医生合作，对进一步诊疗疾病十分重要。

第二节　问诊的方法与技巧

　　问诊的方法与技巧直接关系到获取病史资料的质量，是医师必须具备的基本功。问诊涉及医师的学识、医学心理知识、交流技能、仪表礼仪等，需要在长期的临床实践中不断学习提高。

1. 创造良好氛围，先过渡性交谈　因病人对医院环境和医师不了解以及临诊前的紧张情绪，在与医师交谈时往往显得紧张、拘束而不能很好地表达自己的病情。医生应同情和理解病人，用语言和表情使病人感到宽慰和放心，态度既要严肃认真，又要和蔼亲切。医师可先进行一些过渡性交谈，使病人在宽松和谐的环境中，能平静地、有条不紊地陈述自己的病情，使医师获得的资料尽可能真实、全面、系统。

2. 循序渐进，采用不同类型的提问　开始与病人交谈时，先提一些简单的问题，如"你哪儿不舒服？""你为什么来看病？"待病人对环境适应和心情平静后，再深入询问，让病人对病史进行详细叙述。医师获取特定的有关细节，可采用直接提问，如"疼痛是阵发性的还是持续性的？""你曾经有过类似的疼痛吗？"获取针对性的信息，可采用选择性提问，让病人回答"是"或"不是"。病人叙述时，一般不要打断病人的叙述，需要时可插问几句。当病人谈话离开主题太远时，应灵活地加以引导，让其回到与本病有关的问题上来，不能粗暴打断病人陈述，采用"我问什么你就说什么"的审问式提问。病人诉说病情较为零乱时，医师应注意分析归纳。

3. 围绕主诉，全面了解　问诊内容要围绕主诉，逐步深入，进行有目的、有层次的询问，包括发病时间、性质、部位、严重程度、诱发或缓解因素等。如病人主诉胸痛，应问"胸痛什么时候开始？""胸痛的部位在什么地方？""疼痛时间有多久？""说说疼痛的特点和性质！""什么情况可引起疼痛发生？能自行缓解吗？""除疼痛之外还有什么不舒服？""以前用什么药物治疗？效果怎样？"等。注意不要遗漏问诊的项目，包括既往史、个人史等。

4. 避免暗示性提问和重复提问　当病人的回答与医师的想法有距离时，不应暗示或逼问，以免病人在不解其意的情况下随声附和，从而使病史失真。暗示性提问是一种能为病人提供带倾向性特定答案的提问方式，问题的措辞已暗示了期望的答案。如"上腹痛时右肩也疼痛，是吧？""用这种药病情好多了吧？"正确的提问方式应当是"腹痛时对别的地方有影响吗？""用这种药病情有没有好转呢？"暗示性提问错误在于"先入为主"，即医师一开始就有一个假定诊断，提问只是为了证实其正确性，临床经验较少的医师尤其应注意避免。医师提问必须有明确的目的性，思路清晰，语言简明，不能问了又问。杂乱无章地提问会使病人无所适从，失去对医师的信任。

5. 语言通俗易懂　问诊不应使用有特定含义的医学术语，如"谵妄""隐血""里急后重""间歇性跛行"等。不恰当地使用医学术语，可能引起病人误解。对病人所述医学术语，医师必须加以分析，不能直接采信。如病人自述曾患"肾炎"，追问病史，其实可能为"肾盂肾炎"。对病人的方言俗语，应仔细询问其含义。记录病人所述的药名和病名时需加引号标明。

6. 直接询问病人　只有病人对自己的病情体会得最清楚、最深刻，只有病人的亲身感受和病情变化的实际过程，才能为诊断提供客观依据。医师应让病人充分陈述自己认为重要的病情和感受，切不可干扰病人思路，用自己的主观推测去代替病人的感受。对小儿、意识障碍等自己不能叙述病情的病人，需向亲属或了解病情者询问，待重病者病情好转或意识清醒后，再直接询问本人，对病史加以补充或更正。

7. 对危重病人应重点询问，缩短检查时间 遇危重病人时不能按常规问诊进行，应在简明扼要询问和重点检查后立即进行抢救，或边抢救边询问。详细的病史待病情缓解或脱离危险后再补充询问。如病人不能支持过久的谈话，可将病史分几次询问。

8. 分析病史可靠性 对病人陈述的病情，医师应根据病人当时所处的环境与心理状态，对所述内容进行分析判断，取真舍伪。如少数病人出于某种原因，对自己的疾病可夸大其感觉，或加以推想，或隐瞒病情。当医师对病人所述的病情、用药名称和剂量不清楚时，要及时核实，以免含糊记录，造成病史的失真。对其他医疗单位转来的病情介绍或病历摘要，医生只能作为重要的参考资料，不能依此减少病史询问和检查，必须取得自己获得的第一手病史资料。

9. 尊重病人的隐私 医生有责任对病人的病史尤其是涉及病人隐私的内容进行保密。将病人不愿透露的病情和隐私随便告诉别人是医德和法律所不允许的。

10. 举止友善，遵循无心理损害原则 问诊中要用语言、肢体姿势或眼神维系与病人的和谐关系，不要只埋头记录，不抬头看病人。要恰当地评价、鼓励病人，如"你能做到规则用药，对病情恢复很重要，要坚持"等。问诊结束后要对病人说明下一步需要做什么，有什么要求，或下次就诊或随访的计划等。

第三节 问诊内容

问诊的内容即住院病历所要求的内容，一般包括：

一、一般项目

一般项目包括姓名、性别、年龄、籍贯（出生地）、民族、婚姻、住址、工作单位、职业、入院日期、记录日期、病史陈述者及可靠程度。记录年龄时需写实际年龄，婴儿要写月（日）龄，不得用"儿童"或"成人"来代替。若病史陈述者不是患者本人，则应注明陈述者与患者的关系。

二、主诉

主诉是病人感觉最痛苦或最明显的症状或体征，也就是本次就诊最主要的原因。确切的主诉可初步反映病情的轻重和缓急，并提供某系统疾病的诊断线索和进一步检查的依据。

主诉通常用一两句话概括症状的性质及从发病到就诊的时间，使人一看即能明确初诊的基本情况。记录主诉时，应包括患者感觉最痛苦的一个或几个主要症状（或体征）的性质和持续时间。若主诉包括几个症状，应按发生的先后顺序排列。主诉力求简明扼要，尽可能用患者自己的言辞，不用医师的诊断用语和病名，如"反复右上腹隐痛8年，解黑大便2天""活动后心慌、气短2年，下肢水肿1周""进行性吞咽困难1月余"等。

对病情简单、病程短者，主诉容易确定。而病情复杂、病程长、症状体征变化多，或病人所述的主要症状不突出或含糊不清，医师应归纳整理、分析概括出疾病的主要方面作为主诉。有时患者诉说的主要症状可能不是患者所患疾病的主要表现，此时需要结合病史分析，选择出更贴切的主诉。对当前无症状表现，诊断资料和入院目的又十分明确的患者，也可用以下方式记录主诉，如"血糖升高两个月，入院进一步检查"，"发现胆囊结石两个月，入院接受手术治疗"。

三、现病史

现病史是病史中的主体部分，是指本次疾病自发病到就诊的发生、发展、演变和诊治的全过程。如果是反复发作多年的慢性疾病，现又复发而就诊，则应从第一次出现症状时开始描述。现病史包括：

（一）起病情况与患病时间

每种疾病的起病或发作都有各自的特点。有的疾病起病急骤，如脑出血、急性胃肠穿孔；有的疾病起病缓慢，如肺结核、肿瘤、高血压病等。疾病的发生常与某些因素有关，如激动、紧张和劳累可以诱发心绞痛或心肌梗死、脑出血和高血压危象，脑血栓形成常发生于夜间睡眠时，暴饮暴食可诱发胰腺炎，进不洁饮食可引起急性胃肠炎等。患病时间指从起病到就诊或入院的时间。对先后出现几个症状或体征时，需按时间顺序先后记录。时间长者可按年、月、日计算，起病急骤者可按小时、分钟计算。如"慢性咳嗽 10 年，进行性呼吸困难 2 年，下肢水肿 6 天""寒战、高热 6 小时，呼之不应 30 分钟"。

（二）主要症状的特点

主要症状即主诉的症状，其特点包括症状的部位、性质、持续时间、程度、缓解和加剧的因素。

1. 部位 准确部位有助于确定病变的部位。一般来说，腹痛开始部位或疼痛最显著部位，往往与病变部位一致。如上腹部疼痛多为胃、十二指肠或胰腺的疾病；右下腹急性发作的疼痛多为急性阑尾炎，若为妇女还应考虑卵巢或输卵管疾病；剧烈疼痛开始于上腹部，然后波及全腹，多为胃、十二指肠穿孔；全腹痛则提示病变广泛或全腹膜受累。

2. 性质 同一症状可有不同性质，如腹痛有灼痛、刺痛、绞痛、隐痛、胀痛、刀割样疼痛等，咳嗽有干性咳嗽、湿性咳嗽、呛咳、犬吠样咳嗽等。症状性质不同，临床意义亦不同。如上腹的隐痛、灼痛可能是消化性溃疡，右上腹的绞痛则可能是胆道疾病；急性咽喉炎、胸膜炎时为干性咳嗽，而慢性支气管炎、支气管扩张、肺脓肿时则为湿性咳嗽，会厌、喉头疾患或气管受压则可出现犬吠样咳嗽。

3. 持续时间 如持续性腹痛，可能为炎性渗出物、空腔脏器内容物和血液刺激腹膜所致；阵发性腹痛，可能为空腔脏器平滑肌痉挛，如脐周疼痛可能为肠蛔虫病；持续性腹痛伴阵发性加剧，多为空腔脏器炎症与梗阻并存，如肠梗阻发生绞窄时。偏头痛的疼痛时间可能只有数小时，而消化性溃疡的上腹痛可反复发作，长达数年、数十年。有的疾病有发作期和间歇期，如疟疾；有的疾病有发作期和缓解期，如消化性溃疡。

4. 程度 指症状的严重程度。如只发生在早上和晚间短时间的咳嗽，则病情轻，而持续不断的咳嗽则病情重。

5. 缓解和加剧的因素 如心绞痛因增加心肌耗氧量的因素而诱发，休息或含硝酸甘油后缓解；吸烟可使支气管炎病情加重，而停止吸烟可使其减轻；仰卧位可使肺淤血患者的呼吸困难加重，而端坐位则可使其减轻。

6. 病因和诱因 问诊时应尽可能地了解与本次发病的有关原因（如外伤、感染、中毒、过敏等）和诱因（如气候变化、环境改变、情绪激动、抑郁、饮食起居失调等），有助于明确诊断、预防和治疗。如细菌性痢疾、肠炎多有不洁饮食史；支气管哮喘可能与季节和接触过敏原有关；紧张、劳累、情绪激动可能是心绞痛、心肌梗死、急性脑血管疾病的诱因；气候寒冷则可能是慢性支气管炎急性发作的诱因。患者对直接的或近期的病因和诱因容易提供，对远期的或病情复杂的病因和诱因往往说不清楚，甚至提供一些似是而非的或自以为是的原因，医师应当仔细分析后记录到病史中。

7. 病情的发展及演变 主要症状的变化或新症状的出现，都是病情的发展和演变。如慢性支气管炎患者，咳嗽、咯痰、喘息中任何一项加剧都提示患者处于急性发作期；如果有进行性加重的呼吸困难提示有慢性阻塞性肺气肿；咳大量浓稠痰（原有症状的变化）、大咯血（新症状出现）时，则提示患者有支气管扩张；当出现下肢水肿时则提示患者已进入肺心病右心衰竭阶段。原有心绞痛患者，如果心前区疼痛加重，休息或含化硝酸甘油不缓解，持续时间超过30min时，则应考虑急性心肌梗死可能；肝硬化患者出现性格改变、情绪和行为的异常，则可能是发生了肝性脑病。

8. 伴随症状 指伴随主要症状同时出现的一系列其他症状，伴随症状常为鉴别诊断提供依据。如咯血可由多种病因引起，仅根据咯血这一症状难以确定其病因，但大量咯血伴反复发作的发热、咳脓臭痰，可能为支气管扩张；咯血伴长期低热、盗汗、乏力、消瘦等症状，可能为肺结核；咯血伴心悸、呼吸困难、二尖瓣面容，提示为风湿性心脏病二尖瓣狭窄。又如发热的病因很多，但若同时伴有右上腹疼痛及黄疸，应想到胆道感染的可能；发热伴有腰痛、膀胱刺激症状，则应想到尿路感染的可能。反之，当某病按一般规律应当出现的伴随症状而实际上没有出现时（如急性病毒性肝炎患者巩膜无黄染，糖尿病患者无消瘦等），也应记述于现病史中，以备进一步观察，因为这些阴性表现往往具有重要的鉴别诊断价值。

9. 诊治经过 本次就诊前曾接受过其他医院诊治时，应当询问已经实施过的诊断措施及检查结果。若已进行治疗，则应询问使用过的药物名称、剂量、疗程及疗效，供本次制订诊疗方案时参考。但要注意不能用以往的诊断代替自己的诊断。

10. 病程中的一般情况 包括患者的精神及体力状态、食欲及食量、睡眠、大小便、体重变化等，应详细询问并记录，这些内容对全面评价患者的病情程度、预后，以及选用辅助治疗措施都是不可缺少的。

四、既往史

指病人既往的健康状况和疾病历史，包括既往健康状况、所患疾病、传染病史、预防接种史、手术史、中毒史、过敏史等，尤其是与现病史有密切关系的疾病历史。如冠心病患者应当询问过去是否有过高血压病、高脂血症、糖尿病等；对肝硬化的患者，应询问过去是否有黄疸、营养障碍及酗酒史；气胸患者，应询问既往有无肺结核、慢性阻塞性肺疾病等。

在记述既往史时，注意不要和现病史混淆。如现患细菌性痢疾，则不应把数年前也患过细菌性痢疾的病情写入现病史。对过去患过的传染病或地方病、外伤、手术、预防接种史以及对药物、食物和其他接触物的过敏史等，均应记录到既往史中，为诊断提供参考。如患过麻疹、腮腺炎、百日咳者，有持久免疫力而一般不会再患这些疾病；最近接种过伤寒疫苗的患者，则患伤寒的可能性不大；有青霉素过敏史的患者就不能再用青霉素治疗。若患者自己提出患过某种疾病，在记录时应将其病名加引号注明，如"肺炎""高血压病"等。记录顺序一般按患病的先后排列。

五、系统回顾

系统回顾是对各系统进行详细询问可能发生的疾病，它是规范病历不可缺少的部分。系统回顾可以帮助医师在短时间内扼要地了解患者某个系统是否发生过疾病，以及这些已发生过的疾病与本次疾病之间是否存在因果关系，也有助于使患者回忆起既往病史而不致遗漏。系统回顾问诊提要如下：

（一）头颅五官

视力障碍、耳聋、耳鸣、眩晕、鼻出血、牙痛、牙龈出血、咽喉痛、声嘶。

（二）呼吸系统

咽痛、慢性咳嗽、咯痰、咯血、哮喘、呼吸困难、胸痛。

（三）循环系统

心悸、胸闷、活动后气促、咯血、下肢水肿、心前区痛、血压增高、晕厥。

（四）消化系统

食欲减退、吞咽困难、恶心、呕吐、反酸、嗳气、腹胀、腹痛、腹泻、便秘、呕血、便血、黄疸。

（五）泌尿生殖系统

腰痛、尿频、尿急、尿痛、排尿困难、尿失禁、血尿、尿量异常、颜面水肿、尿道或阴道异常分泌物。

（六）血液系统

面色苍白、乏力、头晕、眼花、皮肤黏膜出血、骨痛、淋巴结肿大、肝脾肿大、骨骼痛。

（七）内分泌系统及代谢

食欲亢进或减退、怕热、畏寒、多汗、多饮、多尿、双手震颤、性格改变、显著肥胖、明显消瘦、毛发增多、毛发脱落、色素沉着、性功能改变、闭经。

（八）肌肉骨骼系统

骨折、关节肿痛、畸形、关节强直或变形、肌肉疼痛、萎缩、运动障碍。

（九）神经系统

头痛、眩晕、晕厥、记忆力减退、语言障碍、意识障碍、颤动、抽搐、瘫痪、感觉异常、运动异常、定向障碍。

（十）精神状态

错觉、幻觉、思维障碍、情绪异常、睡眠障碍。

六、个人史

指病人出生以来的社会经历与生活习惯，包括：①经历：出生地、居住地区和居留时间（尤其是传染病疫源地和地方病流行区）、受教育程度、经济生活和业余爱好；②职业和工作条件：工种、劳动环境、对工业毒物的接触情况及时间；③习惯与嗜好：起居与卫生习惯、饮食的规律与质量、烟酒嗜好与摄入量，有否异嗜癖和麻醉毒品吸食等；④冶游史：有无不洁性交，是否患过淋病性尿道炎、尖锐湿疣、下疳等。

七、婚姻史

包括未婚和已婚，结婚年龄，配偶健康状况，性生活情况，夫妻关系等。

八、月经史与生育史

月经史包括月经初潮年龄，月经周期和经期天数，经血的量和颜色，经期症状，有无痛经与白带，末次月经日期，闭经日期，绝经年龄。记录格式如下：

$$初潮年龄 \frac{行经期天数}{月经周期天数} 末次月经时间（或绝经年龄）$$

例：

$$13 \frac{4 \sim 5 天}{28 \sim 30 天} 2014 年 10 月 18 日（或 50 岁）$$

生育史包括妊娠与生育次数和年龄，人工或自然流产的次数，有无死产、手术产、产褥热及计划生育状况等。对男性患者也应询问有无生殖系统疾病。

九、家族史

家族史的内容包括询问双亲与兄弟姐妹及子女的健康状况，特别应询问有无患同样疾病者，有无与遗传有关的疾病以及传染病。遗传性疾病可由生殖细胞遗传物质结构或功能的改变导致，也可由体细胞内遗传物质结构和功能的改变导致，如血友病、白化病、遗传性球形细胞增多症等。家族性疾病具有家族多发现象，但不一定就是遗传性疾病，如糖尿病、精神病、高血压病、夜盲症、病毒性肝炎等。对已死亡的直系亲属要问明死因及年龄。某些遗传性疾病还涉及到父母双方亲属，也需问明。若在几个成员或几代人中都有同样疾病发生，可绘出家族系谱。

第四节 特殊情况下的问诊

（一）儿童

小儿一般不能自述病史，须由家长或保育人员代述，他们所提供的病历材料是否可靠，与他们观察小儿的能力、接触小儿的密切程度有关，对此应予注意，并在病历记录中说明。询问病史时应注意态度和蔼，体谅家长因子女患病而引起的焦虑心情，认真对待家长所提供的每一个症状。因家长最了解情况，最能早期发现小儿病情的变化。5~6岁以上的小儿，可让他补充叙述一些有关病情的细节，但应注意其记忆与表达的准确性。有些患儿由于惧怕住院、打针而不肯实说病情，在与他们交谈时要仔细观察，全面分析，以判断问诊所得资料的可靠性。

（二）老年人

年龄一般不妨碍提供真实病史，但因体力、视力、听力的减退，以及部分病人思维和反应缓慢，可能对问诊造成一定的影响。问诊时应采用以下技巧：先问简单清楚、通俗易懂的一般性问题；减慢问诊速度，使其有足够时间思考和回忆，必要时可重复问诊。随时注意患者的反应，观察其是否听懂，有无思维障碍、精神失常，必要时向家属及朋友收集病史。要耐心仔细进行系统回顾，以便发现重要线索。仔细询问既往史、用药史、个人嗜好，了解与家庭成员的关系，注意其精神状态、外貌及言行等。

（三）残疾患者

残疾患者在接触和提供病史上一般较其他人困难，医师需要更多的同情、关心和耐心，需要花更多时间收集病史。对不同的残疾人应有不同的问诊技巧。

聋哑人因语言沟通常有困难，可用简单明了的手势或其他肢体语言交流。可请患者亲属、朋友代叙或解释，同时注意患者表情，必要时采用书面提问和交流。交流中要态度和蔼友善，谈话清楚简洁。

对盲人应给予更多关爱，先向患者自我介绍，再介绍现场情况，搀扶患者就座，保证患者舒适，这些有利于获得患者的信任和进行问诊。要告诉患者其他现场人员和室内家具或装置，仔细聆听其病史叙述，及时做出语言应答，使患者放心。

（四）文化程度低或语言障碍

文化程度低一般不妨碍其提供真实的病史，但因患者理解力及医学常识贫乏，可能影响回答问题及遵从医嘱。问诊时语言应通俗易懂，提问速度宜慢，注意必要的重复及核实。患者通常对症状耐受力较强，不易主动陈述，加之对医生的敬畏及环境生疏，通常表现得过分顺从，有时对问题回答"是"不过是一种礼貌和理解的表示，实际上并不一定真的理解，也不一定是同意或肯定的回答，对此应特别注意。

语言不通者，最好能找翻译，并请如实翻译，不带倾向性。医师可配合体语、手势加上不连贯的语言进行交流，有时也能抓住重点问题。对问题一定要注意反复核实。

（五）危重、晚期患者

对危重患者需要高度浓缩问诊内容，进行重点体检。病情危重者反应变慢、迟钝，医师不应催促患者，应予理解和等待。经初步处理，病情稳定后再详细询问病史。

危重、晚期患者常因治疗无望而有拒绝、孤独、懊丧、抑郁等情绪，应特别关心，引导其进行交流。对不便直接回答的诊断或预后等问题，言辞要得当，避免造成伤害。注意医务人员的回答不能发生矛盾，以免引起猜忌。亲切的语言，真诚的关心，对患者是极大的安慰和鼓励，有利于获取准确的信息。

（六）精神疾病患者

完整的精神科问诊应包括两大部分内容，即病史采集和精神检查。因为精神疾病患者大多对自己的疾病缺乏自知力，常常不认为自己有精神障碍，其病史应该从一个或多个患者的亲属中获取，这一点十分重要。医师可直接询问与病史有关的问题，也可有意给患者一些机会让其自发讲话，有时会从中发现意想不到的信息。问诊应该在安静、不受打扰的房间里进行。精神检查有时还需收集患者的书信或日记，从中发现重要的病史和资料。在问诊的同时，还要仔细观察患者的情绪反应、语气、面部表情和行为，这对不合作的病人尤其重要。

（七）缄默与抑郁

缄默可能由于疾病使患者的情绪难以控制，或医生所提的问题触及到患者的敏感方面而使其伤心，也可能由于问题未切中要害或批评性的提问使患者沉默或不悦，或因询问者用过多、过快的直接提问使患者惶惑而被动，对这些都应及时察觉，予以避免。如患者因生病而伤心哭泣，情绪低落，医生应予安抚、理解并适当等待，减慢问诊速度，使患者镇定后再继续叙述病史。抑郁很常见，又易被忽略，应特别重视。通过询问患者的情绪、对未来生活的想法等问题以了解患者，如怀疑为抑郁症，应按精神科要求采集病史和做精神检查。

（八）多话与唠叨

病人不停地主动讲话，医师不易插话和提问，或一个问题引出一长串答案，这是临床常见的现象。由于讲话不得要领，常使病史采集进行不顺利。对此应注意以下几点：①提问应限定在主要问题上；②根据初步判断，在病人提供不相关的内容时巧妙地打断；③让患者稍休息，同时仔细观察患者有无思维混乱的情况，如有应按精神科要求采集病史和做精神检查；④告诉患者问诊的内容，提醒注意时间。此时应有礼貌，诚恳表达，切勿表现得不耐心而失去患者的信任。

（九）愤怒与敌意

患者由于疾病的影响而情绪失控，可能迁怒于他人，或由于医务人员举止粗鲁、态度生硬或语言冲撞，使患者愤怒或怀有敌意。对此医生一定不能发怒，也勿认为自己受到侮辱而耿耿于怀，应采取坦然理解、不卑不亢的态度，根据患者发怒的原因予以说明，并注意避免其迁怒他人。医师提问应该缓慢而清晰，内容限于现病史，对个人史及家族史或其他可能比较敏感的问题，询问要十分谨慎或分次进行。

第二篇 检体诊断

第一章 基本检查法

检体诊断的基本方法包括视诊、触诊、叩诊、听诊和嗅诊五种。

第一节 视 诊

视诊（inspection）是医师运用视觉来观察患者全身或局部表现的诊断方法。视诊可以用于全身一般状态和许多体征的检查，如年龄、性别、发育、营养、体型、体位、面容、表情、姿势、步态、意识状态等。局部视诊也可了解患者身体各个部分的改变，如皮肤、黏膜、眼、耳、鼻、口、舌、头颈、胸廓、腹形、肌肉、骨骼、关节外形等。特殊部位的视诊需借助于某些仪器如耳镜、鼻镜、检眼镜、内镜等进行检查。

视诊时被检部位要充分暴露，最好在自然光线下进行，因夜间和普通灯光下不易辨认轻度黄疸、发绀和某些皮疹等。侧射光线对观察局部搏动和肿物的轮廓有帮助。

视诊适用范围广，不受条件的限制，能提供重要的诊断线索和资料。具有丰富经验的医师有时仅通过问诊和视诊就可对某些疾病做出初步诊断。作为医学生必须培养自己敏锐的观察力，建立系统观察思维，不断积累临床经验，才能发现对确立诊断有重要意义的临床征象。

第二节　触　诊

　　触诊（palpation）是医师通过手接触被检查部位时的感觉来进行判断的一种诊断方法。触诊的适用范围可遍及全身各部，尤以腹部触诊更为重要。触诊可进一步明确视诊所不能察觉到的体征，如体温、湿度、波动、震颤、摩擦感等。由于手指指腹对触觉比较敏感，掌指关节部掌面皮肤对震动较为敏感，手背皮肤对温度较为敏感，因此触诊时多用这些部位。

一、触诊方法

　　由于触诊部位和检查目的不同，触诊时施加力量有轻有重，根据触诊力量的大小可将触诊分为浅部触诊法和深部触诊法。

（一）浅部触诊法

　　医师将一手轻轻平放于被检查部位，利用掌指关节和腕关节的协同动作以旋转或滑动方式轻压触摸。浅部触诊法（light palpation）适用于体表浅在病变（关节、软组织、浅部动脉和静脉、神经、阴囊、精索等）的检查和评估。浅部触诊一般不引起患者痛苦或痛苦较轻，也多不引起肌肉紧张，检查时注意被检部位有无搏动、肿块、压痛、抵抗感等。

（二）深部触诊法

　　检查时可用单手或双手重叠由浅入深，逐渐加压以达到深部触诊的目的。深部触诊法（deep palpation）适用腹部脏器及腹腔病变的检查。根据检查目的和手法不同可分为以下几种：

　　1. 深部滑行触诊法（deep slipping palpation）　检查时嘱被检者张口平静呼吸，或与其谈话以转移其注意力，尽量使腹肌松弛。医师用右手并拢的二、三、四指平放在腹壁上，以手指末端逐渐触向腹腔的脏器或包块，在被触及的脏器或包块上做上、下、左、右的滑行触摸，如为肠管或条索状包块，则应做与长轴相垂直方向的滑动触摸，以了解其形状、大小、硬度、活动度、有无压痛及表面情况。此法适用于腹腔脏器、肠管、深部肿块的检查。

　　2. 双手触诊法（bimanual palpation）　医师将左手置于被检查脏器或包块的背后部，右手中间三指并拢平置于腹壁被检查部位，左手掌向右手方向托起，使被检查的脏器或包块位于双手之间，并更接近体表，有利于右手触诊检查。检查时应与被检者的腹式呼吸相配合。双手触诊法适用于肝、脾、肾、子宫及腹腔肿块的触诊。

　　3. 深压触诊法（deep press palpation）　医师用一个或两个并拢的手指指端逐渐深压腹壁被检查部位，用于探测腹腔深在病变的部位或确定腹腔压痛点，如阑尾压痛点、胆囊压痛点、输尿管压痛点等。反跳痛的检查是在深压触诊的基础上进行，当触到腹壁压痛点后，医师突然迅速松开手指，若病人感到疼痛加重或面部有痛苦表情，即为反跳痛。

4. 冲击触诊法（ballottement） 又称浮沉触诊法。检查时，右手并拢的二、三、四手指指端与腹壁成 70°～90°角，置于腹壁上相应的部位，进行快速而较有力的连续冲击，在冲击时即会出现腹腔脏器在指端沉浮的感觉。这种方法常用于大量腹腔积液时肝脾难以触及者。因急速冲击可使腹腔积液从腹腔脏器表面暂时移去，使指端易于触及。冲击触诊法会使被检者感到不适，操作时应避免用力过猛。

二、触诊注意事项

1. 检查前医师要向被检者讲清楚触诊的目的和需要配合的动作，检查时手要温暖，手法应轻柔，从"健康"部位逐渐移向"病变"部位，尽可能地避免或减轻被检查者的痛苦。

2. 被检查者一般取屈膝仰卧位，尽量放松腹肌。在检查脾、肾时，也可嘱其取侧卧位。合适的体位对于获得正确的检查结果非常重要。做下腹部检查时，应嘱被检查者排尿、排便，以免将充盈的膀胱或粪团误认为腹腔肿块。

3. 触诊时，医师要结合病变的解剖部位和毗邻关系，运用所学的医学知识进行思考分析，以明确病变的性质和判断源于何种脏器。

第三节 叩 诊

叩诊（percussion）是医师运用手指或叩诊锤叩击身体表面某部位，使之振动而产生音响，根据振动和音响的特点或被检查者是否产生疼痛来判断脏器的状态及病变情况的一种检查方法。因人体各组织的密度、弹性和含气量不同，出现的叩诊音也各不相同，因此，医师可借此判断被检部位有无异常改变。

一、叩诊方法

根据叩诊的手法及目的不同，通常将叩诊方法分为直接叩诊法和间接叩诊法。

1. 直接叩诊法（direct percussion） 医师用右手并拢的二、三、四、五指的手指掌面直接拍击或叩击被检查部位，借助于拍击的反响和指下的振动感来判断病变情况的方法称为直接叩诊法（图 2-1-1）。这种方法适用于胸部和腹部面积较广泛的病变，如气胸、大量胸腔积液等。

2. 间接叩诊法（indirect percussion） 为应用最多的叩诊法。医师将左手中指第二指节紧贴于被叩诊部位，其他手指稍微抬起，勿与体表接触；右手指自然弯曲，以右手中指指端叩击左手中指末端指关节或第二指骨远端，叩击方向应与叩诊部位的体表垂直，用腕关节与掌指关节的运动叩击，避免肘、

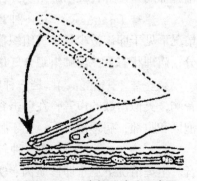

图 2-1-1　直接叩诊法示意图

肩关节参与运功。叩击的动作要灵活、短促，富有弹性，叩击后右手中指立即抬起，以免影响对叩诊音的判断。一个部位一般只需要连续叩击 2 ~ 3 次。叩击的力量要均匀适中，使产生的声音基本一致，才能判断叩击音的变化（图 2-1-2）。

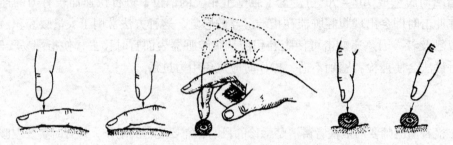

图 2-1-2   间接叩诊法正误示意图

二、叩诊注意事项

1. 根据叩诊部位不同，被检者应采取适当体位。如叩诊胸部时可取坐位或卧位；叩诊腹部时一般取仰卧位；需确定有无少量腹腔积液时，可取肘膝位。

2. 叩诊时应注意比较对称部位叩诊音的异同，并结合解剖部位和毗邻关系进行分析。

3. 叩诊时操作要规范，同一部位叩诊用力要均匀一致。叩诊力量的强弱，应根据不同的检查部位、脂肪的厚度、肌肉状态、病变组织范围大小或位置深浅等情况决定。如对消瘦患者和患儿叩诊时，不需要重力；叩诊前胸和腋部的力量要比叩背部轻，确定心、肝相对浊音界及叩诊脾界时宜采取轻叩法；病灶位置较深，距体表达 7cm 左右时应采取重叩法。

三、叩诊音

叩诊时被叩击部位产生的声响称为叩诊音（percussion sound）。叩诊音的性质取决于被叩击部位组织或器官的密度、弹性、含气量及与体表的距离。临床上，根据叩诊音声音的强度、长短、高低，将其分为清音、浊音、实音、鼓音、过清音五种。

1. 清音（resonance） 是一种音调低、音响较强、振动持续时间较长的声音，是正常肺部的叩诊音，提示肺组织弹性、含气量、致密度正常。

2. 浊音（dullness） 是一种音调较高、音响较弱、振动持续时间较短的声音。生理情况下见于叩诊被少量含气组织覆盖的实质器官，如肝脏、心脏被肺脏的边缘覆盖的部分；病理状态下，当肺组织含气量减少时出现，如肺炎。

3. 鼓音（tympany） 是一种较清音的音调更低、音响更强、振动持续时间更长的音响，类似击鼓的声音，在叩击含有大量气体的空腔脏器时出现。生理情况下可见于胃泡区和腹部；病理情况下，见于肺内空洞、气胸及气腹等。

4. 实音（flatness） 是一种较浊音音调更高、音响更弱、振动持续时间更短的声音。生理情况下见于叩诊肌肉、实质脏器（如肝脏、心脏、脾脏）产生的声音。病理情况见于大量胸腔积液或肺组织实变等。

5. 过清音（hyperresonance） 是一种音调较清音低，音响较清音强，介于清音与鼓音之间的声音。正常成人不会出现，临床上见于肺组织含气量增多、弹性减退时，如肺气肿。正常儿童可叩出相对过清音。

第四节　听　诊

听诊（auscultation）是医师直接用耳或借助听诊器在被检查者体表听取身体各部发出的声音，判断正常与否的一种诊断方法。用听诊器听诊是诊断疾病的一项基本技能和重要手段，在心、肺检查中尤为重要，如心脏的各种杂音、心律失常、肺部病理呼吸音与各种啰音均可通过听诊发现。因此，学习时必须掌握系统的理论知识，反复实践，仔细体会，才能逐步掌握和应用。

一、听诊方法

1. 直接听诊法（direct auscultation） 是医师直接用耳紧贴被检者体表某一部位进行听诊的方法。此法所听到的声音较微弱，且不方便，临床上已很少使用，仅在某些特殊和紧急情况下才会采用。广义的直接听诊还包括听取被检者发出的各种声音，如说话声、呻吟、咳嗽、嗳气、喊叫、啼哭等。

2. 间接听诊法（indirect auscultation） 是医师借助于听诊器对被检者体表某部位进行听诊的检查方法。此法使用方便且应用广泛，适用于多种部位，尤其是心、肺、腹部的听诊，也适用于血管音、皮下捻发音、骨折摩擦音等的听诊。

二、听诊注意事项

1. 听诊时环境要安静、温暖、避风，以避免因寒冷使被检者出现肌束颤动产生附加音而影响听诊效果。

2. 听诊时听诊器体件需直接接触皮肤以获取确切的听诊结果。为防止听诊器体件过凉，接触皮肤前应用手测试其温度，过凉可用手焐热体件。

3. 根据病情及诊断的需要，选择恰当的听诊体位。一般取坐位或卧位，必要时可变换体位或配合呼吸、运动等。取坐位时，医师可与被检者相对而坐；取仰卧位时，医师应站于被检者的右侧。

4. 正确使用听诊器。听诊器由耳件、体件及软管三部分组成。听诊前应注意检查耳件方向应向前，佩戴后并适当调整其角度，检查硬管和软管官腔是否通畅。体件有钟形和膜形两种类型。钟形体件适用于听低音调声音，如二尖瓣狭窄的隆隆样舒张期杂音；膜形体件适用于听取高调声音，如主动脉瓣关闭不全的杂音。

5. 听诊时注意力要集中，听肺部时要排除心音的干扰，听心音时要排除呼吸音的干扰。

第五节 嗅 诊

嗅诊（olfactory examination）是医师运用嗅觉判断发自患者的异常气味与疾病之间关系的一种诊断方法。异常气味主要来自患者的呼吸道、汗腺、胃肠道、分泌物、呕吐物、排泄物等。嗅诊常能迅速提供诊断线索。检查时医师可用手将患者身体上的异常气味扇向自己的鼻孔，以分辨气味的特点和性质。临床上常见的异常气味及临床意义如下：

1. 呼吸气味 浓烈酒味见于酒精中毒或饮酒后；大蒜味见于有机磷杀虫剂中毒；烂苹果味见于糖尿病酮症酸中毒；氨味见于尿毒症；肝臭味见于肝性脑病。

2. 呕吐物气味 强烈酸酵味见于胃潴留、幽门梗阻；粪臭味见于肠梗阻或胃结肠瘘者。

3. 痰液气味 血腥味见于大咯血者；恶臭味提示厌氧菌感染，见于支气管扩张并发感染、肺脓肿。

4. 汗液气味 正常人汗液无强烈刺激性气味。如嗅到酸性汗味，见于发热性疾病，长期服用水杨酸、阿司匹林等药物者，活动性风湿热；特殊的狐臭味见于腋臭；脚臭味见于多汗者或脚癣合并感染者。

5. 脓液气味 一般脓液无特殊臭味，脓液味恶臭提示厌氧菌感染、气性坏疽。

6. 尿液气味 尿液有大蒜味，见于有机磷杀虫剂中毒或近日大量食蒜者；浓烈的氨味提示尿液在膀胱内被细菌发酵，见于膀胱炎。

7. 粪便气味 腐败性粪臭味，见于消化不良或胰腺病变；腥臭味见于细菌性痢疾；肝臭味见于阿米巴痢疾。

第二章 一般检查

一般检查是对患者全身状态的概括性观察，以视诊为主，必要时配合触诊、听诊、嗅诊等。检查内容包括性别、年龄、体温、呼吸、脉搏、血压、发育与体型、营养状态、意识状态、面容表情、体位姿态、步态、皮肤、淋巴结等。

第一节 全身状态检查

一、性别

正常人性别（sex）特征很明显，不难判断，对某些特殊病人，如真假两性畸形、肾上腺性征综合征等，其性别不易准确辨认，需做专科检查或细胞染色体核型分析检查才能确定。性征的正常发育，女性与雌激素和雄激素有关，男性仅与雄激素有关。性别与某些疾病的发病率有关，如甲型血友病多见于男性，女性罕见；甲状腺疾病和系统性红斑狼疮多见于女性。

二、年龄

病人的年龄（age）一般通过问诊了解，但对意识障碍、故意隐瞒年龄者，则须通过观察来判断病人的年龄。通常可以根据皮肤的弹性与光泽、肌肉的状态、毛发的颜色与分布、面部与颈部皮肤皱纹、牙齿状况等来判断。因人的外观受多种因素的影响，故外观只能粗略地判断大致年龄。

年龄与疾病的发生及预后有密切关系，如佝偻病、麻疹、百日咳多见于儿童；结核病、风湿热等多见于青少年；动脉硬化性疾病和某些癌症等多见于中老年人。

三、生命体征

生命体征（vital sign）是评价生命活动存在与否及其质量的指标，包括体温、脉搏、呼吸和血压，为体格检查时必须检查的项目。

（一）体温

1.体温（temperature，T）测量及正常范围 测量体温方法要规范，以保证结果准确。测量体温常用的方法有三种，医师可根据患者的具体情况，选择不同的体温测量方法。

（1）腋测法：用毛巾擦干腋窝汗液，将体温计头端置于腋窝深处，嘱患者用上臂将体温计夹紧，10min 后取出读数。正常值为 36℃～37℃。该法简便、安全，不易发生交叉感染，为最常用的体温测定方法。

（2）口测法：将消毒后的体温计头端置于患者舌下，嘱其紧闭口唇，5min 后取出读数。正常值为 36.3℃～37.2℃。口测法结果较准确，但不能用于婴幼儿及意识障碍者。

（3）肛测法：让患者取侧卧位，将肛门体温计头端涂润滑剂后徐徐插入肛门，深达体温计的一半为止，5min 后取出读数。正常值为 36.5℃～37.7℃。肛测法一般较口测法高 0.3℃～0.5℃。该法测值稳定，多用于婴幼儿及意识障碍者。

生理情况下体温有一定的波动。早晨体温略低，下午略高，但 24 小时内体温波动一般不会超过 1℃。

2. 体温的记录方法 将体温测量结果记录于体温记录单相应的坐标点上，将各点以直线相连，即成体温曲线。许多发热性疾病体温曲线的形状有一定的规律性，称为热型。如伤寒、疟疾、脓毒血症、结核病等各有其独特热型，对于诊断有一定意义。

3. 体温测量误差的常见原因 临床上有时见到体温测量结果与患者病情不符，应分析原因，避免因体温测量误差导致诊断和处理上的错误。常见误差原因如下：

（1）测量体温前未将体温计的水银柱甩到 35℃以下，致使测量结果高于实际体温。

（2）采用腋测法时，患者未能将体温计夹紧，致使体温计刻度没有上升到实际高度，常见于消瘦、病情危重或意识障碍的患者。

（3）体温测量局部有影响温度的冷热物体或刺激，如温水漱口，局部放置冷、热水袋等。

（二）呼吸

检查呼吸（respiration，R）时应在病人不易察觉的情况下进行，观察胸壁和腹壁的起伏，一呼一吸算一次，计数并记录每分钟呼吸的频率、节律和深度。

1. 呼吸测量的方法与正常范围 正常人呼吸的节律规整，深浅适度，呼吸频率因年龄、性别而异。成人为 16～20 次/分，新生儿 44 次/分，婴儿平均 30 次/分，5 岁儿童 22 次/分，15 岁时与成人接近。正常人安静状态下，呼吸与脉搏之比为 1：4。呼吸频率和深度受许多外界因素的影响，如气候、运动、进食、精神激动等均可使呼吸加快，而休息、睡眠时呼吸减慢。

2. 异常呼吸的类型及临床意义 详见本篇第五章胸部检查第三节肺与胸膜。

（三）脉搏

动脉血管随心脏收缩和舒张而出现的扩张和回缩的搏动，称为动脉脉搏，简称脉搏（pulse，P）。

1. 脉搏检查的方法与正常范围 脉搏检查通常选择浅表动脉，以桡动脉最常见，必要时也可检查颞动脉、颈动脉、肱动脉、股动脉、足背动脉等。医师用靠拢的示指、中指及无名指的指腹平放于动脉之上，适当加压进行触摸，注意脉搏的频率、节律、强弱、紧张度、对称性以及脉管壁的柔韧度。正常脉搏左右两侧差异很小，当一侧有先天性动脉异常、多发性动脉炎时可出现差异。要注意脉搏与中医的脉象是两个不同的概念，临床意义不能等同。

正常成人脉率 60～100 次/分，与心率一致，平均为 72 次/分，节律整齐，强度相等。小儿平均约 90 次/分，婴幼儿可达 130 次/分。老年人较慢，55～60 次/分。女性较男性稍快。

2. 异常脉搏及临床意义

（1）脉搏增快：成年人安静状态下脉搏频率超过 100 次/分，称为速脉。生理状况下见于情绪紧张、剧烈运动等。病理状态下见于各种原因引起的发热、贫血、心力衰竭、休克、甲状腺功能亢进等。一般情况下体温升高 1℃，脉搏每分钟增加 10 次。

（2）脉搏减慢：成年人脉搏少于 60 次/分，称为缓脉。生理状况下见于身体十分健壮者，如运动员。病理状况下见于颅内压增高、阻塞性黄疸、甲状腺功能减退等。若低于 40 次/分，提示病态窦房结综合征或房室传导阻滞。

（四）血压

血压（blood pressure，BP）是动脉内血液作用于血管壁的侧压力，是重要的生命体征。心室收缩时，动脉内最高压力称为收缩压；心室舒张时，动脉内最低压力称为舒张压。收缩压与舒张压之差称为脉压。1/3 脉压加舒张压为平均动脉压。

1. 血压测量方法　目前最常用的方法是袖带加压法，血压计有汞柱式、弹簧式和电子血压计，其中以汞柱式血压计较准确、可靠。

（1）嘱患者在检查前休息 10～15min，取坐位或仰卧位，裸露右上肢并外展 35°～40°，使肱动脉与右心房同高，即坐位平第 4 肋间，卧位平腋中线。

（2）将袖带气囊部分对准肱动脉，紧贴皮肤缚于上臂，袖带下缘应距肘弯横纹 2～3cm，松紧适度，以袖带下容两手指为宜。

（3）医师先在肘窝内上方触到肱动脉搏动，再将听诊器体件置于肱动脉上，左手轻压听诊器体件使其与皮肤紧贴，不可压得过紧，不得与袖带接触，更不可塞在袖带下。

（4）向袖带内缓慢充气，边充气边听诊，同时注视血压计的汞柱高度，待肱动脉搏动声或桡动脉消失后，再将汞柱升高 20～30mmHg。

（5）缓慢放气，使汞柱以每秒 2～3mm 速度缓慢下降。医师两眼平视汞柱，当听到第一次声响（第 I 期，类似"咚"声）时的汞柱读数即为收缩压；随着汞柱继续以恒定速度缓降，声音逐渐加强（第 II 期），继而出现吹风样杂音（第 III 期），然后声音突然变小、低沉（第 IV 期），随之消失（第 V 期）。声音消失时的汞柱读数即为舒张压。

需要时以同样的方法再测一次。某些疾病需测量下肢血压，测量方法与上肢相似，但需用较宽的袖带，患者俯卧，袖带缚于腘窝上 3～4cm，听诊器体件置于腘动脉上测量。正常两上肢血压可有 5～10 mmHg 差异，下肢血压可比上肢血压高 20～40mmHg。

2. 测量注意事项

（1）测量前要校准血压计，使汞柱顶端在零刻度。

（2）测压时血压计不能倾斜，汞柱保持垂直。

（3）注意袖带宽度，因袖带宽度可影响测量结果，袖带过宽，测出的血压偏低，过窄则血压偏高。袖带宽度应为臂围1/4，成人一般为12cm，儿童为9cm。

3. 血压记录方式　血压的记录单位为毫米汞柱（mmHg），血压记录以"收缩压/舒张压"表示，如"120/80mmHg"。但对肱动脉搏动音在很低水平才消失的病人，应将突然变音时（第Ⅳ期）汞柱数值记为舒张压，在记录时应注明。如收缩压为150mmHg，变音时为70mmHg，声音消失为30mmHg，则记录为150/70～30mmHg。

4. 血压标准　根据中国高血压防治指南（2005年修订版）的标准，18岁及以上成人血压标准及高血压分类如下（表2-2-1）。

表 2-2-1　血压水平的定义和分类

类别	收缩压（mmHg）	舒张压（mmHg）
正常血压	< 120	< 80
正常高值	120～139	80～89
高血压		
1级高血压（轻度）	140～159	90～99
2级高血压（中度）	160～179	100～109
3级高血压（重度）	≥ 180	≥ 110
单纯收缩期高血压	≥ 140	< 90

注：若患者的收缩压与舒张压分属不同级别时，则以较高的分级为准；单纯收缩期高血压也可按照收缩压水平分为1、2、3级。

5. 血压变化的临床意义　详见本篇第五章第六节血管检查。

四、发育与体型

（一）发育

发育（development）应通过患者的年龄、智力与体格成长状态（包括身高、体重及第二性征）之间的关系进行综合判断。发育正常者，其年龄、智力和体格成长状态处于均衡一致。成年以前，随年龄的增长，体格不断成长，在青春期，尚可出现一段生长速度加快的青春期急速成长期，属于正常发育状态。正常的发育与种族、遗传、内分泌、营养代谢、生活条件、体育锻炼等内外因素密切相关。

成人发育正常的指标是：头部的长度约为身高的1/7～1/8；胸围等于身高的1/2；两上肢展开后，左右指端的距离约等于身高；坐高等于下肢长度。正常人各年龄组的身高与体重之间存在一定的对应关系。

临床上病态发育与内分泌的关系尤为密切。如在发育成熟前，腺垂体功能亢进，生长激素大量分泌，则体格可异常高大，称为巨人症；反之，体格异常矮小，但智力基本正常，称为垂体性侏儒症。甲状腺功能低下时，可导致体格矮小，智力低下，称为呆小症。性激素决定第二性征的发育，性激素分泌功能异常直接影响第二性征的发育，且对体格发育也具有一定的影响。男性患者出现"阉人"征，表现为上、下肢过长，骨盆宽大，无胡须，毛发稀少，皮下脂肪丰满，外生殖器发育不良，发音女声；女性患者出现乳房发育不良，闭经，体格男性化，多毛，皮下脂肪减少，发音男声。性激素对体格发育的影响表现为性早熟，骨骺常过早闭合而影响体格的发育。

（二）体型

体型（habitus）是身体各部分发育的外观表现，包括骨骼、肌肉的生长与脂肪分布的状态等。临床上将成人的体型分为三种。

1. 正力型（匀称型） 机体各部匀称适中，一般正常人多为此型。

2. 无力型（瘦长型） 体高肌瘦，颈长肩窄，胸廓扁平，腹上角小于90°。

3. 超力型（矮胖型） 身体矮胖，颈粗肩宽，胸廓宽厚，腹上角大于90°。

五、营养状态

营养状态（state of nutrition）与食物的摄入、消化、吸收和代谢等因素密切相关，其好坏可作为鉴定健康和疾病程度的标准之一。营养状态可根据皮肤、皮下脂肪、肌肉发育、毛发等情况综合进行判断。

（一）营养状态分级

1. 良好 皮肤红润，弹性良好，毛发润泽，肌肉坚实，皮下脂肪丰满。

2. 不良 皮肤萎黄干燥，弹性差，皮下脂肪菲薄，毛发稀疏枯槁，指甲粗糙无光泽。锁骨上窝凹陷，肩胛骨和髂骨嶙峋突出。

3. 中等 介于以上两者之间。

营养状态判断最简便的办法是查看皮下脂肪充实的程度。脂肪的分布存在个体差异，男女也各不相同。因此，判断皮下脂肪充实程度最适宜、最方便的部位是前臂的曲侧或上臂伸侧下1/3，因为这些部位脂肪分布的个体差异较小。测量一定时期内体重的变化也是观察营养状态的方法之一。

（二）常见的营养异常状态

1. 营养不良 主要由摄食不足和消耗增多两大因素引起。轻微或短暂的疾病一般不发生营养状态的改变。常见原因如下：

（1）摄食及消化障碍：多见于食管、胃肠道、肝、胆和胰腺疾病。严重恶心、呕吐，可致摄食障碍；消化液或酶生成减少往往影响消化与吸收。

（2）消耗增多：各种慢性消耗性疾病，如恶性肿瘤、活动性结核病、糖尿病、甲状腺功能亢进等，均可引起消耗过多而导致营养不良。长期消耗增多，当体重低于标准体重的10%时称为消瘦。根据WHO标准，体重指数（BMI）=［体重（kg）/身高的平方（m^2）］＜18.5为消瘦，我国标准与此相同。极度消瘦称恶病质（cachexia）。

2.营养过度 主要表现为体内脂肪积聚过多，体重增加，当超过标准体重20%以上者称为肥胖。根据WHO标准，BMI≥30为肥胖，我国标准，BMI≥28为肥胖。按其病因可将肥胖分为原发性和继发性两种。

（1）原发性肥胖：亦称单纯性肥胖，为摄入热量过多所致，表现为全身脂肪分布均匀，身体各部位无异常改变，常有一定的遗传倾向。

（2）继发性肥胖：主要为某些内分泌疾病所致，如下丘脑及垂体疾病、库欣综合征、甲状腺功能减退症、性腺功能减退症等。

六、意识状态

意识（consciousness）是大脑功能活动的综合体现，即对环境的知觉状态。正常人意识清晰，思维合理，情感活动和语言表达能力正常。凡能影响大脑功能活动的疾病均会引起不同程度的意识改变，这种状态为意识障碍。根据意识障碍的程度分为嗜睡、意识模糊、昏睡、昏迷等。详见第一篇第一章第二十一节意识障碍。

判断意识状态多采用问诊，通过与患者对话来了解其思维、反应、情感活动、计数、定向力（即对时间、人物、地点的判断分析能力）等，必要时还要做痛觉试验、角膜反射、瞳孔对光反射等检查，以判定其意识状态的程度。

七、面容和表情

健康人表情自然，神态安逸。疾病可影响患者的面部表情或面容变化。患病后，常可出现痛苦、忧虑或疲惫的面容（facial features）与表情（expression）。有些疾病有特殊的面容与表情，对诊断颇有帮助。

临床上常见的典型面容如下：

1.急性病容 面色潮红，表情痛苦，兴奋不安，呼吸急促，可有鼻翼扇动、口唇疱疹等。见于急性发热性疾病，如肺炎球菌肺炎、疟疾、流行性脑脊髓膜炎等。

2.慢性病容 面色苍白或灰暗，面容憔悴，双目无神。见于慢性消耗性疾病，如严重肺结核、肝硬化、恶性肿瘤等。

3.贫血面容 面色苍白，唇舌色淡，表情疲惫。见于各种原因所致的贫血。

4.脱水面容 眼球凹陷，颧骨隆起，鼻尖峭立，皮肤干而松弛，弹性消失，唇焦舌燥，婴幼儿囟门凹陷，小儿哭而无泪。见于重度脱水病人。

5.二尖瓣面容 面色晦暗，双颧紫红，口唇发绀。见于风湿性心瓣膜病二尖瓣狭窄。（图2-2-1）

6.甲状腺功能亢进面容 面容惊愕，眼裂增大，眼球突出，双目炯炯有神而少瞬目，兴奋不安，烦躁易怒。见于甲状腺功能亢进症。（图2-2-2）

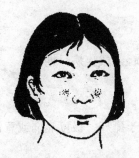

图 2-2-1　二尖瓣面容

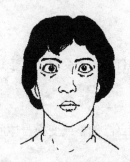

图 2-2-2　甲状腺功能亢进面容

7. 黏液性水肿面容　颜面水肿、苍白，睑厚面宽，目光呆滞，反应迟钝，表情淡漠，眉毛、头发稀疏。见于甲状腺功能减退症。（图 2-2-3）

8. 肢端肥大症面容　头颅增大，面部变长，下颌增大、向前突出，眉弓及两颧隆起，唇舌肥厚，耳鼻增大。见于肢端肥大症。（图 2-2-4）

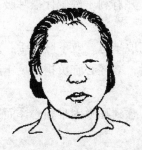

图 2-2-3　黏液性水肿面容

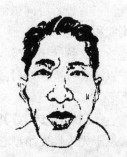

图 2-2-4　肢端肥大症面容

9. 伤寒面容　表情淡漠，反应迟钝，呈无欲状。常见于伤寒。

10. 肾病面容　面色苍白，眼睑、颜面水肿，舌质色淡。见于慢性肾功能衰竭。

11. 肝病面容　面色暗褐，额部、鼻部、双颊有褐色色素沉着。见于慢性肝病疾病。

12. 苦笑面容　牙关紧闭，面肌痉挛，呈苦笑状。见于破伤风。

13. 面具面容　面部呆板，无表情，似面具样。见于震颤性麻痹。

14. 满月面容　面圆如满月，皮肤发红，常有痤疮和胡须。见于肾上腺皮质功能亢进及长期服用糖皮质激素的患者。（图 2-2-5）

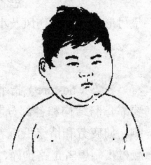

图 2-2-5　满月面容

八、体位

体位（position）是指被检者身体所处的状态。体位对某些疾病的诊断具有一定的意义。常见体位如下：

（一）自主体位

身体活动自如，不受限。见于正常人、患病较轻者或疾病早期。

（二）被动体位

患者不能自己调整或变换身体所处的位置。见于瘫痪、极度衰弱或意识丧失者。

（三）强迫体位

患者为了减轻疾病痛苦而被迫采取的某种特殊的体位。临床常见强迫体位有下列几种：

1.强迫仰卧位　患者仰卧，双腿屈曲，以减轻腹部肌肉紧张程度。常见于急性腹膜炎等。

2.强迫俯卧位　患者俯卧，以减轻脊背肌肉的紧张程度。常见于脊柱疾病。

3.强迫侧卧位　患者卧向患侧，以减轻疼痛，并有利于健侧代偿呼吸。见于一侧胸膜炎和大量胸腔积液的患者。

4.强迫坐位　又称端坐呼吸。患者不能平卧而取坐位，双下肢下垂，两手置于膝盖或扶持床边，以改善呼吸，同时减少下肢回心血量，减轻心脏负担。见于严重心、肺功能不全的患者。

5.强迫蹲位　患者在步行或其他运动过程中，感到呼吸困难和心悸而采取蹲踞体位以缓解症状。见于先天性发绀型心脏病。

6.强迫停立位　在步行时心前区疼痛突然发作，患者常被迫立刻站住，并以右手按抚心前部位，待症状稍微缓解后才继续行走。见于心绞痛。

7.辗转体位　患者因疼痛辗转反侧，坐卧不安。见于胆道蛔虫症、胆石症、肾绞痛等。

8.角弓反张位　患者颈及脊背肌肉强直，出现头向后仰，胸腹前凸，背过伸，躯干呈弓形。见于破伤风及小儿脑膜炎。

九、姿势

姿势（posture）指举止的状态，健康人躯干端正，肢体动作灵活适度。正常姿势主要靠骨骼结构和各部分肌肉的紧张度来保持。健康状况和精神状态对姿势有一定的影响：如疲劳和情绪低沉者可以出现背弯、肩垂；腹部疼痛时可有躯干制动或弯曲；胸、腰椎疾病患者走路拘谨，有的屈身而行；颈椎疾病时颈部活动受限。

十、步态

步态（gait）即走路时所表现的姿态。健康人的步态因年龄、机体状态和所受训练的影响而有不同表现，如小儿喜急行或小跑，青壮年矫健快速，老年人则常为小步慢行。当患某些疾病时，可使步态发生显著变化，并且具有一定的特征性。常见典型异常步态有以下几种：

1.蹒跚步态 走路时身体左右摇摆似鸭行。见于佝偻病、大骨节病、进行性肌营养不良或先天性双侧髋关节脱位等。

2.醉酒步态 行走时躯干重心不稳，步态紊乱不准确如醉酒状。见于小脑疾病、酒精及巴比妥中毒等。

3.共济失调步态 起步时一脚高抬，骤然垂落，且双目向下注视，两脚间距很宽，以防身体倾斜，闭目时则不能保持平衡。见于脊髓病变患者。

4.慌张步态 起步后小步急速趋行，双脚擦地，身体前倾，有难以止步之势。见于帕金森病患者。

5.跨阈步态 由于踝部肌腱、肌肉松弛，患足下垂，行走时必须抬高下肢才能起步。见于腓总神经麻痹。

6.剪刀步态 由于双下肢肌张力增高，尤以伸肌和内收肌张力增高明显，移步时下肢内收过度，两腿交叉呈剪刀状。见于脑性瘫痪与截瘫患者。

7.间歇性跛行 行走中常因下肢突发性酸痛乏力，而被迫停止行进，需稍停片刻后始能继续行走。见于下肢血栓闭塞性脉管炎。

第二节 皮肤检查

皮肤检查包括对皮肤、汗腺、毛发以及可见黏膜的检查，主要通过视诊进行，有时配合触诊检查。因此，应在良好的自然光线下进行。

皮肤异常改变不仅可由皮肤本身的病变引起，还可由多种内脏及全身性疾病引起。

一、颜色

皮肤颜色除与种族有关外，还与毛细血管的分布、血管充盈度、色素量的多少、皮下脂肪的厚薄等有关。临床常见的皮肤颜色改变如下：

1.苍白 全身皮肤黏膜苍白多因贫血、末梢毛细血管痉挛或充盈不足所致，如寒冷、惊恐、虚脱或休克等；四肢末端苍白，多因局部动脉痉挛或阻塞引起，如血栓闭塞性脉管炎、雷诺病等。

2.发红 因毛细血管扩张、充血、血流加速和血量增多以及红细胞增多所致。生理情况见于运动、饮酒、日晒、浴后、情绪激动等；病理情况见于发热性疾病（如猩红热、肺炎球菌肺炎等）、某些中毒（如阿托品、一氧化碳中毒等）。皮肤持久性发红可见于库欣综合征及真性红细胞增多症。

3.发绀 皮肤呈青紫色，常出现于口唇、耳郭、面颊及肢端。见于还原血红蛋白增多或异常血红蛋白血症。详见第一篇第一章第八节发绀。

4.黄染 皮肤黏膜发黄。详见第一篇第一章第十四节黄疸。

5.色素沉着 色素沉着（pigmentation）是由于表皮基底层黑色素增多，引起全身或局部皮肤色泽加深。正常人身体的外露部分、乳头、腋窝、关节、外生殖器、肛门周围等处色素较深。妊娠妇女的面部、额部出现棕褐色对称性色素斑片，称为妊娠斑；老年人的全身或面部出现散在色素斑片，称老年斑；全身性色素沉着见于慢性肾上腺皮质功能减退症、肝硬化、肝癌晚期、长期使用某些药物如砷剂等。

6. 色素脱失 皮肤丧失原有的色素，形成脱色斑片，称为色素脱失。主要原因是由于酪氨酸酶合成障碍，以致体内的酪氨酸不能转化为多巴，使黑色素合成减少所致。常见的有白化症、白癜和白斑。

（1）白化症（albinismus）：为先天性酪氨酸酶合成障碍，引起全身性皮肤和毛发色素脱失的遗传性疾病。

（2）白癜（vitiligo）：为形状不一、大小不等、进展缓慢、逐渐扩大的色素脱失斑片，没有自觉症状，也不引起生理功能改变，见于白癜风，偶见于甲状腺功能亢进症、肾上腺皮质功能减退及恶性贫血等。

（3）白斑（leukoplakia）：色素脱失斑片多为圆形或椭圆形，面积一般不大，常发生在口腔黏膜和女性外阴部，有癌变的可能。

二、湿度

皮肤湿度（moisture）与汗腺分泌功能有关。正常人出汗的多少有一定差异，出汗多者皮肤较湿润，出汗少者皮肤较干燥。在气温高、湿度大的环境中出汗多是正常现象。在病理情况下，出汗可增多、减少或无汗，对疾病诊断有意义。如风湿病、结核病、甲状腺功能亢进症和布氏杆菌病出汗可增多；皮肤少汗或无汗可见于维生素 A 缺乏、脱水、尿毒症、甲状腺功能减退、硬皮病等；夜间睡眠中出汗称为盗汗，是结核病的重要征象；四肢发凉，大汗淋漓，称为冷汗，见于休克或虚脱。

三、弹性

皮肤弹性（elasticity）与年龄、营养状况、皮下脂肪量、组织间隙含液体量有关。一般儿童和青年人皮肤弹性良好；中年后逐渐减弱；老人皮肤组织萎缩，皮下脂肪减少，弹性减退。检查皮肤弹性的方法是用拇指和食指将被检者手背或上臂内侧肘上 3～4cm 处皮肤提起，片刻后松手，观察其皮肤恢复情况。松手后皱褶迅速平复称为皮肤弹性良好；弹性减弱时皮肤皱褶平复缓慢，见于长期消耗性疾病或严重脱水的患者。

四、皮疹

皮疹（skin eruption）种类很多，病因各异，是皮肤疾病和全身疾病的重要体征之一。皮疹的形态特点和出现的规律具有一定的特异性，对诊断疾病有重要价值。检查时应详细观察和记录其初现部位、出疹时间、出疹顺序、分布情况、形状大小、颜色、平坦或隆起、压之是否退色、持续消退时间、有无瘙痒和脱屑等。常见皮疹有：

1. 斑疹（maculae） 局部皮肤颜色改变，形态大小不一，一般不隆起皮面。有色素沉着者称为色素斑；色素脱失者称为白斑；皮肤血管扩张，亦可引起红斑，红斑可见于斑疹伤寒、风湿性多形性红斑、丹毒等。

2. 丘疹（papules） 局部皮肤颜色改变并隆出皮面，触之较硬，表面可尖锐、扁平或凹陷，为局限性。见于药物疹、湿疹、麻疹、猩红热等。

3. 斑丘疹（maculopapulae） 在丘疹周围有皮肤发红的底盘称为斑丘疹。见于风疹、药疹、猩红热。

4. 玫瑰疹（roseola） 为鲜红色的圆形斑疹，直径 2 ~ 3mm，手指按压可退色，松开后又复出现，是病灶周围的血管扩张所致，多出现于胸腹部，是伤寒或副伤寒的特征性皮疹，对诊断有意义。

5. 荨麻疹（urticaria） 又称风团，为稍隆起于皮面的苍白色或红色的局限性水肿，形态不一，大小不等，有瘙痒和灼痛感。常见于各种过敏反应。

五、脱屑

正常皮肤表层不断角化和更新，故经常有少量脱屑（desquamation），但一般不易察觉。大量皮肤脱屑具有诊断意义，如米糠样脱屑常见于麻疹，片状脱屑常见于猩红热，银白色鳞片状脱屑常见于银屑病。

六、出血

皮肤与黏膜下出血可呈各种表现，根据其直径大小及伴随情况分为以下几种：直径小于 2mm 为瘀点，2 ~ 5mm 称为紫癜，大于 5mm 称为瘀斑，片状出血并伴有皮肤隆起者为血肿。

小的瘀点应与红色皮疹、小红痣相鉴别：皮疹在受压时可退色或消失，瘀点和小红痣受压时不退色，且小红痣表面光亮，高出皮面。皮肤及黏膜下出血常见于血液系统疾病、重症感染、某些血管损害的疾病以及工业毒物或药物中毒。

七、蜘蛛痣与肝掌

蜘蛛痣（spider angioma）是皮肤小动脉末端分支性扩张所形成的形似蜘蛛的血管痣。蜘蛛痣直径大小不等，出现部位主要在面、颈、手背、上臂、前臂、前胸和肩部等上腔静脉分布的区域内。检查时用棉签压迫蜘蛛痣的中心，其辐射状小血管网即退色，去除压力后又出现（图 2-2-6）。一般认为蜘蛛痣的出现与肝脏对雌激素的灭活作用减弱有关，常见于慢性肝炎或肝硬化，健康妇女在妊娠期间可出现。慢性肝病患者手掌大、小鱼际处常发红，加压后退色，称为肝掌，其发生机制及临床意义与蜘蛛痣相同。

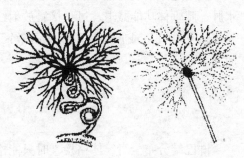

图 2-2-6　蜘蛛痣

八、水肿

水肿（edema）是皮下组织的细胞内及组织间隙液体潴留过多所致。根据水肿的范围和程度，临床上分为轻、中、重三度。

轻度：仅见于皮下组织疏松处与下垂部位，如眼睑、踝部、胫前等，指压后凹痕较浅，平复较快。

中度：全身水肿，指压后凹痕明显，平复缓慢。

重度：全身组织严重水肿，身体低垂部位皮肤绷紧而光亮，甚至有液体渗出，同时常伴有胸腔积液、腹腔积液。

九、溃疡与瘢痕

皮肤溃疡（ulcer）应注意其部位、大小、数目、形状、深浅和表面分泌物的情况。溃疡常由外伤、炎症、局部血液循环障碍、恶性肿瘤等原因引起。瘢痕（scar）是皮肤创面愈合后结缔组织增生形成的斑块。

十、皮下结节

正常人皮肤无结节。出现结节时应注意其大小、硬度、部位、活动度、有无压痛等。风湿小结多位于关节附近，形圆质硬，无压痛；Osler 小结在指尖、足趾、大小鱼际处，呈蓝色或粉红色并有压痛，见于感染性心内膜炎；结节性多动脉炎沿末梢动脉分布。

十一、毛发

毛发（hair）的颜色可因种族不同而不同，正常人毛发的多少也存在差异。一般男性体毛较多，阴毛呈菱形；女性体毛较少，阴毛呈倒三角形。检查毛发时要注意分布、疏密和色泽。正常人毛发的多少、分布及颜色与遗传、营养状况及年龄有关。病理情况下，阴毛过早出现为性早熟的标志，内分泌功能障碍者可无阴毛。脂溢性皮炎、黏液性水肿、腺垂体功能减退、过量接触放射线以及某些抗癌药物等可引起毛发脱落；而肾上腺皮质功能亢进或长期使用糖皮质激素的患者，毛发可异常增多，女性患者还可出现胡须。

第三节　淋巴结检查

淋巴结分布全身，体格检查时只能检查身体各部表浅淋巴结。正常浅表淋巴结的直径多在 0.2 ~ 0.5cm 之间，质地柔软，表面光滑，无压痛，单个散在，与毗邻组织无粘连，一般不易触及。

一、浅表淋巴结的分布

浅表淋巴结呈组群分布，一个组群的淋巴结收集一定区域内的淋巴液，局部炎症或肿瘤往往引起这些相应区域的淋巴结肿大。常见浅表淋巴结如下：

1.耳后淋巴结 亦称乳突淋巴结，位于耳后乳突表面、胸锁乳突肌止点处。收集颞顶、乳突区及耳郭的淋巴液。

2.颈前、颈后淋巴结 位于胸锁乳突肌表面、下颌处及斜方肌前沿。收集鼻咽部、喉、气管、甲状腺等处的淋巴液。

3.颌下淋巴结 位于颌下腺附近，下颌角与颏部之间。收集唇、舌、牙龈、口底等处的淋巴液。

4.颏下淋巴结 位于颏下三角内，下颌舌骨肌表面，两侧下颌骨前端中点后方。收集颏下三角区内、唇、舌部的淋巴液。

5.锁骨上淋巴结 位于锁骨与胸锁乳突肌所形成的夹角处。左侧多收集食管、胃等器官的淋巴液，右侧多收集气管、胸膜、肺等处的淋巴液。

6.腋窝淋巴结 分为 5 群：外侧淋巴结群，位于腋窝外侧处；胸肌淋巴结群，位于胸大肌下缘深部；肩胛下淋巴结群，位于腋窝后皱襞深处；中央淋巴结群，位于腋窝内侧壁近肋骨及前锯肌处；腋尖淋巴结群，位于腋窝顶部。腋窝淋巴结收集躯干上部、乳腺、胸部等处淋巴液。

7.腹股沟淋巴结群 位于腹股沟韧带下方股三角内，收集下肢、会阴部及外生殖器等处的淋巴液，可分为上、下两群。

（1）上群：位于腹股沟韧带下方，与韧带平行排列，故又称为腹股沟淋巴结横组或水平组。

（2）下群：位于大隐静脉上端，沿静脉走向排列，故又称为腹股沟淋巴结纵组或垂直组。

二、检查顺序、方法和内容

1.检查顺序 检查时要按顺序进行，以免遗漏。一般顺序为乳突区、枕骨下区、颌下、颏下、颈部、锁骨上窝、腋窝、滑车上、腹股沟、腘窝等。

2.检查方法 检查浅表淋巴结的方法应用视诊和触诊，视诊主要观察局部征象，触诊是检查淋巴结的主要方法。触诊以浅部触诊法为主，手指紧贴检查部位，由浅入深进行滑行触诊。

（1）检查颈部淋巴结时，医师可站在被检者前面或背后，嘱其头稍低或头偏向检查侧，使皮肤肌肉松弛，便于触诊。（图 2-2-7）

（2）检查锁骨上窝淋巴结时，被检者取坐位或仰卧位，头部稍向前屈，医师用双手进行触诊，左手触诊右侧，右手触诊左侧，由浅入深。

（3）检查腋窝淋巴结时，医师面对被检查者，一手握住其手腕向外上屈肘，外展约45°，另一手手指并拢，由浅入深触摸直达腋窝顶部，以右手检查左侧，左手检查右侧。

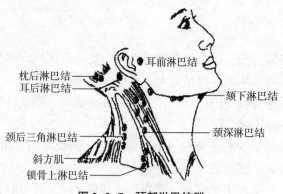

枕后淋巴结

耳后淋巴结

耳前淋巴结

颌下淋巴结

颈后三角淋巴结

颈深淋巴结

斜方肌

锁骨上淋巴结

图 2-2-7　颈部淋巴结群

（4）检查滑车上淋巴结时，医师用右（左）手扶托被检者右（左）前臂，用左（右）手向滑车上由浅入深地进行触诊。

3. 检查内容　发现淋巴结肿大时，应检查其部位、大小、数目、硬度、活动度，有无压痛及粘连，局部皮肤有无红肿、瘢痕、瘘管等，同时注意寻找引起淋巴结肿大的原发病灶。

三、淋巴结肿大的病因及临床意义

1. 局部淋巴结肿大

（1）非特异性淋巴结炎：由引流区域的急慢性炎症引起。急性炎症时，肿大的淋巴结柔软、光滑，有压痛，无粘连；慢性炎症时，肿大的淋巴结较硬，最终可缩小或消退。

（2）淋巴结结核：肿大的淋巴结多发生在颈部血管周围，呈多发性，质地稍硬，大小不等，可互相粘连或与周围组织粘连，如发生干酪性坏死时可触及波动。晚期破溃后形成瘘管，经久不愈，愈合后可形成瘢痕。

（3）恶性肿瘤淋巴结转移：肿大的淋巴结质地坚硬，或有橡皮样感，与周围组织有粘连，不易推动，一般无压痛。胸部肿瘤如肺癌可向右侧锁骨上窝或腋部淋巴结群转移；食管癌、胃癌多向左侧锁骨上淋巴结群转移，这种肿大的淋巴结称为 Virchow 淋巴结，为食管癌、胃癌转移的标志。

2. 全身性淋巴结肿大　肿大的淋巴结可遍及全身，大小不等，活动，无粘连，光滑，无压痛。常见于淋巴瘤、各型急慢性白血病、系统性红斑狼疮及某些感染性疾病，如传染性单核细胞增多症、艾滋病、布氏杆菌病等。

第三章　头部检查

头部及其器官是人体最重要的外形特征之一，是检查者最先和最容易见到的部分，仔细检查常常能提供很多有价值的诊断资料，应进行全面的视诊、触诊。

第一节　头颅、头发与头皮

一、头颅

头颅（skull）的检查应注意大小、外形和运动情况。头颅的大小以头围来衡量，测量时用软尺自眉间向后经枕骨粗隆绕头一周。头颅在各发育阶段的变化为：新生儿约为34cm，出生后前半年增加8cm，后半年增加3cm，第二年增加2cm，第三、四年内增加1.5cm，4～10岁共增加1.5cm，到18岁可达53cm或以上，此后基本恒定。矢状缝和其他颅缝大部分在出生后6个月内骨化，若过早骨化会影响颅脑的发育。临床常见的头颅异常有：

1. 小颅（microcephalia）　小儿囟门多在12～18个月内闭合，如过早闭合可导致小颅畸形，常伴有大脑发育不全。

2. 尖颅（oxycephaly）　亦称塔颅。由于冠状缝与矢状缝过早闭合所致。其特征为头顶部尖突，与颜面比例失常。见于先天性尖颅并指（趾）畸形即 Apert 综合征。（图 2-3-1）

3. 巨颅（large skull）　额、顶、颞及枕部突出膨大呈圆形，颈静脉充盈，对比之下颜面很小。因颅内压增高，压迫眼球，形成双目下视，巩膜上部外露的特殊表情，称落日现象，见于脑积水的患儿（图 2-3-2）。因颅内压增高使颅缝裂开，囟门隆起，触之有波动感。

4. 方颅（squared skull）　前额左右突出，头颅平坦呈方形，多见于小儿佝偻病、先天性梅毒。（图 2-3-3）

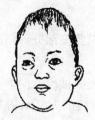
图 2-3-1　尖颅

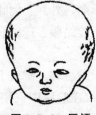
图 2-3-2　巨颅

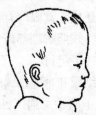
图 2-3-3　方颅

5. 变形颅（deforming skull） 发生于中年人，以颅骨增大变形为特征，同时伴有长骨的骨质增厚与弯曲，见于变形性骨炎（Paget 病）。

头部运动异常，如活动受限见于颈椎疾病；头部不随意地颤动，见于震颤麻痹；与颈动脉搏动一致的点头运动，见于严重的主动脉瓣关闭不全。

二、头发与头皮

头发的检查应注意其颜色、疏密度、脱发等。头发的颜色、曲直、疏密度主要取决于种族、遗传因素。脱发可由多种疾病引起，如甲状腺功能减退、斑秃、伤寒等；也可由理化因素所致，如放射治疗、抗癌药物治疗等。检查脱发时应注意发生的部位、形状与头发改变的特点。

头皮检查时医师须拨开头发，观察头皮的颜色，有无皮屑、头癣、炎症、外伤及瘢痕等。

第二节　颜面及其器官

颜面（face）为头部前面不被头发覆盖的部分。面部肌群很多，有丰富的血管和神经分布，是构成表情的基础。除面部器官本身的疾病外，许多全身性疾病在面部及其器官上有特征性改变，检查面部及其器官对某些疾病的诊断具有重要意义。

一、眼

1. 眉毛 正常人眉毛的稀疏有一定差异。一般内侧与中间部比较浓密，外侧部分稍稀疏。如外 1/3 眉毛过于稀疏或脱落，常见于黏液性水肿、腺垂体功能减退、麻风病等；小片头发与眉毛同时脱落可见于梅毒。

2. 眼睑

（1）眼睑水肿：由于眼睑组织疏松，水肿常表现在眼睑处，如肾炎、贫血、营养不良、血管神经性水肿等。

（2）眼睑闭合障碍：双侧眼睑闭合障碍见于甲状腺功能亢进；单侧眼睑闭合障碍见于面神经麻痹。

（3）睑内翻：由于睑结膜瘢痕形成，使睑缘向内翻转，见于沙眼。

（4）上睑下垂：双侧上睑下垂见于重症肌无力、先天性上睑下垂；单侧睑下垂多为动眼神经麻痹所致，见于脑炎、脑外伤、脑脓肿等。

此外，还应注意眼睑有无包块、压痛、外翻、倒睫等。

3. 结膜 按照解剖部位，结膜分为睑结膜、球结膜和穹隆结膜三部分。结膜检查检宜在自然光线下进行。

检查睑结膜和穹隆结膜时，须将眼睑翻转。翻转上睑时，先嘱被检者向下看，医师将示指置于上睑中央眉下凹处，拇指放在睑缘中央稍上方的睑板前方，示指与拇指配合向前下方牵拉眼睑，同时示指轻轻下压，拇指将眼睑随皮肤向上捻卷，上睑即可被翻转。翻转下睑时，嘱被检者向上看，医师以一手的拇指或示指在下睑中央部睑缘稍下方向下牵拉下睑，下睑结膜和下穹隆结膜就可显露。注意检查时动作要轻巧柔和。

结膜常见的改变：结膜充血，黏膜发红见于结膜炎、角膜炎；结膜苍白，见于贫血；结膜黄染，见于黄疸；结膜散在出血点见于亚急性感染性心内膜炎、败血症等；球结膜水肿，见于颅内压增高、肺性脑病、重症水肿等；颗粒与滤泡，见于沙眼。

4. 角膜　角膜表面布满丰富的感觉神经末梢，故感觉十分灵敏。检查时用斜照光观察，注意其透明度，有无云翳、白斑、溃疡、软化、新生血管、色素沉着等。角膜常见的病变有：角膜软化，见于维生素 A 缺乏及婴幼儿营养不良；云翳和白斑若发生在角膜瞳孔处可引起不同程度的视力障碍；角膜周围有新生血管见于严重沙眼；角膜边缘及周围出现灰白色混浊环，多见于老年人，故称为角膜老年环，是类脂质沉着所致；角膜边缘出现黄色或棕褐色的色素环，称为凯 – 弗氏环（Kayser-Fleischer 环），是铜代谢障碍所致，见于肝豆状核变性（Wilson 病）。

5. 巩膜　巩膜不透明，呈瓷白色，血管分布很少。黄疸时巩膜可黄染，且出现早，易被发现。中年以后在内眦部可出现黄色斑块，为脂肪沉着所致，斑块呈不均匀分布，可与黄疸相区别。

6. 虹膜　虹膜为眼球葡萄膜的最前部分，呈圆盘形，中央圆形孔为瞳孔。瞳孔内有瞳孔括约肌和扩大肌，能调节瞳孔的大小。正常虹膜纹理呈放射状排列。纹理模糊或消失见于虹膜炎症、水肿和萎缩。虹膜形态异常或有裂孔见于虹膜后粘连、外伤等。

7. 瞳孔　检查瞳孔时应注意其形状、大小，两侧是否等大、等圆，对光及调节反射等。

（1）形状与大小：正常瞳孔为圆形，双侧等大、等圆，边缘整齐，直径 3 ~ 4mm，随光线的强弱缩小或扩大。生理情况下，在光线明亮处瞳孔较小，黑暗处瞳孔较大；婴幼儿和老年人瞳孔较小，青少年瞳孔较大；精神兴奋时瞳孔较大。

常见的病理表现有：瞳孔缩小，见于虹膜炎、中毒（有机磷杀虫剂中毒、毒蕈中毒）、药物反应（毛果芸香碱、吗啡、氯丙嗪）等；瞳孔扩大，见于外伤、青光眼绝对期、视神经萎缩、药物影响（阿托品、可卡因）等；两侧瞳孔大小不等，常提示颅内病变，如脑外伤、脑肿瘤、脑疝等；两侧瞳孔不等大且伴有对光反射减弱或消失，提示为中脑功能损害。

（2）对光反射：用于检查瞳孔的功能活动，分为直接对光反射和间接对光反射。直接对光反射是用手电筒光直接照射瞳孔并观察其动态反应，正常人当眼受光线刺激后，双侧瞳孔立即缩小，移开光源后瞳孔迅速复原，称直接对光反射存在；间接对光反射是用手隔开两眼，光照一侧瞳孔，而另一侧瞳孔也同时缩小，称间接对光反射存在。对光反射迟钝见于浅昏迷，反射消失见于深昏迷。

（3）调节与集合反射：嘱被检者注视 1m 以外的目标（一般用检查者竖立的示指），然后将目标迅速移向眼球（距眼球 5 ~ 10cm 处），正常人此时瞳孔逐渐缩小，称为调节反射；将目标从 1m 以外缓慢移近眼球，正常人此时双眼内聚，瞳孔缩小，称为集合反射。动眼神经功能损害时，调节反射和集合反射均消失；对光反射消失而集合反射存在者，称阿－罗瞳孔（Argyll-Robertson 瞳孔），见于多发性硬化、脑外伤、梅毒等。

8. 眼球　主要检查眼球的外形和运动。

（1）眼球突出：双侧眼球突出见于甲状腺功能亢进。患者除突眼外，可有以下眼征：① Dalrymple 征：眼球向正前方注视时，角膜上缘的上方露出长条巩膜，呈受惊的眼部表情；② Graefe 征：眼球下转时上睑不能相应下垂；③ Stellwag 征：瞬目减少；④ Mobius 征：眼球集合能力减弱；⑤ Joffroy 征：上视时无额纹出现。

单侧眼球突出，多由于局部炎症或眶内占位性病变所致，偶见于颅内病变。

（2）眼球下陷：双侧眼球下陷见于严重脱水；单侧眼球下陷见于眼球萎缩、眶尖骨折或霍纳（Horner）综合征。霍纳综合症患者表现为患侧眼球内陷、瞳孔缩小、上睑下垂及同侧面部无汗，主要由同侧颈部交感神经麻痹所致。

（3）眼球运动：检查方法：嘱被检者头部固定不动，双眼随医师手指（手指距患者眼前 30～40cm 处）移动，移动顺序为左→左上→左下、右→右上→右下 6 个方向，观察眼球运动有无异常。因眼球运动受动眼、滑车、外展三对脑神经支配，当上述三对神经受损时，可出现眼球运动障碍，并伴有复视。因支配眼肌运动的神经麻痹所引起的斜视称为麻痹性斜视，见于脑炎、脑膜炎、脑肿瘤、脑血管疾病。

双侧眼球发生一系列有规律的快速往返运动，称为眼球震颤（nystagmus）。运动的速度起始时缓慢，称为慢相；复原时迅速，称为快相。检查方法：嘱被检者双眼随医师手指所示方向（水平、垂直和旋转）运动数次，观察是否出现眼球震颤。临床上水平方向震颤颇多见。自发性震颤见于耳源性眩晕、小脑疾病等。

（4）眼压：检查眼压可采用简便的指测法和精确的眼压计测量法。指测法是让被检者双目下视（本能闭眼），医师用两示指交替地轻按上眼睑，其余手指置于额部及颞部，仔细感觉眼球的张力是否异常。如发现眼球张力异常，则需用眼压计进一步测量。眼压增高见于青光眼、颅内压增高；眼压降低见于各种原因所致的眼球萎缩、重度脱水等。

二、耳

耳是听觉和平衡器官，分为外耳、中耳和内耳三部分。

1. 耳郭与外耳道　检查耳郭时应注意耳郭有无畸形、耳前瘘管、耳屏压痛、耳周围淋巴结肿大等。耳郭红肿伴热、痛见于急性炎症；耳郭皮下触及小而硬的结节见于痛风患者，为尿酸盐沉着所致，称为痛风石。

外耳道的检查应注意有无红肿、分泌物、流血、溢脓等。如外耳道局部红肿，耳屏压痛，见于外耳道疖肿；外耳道流血见于局部外伤、颅底骨折或中耳肿瘤；外耳道有浆液或脓性分泌物，见于中耳炎或外耳道炎，中耳炎多有恶臭。

2. 鼓膜　检查鼓膜时医师先将被检者的耳郭拉向上后方，使外耳道变直，然后插入耳镜观察。正常鼓膜平坦，颜色灰白，呈圆形，无穿孔。检查鼓膜时应注意其色泽，有无内陷、外凸或穿孔等。

3. 乳突　乳突的内腔与中耳道相连。化脓性中耳炎引流不畅时，可蔓延成乳突炎，严重时可继发耳源性脑脓肿或脑膜炎。检查时注意观察乳突有无红肿、瘘管、瘢痕、压痛或叩击病，有无化脓，并注意左右对比。

4. 听力 测试方法是在安静的房间内嘱被检者闭目坐于椅子上，用手指堵塞一侧耳道，医师手持机械表或以拇指与示指相互摩擦，自 1m 以外逐渐移近被检者，直到患者听到声音为止，测量距离，同样方法检查另一耳。正常人一般在 1m 远处能听到表声或捻指声。若听不到则提示听力障碍，须请专科医师进行精测。精测方法是使用规定频率的音叉或电测听设备进行精确测试。听力减退见于耵聍或异物阻塞、听神经损害、中耳炎、局部或全身血管硬化等。

三、鼻

1. 鼻外观 检查时注意鼻部皮肤颜色和鼻外形的改变。如鼻梁及面颊部皮肤出现红色斑块，病损处高起皮面并向两侧面颊部扩展呈蝴蝶形，见于系统性红斑狼疮；鼻尖与鼻翼部皮肤发红变厚，并有毛细血管扩张和痤疮者，称酒渣鼻；鼻外形普遍增大，见于肢端肥大症、黏液性水肿等；鼻骨破坏，鼻梁塌陷，称鞍鼻，见于鼻骨骨折、鼻骨发育不良或先天性梅毒等；鼻翼扩大，鼻腔完全堵塞，鼻梁增宽变平呈蛙状，称蛙状鼻，见于肥大性或多发性鼻息肉。鼻翼扇动，即吸气时鼻孔开大，呼气时鼻孔回缩，可见于呼吸困难或高热患者。

2. 鼻腔 检查时注意鼻腔是否通畅，鼻前庭有无分泌物及分泌物的性质，有无出血，黏膜有无红肿、糜烂、溃疡、结痂等，鼻中隔有无明显弯曲。鼻腔深部检查则需要用额镜和鼻镜才能进行。鼻腔通气不畅，常见于鼻腔炎症引起黏膜肿胀或分泌物增多，长期单侧鼻腔通气不畅，应注意有无息肉或肿瘤。大量清水样鼻涕，是过敏性鼻炎或麻疹、猩红热的前驱征象；黄绿色黏稠带腥味的鼻涕，多见于化脓性鼻窦炎或慢性鼻炎等；鼻腔分泌物减少，黏膜干燥，鼻腔扩大，伴嗅觉减退或消失，见于萎缩性鼻。双侧鼻出血多由全身性疾病引起，如某些传染病（流行性出血热、伤寒等）、血液病（白血病、血小板减少性紫癜、再生障碍性贫血等）、高血压病、风湿热、维生素 A 或 K 缺乏症以及肝脾疾病等。妇女如发现周期性鼻出血，则考虑子宫内膜异位症。单侧鼻出血见于外伤、鼻腔感染、局部血管损失、肿瘤（如鼻咽癌）等。

3. 鼻窦 鼻窦为鼻腔周围含气的骨质空腔，共有四对（图 2-3-4），均有窦口与鼻腔相通，当引流不畅时易发生炎症。鼻窦炎时可出现鼻塞、流涕、头痛和鼻窦压痛。

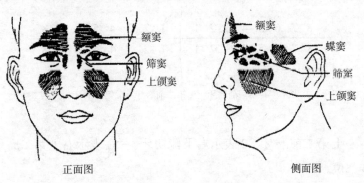

正面图 　　　　　　　　　　　侧面图

图 2-3-4 鼻窦

鼻窦的检查顺序为额窦、筛窦、上颌窦。检查各鼻窦区压痛时，医师用双手拇指分别按压两侧鼻窦，其余四指置于两侧固定头部，具体方法如下：①额窦：医师双手固定被检者头部，双手拇指分别置于双眼眶上缘内侧，用力向后、向上按压；或医师一手扶持被检者枕部，另一手拇指或食指于眼眶上缘内侧用力向后向上按压。②筛窦：医师双手置于被检者耳后，双手拇指分别置于鼻根部与眼内眦之间，向内后按压。③上颌窦：医师双手置于被检者两侧耳后，双手拇指分别置于左右颧部，向后按压。④蝶窦：由于解剖位置较深，不能在体表进行检查。

四、口

口（mouth）的检查包括口唇、口腔内器官和组织以及口腔气味等。

1. 口唇　注意观察口唇的颜色，有无疱疹、口角糜烂及歪斜。正常人的口唇红润光泽。唇色苍白提示血红蛋白含量降低或毛细血管充盈不足，见于贫血、休克等；口唇发绀提示血氧不足，见于心、肺功能不全等；口唇呈樱桃红色见于发热性疾病或一氧化碳中毒；口唇干燥并有皲裂，见于严重脱水；口唇疱疹为口唇黏膜与皮肤交界处发生的成簇的半透明小水泡，称为单纯性疱疹，见于急性感染性疾病，如流行性感冒、大叶性肺炎等；口角糜烂见于核黄素缺乏；口角歪斜见于面神经麻痹；唇裂（兔唇）为先天性发育畸形。

2. 口腔黏膜　正常人口腔黏膜光滑柔软，呈粉红色。若有蓝黑色色素沉着斑片，多为肾上腺皮质功能减退症（Addison病）；黏膜下出血点或瘀斑，见于出血性疾病或维生素C缺乏；麻疹早期可在相对于第二磨牙的颊黏膜处出现针尖大小的灰白色小点，周围绕有红晕，称麻疹黏膜斑（Koplik斑），对麻疹有早期诊断价值；黏膜充血、肿胀并伴有小出血点，称为黏膜疹，多为对称性，见于猩红热、风疹、某些药物中毒。

口腔黏膜溃疡见于慢性复发性口疮；雪口病（鹅口疮）是因病人长期使用广谱抗生素或抗癌药，引起菌群失调，导致白色念珠菌感染，口腔黏膜出现不规则的白色苔膜，周围有红晕。

3. 牙齿　检查时应注意有无龋齿、残根、缺牙和义齿等。若有牙齿疾病应按照下列格式标明所在部位：

$$\text{右} \frac{8\ 7\ 6\ 5\ 4\ 3\ 2\ 1\ |\ 1\ 2\ 3\ 4\ 5\ 6\ 7\ 8}{8\ 7\ 6\ 5\ 4\ 3\ 2\ 1\ |\ 1\ 2\ 3\ 4\ 5\ 6\ 7\ 8} \text{左}$$

上 / 下

1.中切牙　2.侧切牙　3.尖牙　4.第一前磨牙　5.第二前磨牙　6.第一磨牙　7.第二磨牙　8.第三磨牙

如 $\underline{5}$ 表示左上第二前磨牙、$2\underline{}$ 表示右下侧切牙、$\frac{7}{}\Big|\frac{}{4}$ 表示右上第二磨牙和左下第一前磨牙的病变部位。

正常牙齿呈瓷白色。如牙齿呈黄褐色称斑釉牙，为长期饮用含氟量过多的水所引起；儿童曾长期服用四环素也可使牙齿变黄，称四环素牙；中切牙切缘呈月牙形凹陷，且牙间隙分离过宽，称为哈钦森（Hutchinson）牙，是先天性梅毒的重要体征。

4. 牙龈 正常牙龈为粉红色，质坚韧且与牙颈部紧密贴合。检查时压迫无出血及溢脓。牙龈水肿见于慢性牙周炎。牙龈缘出血常为口腔内局部因素引起，如牙石等；也可由全身性疾病所致，如血液系统疾病等。牙龈挤压后有脓液溢出，见于慢性牙周炎、牙龈瘘管等。牙龈的游离缘出现蓝灰色点线称为铅线，是铅中毒的特征。

5. 舌 检查时应注意舌质、舌苔及舌的活动状态。正常人舌质淡红、湿润、柔软，舌苔薄白，活动自如，伸舌居中，无震颤。肢端肥大症和黏液性水肿患者舌体肥大；缺铁性贫血、恶性贫血、慢性萎缩性胃炎患者舌头萎缩，舌体变小，舌面光滑，呈红色或粉红色，形成"镜面舌"；猩红热患者，舌乳头肿胀突出，呈鲜红色，形如草莓，称草莓舌；核黄素缺乏患者舌面上可有不规则的黄色隆起，状如地图，称地图舌；舌面敷有黑色或黄褐色毛称毛舌，此为丝状乳头缠绕真菌丝及其上皮细胞角化所形成，见于久病衰弱或长期使用广谱抗菌素的患者；甲状腺功能亢进患者，伸舌常伴有震颤；舌下神经麻痹患者，伸舌偏向一侧。

6. 咽部及扁桃体 咽部分为鼻咽、口咽、喉咽三部分。咽部检查一般指口咽部。口咽位于软腭平面之下、会厌上缘的上方，前方直对口腔软腭向下延续，形成前后两层黏膜皱襞，前称舌腭弓，后称咽腭弓。扁桃体位于舌腭弓和咽腭弓之间的扁桃体窝中。咽腭弓后方称咽后壁。

检查方法：被检者取坐位，面向光源，头略后仰，张口并发"啊"音，医师用压舌板将舌的前 2/3 与后 1/3 交界处迅速下压，此时软腭上抬，即可见软腭、腭垂、软腭弓、扁桃体、咽后壁等。急性咽炎时，可见咽部黏膜充血、红肿，黏液腺分泌增多。慢性咽炎时，可见咽部黏膜充血，表面粗糙，淋巴滤泡呈簇状增殖。急性扁桃体炎时，扁桃体红肿增大，在扁桃体隐窝内有黄白色分泌物或渗出物形成的苔片状假膜，很易剥离，这是与白喉假膜的不同之处。白喉假膜不易剥离，强行剥离则易引起出血。咽后壁向前隆起，见于咽后壁脓肿。扁桃体增大一般分为三度（图 2-3-5）：不超过咽腭弓者为Ⅰ度；超过咽腭弓者为Ⅱ度；达到或超过咽后壁中线者为Ⅲ度。

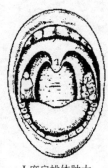
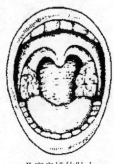
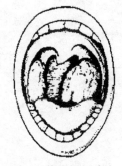

Ⅰ度扁桃体肿大　　　　Ⅱ度扁桃体肿大　　　　Ⅲ度扁桃体肿大（左侧）

图 2-3-5　扁桃体位置及肿大分度

7. 喉　位于喉咽之下，喉下为气管。喉为软骨、肌肉、韧带、纤维组织及黏膜所组成的一个管腔结构，是发音的主要器官。但声音的协调和语言的构成还需要肺、气管、咽部、口腔、鼻腔、鼻窦等多方配合才能完成。以上任何部分发生病变时，皆会使声音发生变化。急性嘶哑或失音常见于急性喉部炎症，慢性失音考虑喉癌。

喉的神经支配有喉上神经和喉返神经，上述神经受损可引起声带麻痹以致失音。

8. 口腔气味　健康人的口腔无特殊气味，饮酒或吸烟可出现酒味、烟味。如有特殊难闻气味称口臭，可由口腔局部、胃肠道或其他全身性疾病引起。①口腔疾病：牙龈炎、牙周炎、龋齿等可产生臭味，牙槽脓肿为腥臭味，牙龈出血为血腥味；②非口腔疾病：糖尿病酮症酸中毒者口腔有烂苹果味，尿毒症患者可有尿味，有机磷杀虫剂中毒者有大蒜味，肝坏死病人有肝臭味等。

五、腮腺

腮腺（parotid gland）位于耳屏、下颌角及颧弓所构成的三角区内。正常人腮腺体薄而软，不能触及腺体轮廓。腮腺肿大时可见以耳垂为中心的隆起，并可触及边缘不明显的包块。腮腺导管位于颧骨下 1.5cm 处，横过咀嚼肌表面，开口相当于上颌第二磨牙对侧的颊黏膜上。检查时应注意腮腺有无肿大、局部皮肤有无发热及导管开口处有无分泌物等。腮腺肿大常见于：

1. 急性流行性腮腺炎　腮腺迅速肿大，先为单侧，继而可累及对侧，检查时有压痛，导管开口处可见红肿。急性期还可累及胰腺、睾丸或卵巢。

2. 急性化脓性腮腺炎　多见于抵抗力低下的重症患者及口腔卫生不良者。腮腺肿大多为单侧性，检查时腮腺导管口处加压后可见脓性分泌物。

3. 腮腺肿瘤　混合瘤质韧呈结节状，边界清楚，可移动；恶性肿瘤质硬，有痛感，与周围组织有粘连，发展快，同时可伴面瘫。

第四章 颈部检查

颈部检查应在平静、自然状态下进行，被检者取坐位或仰卧位，解开内衣，充分暴露颈部和肩部。检查时动作应轻柔，当怀疑有颈椎疾患时更应注意。

一、颈部外形与分区

正常人颈部直立时两侧对称。矮胖者较粗短，瘦长者较细长。男性甲状软骨较突出，形成喉头结节，女性则较平坦，转头时可见胸锁乳突肌突起。正常人静坐时颈部血管不显露。

为明确标记颈部病变的位置，根据解剖特点，人为地将颈部两侧分别划分为两个三角区域，即颈前三角和颈后三角：

1. 颈前三角 为胸锁乳突肌内缘、下颌骨下缘与前正中线之间的区域。

2. 颈后三角 为胸锁乳突肌后缘、锁骨上缘与斜方肌前缘之间的区域。

二、颈部姿势与运动

正常人坐位时颈部直立，屈伸转动自如。如头部不能抬起，见于严重消耗性疾病的晚期、重症肌无力、进行性肌萎缩等。头部向一侧偏斜称为斜颈，见于颈肌外伤、瘢痕收缩、先天性颈肌挛缩或斜颈。如颈部一侧有包块，则左右不对称。

颈肌活动受限并伴有疼痛，可见于颈肌扭伤、软组织炎症、颈椎结核或肿瘤等；颈部强直为脑膜受刺激的特征表现之一，见于各种脑膜炎、蛛网膜下腔出血等。

三、颈部皮肤与包块

检查颈部皮肤时，注意有无蜘蛛痣、感染及其他局限性或广泛性病变，如瘢痕、神经性皮炎等。引起颈部包块的原因很多，应根据包块的性状、发生和增长的特点以及全身情况来判断。检查包块应注意其部位、数目、大小、质地、活动度、有无粘连和压痛等。如为淋巴结肿大，质地不硬，有轻度压痛，多为非特异性淋巴结炎；如质地较硬，且伴有纵隔、胸腔和腹腔病变的症状或体征，可能为恶性肿瘤的淋巴结转移；如为全身性、无痛性淋巴结肿大，多考虑血液系统的疾病。

四、颈部血管

（一）颈静脉

颈静脉充盈的高度可反映静脉压水平。正常人坐位或立位时颈静脉常不显露，去枕平卧时可见其充盈，45°半卧位时充盈水平限于锁骨上缘至下颌角距离的下 2/3 以内。如静脉充盈度超过正常水平，或立位与坐位时可见明显静脉充盈，提示静脉压增高。静脉压异常增高导致的颈静脉充盈称为颈静脉怒张，见于心功能不全、缩窄性心包炎、心包积液或上腔静脉阻塞综合征。

检查时一般取右侧颈静脉进行观察，因其通往上腔静脉的途径较短而直。测量颈静脉压的简便方法是：被检者取坐位或半卧位，测量被检者的颈静脉最高充盈点距胸骨角的垂直距离，正常应小于 4cm，大于此值则为静脉压增高。

正常情况下无颈静脉搏动，当三尖瓣关闭不全伴有颈静脉怒张时可看到柔和、范围弥散的颈静脉收缩期搏动，但触诊时无搏动感。此点可与颈动脉搏动鉴别，颈动脉搏动较强劲，为膨胀性，触诊时搏动明显。

（二）颈动脉

正常人在安静状态下不易看到颈动脉搏动，只有在剧烈活动后心搏出量增加时可见，且很微弱。若在安静状态下见到颈动脉明显搏动，多见于主动脉瓣关闭不全、甲状腺功能亢进或严重贫血等。

（三）颈部血管听诊

病人取坐位，用听诊器钟形体件听诊。如在颈部两侧大血管处听到血管性杂音，应考虑颈动脉或椎动脉狭窄，提示动脉硬化或大动脉炎；如在锁骨上窝处听到杂音，多为锁骨下动脉狭窄；如在右锁骨上窝处听到低调、柔和、连续性的"营营"样杂音，一般为颈静脉流入上腔静脉口径较宽的球部时产生，这种静脉音是生理性的，用手指压迫颈静脉后即可消失。

五、甲状腺

甲状腺位于甲状软骨下方和两侧，表面光滑柔软，不易触及，做吞咽动作时可随吞咽动作上下移动，借此可与颈前其他包块鉴别。

（一）甲状腺检查方法

1. 视诊 观察甲状腺的大小和对称性。正常人甲状腺外观不突出，女性在青春发

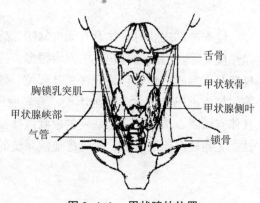

图 2-4-1 甲状腺的位置

（图中标注：舌骨、甲状软骨、甲状腺侧叶、锁骨、胸锁乳突肌、甲状腺峡部、气管）

育期可略增大。

检查时嘱被检者做吞咽动作，可见甲状腺随吞咽动作上下移动。如不易辨认，可嘱被检者两手放于枕后，头后仰，再进行观察即较明显。

2. 触诊 触诊比视诊更能明确甲状腺的轮廓及病变的性质。触诊包括甲状腺峡部和甲状腺侧叶的检查。检查时动作宜轻柔，以防过重压引起患者出现疼痛、咳嗽、憋气等感觉。

（1）甲状腺峡部触诊：甲状腺峡部位于环状软骨下方第2~4气管环前面。医师站于受检者后面，用示指（或站于前面用拇指）从胸骨上切迹往上触摸，嘱受检者做吞咽动作，可感到气管前软组织在手下滑动，判断有无长大和肿块。

（2）甲状腺侧叶触诊：嘱被检者取坐位，头稍前屈。

前面触诊：医师站于被检者前面，一手拇指施压于一侧甲状软骨，将气管推向对侧；另一手示指、中指放在对侧胸锁乳突肌后缘向前推挤甲状腺侧叶，拇指在胸锁乳突肌前缘触诊，配合吞咽动作，重复检查，可触及被推挤的甲状腺，用同样方法检查另一侧。（图2-4-2）

后面触诊：类似前面触诊。医师站于被检者后面，一手示指、中指施压于一侧甲状软骨，将气管推向对侧；另一手拇指在对侧胸锁乳突肌后缘向前推挤甲状腺，示指、中指在其前缘触诊甲状腺，配合吞咽动作，重复检查。用同样方法检查另一侧。（图2-4-3）

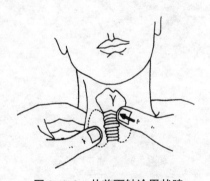

图2-4-2 从前面触诊甲状腺

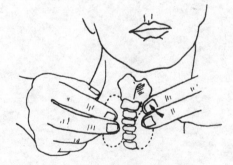

图2-4-3 从后面触诊甲状腺

3. 听诊 当触到甲状腺肿大时，用钟形听诊器在肿大的甲状腺上进行听诊，如听到低调连续性的静脉"嗡鸣"音，则为甲状腺腺体增生、血管增多增粗的结果，对甲状腺功能亢进的诊断很有意义。

（二）甲状腺肿大的分度及病因

甲状腺肿大分为三度：不能看出肿大但能触及者为Ⅰ度；能看到肿大又能触及，但在胸锁乳突肌外缘以内者为Ⅱ度；超过胸锁乳突肌外缘者为Ⅲ度。甲状腺肿大的主要病因：

1. 甲状腺功能亢进 肿大的腺体质地较柔软，两侧可对称或不对称，触诊可有震颤，听诊可有"嗡鸣"样血管杂音。

2. 单纯性甲状腺肿　腺体显著肿大，多为弥漫性，也可为结节性，质地较软，多无压痛，不伴有甲状腺功能亢进体征。

3. 甲状腺癌　触诊时包块为不规则结节，质硬，体积可不大，常与周围组织粘连而固定，甲状腺移动受限，可伴有颈淋巴结肿大。

4. 甲状腺瘤　多生长缓慢，单发，呈圆形或椭圆形，无压痛，质地较韧。

5. 慢性淋巴性甲状腺炎（桥本甲状腺炎）　腺体呈弥漫性或结节性肿大，表面光滑，质地似橡胶，易与甲状腺癌相混淆。由于肿大的甲状腺体可将颈总动脉推向后方，因此在腺体后缘可以触到颈总动脉搏动，而甲状腺癌则往往将颈总动脉包绕在癌组织内，触诊时触不到颈总动脉搏动，以此可作鉴别。

六、气管

正常人气管位于颈前正中部。检查时被检者取坐位或仰卧位，使颈部处于自然直立状态，医师将示指与无名指分别置于左、右胸锁关节上，将中指置于气管上，观察中指是否在示指和无名指中间，以此判断气管是否移位。若两侧距离不等则表示有气管移位。当大量胸腔积液、积气、单侧甲状腺肿大或纵隔肿瘤时，可将气管推向健侧，而肺纤维化、肺不张、胸膜粘连时可将气管拉向患侧。

此外，主动脉弓动脉瘤时，由于心脏收缩时瘤体膨大将气管压向后下，因而每随心脏搏动可触到气管的向下拽动，称为 Oliver 征。

第五章　胸部检查

胸部指颈部以下和腹部以上的区域。胸廓由 12 个胸椎和 12 对肋骨、锁骨及胸骨组成。胸部检查的内容主要包括胸壁、胸廓、乳房、纵隔、支气管、肺、胸膜、心脏、血管和淋巴结等。

第一节　胸部的体表标志

为准确标记胸部病变的部位和范围，常利用胸廓上一些自然标志，如骨骼、凹陷和人为的画线，可明确地反映和记录胸壁和胸廓内脏器各部分的异常变化在体表上的投影。

一、骨骼标志

1. 胸骨上切迹　位于胸骨柄的上方。正常气管位于切迹正中。

2. 胸骨柄　为胸骨上端一六角形的骨块，下方与胸骨体相连。

3. 胸骨角　又称 Louis 角。由胸骨柄与胸骨体的相接处向前突起而成。该角与第 2 肋软骨相连，为计数肋骨和肋间隙顺序的重要标志。其相当于支气管分叉、心房上缘、上下纵隔交界和于第 5 胸椎水平。

4. 肋骨和肋间隙　肋骨共 12 对。第 1～10 肋骨与各自的肋软骨连接，再与胸骨相连，构成胸廓的骨性支架。第 11～12 肋骨为浮肋。肋间隙为两个肋骨之间的空隙，用以标记病变的水平位置。

5. 脊柱棘突　为后正中线标志。颈背部最突出处为第 7 颈椎棘突，其下部为胸椎的起点，为计数椎骨的标志。

6. 肩胛下角（左、右）　肩胛骨最下端，直立位，两上肢自然下垂时，肩胛下角平对第 7 或第 8 肋骨水平，相当于第 8 胸椎的水平，可作为计数肋骨和椎骨的标志。

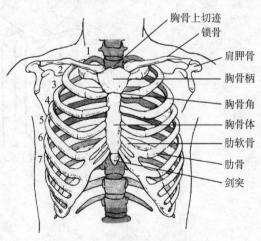

图 2-5-1　胸部前面体表标志

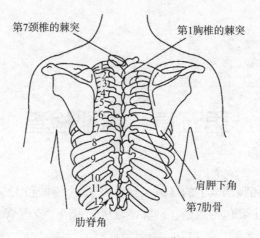

图 2-5-2 胸部后面体表标志

二、垂直线性标志

1. 前正中线（胸骨中线） 为通过胸骨正中的垂直线。

2. 锁骨中线（左、右） 为通过锁骨的肩峰端与胸骨端两者中点的垂直线，即通过锁骨中点向下的垂直线。正常男性和儿童此线常通过乳头。

3. 腋前线（左、右） 通过腋窝前皱襞的垂直线。

4. 腋后线（左、右） 通过腋窝后皱襞的垂直线。

5. 腋中线（左、右） 通过腋窝顶端于腋前线和腋后线之间向下的垂直线。

6. 肩胛线（左、右） 坐位两臂自然下垂时，通过肩胛下角的垂直线。

7. 后正中线 通过椎骨棘突的垂直线，即脊柱中线。

具体标志见图 2-5-3、图 2-5-4、图 2-5-5。

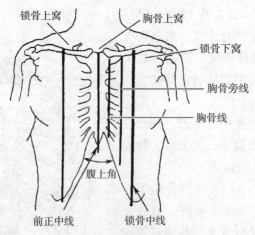

图 2-5-3 胸部前壁垂直标志

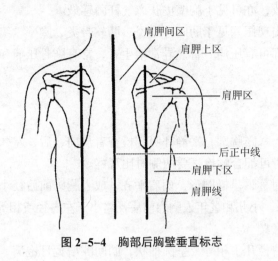

图 2-5-4　胸部后胸壁垂直标志

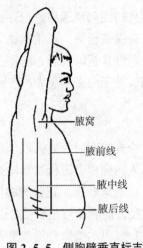

图 2-5-5　侧胸壁垂直标志

三、自然陷窝与解剖区域

1. 自然陷窝

（1）胸骨上窝：为胸骨柄上方的凹陷部，正常时气管位于其后正中。

（2）锁骨上窝（左、右）：为锁骨上方的凹陷部，相当于两肺上叶肺尖的上部。

（3）锁骨下窝（左、右）：为锁骨下方至第 3 肋骨下缘的凹陷部，相当于两肺上叶肺尖的下部。

（4）腋窝（左、右）：为上肢内上缘与胸壁相连的凹陷部。

2. 背部分区

（1）肩胛上区（左、右）：为肩胛冈以上的区域，其外上界为斜方肌的上缘，相当于上叶肺尖的下部。

（2）肩胛下区（左、右）：为两肩胛下角连线与第 12 胸椎水平线之间的区域，后正中线将其分为左右两部分。

（3）肩胛间区（左、右）：两肩胛骨内缘之间的区域，后正中线将其分为左、右两部分。

第二节　胸壁、胸廓与乳房

一、胸壁

1. 胸壁静脉　　正常胸壁静脉无明显显露。胸壁静脉明显显露、充盈及曲张见于肝硬化门静脉高压症、上下腔静脉阻塞等。上腔静脉阻塞时，静脉血流方向自上而下；下腔静脉阻塞时，血流方向则自下而上。

2. 皮下气肿　　指胸部皮下组织有气体积存。正常胸壁无皮下气肿。以手按压皮下气肿的皮肤，引起气体在皮下组织内移动，可出现捻发感或握雪感。用听诊器按压皮下气肿部位时，可听到类似捻动头发的声音。胸部皮下气肿多由于肺、气管或胸膜受损后，气体自病变部位逸出，积存于皮下所致，亦可见于胸壁皮肤产气杆菌感染。

3.胸壁压痛 正常胸壁无压痛。出现压痛见于肋间神经炎、肋软骨炎、胸壁软组织炎、肋骨骨折的患者，胸壁受累的局部可有压痛。骨髓异常增生者，常有胸骨压痛和叩击痛，见于白血病患者。

二、胸廓

检查胸廓时，病人取坐位或立位，暴露胸廓，平静呼吸，检查者从前、后、左、右对病人胸廓形态进行视诊检查，必要时可配合触诊，要两侧对比观察。

1.正常状态 正常胸廓两侧大致对称，呈椭圆形，两肩平齐。成人胸廓前后径小于左右径，前后径与左右径之比为 1∶1.5，小儿和老年人胸廓前后径略小于左右径或相等。

2.常见的胸廓外形改变及其临床意义

（1）桶状胸：胸廓的前后径与左右径几乎相等，呈圆桶状，肋间隙增宽且饱满。常见于肺气肿，亦可见于老年人或矮胖体型者。

（2）扁平胸：胸廓的前后径小于左右径的一半或以上，常见于瘦长体型或慢性消耗性疾病，如肺结核等。

（3）佝偻病胸：为佝偻病所致的胸廓改变，多见于儿童。胸廓的前后径略长于左右径，其上下距离较短，胸骨下端向前突起，胸廓前侧壁肋骨凹陷，称为鸡胸。胸骨剑突处显著内陷，形似漏斗，称为漏斗胸。沿胸骨两侧各肋软骨与肋骨交界处隆起称为佝偻病串珠。下胸部前面的肋骨外翻，沿膈附着的部位其胸壁向内凹陷形成沟状带，称为肋膈沟。

（4）胸廓一侧或局部变形：胸廓一侧隆起多见于该侧大量胸腔积液、大量胸腔积气等。胸廓一侧凹陷见于该侧肺广泛纤维化、广泛胸膜肥厚粘连等。胸廓局部隆起见于心脏扩大、心包积液、升主动脉瘤、胸壁肿瘤及肋软骨炎等。胸廓局部凹陷见于局限肺不张等。

（5）脊柱畸形引起的胸廓改变：表现为脊柱前凸、脊柱后凸、脊柱侧凸等，主要为胸椎病变造成，严重畸形可引起呼吸、循环功能障碍。常见于胸椎先天发育畸形、胸椎结核、胸椎肿瘤、胸椎外伤等。

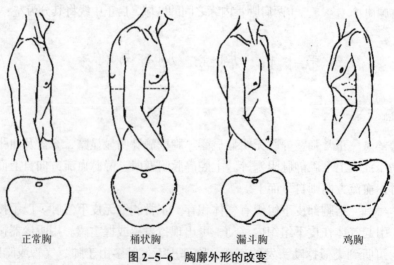

正常胸　　　　桶状胸　　　　漏斗胸　　　　鸡胸

图 2-5-6　胸廓外形的改变

三、乳房

正常男性及儿童乳房一般不明显，乳头位置大约位于锁骨中线第 4 肋间隙。正常女性乳房在青春期逐渐增大，呈半球形，乳头也逐渐长大。

检查乳房时患者要充分暴露胸部，被检者采取坐位或仰卧位。一般先做视诊，然后再做触诊。

1. 视诊　注意观察双侧乳房的位置、大小、形态、对称性，乳房皮肤有无溃疡、疤痕、色素沉着、水肿、过度角化等。必要时可嘱被检者采取前倾位观察，此时乳房下垂，如有乳房病变并与胸肌粘连，则可出现局部凹陷。同时还需观察双侧乳头是否对称，有无移位和回缩，有无分泌物。

正常女性坐位时一般情况下两侧乳房基本对称。一侧乳房明显增大见于先天畸形、囊肿形成、炎症或肿瘤等。一侧乳房明显缩小则多因发育不全之故。乳房皮肤发红提示局部炎症或乳癌累及浅表淋巴管引起的癌性淋巴管炎。乳房水肿使毛囊和毛囊开口变得明显可见，见于乳腺癌和炎症。癌肿引起的水肿为癌细胞浸润阻塞皮肤淋巴管所致，称之为淋巴水肿，此时，因毛囊及毛囊孔明显下陷，故局部皮肤外观呈"橘皮"或"猪皮"样。乳头回缩，如自幼发生则为发育异常，如为近期发生则可能为乳癌。乳头出现分泌物提示乳腺导管有病变，分泌物可呈浆液性，黄色、绿色或血性。出血最常见于导管内良性乳突状瘤，但也见于乳癌的患者。

2. 触诊　为了检查和记录的方便，用通过乳头的水平线和垂直线将乳房分为外上、外下、内下、内上四个象限。检查时被检查者采取坐位，先两臂下垂，然后双臂高举超过头部或双手叉腰再行检查。当仰卧位检查时，可垫以小枕头抬高肩部使乳房能较对称地位于胸壁上，以便进行详细的检查。检查者按外上、外下、内下、内上、乳头的顺序进行。触诊时，应手指平置，压力适中（以能触及肋骨而不引起疼痛为宜）；手指掌面应做圆周运动或来回滑动；先触诊健侧，后触诊患侧；必须注意乳房的硬度和弹性，有无压痛及包块。若触及包块须注意其部位、大小、形态、硬度、压痛及活动度。大多数良性肿瘤表面多光滑规整，多呈柔软或囊性感觉，其活动度较大，而恶性肿瘤则凹凸不平，边缘多固定，坚硬。乳房触诊后，还应仔细触诊腋窝、锁骨上窝及颈部的淋巴结有否肿大或其他异常，因此处常为乳房炎症或恶性肿瘤扩展和转移处。

第三节　肺及胸膜

检查胸部时被检查者一般采取坐位或仰卧位，允分暴露胸部。室内环境要光线良好，舒适温暖，应避免因寒冷诱发肌颤而造成视诊不满意或听诊音被干扰。

一、视诊

（一）呼吸运动

健康人在静息状态下呼吸运动平稳而有节律。正常男性与儿童以腹式呼吸为主，主要表现为膈肌运动，即胸廓下部及上腹部的动度较大。女性以胸式呼吸为主，主要表现为肋间肌运动。实际上这两种呼吸运动同时存在。某些疾病可使胸腹式呼吸运动发生改变，常见改变为：胸式呼吸减弱而腹式呼吸增强，可见于肋间神经痛、肋骨骨折、肺炎、肺不张、胸膜炎、气胸等；腹式呼吸减弱而胸式呼吸增强，见于大量腹腔积液、腹腔巨大肿瘤等。

临床上当发生肺组织实变、肺气肿、肺肿瘤、肺空洞、胸腔积液、气胸、胸膜增厚或粘连等时，呼吸运动减弱或消失；发生代偿性肺气肿、酸中毒大呼吸时，呼吸运动增强。

当上呼吸道部分阻塞时，气流不能顺利进入肺，呼吸肌收缩，胸腔内负压增加，出现胸骨上窝、锁骨上窝及肋间隙向内陷，称为"三凹征"。因吸气时间延长，又称之为吸气性呼吸困难，多见于气管异物、气管肿瘤等。当下呼吸道部分阻塞时，气流呼出不畅，出现呼气费力，可引起肋间隙膨隆。因呼气时间延长，又称之为呼气性呼吸困难，多见于支气管哮喘和阻塞性肺气肿。

（二）呼吸频率、深度及节律

1.呼吸频率 正常成人静息状态下，呼吸频率为 12～20 次 / 分，呼吸与脉搏之比为 1∶4。新生儿呼吸约 44 次 / 分，随着年龄的增长而逐渐减慢。常见的呼吸频率、深度和节律的变化见图 2-5-7。

（1）呼吸过速：指呼吸频率超过 20 次 / 分，常见于发热、疼痛、贫血、心力衰竭、甲状腺功能亢进等。一般体温升高 1℃，呼吸大约增加 4 次 / 分。

（2）呼吸过缓：指呼吸频率低于 12 次 / 分，常见于麻醉剂或镇静剂过量和颅内压增高等。

2.呼吸深度 正常成人静息状态下，呼吸深浅适度。呼吸浅快常见于呼吸肌麻痹、严重鼓肠、腹水以及肺炎、胸膜炎、胸腔积液、气胸等肺部疾病。呼吸深快，见于剧烈运动、情绪激动或过度紧张时。当重度代谢性酸中毒时，机体通过肺脏排出二氧化碳进行代偿，以调节细胞外酸碱平衡，出现深大呼吸，这种呼吸称为深长呼吸或库斯莫尔（Kussmaul）呼吸。见于糖尿病酮中毒和尿毒症酸中毒等。

3.呼吸节律 正常成人静息状态下，呼吸的节律基本上是均匀整齐。病理状态下，往往会出现各种呼吸节律的变化。常见的呼吸节律改变如下：

（1）潮式呼吸：又称陈-施（Cheyne-Stokes）呼吸，是一种由浅慢逐渐变为深快，然后再由深快转为浅慢，随之出现一段呼吸暂停后，又开始如上变化的周期性呼吸。周期 30s～2min，暂停期 5～30s。

（2）间停呼吸：又称比奥（Biot）呼吸，表现为有规律呼吸几次后，突然停止一段时间，又开始呼吸，如此周而复始。

以上两种呼吸节律变化是由于呼吸中枢的兴奋性降低，使调节呼吸的反馈系统失常所致。多发生于中枢神经系统疾病，如脑炎、脑膜炎、颅内压增高，及某些中毒，如糖尿病酮中毒、巴比妥中毒等。间停呼吸较潮式呼吸更为严重，预后多不良，常在临终前出现。

（3）抑制性呼吸：当胸部发生剧烈疼痛时吸气突然中断所致，呼吸运动短暂地突然受到抑制，患者表情痛苦，呼吸较正常浅而快。常见于急性胸膜炎、胸膜恶性肿瘤、肋骨骨折及胸部严重外伤等。

（4）叹气样呼吸：患者常自觉胸闷，表现在一段正常呼吸节律中插入一次深大呼吸，并常伴有叹息声。多见于神经衰弱、精神紧张或抑郁症。

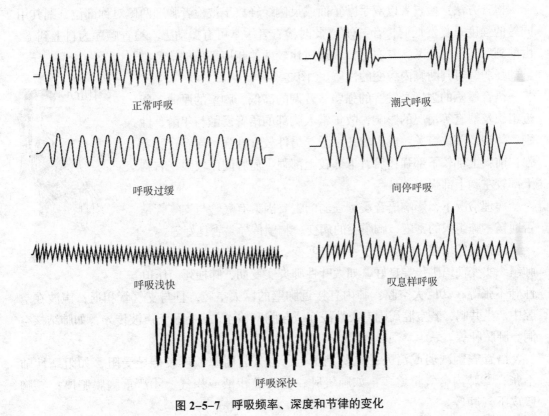

正常呼吸　　　　　　　　　　　　潮式呼吸

呼吸过缓　　　　　　　　　　　　间停呼吸

呼吸浅快　　　　　　　　　　　　叹息样呼吸

呼吸深快

图 2-5-7　呼吸频率、深度和节律的变化

二、触诊

（一）胸廓扩张度

呼吸时，胸廓随之扩大和回缩，有一定运动度，即胸廓扩张度。正常两侧胸廓扩张度一致。测定胸廓前部扩张度时，检查者两手置于胸廓下面的前侧部，左右拇指分别沿

两侧肋缘指向剑突，拇指尖在前正中线两侧对称部位，手掌和伸展的手指置于前侧胸壁（图2-5-8）；测定胸廓后部扩张度时，则将两手平置于患者背部，约于第10肋骨水平，拇指与中线平行，并将两侧皮肤向中线轻推。嘱患者深呼吸，观察比较两手的动度是否一致。若一侧胸廓扩张受限，见于大量胸腔积液、气胸、胸膜增厚和肺不张等。

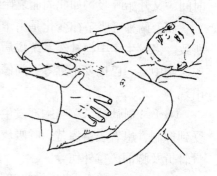

图 2-5-8　胸廓扩张度检查方法

（二）语音震颤

被检者发自声门的语音产生声波振动，沿气管、支气管及肺泡传至胸壁引起共鸣的振动，可用手感知，称为语音震颤，又称触觉震颤。

检查方法：检查者以双手掌掌面或尺侧缘轻放于被检者胸廓两侧对称部位，嘱其用同等的强度重复发低调长音"yi"，此时检查者手掌可有振动感。检查顺序为自上到下，由前到后，双手交叉，左右对比。通过比较两侧相应部位的语音震颤的强弱，可判断胸内病变的性质。（图2-5-9）

语音震颤的强度受发音的强弱、音调的高低、胸壁的厚薄、邻近组织及器官等情况的影响，故正常人胸部的语音震颤与年龄、性别、体型及部位有关：成人较儿童强；男性较女性强；瘦者较胖者强；前胸上部较下部强；后背下部较上部强，肩胛间区较强；右胸上部较左胸上部强。

病理情况下，影响语音震颤强弱的主要因素有气管与支气管是否通畅、肺组织的密度、胸膜腔的病变、胸壁传导是否良好等。

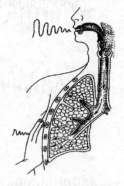

图 2-5-9　语音震颤

语音震颤增强：主要见于：①肺实变：肺泡内有炎性浸润，因肺组织实变使语颤传导良好，如大叶性肺炎实变期、肺梗死、压迫性肺不张等；②巨大空腔：肺内有接近胸壁的巨大空腔，且与支气管相通，声波在空腔中产生共鸣，若空腔周围有炎性浸润或与胸壁粘连，更有利于声波传导，如肺结核空洞、肺脓肿等。

语音震颤减弱或消失：主要见于：①支气管阻塞：声波传导受阻，如阻塞性肺不张；②肺内含气量增多：如肺气肿；③胸腔积液或积气；④严重胸膜肥厚；⑤胸壁皮下气肿等。

（三）胸膜摩擦感

正常胸膜光滑，胸膜腔内有少量浆液起润滑作用，呼吸时不产生摩擦感。当胸膜发生炎症时，沉着其上的纤维蛋白使胸膜表面粗糙，呼吸时两层胸膜互相摩擦，触诊有似皮革相互摩擦的感觉，称为胸膜摩擦感。见于急性胸膜炎，在腋中线5～7肋间较易触及，呼气和吸气时均可出现，但吸气末更为明显。

三、叩诊

（一）叩诊方法及注意事项

胸部叩诊的方法有间接叩诊法和直接叩诊法两种，以间接叩诊法最为常用。被检者可取坐位或卧位，叩诊前胸时，胸部挺直；叩诊背部时，头稍低，胸稍向前倾，两手抱肩或抱肘；叩诊侧胸时，上肢举起抱枕部。叩诊前胸部时，板指平贴在肋间且与肋骨平行；叩诊肩胛间区时，板指与脊柱平行；至肩胛下角以下，板指仍需平贴于肋间并与肋骨平行。叩诊时应自上而下，由前向后，两侧对比。叩击力量要均等，轻重需适宜。

（二）正常叩诊音分布

1. 正常肺部叩诊音　在胸部叩诊，正常肺野呈清音。由于多种因素影响，存在生理性差异。如肺上叶的体积较下叶小，含气量较少，且上胸部肌肉较厚，故前胸上部较下部叩诊音相对稍浊；右肺上叶较左肺小，且惯用右手者右侧胸大肌较左侧为厚，故右肺上部叩诊音亦相对稍浊；背部肌肉、骨骼层次较多，故背部叩诊音较前胸部稍浊；右侧腋下部因受肝的影响叩诊音稍浊。在胸部叩诊，正常可叩出四种叩诊音。正常肺野呈清音；左侧腋前线下方胃泡区，又称为 Traube 鼓音区，呈鼓音；心脏或肝脏被肺覆盖的区域呈浊音；心脏或肝脏未被肺覆盖的区域呈实音。（图 2-5-10）

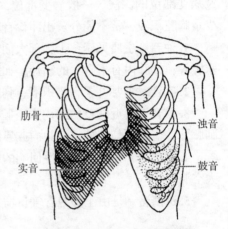

图 2-5-10　正常前胸部叩诊音

2. 肺界的叩诊

（1）肺上界：即肺尖的宽度。自斜方肌前缘的中点开始向外叩，直至清音变为浊音，标记该点。然后再从上述中点向颈部方向叩，至清音变浊音，再标记该点。两点间的距离即为肺尖的宽度，正常为 5cm，又称 Kronig 峡。因右肺尖位置较低，且右侧肩胛带的肌肉较发达，故右侧较左侧稍窄。肺上界变狭或叩诊浊音，常见于肺结核所致的肺尖浸润、纤维性变及萎缩。肺上界变宽，则常见于肺气肿的病人。

（2）肺下界：通常在两侧锁骨中线、腋中线和肩胛线上叩诊。正常人，在上述三条线上，肺下界分别为第 6、第 8 和第 10 肋间，两侧肺下界大致相同。叩诊时，嘱被检查者平静呼吸，从肺野的清音区开始，前胸部从胸骨角开始，后胸部从肩胛线上第 8 肋间开始，向下叩至实音点即为肺下界。肺下界可因体型、发育的不同而有差异。如矮胖者肺下界可上升一肋间，瘦长者则可下降一肋间。病理情况下，肺气肿、腹腔脏器下垂等可使肺下界下移，肺萎缩、胸腔积液、腹腔积液、腹腔巨大肿瘤等可使肺下界上移。

（3）肺下界移动度：即相当于呼吸时膈的移动范围。首先在被检者平静呼吸时，于肩胛线上叩出肺的下界，然后被检者在深吸气后屏住呼吸，立即再向下叩出肺下界，以笔作标记；当被检者恢复平静呼吸后，同样先于肩胛线上叩出平静呼吸时的肺下界，再嘱做深呼气并屏住呼吸，然后再由下向上叩诊，直至浊音变为清音，以笔作标记。两个标记间的距离为肺下界移动度。正常人肺下界移动度范围为6～8cm。移动度范围的大小与肋膈窦的大小有关，在腋中线及腋后线处移动度最大。肺下界移动度减弱见于肺气肿、肺不张、肺纤维化、肺炎和肺水肿。当胸腔大量积液、积气及胸膜广泛增厚粘连时，其移动度不能叩出。

（三）胸部异常叩诊音

在正常肺部的清音区，若出现浊音、实音、过清音、鼓音，即为异常叩诊音，提示肺、胸膜、膈或胸壁有病理性改变。异常叩诊音的性质和范围取决于病变的大小、性质及病变部位的深浅。一般病变部位深度距体表5cm以上，或病变范围直径小于3cm或少量胸腔积液，常不能分辨出叩诊音的改变。

1.浊音　主要见于：①肺部大面积含气量减少，如肺炎、肺不张、肺梗死及重度肺水肿等；②肺内有不含气的病灶，如肺内肿物、未破溃的肺脓肿等。

2.实音　主要见于胸腔积液、胸膜肥厚、胸壁水肿、胸壁肿瘤等。

3.鼓音　接近胸壁的肺内大空腔，其直径大于3～4cm时，病变区叩诊呈鼓音，如肺脓肿、空洞型肺结核、肺肿瘤或囊肿破溃形成的空洞。气胸时病侧呈鼓音。

4.空瓮音　为兼有金属性回响的鼓音，见于张力性气胸或位置浅表、内壁光滑的巨大空洞。

5.过清音　是由于肺泡含气量增加且弹力减弱所致，见于肺气肿。

四、听诊

（一）正常呼吸音

肺部听诊时，被检者取坐位或卧位。听诊顺序一般由肺尖开始，自上而下，分别检查前胸部、侧胸部和背部，听诊前胸部应沿锁骨中线和腋前线，听诊侧胸部应沿腋中线和腋后线，听诊背部应沿肩胛线，自上至下逐一肋间进行，而且要在上下、左右对称的部位进行对比。嘱被检查者微张口均匀呼吸，必要时做深呼吸或咳嗽。

正常人呼吸时，气流进出呼吸道及肺泡发生湍流引起振动而产生的音响在体表可闻及，即为呼吸音。正常呼吸音分为以下四种：

1.气管呼吸音　是空气进出气管所发出的声音，粗糙、响亮且高调，吸气相与呼气相几乎相等，于胸外气管上面可听及。因不说明临床上任何问题，一般不予评价。

2.支气管呼吸音　这种呼吸音是由口鼻吸入或呼出的气流在声门、气管及主支气管形成湍流（漩涡）所产生的声音，类似将舌抬高，呼气时所发出的"ha"音。因吸气是主动运动，吸气时声门增宽，气流通过较快，呼气是被动运动，声门变窄，气流通过较慢，故呼气时相长于吸气时相，呼气音强于吸气音。正常人于喉部、胸骨上窝、背部第6、7颈椎及第1、2胸椎附近均可听到支气管呼吸音。

3.肺泡呼吸音　吸气时，气流经过支气管进入肺泡，冲击肺泡壁，使肺泡由松弛变为紧张，呼气时肺泡由紧张变为松弛，肺泡弹性的变化和气流产生的振动，形成肺泡呼吸音。此音类似上牙咬住下唇，吸气时发出的"fu"音。除支气管呼吸音及支气管肺泡呼吸音分布区域外，肺部的其余部位均可听到肺泡呼吸音。正常人肺泡呼吸音的强弱与性别、年龄、呼吸的深浅、肺组织弹性的大小及胸壁的厚薄等有关。男性肺泡呼吸音较女性为强，因男性呼吸运动的力量较强，且胸壁皮下脂肪较少。儿童的肺泡呼吸音较老年人强，因儿童的胸壁较薄且肺泡富有弹性，而老年人的肺泡弹性则较差。肺泡组织较多，胸壁肌肉较薄的部位，如乳房下部及肩胛下部肺泡呼吸音最强，其次为腋窝下部，而肺尖及肺下缘区域则较弱。

4.支气管肺泡呼吸音　该呼吸音兼有支气管呼吸音和肺泡呼吸音二者的特点，故亦称混合性呼吸音。吸气时相与呼气时相大致相等；其吸气音近似肺泡吸气音，但音响较强，音调较高；呼气音近似支气管呼气音，但音响较弱，音调较低。正常在胸骨两侧第1、2肋间隙，肩胛间区第3、4胸椎水平以及肺尖前后部听到。（图2-5-11）

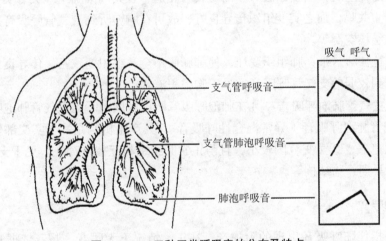

图2-5-11　三种正常呼吸音的分布及特点

（二）异常呼吸音

1.异常肺泡呼吸音

（1）肺泡呼吸音减弱或消失：其原因与进入肺泡的空气量减少、气流速度减慢及呼吸音传导障碍有关。可出现于双侧、单侧或局部。常见原因有：①全身衰竭，呼吸无力；②胸廓活动受限，如胸痛、肋软骨骨化、肋骨切除等；③呼吸肌疾病，如重症肌无力、膈肌瘫痪和膈肌升高等；④支气管阻塞，如阻塞性肺气肿、支气管狭窄等；⑤肺疾患，如肺气肿、肺炎早期及肺纤维化等；⑥胸膜疾病，如气胸、胸腔积液及胸膜肥厚等；⑦腹部疾病，如大量腹水、腹腔内巨大包块等。

（2）肺泡呼吸音增强：双侧肺泡呼吸音增强，系因呼吸运动及通气功能增强使进入肺泡的空气量增多和（或）进入肺泡的气流速度加快所致，见于运动后、发热、贫血及代谢性酸中毒等。一侧肺或胸膜疾病，健侧代偿性肺泡呼吸音增强。

（3）呼气延长：肺泡呼吸音呼气时相明显延长，系因下呼吸道狭窄或部分阻塞，使呼气阻力增加，或肺泡壁弹性减弱，使呼气驱动力下降所致，见于支气管哮喘、支气管炎和阻塞性肺疾病等。

（4）断续性呼吸音：又称齿轮呼吸音，系肺内局部性炎症或支气管狭窄，使空气不能均匀地进入肺泡而引起断续性呼吸音，常见于肺结核和肺炎等。当寒冷、疼痛和精神紧张时，亦可听及断续性肌肉收缩的附加音，但与呼吸运动无关，应予鉴别。

（5）粗糙性呼吸音：为支气管黏膜轻度水肿或炎症浸润造成不光滑或狭窄，使气流进出不畅所形成的粗糙呼吸音，见于支气管或肺部炎症的早期。

2. 异常支气管呼吸音 凡在肺泡呼吸音听诊区域内听到支气管呼吸音，即为异常支气管呼吸音，或称管样呼吸音。常见于以下病变：

（1）肺组织实变：支气管呼吸音通过致密的实变部位，由于传导良好，在胸壁易于听到。实变范围愈大、愈浅，其声音愈强，反之则弱。见于大叶性肺炎实变期、肺梗死等。

（2）肺内大空洞：当空洞较大，与支气管相通，且其周围肺组织又有实变时，音响在空洞内产生共鸣，加之实变组织传导良好，故可在胸壁听到支气管呼吸音。见于肺脓肿空洞、肺结核空洞等。

（3）压迫性肺不张：肺组织受压，使肺膨胀不全，组织变致密，传导良好，在积液的上方可听到较弱的支气管呼吸音。见于胸腔积液等。

3. 异常支气管肺泡呼吸音 凡在肺泡呼吸音听诊区域内听到支气管肺泡呼吸音，即为异常支气管肺泡呼吸音（异常混合性呼吸音）。其产生机制是：①实变部位较深，被正常肺组织遮盖；②实变范围较小，且与正常肺组织相互掺杂存在。见于支气管肺炎、大叶性肺炎早期、肺结核等。

（三）啰音

啰音是指伴随呼吸音出现的附加音。在正常情况下无啰音。啰音依据其性质的不同，分为干啰音和湿啰音两种。

1. 干啰音

（1）产生机制：气管、支气管及细支气管狭窄或部分阻塞，气流通过时，产生湍流或黏稠分泌物振动所产生的音响即为干啰音。病理基础：①炎症引起的呼吸道黏膜充血、肿胀、黏稠分泌物增多；②支气管平滑肌痉挛；③管腔内有包块、异物；④管壁被管外淋巴结或包块压迫。（图2-5-12）

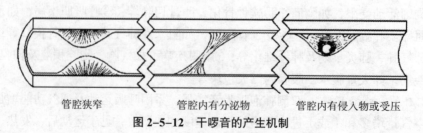

管腔狭窄　　　　　　　管腔内有分泌物　　　　　管腔内有侵入物或受压

图2-5-12　干啰音的产生机制

（2）分类：根据其音调高低分为两种：①低调干啰音：又称鼾音，音调低而响亮，类似熟睡时的鼾声，发生于气管或主支气管；②高调干啰音：又称哨笛音，音调高，似乐音，根据其性质常被描述为哮鸣音、飞箭音、咝咝音等，多发生见于较小支气管或细支气管。两侧广泛的细小支气管强烈痉挛导致管腔狭窄通常出现哮鸣音。

（3）听诊特点：①吸气与呼气均可听到，但在呼气末明显，持续时间较长；②不稳定，其强度、性质、部位和数量易发生改变；③同一机体可同时听到两种干啰音。

（4）临床意义：出现干啰音提示气管、支气管有病变。①局限性，部位较固定者，常见于支气管内膜结核、支气管肺癌、纵隔肿瘤等。②双侧肺部弥漫性干啰音，尤其是哮鸣音，常见于支气管哮喘、慢性支气管炎、心源性哮喘、支气管肺炎等。③发生在主支气管以上的干啰音，有时不用听诊器亦可听到，谓之痰鸣，见于昏迷或濒死状态的病人（无力咳出分泌物）。

2. 湿啰音

（1）产生机制：①呼吸过程中，气体通过气管、支气管及细支气管腔内的稀薄分泌物，如渗出液、痰液、血液及脓液等，形成的水泡破裂所产生的声音，故又称水泡音。②小支气管、细支气管管壁及肺泡因分泌物黏着而陷闭，吸气时突然被冲开，重新充气所产生的爆裂音。

（2）分类：①大水泡音：又称粗湿啰音，产生于气管、主支气管或空洞内，于吸气早期出现；②中水泡音：又称中湿啰音，产生于中等口径的支气管，多发生于吸气中期；③小水泡音：又称细湿啰音，产生于小支气管和细支气管，多出现于吸气晚期；④捻发音：为一种极细而均匀一致的听诊音，似在耳边用手捻搓一束头发所发出的声音，故称捻发音，多于吸气末出现。（图2-5-13）

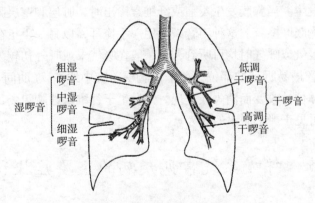

图2-5-13　啰音的发生部位

（3）听诊特点：①吸气与呼气均可听到，但以吸气末明显，断续而短暂，一次连续多个出现；②稳定，部位及性质等易变性小；③同一机体可同时听到两种以上水泡音。

（4）临床意义：出现湿啰音提示气管、支气管、肺实质有病变。①局限性湿啰音，多见于大叶性肺炎、肺结核、支气管扩张、肺脓肿、肺癌等；②两侧肺底的湿啰音，多见于肺淤血、支气管肺炎等；③两肺满布湿啰音，多见于慢性支气管炎、严重支气管肺炎、急性肺水肿等。

另外，捻发音是一种特殊的湿啰音。老年人或长期卧床病人，初次深呼吸时，可在肺底听到捻发音，经数次呼吸后消失，无临床意义。病理情况下，在细支气管和肺泡充血或炎症时可听到捻发音，见于肺炎早期、肺淤血早期等。

（四）语音共振

语音共振（听觉语音）产生的机制与语音震颤基本相同。

1.检查方法　用一般的声音强度重复发"yi"长音，喉部发音产生的振动经气管、支气管、肺泡传至胸壁，由听诊器听及。正常情况下，听到的语音共振言词并非响亮清晰，音节亦含糊难辨。语音共振一般在气管和大支气管附近听到的声音最强，在肺底则较弱。

2.临床意义　语音共振改变的临床意义与语音震颤基本相同，但较语音震颤更为灵敏。减弱多见于胸腔积液、支气管阻塞、胸膜肥厚、肺气肿等。某些病理变化可使语音共振增强或性质发生变化，根据听诊音的差异，分为支气管语音、胸语音、羊鸣音和耳语音。①支气管语音：语音共振增强且更加清晰，见于肺实变；②胸语音：语音共振比支气管语音更强、更响亮、更清晰，见于大范围的肺实变，且有时出现在支气管语音之前；③羊鸣音：似羊叫声，可在中等量积液上方肺受到压迫的区域或肺实变伴有少量积液的部位听到；④耳语音：当被评估者用耳语音调发"yi"时，正常在肺泡呼吸音的区域仅听到极微弱的声音，该音增强、调变高且清晰时称耳语音，常见于肺实变。

（五）胸膜摩擦音

正常胸膜表面光滑，胸膜腔内并有微量液体存在，故呼吸时胸膜脏层和壁层之间相互滑动并无音响发生。当胸膜发生炎症或纤维素渗出时，脏层和壁层胸膜随呼吸运动相互摩擦便可出现胸膜摩擦音。这种声音颇似用一手掩耳，以另一手指在其手背上摩擦时所听到的声音，吸气或呼气时均可听到，但一般在吸气末或呼气初较为明显，屏气时即消失。胸膜摩擦音最易听到的部位是前下侧胸壁（腋中线5~7肋间），即呼吸运动最大的部位，可随体位的改变而消失或复现。常发生于纤维素性胸膜炎、肺梗死、胸膜肿瘤及尿毒症，亦可见于严重脱水的病人。

第四节　呼吸系统常见疾病的主要症状和体征

一、大叶性肺炎

大叶性肺炎是大叶性分布的肺脏炎性病变。其病原菌为肺炎链球菌。病理改变分为三期，即充血期、实变期及消散期。

1.症状　多见于青壮年，诱因常为受凉、疲劳、酗酒。起病急骤，寒战，高热，常呈稽留热，咳嗽，咳铁锈色痰，患侧胸痛。

2.体征　患者呈急性热病容，鼻翼扇动，呼吸困难，发绀，常有口唇疱疹。大叶实变时，呼吸动度减弱，语音震颤和语音共振增强，叩诊为浊音或实音，并可听到支气管呼吸音。如病变累及胸膜则可听及胸膜摩擦音。

二、慢性支气管炎并发肺气肿

慢性支气管炎是气管、支气管黏膜及其周围组织的慢性非特异性炎症。晚期常发展为慢性阻塞性肺气肿，甚至肺动脉高压和肺心病。其病因复杂，多与长期吸烟，反复呼吸道感染，长期接触有害烟雾粉尘，大气污染，气候因素，呼吸道局部防御、免疫功能降低和自主神经功能失调等有关。

1.症状　主要表现为慢性咳嗽、咳痰，冬季加剧，常持续 3 个月以上，晨间咳嗽加重，伴咳白色黏液或浆液泡沫痰，量多，当合并感染时，则呈脓性。患者常觉胸闷、气短，并随病情进展而逐渐加重。

2.体征　早期可无明显体征。急性发作时常可有散在的干湿啰音，多于肺底听及，咳嗽后可减少或消失。啰音的量与部位常不恒定。

当有阻塞性肺气肿时，可见胸廓呈桶状，肋间隙增宽，呼吸动度减弱，语音共振减弱。双肺叩诊呈过清音，肺下界下降，并移动度变小。心浊音界缩小或消失，肝浊音界下移。肺泡呼吸音减弱，呼气相延长。

三、支气管哮喘

支气管哮喘是由多种细胞和细胞组分参与的气道慢性炎症，其气道对刺激性物质具有高反应性，常出现不同程度的广泛的可逆性气道阻塞。

1.症状　多在幼年或青年期发病，反复发作，发病常有季节性。发作前常有过敏原接触史，或鼻痒、喷嚏、流涕或干咳等黏膜过敏先兆，继之出现呼气性呼吸困难或发作性胸闷、咳嗽。历时数小时，甚至数日，发作将停时，常在咳出较多稀薄痰液后，气促减轻，发作缓解。

2.体征　缓解期患者无明显体征。发作时出现严重呼气性呼吸困难，患者被迫端坐，呼吸辅助肌参与呼吸，严重者大汗淋漓并伴发绀，胸廓胀满，呈吸气位，呼吸动度变小，语音共振减弱，叩诊呈过清音，两肺满布干啰音。

四、胸腔积液

胸腔积液为胸膜腔内积聚的液体超过正常。胸腔积液的性质按其病因的不同可分为渗出液和漏出液两种。胸膜炎症、风湿病变、肿瘤等引起的常为渗出液；心力衰竭、低蛋白血症等引起的常为漏出液。

1.症状　少量炎性积液以纤维素性渗出为主，常有刺激性干咳，患侧胸痛，在吸气时加重，患者喜患侧卧位以减少呼吸动度，减轻疼痛。当积液增多时，胸膜脏层与壁层分开，胸痛可减轻或消失。胸腔积液大于 500mL，常表现为气短、胸闷，大量积液时因纵隔脏器受压而出现心悸，呼吸困难，甚至端坐呼吸，并可出现发绀。

2.体征　少量积液者，常无明显体征，或仅见患侧胸廓呼吸动度减弱。中至大量积液时，可见呼吸浅快，患侧呼吸运动受限，肋间隙饱满，心尖搏动及气管移向健侧，语音震颤减弱或消失，在积液区可叩得浊音。积液区呼吸音和语音共振减弱或消失。积液区上方有时可听到支气管呼吸音。

肺及胸膜的常见病变有肺实变、肺气肿、胸腔积液、气胸、肺不张等，其体征见表2-5-1。

表 2-5-1　肺与胸膜常见疾病的体征

病变	视诊		触诊		叩诊	听诊		
	胸廓	呼吸动度	气管位置	语音震颤	音响	呼吸音	啰音	语音共振
肺实变	对称	患侧减弱	正中	患侧增强	浊音	支气管呼吸音	湿啰音	患侧增强
肺气肿	桶状	双侧减弱	正中	双侧减弱	过清音	减弱	多无	减弱
气胸	患侧饱满	患侧减弱或消失	移向健侧	减弱或消失	鼓音	减弱或消失	无	减弱或消失
胸腔积液	患侧饱满	患侧减弱	移向健侧	减弱或消失	实音	减弱或消失	无	减弱

第五节　心　脏

心脏在胸腔中纵隔内，位于胸骨和第2~6肋软骨后方，第5~8胸椎前方，上方与大血管相连，下方为膈，其2/3居正中线左侧，1/3在右侧，心尖位于左前下方。

心脏检查是心血管疾病的诊断基础，细致准确的心脏检查对于判断有无心脏病以及心脏病的病因、性质、部位和程度均有重要意义。尽管在现代医学诊断手段高度发达的今天，心脏的视诊、触诊、叩诊、听诊方法仍然是每个医师必须掌握的基本检查方法。

一、视诊

心前区视诊时，被检者取仰卧位，检查者站在被检查者右侧，视线与胸廓同高或视线与搏动点呈切线位置，观察心前区外形、心尖搏动及其他搏动。

（一）心前区外形

正常人心前区（相当于心脏在前胸壁上的投影）与右侧相应部位基本是对称的，异常情况有以下两种：

1. 心前区隆起　胸骨下段及胸骨左缘第3、4、5肋骨与肋间的局部隆起，为儿童时期心脏增大，尤其是右心室肥厚挤压胸廓所致。见于先天性心脏病如法洛四联症、肺动脉瓣狭窄等。

2. 心前区饱满　心前区肋间隙突出，常见于大量心包积液。

（二）心尖搏动

心尖主要由左心室构成，心脏收缩时，心尖向前冲击心前区左前下方胸壁，形成心尖搏动。

1. 正常心尖搏动　位于左侧第 5 肋间锁骨中线内侧 0.5 ~ 1.0cm 处，搏动范围的直径为 2.0 ~ 2.5cm。由于胸壁肥厚、肺气肿或女性乳房遮盖的影响，可使相当一部分正常人见不到心尖搏动。观察心尖搏动时，需注意其位置、强度、范围有无异常。

2. 心尖搏动位置的改变

（1）生理因素的影响：①体位的影响：仰卧位时，心尖搏动可因膈肌较高而稍上移；左侧卧位时，心尖搏动可向左移 2 ~ 3cm；右侧卧位时，心尖搏动可向右移 1.0 ~ 2.5cm。②体型的影响：小儿、妊娠、矮胖体型者横膈位置较高，心脏常呈横位，心尖搏动向外上移位，可在左侧第 4 肋间锁骨中线外；瘦长体型者横膈下移，心脏呈垂直位，心尖搏动可位于左侧第 6 肋间。

（2）病理因素的影响：①心脏疾病：左心室增大时，心尖搏动向左下移位；右心室增大时，因左心室被推向左后，心尖搏动向左移位；先天性右位心时，心尖搏动位于右侧与正常心尖搏动相对应的部位。②胸部疾病：右侧胸腔积液或气胸时，心尖搏动移向健侧；肺不张、粘连性胸膜炎时，心尖搏动移向患侧。如侧卧位时，心尖搏动无移位，提示有心包纵隔胸膜粘连的可能。胸膜病变或脊柱畸形也可影响心尖搏动的位置。③腹部疾病：大量腹水或腹腔巨大肿瘤使横膈抬高，心脏呈横位，导致心尖搏动位置上移。

3. 心尖搏动强弱及范围的改变　生理情况下，胸壁肥厚、乳房悬垂或肋间窄者，心尖搏动较弱且范围小；胸壁薄或肋间宽者心尖搏动相应增强且范围大；剧烈运动或精神紧张时，心尖搏动增强。病理情况下，心肌收缩力增加也可使心尖搏动增强，如发热、严重贫血、甲状腺功能亢进症及左心室肥厚；扩张型心肌病、急性心肌梗死、心包积液、缩窄性心包炎、肺气肿、左侧大量胸腔积液及气胸等可使心尖搏动减弱甚或消失。

4. 负性心尖搏动　正常心脏收缩时，心尖搏动向外凸起。心脏收缩时心尖搏动内陷，称负性心尖搏动，见于粘连性心包炎或心包与周围组织广泛粘连时，亦可见于重度右心室肥厚引起心脏顺钟向转位而使左心室向后移位时。

（三）心前区其他搏动

1. 胸骨左缘第 2 肋间的搏动　多见于肺动脉扩张或肺动脉高压，也可见于少数正常青年人（特别是瘦长体形者）在体力活动或情绪激动时。

2. 胸骨右缘第 2 肋间的搏动　多见于主动脉弓动脉瘤或升主动脉扩张。

3. 胸骨左缘第 3、4 肋间的搏动　为右心室持久的压力负荷增加所致的右心室肥厚征象，多见于先天性心脏病所致的右心室肥厚，如房间隔缺损等。

4. 剑突下搏动　可能是右心室收缩期搏动，也可由腹主动脉搏动产生，见于肺气肿伴右心室肥大或腹主动脉瘤。鉴别搏动来自右心室或腹主动脉的方法有两种：一是嘱病人深吸气，搏动增强则为右心室搏动，减弱则为腹主动脉搏动。二是用两三个手指平放，从病人剑突下向上压入前胸壁后方，搏动冲击手指，吸气时增强，则为右心室搏动；搏动冲击手指，吸气时减弱，则为腹主动脉搏动。另外，消瘦者在剑突下亦可见到正常的腹主动脉搏动或垂位心的右心室搏动。

二、触诊

心脏触诊内容包括心尖搏动、心前区其他搏动、心脏震颤、心包摩擦感。触诊方法是检查者先用右手全手掌开始检查，置于心前区，然后逐渐缩小到用手掌尺侧（小鱼际）或示指和中指指腹并拢同时触诊，必要时也可用单指指腹触诊。

（一）心尖搏动及心前区搏动

触诊除可进一步确定心尖搏动的位置外，尚可判断心尖或心前区的抬举性搏动。心尖区抬举性搏动是指心尖区徐缓、有力的搏动，可使手指尖端抬起且持续至第二心音开始，同时心尖搏动范围也增大，见于左心室肥厚。而胸骨左下缘收缩期抬举性搏动是右心室肥厚的可靠指征。对视诊所发现的心前区其他异常搏动也可运用触诊进一步确定或鉴别。另外，心尖搏动的触诊对于复杂的心律失常患者结合听诊以确定第一、第二心音或收缩期、舒张期也有重要价值。

（二）震颤

震颤是触诊时手掌感到的一种微细的震动感，该感觉与用手在猫喉部摸到的呼吸震颤相似，故也称猫喘。触诊时使用手掌尺侧小鱼际或手指指腹处。心脏震颤为器质性心血管疾病的特征性体征之一。

1. 产生机制 血液经狭窄口或循异常的方向流动形成湍流（漩涡）使心瓣膜、心腔壁或血管壁发生震动而出现震颤。震颤的强度与瓣膜狭窄的程度、血流速度及心脏两腔室之间的压力差大小有关。瓣膜狭窄程度越重，血流速度越快，压力越大，震颤越强，但过度狭窄则震颤消失。

2. 分类及临床意义 触到震颤的部位往往能闻及杂音，但听到杂音时，不一定能触及震颤。在一般情况下，震颤见于某些先天性心血管病或狭窄性瓣膜病变，而瓣膜关闭不全时，则较少有震颤，仅在房室瓣重度关闭不全时可触及震颤。除右心（三尖瓣及肺动脉瓣）产生的震颤外，震颤在深呼气后较易触及。临床上凡触及震颤均可认为心脏有器质性病变。触诊有震颤者，多数也可所到响亮的杂音。根据震颤出现的时期，可分为收缩期震颤、舒张期震颤和连续性震颤三种，其出现的部位与临床意义见表 2-5-2。

表 2-5-2 心前区震颤的部位与临床意义

部位	时相	常见病变
胸骨右缘第 2 肋间	收缩期	主动脉瓣狭窄
胸骨左缘第 2 肋间	收缩期	肺动脉瓣狭窄
胸骨左缘第 3~4 肋间	收缩期	室间隔缺损
胸骨左缘第 2 肋间	连续性	动脉导管未闭
心尖区	舒张期	二尖瓣狭窄
心尖区	收缩期	重度二尖瓣关闭不全

（三）心包摩擦感

正常时心包腔内有少量的液体，以润滑壁层和脏层的心包膜。心包膜发生炎症时，纤维素渗出致心包膜表面粗糙，心脏搏动时粗糙的脏壁两层心包膜摩擦产生的震动在心前区或胸骨左缘第 3、4 肋间触及即为心包摩擦感。心包摩擦感以收缩期、前倾体位、深呼气末更为明显。心包腔内渗液增多，将脏壁两层心包膜隔开后，心包摩擦感消失。

三、叩诊

心脏叩诊的目的在于确定心脏（包括所属大血管）的大小、形状及其在胸腔内的位置。

（一）叩诊方法

1. 叩诊方法　心界的叩诊采用间接叩诊法，被检者一般取仰卧位，检查者以左手中指作为叩诊板指使与肋间平行，如采取坐位时，板指与要叩诊的心脏边缘平行。叩诊左侧心浊音界用轻叩诊法较为准确，而右侧叩诊宜使用较重的叩诊法。叩诊时板指每次移动距离不宜过大，并在发现声音由清变浊时，需进一步往返叩诊几次，以免叩出的心界范围小于实际大小。

2. 叩诊顺序　通常是先叩左界，后叩右界。叩左界时，从心尖搏动外 2~3cm 处开始，由外向内，叩诊音由清音变为浊音即为心界外缘，确定心界后，再依次上移一个肋间叩诊，直至第 2 肋间；叩右界时，先叩出肝上界，然后在上一肋间开始由外向内，依次上移至第 2 肋间。对各肋间叩得的浊音界逐一做出标记，并测量其与前正中线的垂直距离。

（二）正常心脏浊音界

心脏的浊音界包括绝对浊音界和相对浊音界。心界是指心脏的相对浊音界，它反映心脏的实际大小。正常心右界各肋间几乎与胸骨右缘相合，仅在第 4 肋间处稍超过胸骨右缘；心左界自第 2 肋间起向外逐渐形成一外凸弧形，直至第 5 肋间。以胸骨中线至心浊音界线的垂直距离（cm）表示正常成人心相对浊音界（表 2-5-3），并标出胸骨中线与左锁骨中线的间距。

表 2-5-3　正常成人的心脏相对浊音界

右界（cm）	肋间	左界（cm）
2~3	II	2~3
2~3	III	3.5~4.5
3~4	IV	5~6
	V	7~9

（左锁骨中线距胸骨中线为 8~10cm）

心界各部分的组成：心左界于第 2 肋间处相当于肺动脉段，第 3 肋间为左心房的左心耳，第 4、5 肋间为左心室，其中血管与心脏左心交接处向内凹陷，称心腰。右界第 2 肋间相当于升主动脉和上腔静脉，第 3 肋间以下为右心房。（图 2-5-14）

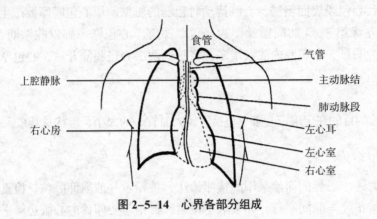

图 2-5-14　心界各部分组成

（三）心脏浊音界的改变及其临床意义

心脏浊音界的大小、形态、位置受心脏本身因素和心脏以外因素的影响。

1. 心脏本身因素影响

（1）左心室增大：心脏左界向左下扩大，心腰部由正常的钝角变为近似直角，使心浊音界外形呈靴形（靴形心），常见于主动脉瓣关闭不全和高血压性心脏病，又称主动脉瓣型心。（图 2-5-15）

（2）左心房与肺动脉段扩大：可使心腰部饱满或膨出，使心浊音界外形呈梨形（梨形心），常见于二尖瓣狭窄，故又称二尖瓣型心。（图 2-5-16）

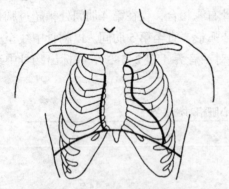

图 2-5-15　主动脉瓣关闭不全的心浊音界
（靴形心）

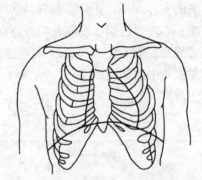

图 2-5-16　二尖瓣狭窄的心浊音界
（梨形心）

（3）右心室增大：轻度增大时绝对浊音界增大，相对浊音界无明显改变；显著增大时心界向左右两侧增大。常见于肺源性心脏病或房间隔缺损等。

（4）主动脉扩张：胸骨右缘第 1、2 肋间浊音界增宽，常伴收缩期搏动。常见于升主动脉瘤等。

（5）心包积液：心界向两侧扩大，心浊音界的外形随体位改变，坐位时心浊音界呈三角烧瓶形，平卧位时心底部浊音界增宽。为心包积液特征性体征之一。

2.心脏以外因素影响　一侧大量胸腔积液或气胸时可使心界移向健侧，而在患侧叩不出；一侧胸膜增厚或肺不张则使心界移向患侧；大量腹水或腹腔巨大肿瘤等可使横膈抬高，心脏呈横位，心脏左、右界都扩大；肺气肿时心脏浊音界变小或叩不出；肺浸润、肺实变、肺部肿瘤或纵隔淋巴结肿大时，因心脏浊音区与病变浊音区连在一起，则心脏浊音区无法叩出。

四、听诊

心脏听诊时，被检者取卧位或坐位，二尖瓣狭窄可取左侧卧位，主动脉瓣关闭不全者宜取坐位且上半身前倾。听诊时将钟形体件轻放在胸前皮肤，适合于听低音调声音；膜形体件需紧贴皮肤，能滤过部分低音调声音而适用于听高音调声音。

（一）心脏瓣膜听诊区

心脏各瓣膜关闭与开放时产生的声音沿血流方向传导到前胸壁体表的不同部位，此处听诊最清楚，称为心脏瓣膜听诊区。心脏有四个瓣膜，通常有五个瓣膜听诊区。心脏各瓣膜听诊区与其瓣膜口在胸壁上的投影并不相一致。它们分别为：①二尖瓣区：位于心尖搏动最强处，也称心尖区；②肺动脉瓣区：在胸骨左缘第2肋间；③主动脉瓣区：在胸骨右缘第2肋间；④主动脉瓣第二听诊区：在胸骨左缘第3肋间，又称Erb区；⑤三尖瓣区：在胸骨下端左缘或右缘。（图2-5-17）

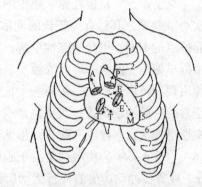

图2-5-17　心脏瓣膜解剖部位与瓣膜听诊区位置

M：二尖瓣区　A：主动脉瓣区　E：主动脉瓣第二听诊区（Erb区）　P：肺动脉瓣区　T：三尖瓣区

（二）听诊顺序

听诊时可由二尖瓣区开始，沿逆时针方向进行，即二尖瓣区→肺动脉瓣区→主动脉瓣区→主动脉瓣第二听诊区→三尖瓣区，亦可按二尖瓣区→主动脉瓣区→主动脉瓣第二听诊区→肺动脉瓣区→三尖瓣区的顺序进行。无论哪种顺序均不要遗漏听诊区，必要时也可听颈部、左腋下或背部，以便全面了解心脏情况。

（三）听诊内容

心脏听诊内容包括心率、心律、心音、额外心音、心脏杂音及心包摩擦音。

1. 心率 心率是指每分钟心脏跳动的次数，正常成人在安静、清醒的情况下心率范围为60~100次/分，老年人偏慢，女性稍快，儿童较快，3岁以下的儿童多在100次/分以上。

（1）窦性心动过速：成人心率超过100次/分（一般不超过140~160次/分）或婴幼儿心率超过150次/分，称为窦性心动过速。生理状况下见于情绪紧张、剧烈运动等；病理状态下见于发热、休克、严重贫血、心力衰竭、心肌炎、甲状腺功能亢进症和使用肾上腺素、阿托品等。

（2）窦性心动过缓：成人心率低于60次/分（一般在40次/分以上），称为窦性心动过缓。生理状况下见于身体十分健壮者，如运动员；病理状态下见于颅内压升高、胆汁淤积性黄疸、甲状腺功能减退症、高钾血症和使用强心苷、奎尼丁、β受体阻滞剂等。心率低于40次/分，提示病态窦房结综合征或房室传导阻滞。

2. 心律 是指心脏跳动的节律。正常成人心脏跳动的节律是规整的。常见的心律不齐有：

（1）窦性心律不齐：表现为吸气时心率增快，呼气时心率减慢，屏气时均匀。一般无临床意义，可见于部分健康的儿童及青少年。

（2）期前收缩：是指在原来规则的心律基础上，心脏异位起搏点提前发出激动，引起一次心脏收缩，其后有一较长的间歇（代偿间歇），使基本的心律发生了改变。根据异位起搏点的不同，可分为室性早搏、房性早搏和交界性早搏，临床上以室性早搏最常见。根据早搏发生的频率可分为频发早搏（≥5次/分）与偶发早搏（<5次/分）。早搏规律出现，可形成联律，每隔一个正常的心脏搏动出现一次早搏，称为二联律，每隔二个正常的心脏搏动出现一次早搏，或每隔一个正常心脏搏动出现二次早搏，称为三联律。室性早搏呈二联律或三联律，常见于洋地黄中毒或心肌病变。

（3）心房颤动：心房颤动是由于心房内异位起搏点发出的高频率的冲动（350~600次/分）或异位冲动产生的环行运动所致。其听诊特点是：①心律绝对不规则；②第一心音强弱绝对不等；③脉搏短绌，即心室率大于脉率。心房颤动常见于二尖瓣狭窄、冠状动脉粥样硬化性心脏病、甲状腺功能亢进症、高血压病等。

3. 心音 按其在心动周期中出现的先后顺序，依次命名为第一心音（S₁）、第二心音（S₂）、第三心音（S₃）和第四心音（S₄）（图2-5-18）。用听诊器听诊，通常只能听到S₁、S₂，在儿童和青少年中有时可听到S₃，一般听不到S₄，如听到S₄，属病理性。

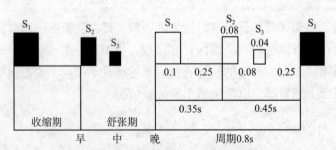

图2-5-18 心动周期与心音位置关系示意图

（1）第一心音：出现在心室的等容收缩期，它的出现标志着心室收缩期的开始。①产生机制：S_1 主要是由二尖瓣和三尖瓣关闭产生的振动形成。②最响部位：S_1 在心前区各部分均可听到，但在心尖部最响。③与心尖搏动的关系：S_1 与心尖搏动同时出现。④听诊特点：S_1 音调较低，强度较响，持续时间较长，约 0.1s。

（2）第二心音：出现在心室的等容舒张期，它的出现标志着心室舒张期的开始。S_2 有两个主要部分即主动脉瓣部分（A_2）和肺动脉瓣部分（P_2），通常 A_2 在主动脉瓣区最清楚，P_2 在肺动脉瓣区最清晰。一般情况下，青少年 $P_2 > A_2$，成年人 $P_2=A_2$，而老年人 $P_2 < A_2$。①产生机制：S_2 主要是由主动脉瓣和肺动脉瓣关闭产生的振动形成。②最响部位：S_2 在心前区各部均可听到，但在心底部最响。③与心尖搏动的关系：S_2 在心尖搏动之后出现。④听诊特点：S_2 音调较高，强度较弱，持续的时间较短，约 0.08s。

（3）第三心音：有时在 S_2 之后（自 S_2 开始后 0.12～0.18s）还可听到一个短而弱的声音，称为 S_3。它是由于在心室的快速充盈期之末，血流自心房急速流入心室，冲击心室壁，使心室壁、房室瓣、腱索、乳头肌突然紧张振动所致。S_3 的听诊特点是音调低钝而重浊，强度弱，持续时间短，约 0.04s。通常在心尖部或其内上方听得较清楚，左侧卧位、呼气末或运动后心率由快又逐渐减慢时更为明显。见于部分正常的儿童和青少年。

（4）第四心音：出现在心室舒张末期，S_1 前 0.1s（收缩期前）。主要是由于心房肌在克服心室舒张末压用力收缩时使房室瓣及其相关结构如瓣膜、瓣环、腱索、乳头肌突然紧张振动所产生。正常情况下，不能被人耳听到，如能闻及则通常为病理性的，可在心尖部及其内侧听到。

心脏听诊最基本的技能是要判定 S_1 和 S_2，并以此来判定心脏杂音或额外心音所处的心动周期时相。S_1 和 S_2 的区别见表 2-5-4。

表 2-5-4　第一心音和第二心音的区别

区别点	第一心音	第二心音
最响部位	心尖部	心底部
音调	较低	较高
强度	较强	较弱
持续时间	较长，0.1s	较短，0.08s
与心尖搏动的关系	同时出现	在其后出现

4.心音的改变及其临床意义

（1）心音强度的改变：S_1、S_2 同时增强见于胸壁薄或心脏活动增强时，如劳动、情绪激动、严重贫血等；同时减弱见于肥胖、胸壁水肿、左侧胸腔大量积液、肺气肿、心肌炎、心肌病、心肌梗死、心功能不全、休克、心包积液等。

第一心音强度的改变：①S_1 增强：见于二尖瓣狭窄、高热、贫血、甲状腺功能亢进症等。二尖瓣狭窄时，由于心室充盈减慢减少，以致在心室开始收缩时二尖瓣位置低垂，以及由于心室充盈减少，使心室收缩时左室内压上升加速和收缩时间缩短，造成瓣膜关闭振动幅度大，因而 S_1 亢进。但是，二尖瓣狭窄时如果伴有严重的瓣叶病变，瓣叶显著纤维化或钙化，使瓣叶增厚、僵硬，瓣膜活动明显受限，则 S_1 反而减弱。完全性房室传导阻滞时，心房和心室的搏动各不相关，形成房室分离，各自保持自己的心律，当心房、心室同时收缩时，则 S_1 极强，称"大炮音"。② S_1 减弱：见于二尖瓣关闭不全、心肌炎、心肌病、心肌梗死、心力衰竭等。二尖瓣关闭不全时，左心室舒张期过度充盈，使二尖瓣漂浮，以致二尖瓣在心室收缩前位置较高，关闭时振幅较小，S_1 减弱。

第二心音强度的改变：① S_2 增强：主动脉瓣区 S_2 增强，见于高血压、动脉粥样硬化等；肺动脉瓣区 S_2 增强，见于肺动脉高压、二尖瓣狭窄等。② S_2 减弱：主动脉瓣区 S_2 减弱，常见于主动脉瓣狭窄伴关闭不全，肺动脉瓣区 S_2 减弱，常见于肺动脉瓣狭窄伴关闭不全。

（2）心音性质的改变：当心肌有严重病变时，S_1 失去其原有的特征且明显减弱，与同时减弱的 S_2 极相似，当心率增快时，收缩期与舒张期的时限几乎相等，听诊类似钟摆声，故称"钟摆律"，又称"胎心率"，常见于大面积急性心肌梗死、重症心肌炎等。

（3）心音分裂：正常人心室收缩时，构成 S_1 的两个主要成分二尖瓣与三尖瓣的关闭并不同步，二尖瓣关闭早于三尖瓣关闭 0.02~0.03s。心室舒张时，构成 S_2 的两个主要成分主动脉瓣与肺动脉瓣的关闭也不同步，主动脉瓣关闭早于肺动脉瓣关闭约 0.03s。当时间差小于 0.03s 时，人耳是分辨不出来的，故听诊时为一个声音。如两个瓣膜关闭的时间差大于 0.03s 时，听诊时即可听到两个声音，称为心音分裂。

第一心音分裂：当左、右心室收缩明显不同步时，S_1 的两个成分相距 0.03s 以上时，可出现 S_1 分裂，在心尖区或胸骨左下缘听得较清楚。常见于完全性右束支传导阻滞、肺动脉高压等，因右心室收缩明显晚于左心室，故三尖瓣关闭明显晚于二尖瓣。

第二心音分裂：临床上较常见，肺动脉瓣关闭与主动脉关闭的时间差增大造成 S_2 分裂。见于下列情况：①生理性分裂，多见于青少年，由于深吸气时胸腔负压增加，右心回心血量增加，右室排血时间延长，使肺动脉瓣关闭明显晚于主动脉瓣关闭造成。②通常分裂，是临床上最常见的 S_2 分裂，常见于二尖瓣狭窄伴肺动脉高压、肺动脉瓣狭窄、完全性右束支传导阻滞（右室排血时间延长）等。③固定分裂，是指 S_2 分裂不受吸气、呼气的影响，S_2 分裂的两个成分时距较固定，见于先天性心脏病房间隔缺损。房间隔缺损时，虽然呼气时右心房回心血量有所减少，但由于存在左房向右房的血液分流，右心血流仍然增加，排血时间延长，肺动脉瓣关闭明显延迟，致 S_2 分裂；当吸气时，回心血流增加，但右房压力暂时性增高同时造成左向右分流稍减，抵消了吸气导致的右心血流增加的改变，因此其 S_2 分裂的时距较固定。④反常分裂，又称逆分裂，是指主动脉瓣关闭迟于肺动脉瓣，常见于完全性左束支传导阻滞、主动脉瓣狭窄、重度高血压等。（图 2-5-19）

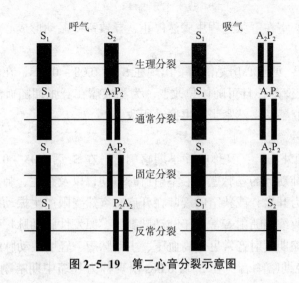

图 2-5-19　第二心音分裂示意图

5. 额外心音　是指在正常的 S_1、S_2 之外听到的病理性附加心音，与心脏杂音不同。分为舒张期额外心音、收缩期额外心音和医源性额外心音。

（1）舒张期额外心音

1）奔马律：系一种额外心音发生在舒张期的三音心律，由于同时常存在的心率增快，额外心音与原有的 S_1、S_2 组成类似马奔跑时的蹄声，故称奔马律。奔马律是心肌严重损害的体征。按出现的时间可分三种：①舒张早期奔马律：最常见，是病理性的 S_3，又称 S_3 奔马律。S_3 奔马律是由于心室舒张期负荷过重，心肌张力减低与顺应性减退，以致心室舒张时，血流充盈引起室壁振动造成。它与生理性 S_3 的主要区别是后者见于健康人，尤其是儿童和青少年，在心率不快时易发现，S_3 与 S_2 的间距短于 S_1 与 S_2 的间距，左侧卧位及呼气末明显，且在坐位或立位时 S_3 可消失。舒张早期奔马律的出现，提示有严重器质性心脏病，见于心力衰竭、急性心肌梗死、重症心肌炎、扩张性心肌病等。根据舒张早期奔马律不同来源又可分为左室奔马律与右室奔马律，左室奔马律占多数。听诊部位为左室奔马律在心尖区稍内侧，呼气时响亮；右室奔马律则在剑突下或胸骨左缘第 5 肋间，吸气时响亮。②舒张晚期奔马律：又称收缩期前奔马律或房性奔马律，发生在 S_4 出现的时间，为增强的 S_4，是由于心室舒张末期压力增高或顺应性减退，以致心房为克服心室的充盈阻力而加强收缩所产生的异常心房音。常见于阻力负荷过重引起心室肥厚的心脏病，如高血压性心脏病、肥厚型心肌病、主动脉瓣狭窄等。③重叠型奔马律：为舒张早期和晚期奔马律重叠出现引起，如两种奔马律同时出现而无重叠则称舒张期四音律，常见于心肌病、心力衰竭等。

2）开瓣音：又称二尖瓣开放拍击声，见于二尖瓣狭窄而瓣膜尚柔软时。舒张早期血液自高压的左房迅速流入左室，弹性尚好的瓣叶迅速开放后突然停止，产生的振动形成开瓣音，在心尖内侧听得较清楚。开瓣音的存在是二尖瓣瓣叶弹性尚好的间接指标，可作为二尖瓣分离术适应证的重要参考条件。

3）心包叩击音：见于缩窄性心包炎。舒张早期心室快速充盈时，由于增厚的心包阻碍心室舒张以致心室在舒张过程中骤然停止，导致室壁振动形成心包叩击音，在胸骨左缘最易闻及。

4）肿瘤扑落音：见于心房黏液瘤。出现在 S_2 后 0.08～0.12s，在心尖部或胸骨左缘第 3、4 肋间听得较清楚，且可随体位改变。为黏液瘤在舒张期随血流进入左室，撞碰房、室壁和瓣膜，瘤蒂柄突然紧张产生振动所致。

（2）收缩期额外心音

1）收缩早期额外心音：又称收缩早期喀喇音，在 S_1 后 0.05～0.07s 出现，主要由于扩大的主动脉或肺动脉的动脉壁在心室射血时振动，以及在主、肺动脉阻力增高的情况下半月瓣瓣叶用力开启，或狭窄的瓣叶在开启时突然受限产生振动所致。在心底部听诊较清楚。肺动脉收缩期喷射音常见于肺动脉高压、原发性肺动脉扩张、轻度肺动脉瓣狭窄等。主动脉收缩期喷射音常见于高血压、主动脉瘤、轻度主动脉瓣狭窄等。

2）收缩中、晚期喀喇音：在 S_1 后 0.08s 出现称为收缩中期喀喇音，在 S_1 后 0.08s 以后出现称为收缩晚期喀喇音，在心尖区及其稍内侧最清楚。见于二尖瓣脱垂，二尖瓣在收缩中、晚期脱入左房，引起瓣叶及其腱索突然振动产生收缩中、晚期喀喇音。由于二尖瓣脱垂可能造成二尖瓣关闭不全，因而部分二尖瓣脱垂病人可同时伴有收缩晚期杂音。收缩中、晚期喀喇音合并收缩晚期杂音合称为二尖瓣脱垂综合征。

（3）医源性额外心音：由于心血管病治疗技术的发展，人工器材的置入心脏，可导致额外心音。常见的有两种，即人工瓣膜音和人工起搏音。

1）人工瓣膜音：在置换人工金属瓣后均可产生瓣膜开关时撞击金属支架所致的金属乐音。人工二尖瓣关瓣音在心尖部最响而开瓣音在胸骨左下缘最明显。人工主动脉瓣开瓣音在心底及心尖部均可听到，而关瓣音则仅在心底部闻及。

2）人工起搏音：安置起搏器后有可能出现两种额外音：①起搏音：发生于 S_1 前 0.08～0.12s 处，在心尖内侧或胸骨左下缘最清楚。②膈肌音：发生在 S_1 之前，伴上腹部肌肉收缩，为起搏电极发放的脉冲电流刺激膈肌或膈神经引起膈肌收缩所产生。

6. 心脏杂音 是指在心音与额外心音之外，在心脏收缩或舒张过程中的异常声音。

（1）杂音的产生机制：正常情况下血液流动呈层流状态。在血流加速、存在异常血流通道、血管管径异常时，血流紊乱，层流变为湍流（漩涡），可振动心壁、大血管壁及瓣膜腱索产生杂音。具体机制如下：

1）血流加速：血流速度越快，就越容易产生漩涡，杂音也越响。如剧烈运动、严重贫血、高热、甲状腺功能亢进症等。

2）瓣膜口狭窄：血流通过狭窄处会产生湍流而形成杂音，是形成杂音的常见原因。如二尖瓣狭窄、主动脉瓣狭窄、肺动脉瓣狭窄、先天性主动脉缩窄等。

3）瓣膜关闭不全：心脏瓣膜由于器质性病变（畸形、粘连或穿孔等）形成的关闭不全或心腔扩大导致的相对性关闭不全，血液经过关闭不全的部位反流会产生漩涡而导致杂音。如主动脉瓣关闭不全、二尖瓣关闭不全、肺动脉瓣关闭不全、二尖瓣脱垂等。

4）心腔或大血管间异常通道：在心腔内或大血管间存在异常通道，如房间隔缺损、室间隔缺损、动脉导管未闭等，血流经过这些异常通道时会形成漩涡而产生杂音。

5）心腔内有漂浮物：如断裂的腱索等。

6）大血管瘤样扩张：如升主动脉瘤等。

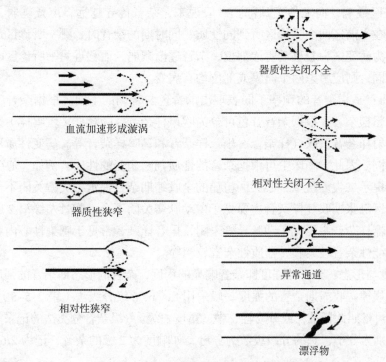

器质性关闭不全

血流加速形成漩涡

相对性关闭不全

器质性狭窄

异常通道

相对性狭窄

漂浮物

图 2-5-20　心脏杂音产生机制示意图

（2）杂音的听诊要点：杂音的听诊应注意其出现的时期、最响部位、性质、传导方向、强度与形态，以及与体位、呼吸和运动的关系。

1）最响部位：杂音最响部位常与病变部位有关。一般情况下，杂音在某瓣膜听诊区最响，则提示该瓣膜有病变。例如，杂音在心尖部位最响，提示二尖瓣病变，杂音在主动脉瓣区最响，提示主动脉瓣病变等。心脏瓣膜以外的病变亦有不同的听诊部位，例如，室间隔缺损的杂音在胸骨左缘第 3 肋间最响，房间隔缺损的杂音在胸骨左缘第 2 肋间最响，动脉导管未闭的杂音在胸骨左缘第 2 肋间及其附近最响。

2）时期：按杂音在心动周期中出现的时间可分为收缩期杂音（systolic murmur，SM）、舒张期杂音（diastolic murmur，DM）和连续性杂音（continous murmur）。出现在 S_1 和 S_2 之间的杂音称为收缩期杂音，出现在 S_2 与下一心动周期 S_1 之间的杂音称为舒张期杂音；连续出现在收缩期与舒张期的杂音称为连续性杂音；收缩期与舒张期均出现但不连续的杂音，称为双期杂音。应特别注意连续性杂音和双期杂音的区别。一般认为，收缩期杂音可能是功能性的也可能是器质性的，而舒张期杂音和连续性杂音只能是器质性的。按杂音出现的早晚、持续时间的长短，可分为早期、中期、晚期和全期杂音。

3）传导方向：杂音可以较局限，也可以向远处传导，杂音常沿着产生杂音的血流方向传导。较局限的杂音，例如，二尖瓣狭窄的舒张期杂音局限于心尖区，肺动脉瓣狭窄的收缩期杂音局限于胸骨左缘第 2 肋间。向远处传导的杂音，例如：二尖瓣关闭不全的收缩期杂音在心尖部位最响,向左腋下及左肩胛下角处传导;主动脉瓣关闭不全的舒张期杂音,在主动脉瓣第二听诊区最响,向心尖部传导;主动脉瓣狭窄的收缩期杂音,在主动脉瓣区最响,向上传至颈部。一般说来,杂音传导越远,声音越弱,但性质不变。因此,在心前区两个听诊区听到同性质、同时期的杂音时,哪一听诊区最响,则提示该听诊区为病变区,若移动听诊部位,杂音逐渐减弱,而移近另一听诊区时杂音又增强但性质不同,则应考虑两个瓣膜或部位均有病变。

4)性质:是指杂音的频率不同表现出的音色与音调的不同。根据杂音音调可分为柔和杂音和粗糙杂音。根据杂音音色可分为吹风样杂音、隆隆样(雷鸣样)杂音、机器样杂音、喷射样杂音、叹气样杂音、乐音样杂音和鸟鸣样杂音等。病变性质不同,杂音的性质也不同。因此,临床上可根据杂音的性质判断病变的性质,例如,心尖区舒张期隆隆样杂音提示二尖瓣狭窄,心尖区粗糙的全收缩期杂音提示二尖瓣关闭不全,主动脉瓣第二听诊区舒张期叹气样杂音主要见于主动脉瓣关闭不全,胸骨左缘第 2 肋间及其附近的连续机器样杂音主要见于动脉导管未闭,乐音样杂音常见于感染性心内膜炎等。一般说来,功能性杂音较柔和,器质性杂音较粗糙。

5)强度与形态:杂音的强度即杂音响亮的程度,杂音的形态即杂音的强度在心动周期中的变化规律。收缩期杂音的强度一般采用 Levine 6 级分级法(表 2-5-5)。舒张期杂音的强度也可参照此标准,或分为轻、中、重度三级。6 级杂音分类法的记录方法是,听到的杂音级别为分子,总的分级级数为分母,如响度为 2 级的杂音,记为 2/6 级杂音。

表 2-5-5 杂音强度分级

级别	响度	听诊特点	震颤
1	最轻	很弱,须在安静环境下仔细听诊才能听到,易被忽略	无
2	轻度	较易听到,杂音柔和	无
3	中度	明显的杂音,较响亮	无或可能有
4	响亮	杂音响亮	有
5	很响	杂音很强,向周围及背部传导	明显
6	最响	杂音极响、震耳,听诊器稍离开胸壁也能听到	强烈

一般 2 级以下的收缩期杂音为功能性的,无病理意义,3 级以上的多为器质性的,有病理意义。杂音的强度不一定与病变的严重程度成正比,病变较重时,杂音可较弱,相反,病变较轻时,杂音也可能较强。

常见的杂音形态(心音图记录)有 5 种:①递增型杂音:杂音由弱逐渐增强,如二尖瓣狭窄的舒张期隆隆样杂音;②递减型杂音:杂音由较强逐渐减弱,如主动脉瓣关闭不全时的舒张期叹气样杂音;③递增递减型杂音:又称菱形杂音,杂音由弱转强,再由强转弱,如主动脉瓣狭窄时的收缩期杂音;④连续型杂音:杂音由收缩期开始,逐渐增强,高峰在 S_2 处,舒张期开始渐减,直到下一心动周期的 S_1 前消失,如动脉导管未闭时的连续性杂音;⑤一贯型杂音:杂音强度大体保持一致,如二尖瓣关闭不全时的全收缩期杂音。

　　6）体位、呼吸和运动对杂音的影响

　　体位：二尖瓣狭窄的舒张期杂音在左侧卧位时明显，主动脉瓣关闭不全的舒张期杂音在前倾坐位时更清楚，二尖瓣、三尖瓣、肺动脉瓣关闭不全的杂音在仰卧位时较清楚。

　　呼吸：深吸气时，胸腔负压增加，回心血量和右心室排血量增加，从而使与右心相关的杂音增强，如三尖瓣或肺动脉瓣狭窄与关闭不全。如深吸气后紧闭声门并用力做呼气动作（Valsalva 动作）时，胸腔压力增高，回心血量减少，经瓣膜产生的杂音一般都减轻，而肥厚型梗阻性心肌病的杂音则增强。

　　运动：运动使心率增快，心搏增强，在一定的心率范围内亦使杂音增强。

　　（3）杂音的临床意义：根据杂音产生的部位有无器质性病变，可区分为器质性杂音和功能性杂音，根据杂音的临床意义又可分为病理性杂音和生理性杂音。功能性杂音包括生理性杂音、相对性杂音（瓣膜相对狭窄或关闭不全产生的杂音）及全身性疾病导致的血流动力学改变（如甲状腺功能亢进症引起的血流加速）产生的杂音。生理性与器质性收缩期杂音的鉴别见表 2-5-6。

表 2-5-6　生理性与器质性收缩期杂音的鉴别

鉴别点	生理性	器质性
年龄	儿童、青少年多见	不定
部位	肺动脉瓣区或心尖区	不定
性质	柔和，吹风样	粗糙，风吹样，常呈高调
持续时间	短促	较长，多为全收缩期
强度	≤ 2/6 级	≥ 3/6 级
震颤	无	3/6 级以上常伴有震颤
传导	局限	沿血流方向传导较远
心脏大小	正常	有心房或心室增大

　　1）缩期杂音

　　二尖瓣区：功能性杂音多见于运动、发热、贫血、妊娠及甲状腺功能亢进症等。杂音柔和，吹风样，2/6 级以下，时间短，较局限。相对性杂音是指有心脏病理意义的功能性杂音，如左心室增大引起的二尖瓣相对性关闭不全、高血压性心脏病、冠心病、贫血性心脏病和扩张型心肌病等。杂音较粗糙，吹风样，强度 2～3/6 级，持续时间长。器质性杂音见于风湿性二尖瓣关闭不全、二尖瓣脱垂综合征等。杂音粗糙，吹风样，高调，响亮，强度在 3/6 级以上，时限长，可占全收缩期，甚至遮盖 S_1，并向左腋下传导。

　　主动脉瓣区：功能性杂音见于升主动脉扩张，如高血压、主动脉粥样硬化等。杂音柔和，常伴有主动脉瓣区 S_2 亢进。器质性杂音见于各种病因的主动脉瓣狭窄。杂音为喷射性收缩中期杂音，响亮且粗糙，呈递增递减型，并向颈部传导，常伴有震颤及主动

脉瓣区 S_2 减弱。

肺动脉瓣区：功能性杂音常见于儿童及青少年。杂音柔和，吹风样，强度在 2/6 级以下，持续时间短。心脏病理情况下的功能性杂音见于肺淤血及肺动脉扩张产生的相对性肺动脉瓣狭窄。杂音较响，伴肺动脉瓣区 S_2 亢进，见于二尖瓣狭窄、先天性心脏病的房间隔缺损等。器质性杂音见于肺动脉瓣狭窄。杂音为典型的收缩中期杂音，呈喷射性，粗糙，强度在 3/6 级以上，常伴震颤及肺动脉瓣区 S_2 减弱。

三尖瓣区：功能性杂音见于右心室扩大引起的三尖瓣相对性关闭不全，如二尖瓣狭窄、肺源性心脏病。杂音为吹风样，柔和，吸气时增强，3/6 级以下。器质性杂音极少见。

其他部位：功能性杂音见于部分青少年，在胸骨左缘第 2、3、4 肋间可闻及生理性杂音，主要是由于左或右心室将血液排入主或肺动脉时产生的紊乱血流所致，杂音柔和，无传导，一般为 1/6 ~ 2/6 级，平卧位吸气时清楚，坐位时减轻或消失。在胸骨左缘第 3、4 肋间出现的响亮而粗糙的收缩期杂音伴震颤提示为器质性杂音，见于室间隔缺损或肥厚型梗阻性心肌病。

2）舒张期杂音

二尖瓣区：相对性二尖瓣狭窄引起的功能性舒张期杂音，可发生于主动脉瓣关闭不全时，又称 Austin Flint 杂音，不伴有 S_1 亢进或开瓣音，主要由于舒张期从主动脉反流左心室的血液将二尖瓣前叶冲起形成。该杂音应注意与二尖瓣狭窄引起的杂音鉴别。风湿性二尖瓣狭窄引起的器质性杂音在心尖部闻及，出现于舒张中晚期，调低，隆隆样，呈递增性，不传导，左侧卧位呼气末较清楚，常伴 S_1 亢进、二尖瓣开瓣音及舒张期震颤。

主动脉瓣区：各种原因引起的主动脉瓣关闭不全所致的器质性杂音，为舒张早期递减型，柔和，叹气样，可向胸骨左缘及心尖部传导，在主动脉瓣第二听诊区听得较清楚，坐位前倾、深呼气末屏气更易听到。常见原因为风湿性心瓣膜病或先天性心脏病的主动脉瓣关闭不全、特发性主动脉瓣脱垂、梅毒性升主动脉炎和马方综合征所致主动脉瓣关闭不全。

肺动脉瓣区：多为功能性杂音。肺动脉扩张导致相对性肺动脉瓣关闭不全的杂音称为 Graham Steel 杂音，杂音为递减型，柔和，吹风样，吸气末增强，较局限，多伴肺动脉瓣区 S_2 增强，常见于二尖瓣狭窄伴明显肺动脉高压。

三尖瓣区：杂音局限于胸骨左缘第 4、5 肋间，低调，隆隆样，深吸气末增强，见于三尖瓣狭窄。

3）连续性杂音：多见于先天性心脏病动脉导管未闭。杂音粗糙、响亮，似机器转动样，持续于整个收缩期与舒张期，掩盖 S_2，在胸骨左缘第 2 肋间稍外侧闻及，常伴震颤。此外，先天性心脏病主动脉与肺动脉间隔缺损、冠状动静脉瘘、冠状动脉窦瘤破裂等也可出现连续性杂音。

7. 心包摩擦音　指脏层与壁层心包由于生物性或理化性因素致纤维蛋白沉积变得粗糙，以致在心脏搏动时产生摩擦而出现的声音。该音为粗糙、高调、类似纸张摩擦的声音，在心前区或胸骨左缘第 3、4 肋间最清楚，坐位前倾或呼气末更明显。心包摩擦音与心搏一致，屏气时仍存在，可据此与胸膜摩擦音相鉴别。见于各种感染性心包炎、急性心肌梗死后综合征、尿毒症、心脏损伤后综合征和系统性红斑狼疮等。当心包内有一定量积液后，心包摩擦音消失。

第六节　血管检查

血管检查是心血管检查的重要组成部分。许多疾病可使血管发生改变或经血管放映出来，血管检查可为疾病的诊断提供很有价值的资料。

一、脉搏

检查脉搏主要用触诊。检查时可选择桡动脉、肱动脉、股动脉、颈动脉及足背动脉等。检查时需两侧脉搏情况对比，正常人两侧脉搏差异很小，不易察觉。某些疾病时，两侧脉搏明显不同，如缩窄性大动脉炎或无脉症。在检查脉搏时应注意脉搏脉率、节律、紧张度和动脉壁弹性、强弱和波形变化。

（一）脉率

即每分钟脉搏的次数。正常成人在安静、清醒的情况下脉率为 60～100 次 / 分，老年人偏慢，女性稍快，儿童较快。各种生理、病理情况或药物影响也可使脉率增快或减慢。此外，除脉率快慢外，还应观察脉率与心率是否一致。某些心律失常如心房颤动或频发期前收缩时，由于部分心脏收缩的搏出量低，不足以引起周围动脉搏动，故脉率可少于心率。

（二）脉律

脉搏的节律可反映心脏的节律。正常人脉律规则，儿童、青少年和部分成年人由于窦性心律不齐，脉律可随呼吸改变，吸气时增快，呼气时减慢。心律失常如心房颤动者脉律绝对不规则，脉搏强弱不等和脉率少于心率，后者称脉搏短绌；有期前收缩呈二联律或三联律者可形成二联脉、三联脉；二度房室传导阻滞者可有脉搏脱漏，称脱落脉等。

（三）紧张度

脉搏的紧张度与动脉硬化的程度有关。检查时，以两个手指指腹置于桡动脉上，近心端手指用力按压阻断血流，使远心端手指触不到脉搏，通过施加压力的大小及感觉的血管壁弹性状态判断脉搏紧张度。

（四）强弱

脉搏的强弱取决于心搏出量、脉压和外周血管阻力。心搏量大、脉压宽和外周阻力低时，脉搏增强且振幅大，见于高热、甲状腺功能亢进、主动脉瓣关闭不全等。心搏量少、脉压小和外周阻力增高时，脉搏减弱而振幅低，见于心力衰竭、主动脉瓣狭窄与休克等。

（五）脉波

了解脉波变化有助于心血管疾病的诊断。

1. 正常脉波 由升支、波峰和降支构成。升支发生在左室收缩早期，由左室射血冲击主动脉壁所致。波峰系血液向动脉远端运行的同时，部分逆返，冲击动脉壁引起。降支平缓，其下降的程度取决于动脉内压力下降的速度。在降支上有一切迹称重搏波，来源于主动脉瓣关闭，血液由外周向近端折回后又向前，以及主动脉壁弹性回缩，使血流持续流向外周动脉所致。在明显主动脉硬化者，重搏波趋于不明显。

2. 水冲脉 脉搏骤起骤落，犹如潮水涨落，故名水冲脉。是由于周围血管扩张或存在分流、反流所致。前者常见于甲状腺功能亢进、严重贫血、脚气病等，后者常见于主动脉瓣关闭不全、先天性心脏病动脉导管未闭、动静脉瘘等。检查者握紧患者手腕掌面，将其前臂高举过头部，可明显感知桡动脉犹如水冲的急促而有力的脉搏冲击。

3. 交替脉 指节律规则而强弱交替的脉搏。一般认为系左室收缩力强弱交替所致，为左室心力衰竭的重要体征之一。常见于高血压性心脏病、急性心肌梗死和主动脉瓣关闭不全等。

4. 奇脉 指吸气时脉搏明显减弱或消失，系左心室搏血量减少所致。当心脏压塞或心包缩窄时，吸气时右心舒张受限，回心血量减少而影响右心排血量，右心室排入肺循环的血量减少，另外肺循环受吸气时胸腔负压的影响，肺血管扩张，致使肺静脉回流入左心房血量减少，因而左室排血也减少。这些因素形成吸气时脉搏减弱，甚至不能触及，故又称"吸停脉"。明显的奇脉触诊时即可按知，不明显的可用血压计检测，吸气时收缩压较呼气时低 10mmHg 以上。

5. 无脉 即脉搏消失，可见于严重休克及多发性大动脉炎。

二、血压

（一）测量方法

见第二篇第二章第一节全身状态检查。

（二）血压标准

见第二篇第二章第一节全身状态检查。

（三）血压变动的临床意义

1. 高血压 在安静、清醒的条件下采用标准测量方法，至少 3 次非同日血压值达到或超过收缩压 140mmHg 和（或）舒张压 90mmHg，即可认为有高血压，如果仅收缩压达到标准则称为单纯收缩期高血压。高血压绝大多数是原发性高血压，约 5%继发于其他疾病，称为继发性或症状性高血压，如慢性肾炎、肾动脉狭窄、肾上腺髓质或皮质肿瘤等。

2. 低血压 凡血压低于 90/60mmHg 时称低血压。持续的低血压状态多见于严重病症，如休克、心肌梗死、急性心脏压塞等。低血压也可有体质的原因，患者自诉一贯血压偏低，一般无症状。

3. 双上肢血压差别显著 正常双侧上肢血压差别达 5～10mmHg，若超过此范围则属异常，见于多发性大动脉炎或先天性动脉畸形等。

4. 上下肢血压差异常 正常下肢血压高于上肢血压 20～40mmHg，如下肢血压低于上肢应考虑主动脉缩窄或胸腹主动脉型大动脉炎等。

5. 脉压改变 脉压是指收缩压和舒张压之差，正常脉压为 30～40mmHg。脉压明显增大，结合病史，可考虑甲状腺功能亢进、主动脉瓣关闭不全和动脉硬化等。若脉压减小，可见于主动脉瓣狭窄、心包积液及严重心力衰竭患者。

（四）动态血压监测

动态血压监测（ambulatory blood pressure monitoring，ABPM），是高血压诊治中的一项进展。监测应使用符合国际标准（BHS 和 AAMI）的动态血压检测仪，按设定间期 24 小时记录血压。一般设白昼时间为 6～22 时，每 15 或 20min 测血压一次；晚间为 22 时～次晨 6 时，每 30min 记录一次。动态血压的国内正常参考标准为：24 小时平均血压值＜130/80mmHg，白昼平均值＜135/85mmHg，夜间平均值＜125/75mmHg。正常情况下，夜间血压值较白昼低 10%～15%。凡是疑有单纯性诊所高血压（白大衣高血压）、隐蔽性高血压、顽固难治性高血压、发作性高血压或低血压以及降压治疗效果差的患者，均应考虑做动态血压监测，作为常规血压检查的补充。

三、血管杂音

（一）静脉杂音

由于静脉压力低，不易出现涡流，故杂音一般多不明显。临床较有意义的有颈静脉营营声，在颈根部近锁骨处，甚至在锁骨下可出现低调、柔和、连续性杂音，坐位及站立明显，系颈静脉血液快速回流入上腔静脉所致。以手指压迫颈静脉暂时中断血流，杂音可消失，无害性杂音。肝硬化门静脉高压引起腹壁静脉曲张时，可在脐周或上腹部闻及连续性静脉营营声。

（二）动脉杂音

多见于周围动脉、肺动脉和冠状动脉。甲状腺功能亢进症在甲状腺侧叶闻及连续性杂音提示局部血流丰富；多发性大动脉炎的狭窄病变部位可闻及收缩期杂音；肾动脉狭窄时，在上腹部或腰背部可闻及收缩期杂音；肺内动静脉瘘时，在胸部相应部位有连续性杂音；外周动静脉瘘时则在病变部位出现连续性杂音；冠状动静脉瘘时可在胸骨中下端出现较表浅而柔和的连续性杂音或双期杂音。

四、周围血管征

脉压增大除可触及水冲脉外，还有以下体征。

1. 枪击音 在外周较大动脉表面如股动脉、肱动脉，轻放听诊器膜形体件时可闻及与心跳一致、短促如射枪 "ta-ta" 的声音，称为枪击音。

2. Duroziez 双重杂音 以听诊器钟形体件稍加压力于股动脉，可闻及收缩期与舒张期双期吹风样杂音。

3. 毛细血管搏动征 以玻片轻压患者口唇黏膜或用手指轻压患者指甲末端，使局部发白，如发白的局部边缘发生有规律的红白交替现象，即为毛细血管搏动征。

上述体征及水冲脉统称周围血管征阳性，主要见于主动脉瓣关闭不全、甲状腺功能亢进和严重贫血等。

五、肝颈静脉反流征

检查者用手压迫被检者右上腹肝脏部位，若颈静脉充盈更加明显，称为肝颈静脉反流征阳性，提示静脉压增高，见于右心衰竭、缩窄性心包炎、大量心包积液及上腔静脉阻塞综合征，以右心衰竭最为常见。正常人在按压开始时可出现一过性颈静脉轻度充盈，而在右心排血障碍伴体静脉淤血时，颈静脉充盈为持续性。

第七节 循环系统常见疾病的主要症状和体征

一、二尖瓣狭窄

二尖瓣狭窄是我国很常见的心脏瓣膜病，主要病因为风湿，是风湿性心脏炎反复发作后遗留的慢性心脏瓣膜损害，另还见于老年人的瓣膜钙化所致的心脏瓣膜病变和先天性异常等。主要病理改变为二尖瓣瓣叶交界处发生炎症、水肿、相互粘连及融合，瓣口面积减少，左房舒张期排血受阻，左房压增高，左房增大和肺淤血，继而肺动脉高压，右心室负荷增加，出现右心室肥厚与扩张，最后导致右心衰竭。

【症状】初为劳力性呼吸困难，随着病情发展，出现阵发性夜间呼吸困难，端坐呼吸，咳嗽，咯血，甚至发生急性肺水肿。

【体征】

1. 视诊 二尖瓣面容，右心室增大心尖搏动向左移位。若儿童期即有二尖瓣狭窄心前区可有隆起。

2. 触诊 心尖区常有舒张期震颤，右心室肥大时，心尖搏动左移，并且胸骨左下缘或剑突下可触及右心室收缩期抬举样搏动。

3. 叩诊 轻度二尖瓣狭窄时心浊音界无异常。中度以上狭窄心腰消失，心浊音界可呈梨形。

4. 听诊 心尖区低调、隆隆样、舒张中晚期递增型杂音，左侧卧位时更明显；心尖区 S_1 亢进；部分可闻及二尖瓣开放拍击音（开瓣音），提示瓣膜弹性及活动度尚好；P_2 亢进和分裂；如肺动脉扩张，肺动脉瓣区闻及 Graham Steell 杂音。

二、二尖瓣关闭不全

二尖瓣关闭不全可分为急性与慢性两种类型。急性常由感染或缺血坏死引起腱索断裂或乳头肌坏死引起。慢性二尖瓣关闭不全的病因有风湿性、二尖瓣脱垂、冠心病乳头肌功能失调、老年性二尖瓣退行性变等。二尖瓣关闭不全，收缩期左室射出的部分血流反流到左房，使左心房充盈度和压力均增加，导致左心房扩张，也因左心房流入左心室的血量较正常增多，亦致使左心室肥厚和扩大。持续的严重过度负荷，导致左心室心肌功能衰竭，左心室舒张末压和左心房压明显上升，出现肺淤血，最终发生肺动脉高压和右心衰竭。

【症状】慢性二尖瓣关闭不全早期，无明显自觉症状，一旦出现明显症状，多已有不可逆的心功能损害。表现为心悸、咳嗽、劳力性呼吸困难、疲乏无力等。

【体征】

1. 视诊　左心室增大时，心尖搏动向左下移位。

2. 触诊　心尖搏动有力，可呈抬举样。

3. 叩诊　心浊音界向左下扩大。

4. 听诊　心尖区可闻及响亮粗糙、音调较高的 3/6 级以上全收缩期吹风样杂音，向左腋下和左肩胛下区传导。S_1 常减弱，P_2 可亢进和分裂。

三、主动脉瓣狭窄

主动脉瓣狭窄主要病因有风湿性、先天性及老年性主动脉瓣钙化等。主动脉瓣狭窄使左心室排血明显受阻，产生左心室肥厚，左心房后负荷增加，最终导致左心室功能衰竭。同时，由于左心室射血负荷增加，冠状动脉血流减少，心肌氧耗增加，引起心肌缺血而产生心绞痛和左心衰竭。又因心排血量减低和（或）心律失常导致大脑供血不足可出现眩晕、昏厥及心脏性猝死。

【症状】轻度狭窄患者可无症状。中、重度狭窄者，常见呼吸困难、心绞痛和晕厥，为典型主动脉瓣狭窄的三联征。

【体征】

1. 视诊　心尖搏动增强，位置正常或稍移向左下。

2. 触诊　心尖搏动有力，呈抬举样。胸骨右缘第 2 肋间可触及收缩期震颤。

3. 叩诊　心浊音界正常或可稍向左下增大。

4. 听诊　在胸骨右缘第 2 肋间可闻及 3/6 级以上收缩期粗糙喷射性杂音，呈递增递减型，向颈部传导。主动脉瓣区 S_2 减弱及逆分裂。心尖区有时可闻及 S_4。

四、主动脉瓣关闭不全

主动脉瓣关闭不全可由风湿性与非风湿性病因（先天性、瓣膜脱垂、感染性心内膜炎等）引起。主动脉瓣关闭不全时左心室舒张末期容量增加，左心室搏血量增加，使左心室出现代偿性肥厚和扩张，进而引起左心衰竭。主动脉舒张压显著降低，引起冠状动脉供血不足，引起心肌缺血，产生心绞痛。主动脉瓣关闭不全由于脉压加大，出现周围血管体征。

【症状】主要症状为心悸、心前区不适、头部搏动感、体位性头晕等症状。存在心肌缺血时可出现心绞痛，病变后期有劳力性呼吸困难。

【体征】

1. 视诊 心尖搏动向左下移位，部分重度关闭不全者颈动脉搏动明显，并随心搏出现点头运动。

2. 触诊 心尖搏动移向左下，呈抬举样搏动。有水冲脉及毛细血管搏动征。

3. 叩诊 心界向左下增大，心腰加深，心浊音界轮廓似靴形。

4. 听诊 主动脉瓣第二听诊区可闻及叹气样舒张期杂音，呈递减型，向胸骨左下方和心尖区传导，坐位前倾最易听清。主动脉瓣区 S_2 减弱。重度反流者有相对性二尖瓣狭窄，心尖区出现柔和、低调、递减型舒张中、晚期隆隆样杂音（Austin Flint 杂音）。周围大血管可听到枪击声和 Duroziez 双重杂音。

五、心包积液

心包积液指由于感染或非感染性疾病引起的心包腔内积聚过多液体，包括浆液性、纤维蛋白性、化脓性和出血性等。病理生理改变取决于积液的量与积液速度。由于心包腔内压力增高致使心脏舒张受阻，影响静脉回流，心室充盈及排血均随之降低。大量心包积液或急性心包积液量较大时可以出现急性心包压塞而危及生命。

【症状】胸闷、心悸、呼吸困难、腹胀、水肿等，以及原发病的症状，如结核的低热、盗汗，化脓性感染的畏寒高热等。

【体征】

1. 视诊 心前区饱满，心尖搏动明显减弱甚至消失。

2. 触诊 心尖搏动弱而不易触到，如能明确触及则在心相对浊音界之内侧。

3. 叩诊 心浊音界向两侧扩大，且随体位改变。

4. 听诊 早期少量心包积液可闻及心包摩擦音，积液量增多后消失。心率较快，心音弱而远。

六、心力衰竭

心力衰竭是指在静脉回流无器质性障碍的情况下，由于心肌收缩力下降引起心排血量减少，不能满足机体代谢需要的一种综合征。临床上以肺和（或）体循环淤血以及组织灌注不足为特征，又称充血性心力衰竭。心力衰竭的病因可分为心肌本身病变和心室负荷过重两大类，前者如心肌缺血、心肌坏死或心肌炎症，后者又可分为阻力负荷过重（如高血压、主动脉瓣狭窄等）和容量负荷过重（如二尖瓣或主动脉瓣关闭不全等）。心力衰竭的发生除基本病因外，常有诱发因素促使其发病或使其在原有基础上病情加重，如感染、心律失常、钠盐摄入过多、输液过多和（或）过快以及过度劳累等增加心脏负荷的多种因素。

【症状】

1. 左心衰竭 乏力，进行性劳力性呼吸困难，夜间阵发性呼吸困难，端坐呼吸，咳嗽，咳粉红色泡沫痰，少数出现咯血。

2.右心衰竭 腹胀、少尿及食欲不振，甚至恶心呕吐。

【体征】

1.左心衰竭 主要为肺淤血的体征。

（1）视诊：有不同程度的呼吸急促，轻微发绀，高枕卧位或端坐体位。急性肺水肿时可出现咳大量粉红色泡沫痰，呼吸窘迫，并大汗淋漓。

（2）触诊：严重者可出现交替脉。

（3）叩诊：除原发性心脏病体征外，通常无特殊发现。

（4）听诊：心率增快，心尖区及其内侧可闻及舒张期奔马律，P_2亢进。单侧或双侧肺底可闻及细小湿啰音。急性肺水肿时，则双肺满布湿啰音和哮鸣音。

2.右心衰竭 主要是体循环淤血的体征。

（1）视诊：颈静脉怒张，可有周围性发绀，水肿。

（2）触诊：可触及不同程度的肝大、压痛及肝颈静脉反流征阳性。下肢或腰骶部等下垂部位凹陷性水肿，严重者可有全身水肿。

（3）叩诊：可有胸腔积液（右侧多见）与腹腔积液体征。

（4）听诊：由于右心室扩大，可在三尖瓣区闻及三尖瓣相对关闭不全的收缩期吹风样杂音，以及右心室舒张期奔马律。

除以上所列体征外，尚有原发性心脏病变和心力衰竭诱因的症状与体征。

常见的心脏病变体征见表2-5-7。

表 2-5-7　常见心脏病变体征

	视 诊	触 诊	叩 诊	听 诊
二尖瓣狭窄	二尖瓣面容，心尖搏动向左移位，发绀	心尖左移，心尖部可触及舒张期震颤，右心室肥大时可有剑突下抬举样搏动	心浊音界早期向左、后再向右扩大，心腰部膨出，心浊音界呈梨形	心尖部S_1亢进，心尖部局限的隆隆样舒张中晚期杂音，可伴开瓣音、P_2亢进及分裂、Graham Steell杂音
二尖瓣关闭不全	心尖搏动向左下移位	心尖左下移位，搏动有力，呈抬举性，重者可触及收缩期震颤	心浊音界向左下扩大，后期亦可向右扩大	心尖部3/6级以上粗糙的吹风样全收缩期杂音，范围广泛，向左腋部及左肩胛下角传导，P_2亢进、分裂，心尖部S_1减弱
主动脉瓣狭窄	心尖搏动向左下移位	心尖搏动局限，主动脉瓣区可触及收缩期震颤，脉搏细弱	心浊音界向左下扩大	主动脉瓣区粗糙响亮收缩期杂音，向颈部传导，可有S_2减弱、S_2逆分裂。心尖部S_1减弱
主动脉瓣关闭不全	心尖搏动向左下移位，颈动脉搏动明显，并可随心脏收缩出现点头征	心尖部搏动弥散，呈抬举性，向左下移位，伴有水冲脉	心浊音界向左下扩大，心腰明显凹陷，心浊音界呈靴形	动脉瓣第二听诊区叹气样递减型舒张期杂音，向心尖部传导，心尖部可有柔和的隆隆样舒张期杂音，可有股动脉枪击音及杜氏双重杂音，主动脉瓣区S_1减弱

第六章　腹部检查

　　腹部主要由腹壁、腹腔和腹腔内脏器组成。腹部范围上起横膈，下至骨盆。腹部体表上以两侧肋弓下缘和胸骨剑突与胸部为界，下至两侧腹股沟韧带和耻骨联合，前面和侧面由腹壁组成，后面为脊柱和腰肌。

　　腹腔内有很多重要脏器，主要有消化、泌尿、生殖、内分泌、血液及血管系统，故腹部检查是体格检查的重要组成部分，是诊断疾病十分重要的方法。腹部检查应用视诊、触诊、叩诊、听诊四种方法，尤以触诊最为重要。触诊中又以脏器触诊较难掌握，需要勤学苦练，多实践体会，才能不断提高触诊水平。为了避免触诊引起胃肠蠕动增加，使肠鸣音发生变化，腹部检查的顺序为视、听、触、叩，但记录时为了统一格式仍按视、触、叩、听的顺序。

第一节　腹部的体表标志及分区

　　为了准确描写脏器病变和体征的部位和范围，常借助腹部的天然体表标志，可人为地将腹部划分为几个区，以便熟悉脏器的位置和其在体表的投影。

一、体表标志

常用腹部体表标志（图2-6-1）：

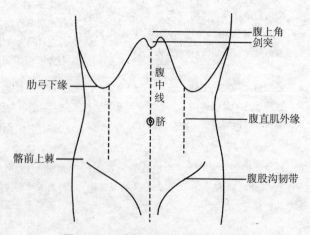

图 2-6-1　腹部前面体表标志示意图

1.肋弓下缘　由第 8～10 肋软骨连接形成的肋缘和第 11、12 浮肋构成。肋弓下缘是腹部体表的上界，常用于腹部分区、肝、脾的测量和胆囊的定位。

2.剑突　是胸骨下端的软骨，是腹部体表的上界，常作为肝脏测量的标志。

3.腹上角　是两侧肋弓至剑突根部的夹角，常用于判断体型及肝的测量。

4.脐　位于腹部中心，向后投影相当于第 3～4 腰椎之间，是腹部四区分法的标志。此处易有脐疝。

5.髂前上棘　是髂嵴前方突出点，是腹部九区分法的标志和骨髓穿刺的部位。

6.腹直肌外缘　相当于锁骨中线的延续，常为手术切口和胆囊点的定位。

7.腹中线　是胸骨中线的延续，是腹部四区分法的垂直线。此处易有白线疝。

8.腹股沟韧带　是腹部体表的下界，是寻找股动、静脉的标志，常是腹股沟疝的通过部位和所在。

9.耻骨联合　是两耻骨间的纤维软骨连接，共同组成腹部体表下界。

10.肋脊角　是两侧背部第 12 肋骨与脊柱的夹角，为检查肾叩痛的位置。

二、腹部分区

目前常用的腹部分区有以下两种方法：

（一）四区分法

通过脐画一水平线与一垂直线，两线相交将腹部分为四区，即左、右上腹部和左、右下腹部（图 2-6-2）。各区所包含主要脏器如下：

1.右上腹部　肝、胆囊、幽门、十二指肠、小肠、胰头、右肾上腺、右肾、结肠肝曲、部分横结肠、腹主动脉、大网膜。

2.右下腹部　盲肠、阑尾、部分升结肠、小肠、右输尿管、胀大的膀胱、淋巴结、女性右侧卵巢和输卵管、增大的子宫、男性右侧精索。

3.左上腹部　肝左叶、脾、胃、小肠、胰体、胰尾、左肾上腺、左肾、结肠脾曲、部分横结肠、腹主动脉、大网膜。

4.左下腹部　乙状结肠、部分降结肠、小肠、左输尿管、胀大的膀胱、淋巴结、女性左侧卵巢和输卵管、增大的子宫、男性左侧精索。

四区分法简单易行，但较粗略，难于准确定位为其不足之处。

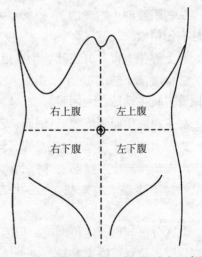

图 2-6-2　腹部体表分区（四区法）示意图

（二）九区分法

两侧肋弓下缘连线和两侧髂前上棘连线为两条水平线，左、右髂前上棘至腹中线连线的中点为两条垂直线，四线相交将腹部划分为井字形九区，即左、右上腹部（季肋部），左、右侧腹部（腰部），左、右下腹部（髂部），及上腹部、中腹部（脐部）和下腹部（耻骨上部）（图 2-6-3）。各区脏器分布情况如下：

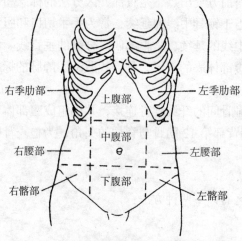

图 2-6-3　腹部体表分区（九区法）示意图

1.右上腹部（右季肋部） 肝右叶、胆囊、结肠肝曲、右肾上腺、右肾。

2.右侧腹部（右腰部） 升结肠、空肠、右肾。

3.右下腹部（右髂部） 盲肠、阑尾、回肠下端、淋巴结、女性右侧卵巢和输卵管、男性右侧精索。

4.上腹部 胃、肝左叶、十二指肠、胰头、胰体、横结肠、腹主动脉、大网膜。

5.中腹部（脐部） 十二指肠、空肠、回肠、下垂的胃或横结肠、肠系膜及淋巴结、输尿管、腹主动脉、大网膜。

6.下腹部（耻骨上部） 回肠、乙状结肠、输尿管、胀大的膀胱、女性增大的子宫。

7.左上腹部（左季肋部） 脾、胃、结肠脾曲、胰尾、左肾上腺、左肾。

8.左侧腹部（左腰部） 降结肠、空肠、回肠、左肾。

9.左下腹部（左髂部） 乙状结肠、淋巴结、女性左侧卵巢和输卵管、男性左侧精索。

九区分法较细，定位准确，但因各区较小，所包含脏器常超过一个分区，加之体型不同，脏器位置可略有差异，应予注意。

第二节　视　诊

进行腹部视诊前，嘱患者排空膀胱，取低枕仰卧位，两手自然置于身体两侧，充分暴露全腹，上自剑突，下至耻骨联合，躯体其他部分应遮盖，暴露时间不宜过长，以免腹部受凉引起不适。光线宜充足而柔和，从前侧方射入视野，有利于观察腹部表面的器官轮廓、肿块、肠型和蠕动波等。医生应站立于患者右侧，按一定顺序自上而下地观察腹部，有时为了查出细小隆起或蠕动波，诊视者应将视线降低至腹平面，从侧面呈切线方向进行观察。

腹部视诊的主要内容有腹部外形、呼吸运动、腹壁皮肤、腹壁静脉、胃肠型和蠕动波以及疝等。

一、腹部外形

应注意腹部外形是否对称，有无全腹或局部的膨隆或凹陷，有腹水或腹部肿块时，还应测量腹围的大小。

健康正常成年人平卧时，前腹壁大致处于肋缘至耻骨联合构成的平面或略为低凹，称为腹部平坦，坐起时脐以下部分稍前凸。肥胖者或小儿（尤其餐后）腹部外形较饱满，前腹壁稍高于肋缘与耻骨联合构成的平面，称为腹部饱满。消瘦者及老年人，因腹壁皮下脂肪较少，腹部下陷，前腹壁稍低于肋缘与耻骨联合构成的平面，称为腹部低平。这些都属于正常腹部外形。

（一）腹部膨隆

平卧时前腹壁明显高于肋缘与耻骨联合构成的平面，外观呈凸起状，称腹部膨隆（abdominal distension），可因生理状况如肥胖、妊娠，或病理状况如腹水、腹内积气、巨大肿瘤等引起，因情况不同又可表现为：

1.全腹膨隆　弥漫性膨隆之腹部呈球形或椭圆形，除因肥胖、腹壁皮下脂肪明显增多，脐凹陷外，因腹腔内容物增多所致者腹壁无增厚，因腹压影响而使脐突出。常见于下列情况：

（1）腹腔积液：腹腔内有大量积液称腹水（ascites）。平卧位时腹壁松弛，液体下沉于腹腔两侧，致侧腹部明显膨出扁而宽，称为蛙腹（frog belly）。侧卧或坐位时，因液体移动而使腹下部膨出。常见于肝硬化门静脉高压症，亦可见于心力衰竭、缩窄性心包炎、腹膜癌转移（肝癌、卵巢癌多见）、肾病综合征、胰源性腹水或结核性腹膜炎等。腹膜有炎症或肿瘤浸润时，腹部常呈尖凸型，称为尖腹（apical belly）。

（2）腹内积气：腹内积气多在胃肠道内，大量积气可引起全腹膨隆，使腹部呈球形，两侧腰部膨出不明显，变动体位时其形状无明显改变，见于各种原因引起的肠梗阻或肠麻痹。积气在腹腔内，称为气腹（pneumoperitoneum），见于胃肠穿孔或治疗性人工气腹，前者常伴有不同程度的腹膜炎。

（3）腹内巨大肿块：如足月妊娠、巨大卵巢囊肿、畸胎瘤等，亦可引起全腹膨隆。

当全腹膨隆时，为观察其程度和变化，常需测量腹围。方法为让患者排尿后平卧，用软尺经脐绕腹一周，测得的周长即为腹围（脐周腹围），通常以厘米（cm）为单位，还可以测其腹部最大周长（最大腹围），同时记录。定期在同样条件下测量比较，可以观察腹腔内容物（如腹水）的变化。

2. 局部膨隆　腹部的局限性膨隆常因为脏器肿大、腹内肿瘤或炎性肿块、胃或肠胀气以及腹壁上的肿物和疝等。视诊时应注意膨隆的部位、外形，是否随呼吸而移位或随体位而改变，有无搏动等。脏器肿大一般都在该脏器所在部位，并保持该脏器的外形特征。

上腹中部膨隆常见于肝左叶肿大、胃癌、胃扩张（如幽门梗阻、胃扭转）、胰腺肿瘤或囊肿等。右上腹膨隆常见于肝大（肿瘤、脓肿、淤血等）、胆囊肿大及结肠肝曲肿瘤等。左上腹膨隆常见于脾肿大、结肠脾曲肿瘤或巨结肠。腰部膨隆见于多囊肾、巨大肾上腺肿瘤、肾盂大量积水或积脓。脐部膨隆常因脐疝、腹部炎症性肿块（如结核性腹膜炎致肠粘连）引起。下腹膨隆常见于子宫增大（妊娠、子宫肌瘤等）、膀胱胀大，后者在排尿后可以消失。右下腹膨隆常见于回盲部结核或肿瘤、Crohn 病及阑尾周围脓肿等。左下腹膨隆见于降结肠及乙状结肠肿瘤，亦可因干结粪块所致。此外还可因游走下垂的肾脏或女性患者的卵巢癌或囊肿而致下腹部膨隆。

有时局部膨隆是由于腹壁上的肿块（如皮下脂肪瘤、结核性脓肿等）而非腹腔内病变。其鉴别方法是嘱患者仰卧位做屈颈抬肩动作，使腹壁肌肉紧张，如肿块更加明显，说明肿块位于腹壁上。反之如变得不明显或消失，说明肿块在腹腔内，被收缩变硬的腹肌所掩盖。

局部膨隆近圆形者，多为囊肿、肿瘤或炎性肿块，后者有压痛，亦可边缘不规则；呈长形者，多为肠管病变，如肠梗阻、肠扭转、肠套叠或巨结肠征等。膨隆有搏动者可能是动脉瘤，亦可能是位于腹主动脉上面传导其搏动的脏器或肿块。膨隆随体位变更而明显移位者，可能为游走的脏器（肾、脾等）、带蒂肿物（卵巢囊肿等）或大网膜、肠系膜上的肿块。腹壁或腹膜后肿物（神经纤维瘤、纤维肉瘤等）一般不随体位变更而移位。随呼吸移动的局部膨隆多为膈下脏器或其肿块。在腹白线、脐、腹股沟或手术瘢痕部位于腹压增加时出现膨隆，而卧位或降低腹压后消失者，为各该部位的可复性疝。

（二）腹部凹陷

仰卧时前腹壁明显低于肋缘与耻骨联合的平面，称腹部凹陷（abdominal concavity），凹陷亦分全腹凹陷和局部凹陷，但以前者意义更为重要。

1. 全腹凹陷　患者仰卧时前腹壁明显凹陷，见于消瘦和脱水者。严重时前腹壁凹陷几乎贴近脊柱，肋弓、髂嵴和耻骨联合显露，使腹外形如舟状，称舟状腹（scaphoid abdomen），见于恶病质，如结核病、恶性肿瘤等慢性消耗性疾病。吸气时出现腹凹陷，见于膈肌麻痹和上呼吸道梗阻。早期急性弥漫性腹膜炎引起腹肌痉挛性收缩，膈疝时腹内脏器进入胸腔，都可导致全腹凹陷。

2. 局部凹陷　较少见，多由于手术后腹壁瘢痕收缩所致，患者立位或加大腹压时，凹陷可更明显。白线疝（腹直肌分裂）、切口疝于卧位时可见凹陷，但立位或加大腹压时，局部反而膨出。

二、呼吸运动

正常人可以见到呼吸时腹壁上下起伏，吸气时上抬，呼气时下陷，此为腹式呼吸运动，男性及小儿以腹式呼吸为主，而成年女性则以胸式呼吸为主，腹壁起伏不明显。

腹式呼吸减弱常因腹膜炎症、腹水、急性腹痛、腹腔内巨大肿物或妊娠等。腹式呼吸消失常见于胃肠穿孔所致急性腹膜炎或膈肌麻痹等。腹式呼吸增强不多见，常为癔症性呼吸或胸腔疾病（大量积液等）。

三、腹壁静脉

正常人腹壁皮下静脉一般不显露，在较瘦或皮肤白皙的人才隐约可见，皮肤较薄而松弛的老年人可见静脉显露于皮肤，但常为较直条纹，并不迂曲，仍属正常。其他使腹压增加的情况（腹水、腹腔巨大肿物、妊娠等）也可见静脉显露。

腹壁静脉曲张（或扩张）常见于门静脉高压致循环障碍或上、下腔静脉回流受阻而有侧支循环形成时，此时腹壁静脉可显而易见或迂曲变粗，称为腹壁静脉曲张。门静脉高压显著时，于脐部可见到一簇曲张静脉向四周放射，如水母头（caput rnedusae），常在此处听到静脉血管杂音。

为辨别腹壁静脉曲张的来源，需要检查其血流方向。正常时脐水平线以上的腹壁静脉血液自下向上经胸壁静脉和腋静脉流入上腔静脉，脐水平以下的腹壁静脉血液自上向下经大隐静脉流入下腔静脉。有门静脉高压时，腹壁曲张静脉常以脐为中心向四周伸展，血液经脐静脉（胚胎时的脐静脉于胎儿出生后闭塞而成圆韧带，此时再通）进入腹壁浅静脉流向四方（图2-6-4）。下腔静脉阻塞时，曲张的静脉大都分布在腹壁两侧，有时分布在臀部及股部外侧，脐以下的腹壁浅静脉血流方向也转流向上（图2-6-5）。上腔静脉阻塞时，上腹壁或胸壁的浅静脉曲张，血液均转流向下。

借简单的指压法即可鉴别血液方向。

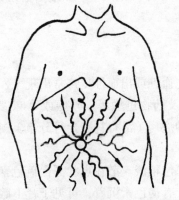

图2-6-4　门静脉高压时腹壁浅静脉血流分布和方向

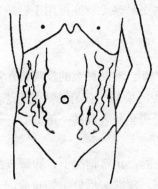

图2-6-5　下腔静脉梗阻时腹壁浅静脉血流分布和方向

检查血流方向可选择一段没有分支的腹壁静脉，检查者将右手示指和中指并拢压在静脉上，然后一只手指紧压静脉向外滑动，挤出该段静脉内血液，至一定距离后放松该手指，另一手指紧压不动，看静脉是否充盈，如迅速充盈，则血流方向是从放松的一端流向紧压手指的一端。再同法放松另一手指，观察静脉充盈速度，即可看出血流方向（图2-6-6）。

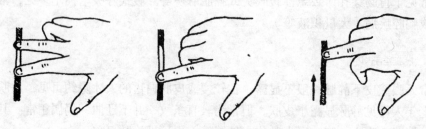

图2-6-6　检查静脉血流方向手法示意图

四、胃肠型和蠕动波

正常人腹部一般看不到胃和肠的轮廓及蠕动波形，腹壁菲薄或松弛的老年人、经产妇或极度消瘦者有时可能见到。

胃肠道发生梗阻时，梗阻近端的胃或肠段饱满而隆起，可显出各自的轮廓，称为胃型或肠型，伴有该部位的蠕动加强，可以看到蠕动波。胃蠕动波自左肋缘下开始，缓慢地向右推进，到达右腹直肌旁（幽门区）消失，此为正蠕动波。有时尚可见到自右向左的逆蠕动波。肠梗阻时亦可看到肠蠕动波。小肠梗阻所致的蠕动波多见于脐部。严重梗阻时，胀大的肠襻呈管状隆起，横行排列于腹中部，组成多层梯形肠型，并可看到明显的肠蠕动波，运行方向不一致，此起彼伏，全腹膨胀，听诊时可闻及高调肠鸣音或呈金属音调。结肠远端梗阻时，其宽大的肠型多位于腹部周边，同时盲肠多胀大成球形，随每次蠕动波的到来而更加隆起。如发生了肠麻痹，则蠕动波消失。在观察蠕动波时，从侧面观察更易察见，亦可用手轻拍腹壁而诱发之。

五、腹壁其他情况

1. 皮疹　不同种类的皮疹提示不同的疾病。充血性或出血性皮疹常出现于发疹性疾病或某些传染病（如麻疹、猩红热、斑疹伤寒）及药物过敏等。紫癜或荨麻疹可能是过敏性疾病全身表现的一部分。一侧腹部或腰部的疱疹（沿脊神经走行分布）提示带状疱疹。

2. 色素　正常情况下，腹部皮肤颜色较暴露部位稍淡。散在点状深褐色色素沉着常为血色病。皮肤皱褶处（如腹股沟及系腰带部位）有褐色素沉着，可见于肾上腺皮质功能减退（Addisbn's disease）。左腰部皮肤呈蓝色，为血液自腹膜后间隙渗到侧腹壁的皮下所致 Grey-Turner 征，可见于急性出血坏死型胰腺炎。脐周围或下腹壁皮肤发蓝为腹腔内大出血的征象 Cullen 征，见于宫外孕破裂或急性出血坏死型胰腺炎。腹部和腰部不规则的斑片状色素沉着，见于多发性神经纤维瘤。妇女妊娠时，在脐与耻骨之间的中线上有褐色素沉着，常持续至分娩后才逐渐消退。此外长久地热敷腹部可留下红褐色环状或地图样痕迹，类似斑疹，需注意辨别。

3. 腹纹 多分布于下腹部和左、右下腹部。白纹为腹壁真皮结缔组织因张力增高断裂所致，呈银白色条纹，可见于肥胖者或经产妇女。妊娠纹出现于下腹部和髂部，下腹部妊娠纹以耻骨为中心略呈放射状，条纹处皮肤较薄，在妊娠期呈淡蓝色或粉红色，产后则转为银白色而长期存在。

紫纹是皮质醇增多症的常见征象，出现部位除下腹部和臀部外，还可见于股外侧和肩背部。由于糖皮质激素引起蛋白质分解增强，迅速沉积的皮下脂肪增多，真皮层中结缔组织胀裂，以致紫纹处的真皮萎缩变薄，上面覆盖一层薄薄表皮，而此时因皮下毛细血管网丰富，红细胞偏多，故条纹呈紫色。

4. 瘢痕 腹部瘢痕多为外伤、手术或皮肤感染的遗迹，有时对诊断和鉴别很有帮助，特别是某些特定部位的手术瘢痕，常提示患者的手术史。如右下腹 Mc Burney 点处切口瘢痕标志曾行阑尾手术，右上腹直肌旁切口瘢痕标志曾行胆囊手术，左上腹弧形切口瘢痕标志曾行脾切除术等。

5. 疝 腹部疝可分为腹内疝和腹外疝两大类，前者少见，后者较多见。为腹腔内容物经腹壁或骨盆壁的间隙或薄弱部分向体表突出而形成。脐疝多见于婴幼儿，成人则可见于经产妇或有大量腹水的患者；先天性腹直肌两侧闭合不良者可有白线疝；手术瘢痕愈合不良处可有切口疝；股疝位于腹股沟韧带中部，多见于女性；腹股沟疝则偏于内侧。男性腹股沟斜疝可下降至阴囊，该疝在直立位或咳嗽用力时明显，卧位时可缩小或消失，亦可以手法还纳，如有嵌顿则可引起急性腹痛。

6. 脐部 脐部突出或凹陷的意义已如前述。脐凹分泌物呈浆液性或脓性，有臭味，多为炎症所致。分泌物呈水样，有尿味，为脐尿管未闭的征象。脐部溃烂，可能为化脓性或结核性炎症；脐部溃疡如坚硬、固定而突出，多为癌肿所致。

7. 腹部体毛 男性胸骨前的体毛可向下延伸达脐部。男性阴毛的分布多呈三角形，尖端向上，可沿前正中线直达脐部；女性阴毛为倒三角形，上缘为一水平线，止于耻骨联合上缘处，界限清楚。腹部体毛增多或女性阴毛呈男性型分布见于皮质醇增多症和肾上腺性变态综合征。腹部体毛稀少见于腺垂体功能减退症、黏液性水肿和性腺功能减退症。

8. 上腹部搏动 上腹部搏动大多由腹主动脉搏动传导而来，可见于正常人较瘦者。腹主动脉瘤和肝血管瘤时，上腹部搏动明显。二尖瓣狭窄或三尖瓣关闭不全引起右心室增大，小可见明显的上腹部搏动。

第三节 触 诊

触诊是腹部检查的主要方法，对腹部体征的认知和疾病的诊断具有重要意义，可以进一步确定视诊所见，又可为叩诊、听诊提示重点。有些体征如腹膜刺激征、腹部肿块、脏器肿大等主要靠触诊发现。在腹部触诊时，各种触诊手法都能用到。

为使腹部触诊达到满意的效果，被检者应排尿后取低枕仰卧位，两手自然置于身体两侧，两腿屈起并稍分开，以使腹肌尽量松弛，做张口缓慢腹式呼吸，吸气时横膈向下而腹部上抬隆起，呼气时腹部自然下陷，可使膈下脏器随呼吸上下移动。检查肝脏、脾脏时，还可分别取左、右侧卧位。检查肾脏时可用坐位或立位。检查腹部肿瘤时还可用肘膝位。

医生应站立于被检者右侧，面对被检者，前臂应与腹部表面在同一水平，检查时手要温暖，指甲剪短，先以全手掌放于腹壁上部，使患者适应片刻，并感受腹肌紧张度。然后以轻柔动作按顺序触诊，一般自左下腹开始，按逆时针方向至右下腹，再至脐部，依次检查腹部各区。原则是先触诊健康部位，逐渐移向病变区域，以免造成患者感受的错觉。边触诊边观察被检者的反应与表情，对精神紧张或有痛苦者给以安慰和解释。亦可边触诊边与患者交谈，转移其注意力而减少腹肌紧张，以保证顺利完成检查。

腹部触诊应用基本检查方法中所列各种触诊手法，浅部触诊使腹壁压陷约 1cm，用于发现腹壁的紧张度、表浅的压痛、肿块、搏动和腹壁上的肿物等（如皮下脂肪瘤、结节等）。

深部触诊使腹壁压陷至少 2cm 以上，有时可达 4～5cm，以了解腹腔内脏器情况，检查压痛、反跳痛和腹内肿物等。包括：①深压触诊：探测腹腔深在病变的压痛点和反跳痛。②滑动触诊：在被触及脏器或肿块上做上下、左右的滑动触摸，以探知脏器或肿块的形态和大小。③双手触诊：常用于肝、脾、肾和腹腔内肿块的检查，检查盆腔的双合诊亦属此例。④冲击触诊：用于大量腹水时检查深部的脏器或肿块。⑤钩指触诊：多用于肝、脾触诊。

一、腹壁紧张度

正常人腹壁有一定张力，但触之柔软，较易压陷，称腹壁柔软。有些人（尤其儿童）因不习惯触摸或怕痒而发笑致腹肌自主性痉挛，称肌卫增强，在适当诱导或转移注意力后可消失，不属异常。某些病理情况可使全腹或局部腹肌紧张度增加或减弱。

（一）腹壁紧张度增加

全腹壁紧张可分为几种情况。由于腹腔内容物增加，如肠胀气或气腹、腹腔内大量腹水（多为漏出液或血性漏出液）者，触诊腹部张力可增加，但无肌痉挛，也无压痛。如因急性胃肠穿孔或脏器破裂所致急性弥漫性腹膜炎，腹膜受刺激而引起腹肌痉挛，腹壁常有明显紧张，甚至强直硬如木板，称板状腹（board like rigidity）。结核性炎症或其他慢性病变由于发展较慢，对腹膜刺激缓和，且有腹膜增厚和肠管、肠系膜的粘连，故形成腹壁柔韧而具抵抗力，不易压陷，称揉面感或柔韧感（dotagh kneading sensation）。此征亦可见于癌性腹膜炎。

局部腹壁紧张常见于脏器炎症波及腹膜，如上腹或左上腹肌紧张常见于急性胰腺炎，右上腹肌紧张常见于急性胆囊炎，右下腹肌紧张常见于急性阑尾炎，但也可见于胃穿孔，此系胃穿孔时胃内容物顺肠系膜右侧流至右下腹，引起该部的肌紧张和压痛。在年老体弱、腹肌发育不良、大量腹水或过度肥胖的患者，腹膜虽有炎症，但腹壁紧张可不明显，盆腔脏器炎症也不引起明显腹壁紧张。

（二）腹壁紧张度减低

多因腹肌张力降低或消失所致。检查时腹壁松软无力，失去弹性，全腹紧张度减低，见于慢性消耗性疾病或大量放腹水后，亦见于经产妇或年老体弱、脱水之患者。脊髓损伤所致腹肌瘫痪和重症肌无力可使腹壁张力消失。局部紧张度降低较少见，多由于局部的腹肌瘫痪或缺陷（如腹壁疝等）。

二、压痛及反跳痛

正常腹部触摸时不引起疼痛，重按时仅有一种压迫感。真正的压痛多来自腹壁或腹腔内的病变。腹壁病变比较表浅，抓捏腹壁或仰卧位做屈颈抬腿动作使腹壁肌肉紧张时触痛更明显，其有别于腹腔内病变引起者。腹腔内的病变，如脏器的炎症、淤血、肿瘤、破裂、扭转以及腹膜的刺激（炎症、出血等）等均可引起压痛，压痛的部位常提示存在相关脏器的病变（图 2-6-7）。阑尾炎早期局部可无压痛，以后才有右下腹压痛。胰体和胰尾的炎症和肿瘤，可有左腰部压痛。胆囊的病变常有右肩胛下区压痛。此外胸部病变如下叶肺炎、胸膜炎、心肌梗死等也常在上腹部或季肋部出现压痛，盆腔疾病如膀胱、子宫及附件的疾病可在下腹部出现压痛。一些位置较固定的压痛点常反映特定的疾病，如位于右锁骨中线与肋缘交界处的胆囊点压痛标志胆囊的病变，位于脐与右髂前上棘连线中、外 1/3 交界处的 Mc Burney 点压痛标志阑尾的病变等。当医师用右手压迫左下腹降结肠区，或再用左手按压其上端使结肠内气体传送至右下腹盲肠和阑尾部位，如引起右下腹疼痛，则为结肠充气征（Rovsing's sign）阳性，提示右下腹部有炎症。当遇下腹痛腹部触诊无明显压痛时，嘱患者左侧卧位，两腿伸

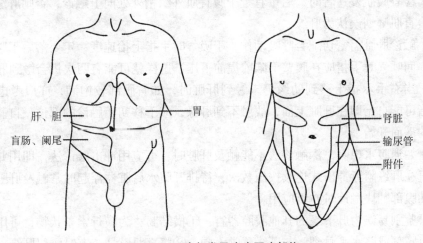

肝、胆 ——
—— 胃
盲肠、阑尾 ——

肾脏
—— 输尿管
—— 附件

图 2-6-7　腹部常见疾病压痛部位

直，并使右下肢被动向后过伸，如发生右下腹痛，称为腰大肌征阳性，提示炎症阑尾位于盲肠后位。

当医师用手触诊腹部出现压痛后，用并拢的两三个手指（示、中、无名指）压于原处稍停片刻，使压痛感觉趋于稳定，然后迅速将手抬起，如此时患者感觉腹痛骤然加重，并常伴有痛苦表情或呻吟，称为反跳痛（rebound tenderness）。反跳痛是腹膜壁层已受炎症累及的征象，当突然抬手时腹膜被激惹所致，是腹内脏器病变累及邻近腹膜的标志。疼痛也可发生在远离受试的部位，提示局部或弥漫性腹膜炎。腹膜炎患者常有腹肌紧张，压痛与反跳痛，称腹膜刺激征（peritoneal irritation sign），亦称腹膜炎三联征。当腹内脏器炎症尚未累及壁层腹膜时，可仅有压痛而无反跳痛。

三、脏器触诊

腹腔内重要脏器较多，如肝、脾、肾、胆囊、胰腺、膀胱及胃肠等，在其发生病变时，常可触到脏器增大或局限性肿块，对诊断有重要意义。

（一）肝脏触诊

主要用于了解肝脏下缘的位置和肝脏的质地、表面、边缘及搏动等。触诊时，被检者处于仰卧位，两膝关节屈曲，使腹壁放松，并做较深腹式呼吸动作以使肝脏在膈下上下移动。检查者立于患者右侧，用单手或双手触诊。

1. 单手触诊法 较为常用，检查者将右手四指并拢，掌指关节伸直，与肋缘大致平行地放在右上腹部（或脐右侧）估计肝下缘的下方，随患者呼气时，手指压向腹壁深部，吸气时，手指缓慢抬起朝肋缘向上迎触下移的肝缘，如此反复进行，手指逐渐向肋缘移动，直到触到肝缘或肋缘为止。需在右锁骨中线及前正中线上，分别触诊肝缘并测量其到肋缘或剑突根部的距离，以厘米表示。触诊肝脏时需注意：

（1）最敏感的触诊部位是示指前端的桡侧，并非指尖端。故应以示指前外侧指腹接触肝脏。

（2）检查腹肌发达者时，右手宜置于腹直肌外缘稍外处向上触诊，否则肝缘易被掩盖或将腹直肌腱划误认为肝缘。

（3）触诊肝脏需密切配合呼吸动作，于吸气时手指上抬速度一定要落后于腹壁的抬起速度，而呼气时手指应在腹壁下陷前提前下压，这样就可能有两次机会触到肝缘。

（4）当右手示指上移到肋缘仍未触到肝脏时，如右腹部较饱满，亦应考虑巨大肝脏，手指可能自始即在肝脏上面，故触不到肝缘，应下移初始触诊的部位，自髂前上棘或更低的平面开始。

（5）如遇腹水患者，深触诊法不能触及肝脏时，可应用冲击触诊法，即用并拢三个手指垂直在肝缘附近冲击式连续按压数次，待排开腹水后脏器浮起时常触及肝脏，此法在脾脏和腹部肿块触诊时亦可应用。

（6）鉴别易误为肝下缘的其他腹腔器官：①横结肠：为横行索条状物，可用滑行触诊法于上腹部或脐水平触到，与肝缘感觉不同；②腹直肌腱划：有时酷似肝缘，但左右两侧对称，不超过腹直肌外缘，且不随呼吸上下移动；③右肾下极：位置较深，边缘圆钝，不向两侧延展，触诊手指不能探入其后掀起下缘。

2. 双手触诊法 检查者右手位置同单手法，而用左手托住被检查者右腰部，拇指张开置于肋部，触诊时左手向上推，使肝下缘紧贴前腹壁下移，并限制右下胸扩张，以增加膈下移的幅度，这样吸气时下移的肝脏就更易碰到右手指，可提高触诊的效果。（图2-6-8）

3. 钩指触诊法 适用于儿童和腹壁薄软者，触诊时，检查者位于被检者右肩旁，面向其足部，将右手掌搭在其右前胸下部，右手第2～5指并拢弯曲成钩状，嘱被检者做深腹式呼吸动作，检查者随深吸气而更进一步屈曲指关节，这样指腹容易触到下移的肝下缘。此手法亦可用双手第2～5指并拢弯曲成钩状进行触诊。

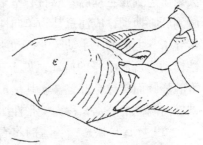

图 2-6-8 肝脏双手触诊法

触及肝脏时，应详细体会并描述下列内容：

（1）大小：正常成人的肝脏，一般在肋缘下触不到，但腹壁松软的瘦长体型，于深吸气时可于肋弓下触及肝下缘，在1cm以内。在剑突下可触及肝下缘，多在3cm以内，在腹上角较锐的瘦高者剑突根部下可达5cm，但是不会超过剑突根部至脐距离的中、上1/3交界处。如超出上述标准，肝脏质地柔软，表面光滑，且无压痛，则首先应考虑肝下移，此时可用叩诊法叩出肝上界，如肝上界也相应降低，肝上下径正常，则为肝下移，如肝上界正常或升高，则提示肝大。

肝脏下移常见于内脏下垂，肺气肿、右侧胸腔大量积液导致膈肌下降。

肝大可分为弥漫性及局限性。弥漫性肝大见于病毒性肝炎、肝淤血、脂肪肝、早期肝硬化、Budd-Chiari综合征、白血病、血吸虫病、华支睾吸虫病等。局限性肝大见于肝脓肿、肝肿瘤及肝囊肿（包括肝包虫病）等。

肝脏缩小见于急性和亚急性肝坏死、门脉性肝硬化晚期，病情极为严重。

（2）质地：一般将肝脏质地分为三级，即质软、质韧（中等硬度）和质硬。正常肝脏质地柔软，如触噘起之口唇；急性肝炎及脂肪肝时肝质地稍韧，慢性肝炎及肝淤血质韧如触鼻尖；肝硬化质硬，肝癌质地最坚硬，如触前额。肝脓肿或囊肿有液体时呈囊性感，大而表浅者可能触到波动感。

（3）边缘和表面状态：触及肝脏时应注意肝脏边缘的厚薄，是否整齐，表面是否光滑，有无结节。正常肝脏边缘整齐，厚薄一致，表面光滑。肝边缘圆钝，常见于脂肪肝或肝淤血。肝边缘锐利，表面扪及细小结节，多见于肝硬化。肝边缘不规则，表面不光滑，呈不均匀的结节状，见于肝癌、多囊肝和肝包虫病。肝表面呈大块状隆起者，见于巨块型肝癌或肝脓肿。肝呈明显分叶状者，见于肝梅毒。

（4）压痛：正常肝脏无压痛，如果肝包膜有炎性反应或因肝大受到牵拉，则有压痛。轻度弥漫性压痛见于肝炎、肝淤血等，局限性剧烈压痛见于较表浅的肝脓肿（常在右侧肋间隙处）。叩击时可有叩击痛。

当右心衰竭引起肝淤血肿大时，用手压迫肝脏可使颈静脉怒张更明显，称为肝－颈静脉反流征阳性。是因压迫淤血的肝脏使回心血量增加，已充血右心房不能接受回心血液而使颈静脉压上升所致。

（5）搏动：正常肝脏以及因炎症、肿瘤等原因引起的肝脏肿大并不伴有搏动。凡肝大未压迫到腹主动脉，或右心室未增大到向下推压肝脏时，均不出现肝脏的搏动。如果触到肝脏搏动，应注意其为单向性还是扩张性。单向性搏动常为传导性搏动，系因肝脏传导了其下面的腹主动脉的搏动所致，故两手掌置于肝脏表面有被推向上的感觉。扩张性搏动为肝脏本身的搏动，见于三尖瓣关闭不全，由于右心室的收缩搏动通过右心房、下腔静脉而传导至肝脏，使其呈扩张性，如置两手掌于肝脏左右叶上面，即可感到两手被推向两侧的感觉，称为扩张性搏动。

（6）肝区摩擦感：检查时将右手的掌面轻贴于肝区，让患者做腹式呼吸动作，正常时掌下无摩擦感。肝周围炎时，肝表面和邻近的腹膜可因有纤维素性渗出物而变得粗糙，二者的相互摩擦可用手触知，为肝区摩擦感，听诊时亦可听到肝区摩擦音。

（7）肝震颤：检查时需用冲击触诊法。当手指掌面稍用力按压片刻肝囊肿表面时，如感到一种微细的震动感，称为肝震颤（liver thrill），也可用左手中间三指按压在肝囊肿表面，中指重压，示指和无名指轻压，再用右手中指叩击左手中指第二指骨的远端，每叩一次，叩指即在被叩指上停留片刻，用左手的示指和无名指感触震动觉，肝震颤见于肝包虫病。由于包囊中的多数子囊浮动，撞击囊壁而形成震颤。此征虽不常出现，但有其特殊意义。

由于肝脏病变的性质不同，物理性状也各异，故触诊时必须逐项仔细检查，认真体验，综合判断其临床意义。如急性肝炎时，肝脏可轻度肿大，表面光滑，边缘钝，质稍韧，但有充实感及压痛。肝淤血时，肝脏可明显肿大，且大小随淤血程度变化较大，表面光滑，边缘圆钝，质韧，也有压痛，肝－颈静脉反流征阳性为其特征。脂肪肝所致肝大，表面光滑，质软或稍韧，但无压痛。肝硬化的早期肝常肿大，晚期则缩小，质较硬，边缘锐利，表面可能触到小结节，无压痛。肝癌时肝脏逐渐肿大，质地坚硬如石，边缘不整，表面高低不平，可有大小不等的结节或巨块，压痛和叩痛明显。

（二）脾脏触诊

正常情况下脾脏不能触及。内脏下垂或左侧胸腔积液、积气时膈下降，可使脾脏向下移位。除此以外，能触到脾脏则提示脾脏肿大至正常2倍以上。脾脏明显肿大而位置又较表浅时，用右手单手稍用力触诊即可查到。如果肿大的脾脏位置较深，应用双手触诊法进行检查。患者仰卧，两腿稍屈曲，医生左手绕过患者腹前方，手掌置于其左胸后下部第9~11肋处，试将其脾脏从后向前托起，并限制胸廓运动，右手掌平放于脐部，与左肋弓大致成垂直方向，自脐平面开始配合呼吸，如同触诊肝脏一样迎触脾缘，直至触到脾缘或左肋缘为止。在脾脏轻度肿大而仰卧位不易触到时，可嘱患者取右侧卧位，双下肢屈曲，此时用双手触诊则容易触到。（图2-6-9）

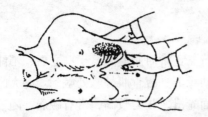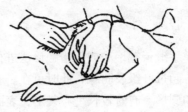

图 2-6-9　脾脏触诊示意图

触及脾脏应记录其大小，脾脏肿大的测量法如下：

第 1 线测量：指左锁骨中线与左肋缘交点至脾下缘的距离，以厘米表示。脾脏轻度肿大时只做第 1 线测量。

第 2 线测量和第 3 线测量：脾脏明显肿大时，应加测第 2 线和第 3 线，前者系指左锁骨中线与左肋缘交点至脾脏最远点的距离（应大于第 1 线测量），后者指脾右缘与前正中线的距离。如脾脏高度增大向右越过前正中线，则测量脾右缘至前正中线的最大距离，以"＋"表示；未超过前正中线则测量脾右缘与前正中线的最短距离，以"－"表示。（图 2-6-10）

临床记录中，常将脾肿大分为轻、中、高三度。脾缘不超过肋下 2cm 为轻度肿大；超过 2cm，在脐水平线以上为中度肿大；超过脐水平线或前正中线则为高度肿大，即巨脾。脾脏高度肿大时，应加测第 2、第 3 线。

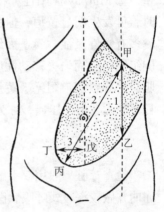

图 2-6-10　脾脏肿大测量法

在左肋缘下还可能触到其他肿块，需与脾脏鉴别：①增大的左肾：其位置较深，边缘圆钝，表面光滑且无切迹。即使高度肿大，也不会越过正中线。②肿大的肝左叶：可沿其边缘向右触诊，如发现其隐没于右肋缘后或与肝右叶相连，则为肝左叶。肝左叶肿大不会引起脾浊音区扩大。③结肠脾曲肿物：质硬，多近圆形或不规则，与脾脏边缘不同。④胰尾部囊肿：无锐利的边缘和切迹，并且不随呼吸移动。

触到脾脏后除注意大小外，还要注意它的质地、边缘和表面情况，有无压痛及摩擦感等。这些常可提示引起脾脏肿大的某些病因。脾脏切迹为其形态特征，有助于鉴别诊断。

脾脏轻度肿大常见于急慢性肝炎、伤寒、粟粒型结核、急性疟疾、感染性心内膜炎及败血症等，一般质地柔软。脾脏中度肿大常见于肝硬化、疟疾后遗症、慢性淋巴细胞性白血病、慢性溶血性黄疸、淋巴瘤、系统性红斑狼疮等，质地一般较硬。脾脏高度肿大，表面光滑者，见于慢性粒细胞性白血病、黑热病、慢性疟疾和骨髓纤维化等，表面不平滑而有结节者，见于淋巴瘤和恶性组织细胞病。脾脏表面有囊性肿物者见于脾囊肿。脾脏压痛见于脾脓肿、脾梗死等。脾周围炎或脾梗死时，由于脾包膜有纤维素性渗出，并累及壁层腹膜，故脾脏触诊时有摩擦感且有明显压痛，听诊时也可闻及摩擦音。

（三）胆囊触诊

可用单手滑行触诊法或钩指触诊法进行。正常时胆囊隐藏于肝之后，不能触及。胆囊肿大时方超过肝缘及肋缘，此时可在右肋缘下、腹直肌外缘处触到。肿大的胆囊一般呈梨形或卵圆形，有时较长呈布袋形，表面光滑，张力较高，常有触痛，随呼吸上下移动。如肿大胆囊呈囊性感，并有明显压痛，常见于急性胆囊炎。胆囊肿大呈囊性感，无压痛者，见于壶腹周围癌。胆囊肿大，有实性感者，见于胆囊结石或胆囊癌。

胆囊疾患时，其肿大情况亦有不同，有时胆囊有炎症，但未肿大到肋缘以下，触诊不能查到胆囊，此时可探测胆囊触痛。检查时医师以左手掌平放于患者右胸下部，以拇指指腹钩压于右肋下胆囊点处（图 2-6-11），然后嘱患者缓慢深吸气，在吸气过程中发炎的胆囊下移时碰到用力按压的拇指，即可引起疼痛，此为胆囊触痛。如因剧烈疼痛而致吸气中止，称 Murphy 征阳性。在胆总管结石胆道阻塞时，可发生明显黄疸，但胆囊常不肿大，乃因胆囊多有慢性炎症，囊壁因纤维化而皱缩，且与周围组织粘连而失去移动性所致。由于胰头癌压迫胆总管导致胆道阻塞、黄疸进行性加深，胆囊也显著肿大，但无压痛，称为 Courvoisier 征阳性。

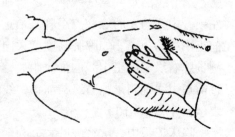

图 2-6-11　Murphy 征检查法

（四）肾脏触诊

检查肾脏一般用双手触诊法。可采取平卧位或立位。卧位触诊右肾时，嘱患者两腿屈曲并做较深腹式呼吸。医师立于患者右侧，以左手掌托起其右腰部，右手掌平放在右上腹部，手指方向大致平行于右肋缘进行深部触诊右肾，于患者吸气时双手夹触肾脏（图 2-6-12）。如触到光滑钝圆的脏器，可能为肾下极，如能在双手间夹住更大部分，则略能感知其蚕豆状外形，夹住时患者常有酸痛或类似恶心的不适感。触诊左肾时，左手越过患者腹前方从后面托起左腰部，右手掌横置于患者左上腹部，依前法双手触诊左肾。如患者腹壁较厚或配合动作不协调，以致右手难以压向后腹壁时，可采用下法触诊：患者吸气时，用左手向前冲击后腰部，如肾下移至两手之间时，则右手有被顶推的感觉；与此相反，也可用右手指向左手方向腰部做冲击动作，左手也可有同样的感觉而触及肾脏。如卧位未触及肾脏，还可让患者站立床旁，医生于患者侧面用两手前后联合触诊肾脏。当肾下垂或游走肾时，立位较易触到。

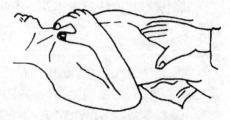

图 2-6-12　肾脏双手触诊法

正常人肾脏一般不易触及，有时可触到右肾下极。身材瘦长者，肾下垂、游走肾或肾脏代偿性增大时，肾脏较易触到。在深吸气时能触到 1/2 以上的肾脏即为肾下垂。有时右侧肾下垂易误认为肝大，左侧肾下垂易误认为脾肿大，应注意鉴别。如肾下垂明显并能在腹腔各个方向移动时称为游走肾。肾脏肿大见于肾盂积水或积脓、肾肿瘤、多囊肾等。当肾盂积水或积脓时，肾脏的质地柔软而富有弹性，有时有波动感。多囊肾时，一侧或两侧肾脏为不规则形增大，有囊性感。肾肿瘤则表面不平，质地坚硬。

　　当肾脏和尿路有炎症或其他疾病时，可在相应部位出现压痛点（图2-6-13）：①季肋点（前肾点）：第10肋骨前端，右侧位置稍低，相当于肾盂位置；②上输尿管点：在脐水平线上腹直肌外缘；③中输尿管点：在髂前上棘水平腹直肌外缘，相当于输尿管第二狭窄处；④肋脊点：背部第12肋骨与脊柱夹角（肋脊角）的顶点；⑤肋腰点：第12肋骨与腰肌外缘夹角（肋腰角）的顶点。

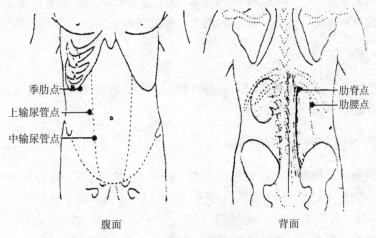

季肋点
上输尿管点
中输尿管点

肋脊点
肋腰点

腹面　　　　　　　　　　　　背面

图 2-6-13　肾脏和尿路压痛点示意图

　　肋脊点和肋腰点是肾脏一些炎症性疾患如肾盂肾炎、肾脓肿和肾结核等常出现的压痛部位。如炎症深隐于肾实质内，可无压痛而仅有叩击痛。季肋点压痛亦提示肾脏病变。上输尿管点或中输尿管点出现压痛，提示输尿管结石、结核或化脓性炎症。

（五）膀胱触诊

　　正常膀胱空虚时隐存于盆腔内，不易触到。只有当膀胱积尿，充盈胀大时，才越出耻骨上缘而在下腹中部触到。膀胱触诊一般采用单手滑行法。在仰卧屈膝情况下医师以右手自脐开始向耻骨方向触摸，触及肿块后应详察其性质，以便鉴别其为膀胱、子宫或其他肿物。膀胱增大多由积尿所致，呈扁圆形或圆形，触之有囊性感，不能用手推移。按压时憋胀有尿意，排尿或导尿后缩小或消失。借此可与妊娠子宫、卵巢囊肿及直肠肿物等鉴别。

　　膀胱胀大最多见于尿道梗阻（如前列腺肥大或癌）、脊髓病（如截瘫）所致的尿潴留，也见于昏迷患者、腰椎或骶椎麻醉后、手术后局部疼痛患者。如长期尿潴留致膀胱慢性炎症，导尿后膀胱亦常不能完全回缩。当膀胱有结石或肿瘤时，如果腹壁菲薄柔软，有时用双手触诊法，右手示指戴手套插入直肠内向前方推压，左手四指在耻骨联合上施压，可在腹腔的深处耻骨联合的后方触到肿块。

（六）胰腺触诊

胰腺位于腹膜后，位置深而柔软，故不能触及。在上腹部相当于第1、2腰椎处，胰头及胰颈约在中线偏右，而胰体、胰尾则在中线左侧。当胰腺有病变时，可在上腹部出现体征。在上腹中部或左上腹有横行呈带状压痛及肌紧张，并涉及左腰部者，提示胰腺炎症；如起病急，同时有左腰部皮下瘀血而发蓝，则提示急性出血坏死型胰腺炎。如在上腹部触及质硬而无移动性横行条索状肿物时，应考虑为慢性胰腺炎。如呈坚硬块状，表面不光滑似有结节，则可能为胰腺癌。癌发生于胰头部者，可出现梗阻性黄疸及胆囊肿大而无压痛（Courvoisier 征阳性）。在上腹部肋缘下或左上腹部触到囊性肿物，多为胰腺假性囊肿。但要注意胃在胰腺前面，故此区肿物需与胃部肿瘤鉴别。

四、腹部肿块

除以上脏器外，腹部还可能触及一些肿块。如肿大淋巴结以及良恶性肿瘤、胃内结石，要将正常脏器与病理性肿块区别开来。

（一）正常腹部可触到的结构

1.腹直肌肌腹及腱划　在腹肌发达者或运动员的腹壁中上部，可触到腹直肌肌腹，隆起略呈圆形或方块，较硬，其间有横行凹沟，为腱划，易误为腹壁肿物或肝缘。但其在中线两侧对称出现，较浅表，于屈颈抬腿腹肌紧张时更明显，可与肝脏及腹腔内肿物区别。

2.腰椎椎体及骶骨岬　形体消瘦及腹壁薄软者，在脐附近中线位常可触到骨样硬度的肿块，自腹后壁向前突出，有时可触到其左前方有搏动，此即腰椎（$L_4 \sim L_5$）椎体或骶骨岬（S_1 向前突出处）。初学者易将其误为后腹壁肿瘤。在其左前方常可查到腹主动脉搏动，宽度不超过 3.5cm。

3.乙状结肠粪块　正常乙状结肠用滑行触诊法常可触到，内存粪便时明显，为光滑条索状，无压痛，可被手指推动。当有干结粪块潴留于内时，可触到类圆形肿块或较粗条索，可有轻压痛，易误为肿瘤。为鉴别起见，可于肿块部位皮肤上做标志，隔日复查，如于排便或清肠后肿块移位或消失，即可明确。

4.横结肠　正常较瘦的人，于上腹部可触到一中间下垂的横行条索，腊肠样粗细，光滑柔软，滑行触诊时可推动，即为横结肠。有时横结肠可下垂达脐部或以下，呈"U"字形，因其上、下缘均可触知，故仔细检查不难与肝缘区别。

5.盲肠　除腹壁过厚者外，大多数人在右下腹 Mc Burney 点稍上内部位可触到盲肠。正常时触之如圆柱状，其下部为梨状扩大的盲端，稍能移动，表面光滑，无压痛。

（二）异常肿块

如在腹部触到上述内容以外的肿块，则应视为异常，多有病理意义。触到这些肿块时需注意下列各点：

1.部位　某些部位的肿块常来源于该部的脏器，如上腹中部触到肿块常为胃或胰腺的肿瘤、囊肿或胃内结石（可以移动）。右肋下肿块常与肝和胆有关。两侧腹部的肿块常为结肠的肿瘤。脐周或右下腹不规则有压痛的肿块常为结核性腹膜炎所致的肠粘连。下腹两侧类圆形、可活动、具有压痛的肿块可能系腹腔淋巴结肿大，如位置较深、坚硬不规则的肿块则可能系腹膜后肿瘤。卵巢囊肿多有蒂，故可在腹腔内游走。腹股沟韧带上方的肿块可能来自卵巢及其他盆腔器官。

2.大小　凡触及的肿块均应测量其上下（纵长）、左右（横宽）和前后径（深厚）。前后径难以测出时，可大概估计，明确大小，以便于动态观察。为了形象化，也可以用公认大小的实物作比喻，如拳头、鸡蛋、核桃等。巨大肿块多发生于卵巢、肾、肝、胰和子宫等实质性脏器，且以囊肿居多。腹膜后淋巴结结核和肿瘤也可达到很大的程度。胃、肠道肿物很少超过其内腔横径，因为未达横径长度就已出现梗阻。如肿块大小变异不定，甚至自行消失，则可能是痉挛、充气的肠袢所引起。

3.形态　触到肿块应注意其形状、轮廓、边缘和表面情况。圆形且表面光滑的肿块多为良性，以囊肿或淋巴结居多。形态不规则，表面凸凹不平且坚硬者，应多考虑恶性肿瘤、炎性肿物或结核性肿块。条索状或管状肿物，短时间内形态多变者，多为蛔虫团或肠套叠。如在右上腹触到边缘光滑的卵圆形肿物，应疑为胆囊积液。左上腹肿块有明显切迹多为脾脏。

4.质地　肿块若为实质性的，其质地可能柔韧、中等硬或坚硬，见于肿瘤、炎性或结核浸润块，如胃癌、肝癌、回盲部结核等。肿块若为囊性，质地柔软，见于囊肿、脓肿，如卵巢囊肿、多囊肾等。

5.压痛　炎性肿块有明显压痛。如位于右下腹的肿块压痛明显，常为阑尾脓肿、肠结核或 Crohn 病等。与脏器有关的肿瘤压痛可轻重不等。

6.搏动　消瘦者可以在腹部见到或触到动脉的搏动。如在腹中线附近触到明显的膨胀性搏动，则应考虑腹主动脉或其分支的动脉瘤，有时尚可触及震颤。

7.移动度　如果肿块随呼吸而上下移动，多为肝、脾、胃、肾或其肿物，胆囊因附在肝下，横结肠因借胃结肠韧带与胃相连，故其肿物亦随呼吸而上下移动。肝脏和胆囊的移动度大，不易用手固定。如果肿块能用手推动者，可能来自胃、肠或肠系膜。移动度大的多为带蒂的肿物或游走的脏器。局部炎性肿块或脓肿及腹腔后壁的肿瘤，一般不能移动。

此外，还应注意所触及的肿块与腹壁和皮肤的关系，以区别腹腔内外的病变。

五、液波震颤

腹腔内有大量游离液体时，如用手指叩击腹部，可感到液波震颤（fluid thrill），或称波动感（fluctuation）。检查时患者平卧，医师以一手掌面贴于患者一侧腹壁，另一手四指并拢屈曲，用指端叩击对侧腹壁（或以指端冲击式触诊），如有大量液体存在，则贴于腹壁的手掌有被液体波动冲击的感觉，即波动感。为防止腹壁本身的震动传至对侧，可让另一人将手掌尺侧缘压于脐部腹中线上，即可阻止之（图 2-6-14）。用此法检查腹水，需有

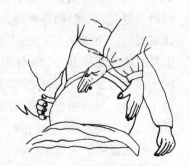

图 2-6-14　液波震颤检查法

3000～4000mL 以上液量才能查出，不如移动性浊音敏感。

六、振水音

在胃内有多量液体及气体存留时可出现振水音（succussion splash）。检查时患者仰卧，医生以一耳凑近上腹部，同时以冲击触诊法振动胃部，即可听到气、液撞击的声音，亦可将听诊器膜形体件置于上腹部进行听诊。正常人在餐后或饮进多量液体时可有上腹部振水音，但若在清晨空腹或餐后 6～8 小时以上仍有此音，则提示幽门梗阻或胃扩张。

第四节　叩　诊

腹部叩诊的主要作用在于叩知某些脏器的大小和叩痛，胃肠道充气情况，腹腔内有无积气、积液和肿块等。

直接叩诊法和间接叩诊法均可应用于腹部，但一般多采用间接叩诊法，因其较为准确、可靠。

一、腹部叩诊音

正常情况下，腹部叩诊大部分区域均为鼓音，只有肝、脾所在部位，增大的膀胱和子宫占据的部位，以及两侧腹部近腰肌处叩诊为浊音。当肝、脾或其他脏器极度肿大，腹腔内肿瘤或大量腹水时，鼓音范围缩小，病变部位可出现浊音或实音。当胃肠高度胀气和胃肠穿孔致气腹时，则鼓音范围明显增大或出现于不应有鼓音的部位（如肝浊音界内）。叩诊可从左下腹开始，按逆时针方向至右下腹部，再至脐部，借此可获得腹部叩诊音的总体印象。

二、肝脏及胆囊叩诊

用叩诊法确定肝上界时，一般是沿右锁骨中线、右腋中线和右肩胛线，由肺区向下叩向腹部。叩指用力要适当，勿过轻或过重。当由清音转为浊音时，即为肝上界。此处相当于被肺遮盖的肝顶部，故又称肝相对浊音界。再向下叩 1～2 肋间，则浊音变为实音，此处的肝脏不再被肺遮盖而直接贴近胸壁，称肝绝对浊音界（亦为肺下界）。确定肝下界时，最好由腹部鼓音区沿右锁骨中线或正中线向上叩，由鼓音转为浊音处即是。因肝下界与胃、结肠等重叠，很难叩准，故多用触诊或叩诊法确定。一般叩得的肝下界比触得的肝下缘高 1～2cm，但若肝缘明显增厚，则两项结果较为接近。在确定肝的上下界时要注意体型，匀称体型者的正常肝脏在右锁骨中线上，其上界在第 5 肋间，下界位于右季肋下缘，二者之间的距离为肝上下径，为 9～11cm；在右腋中线上，其上界为第 7 肋间，下界相当于第 10 肋骨水平；在右肩胛线上，其上界为第 10 肋间。矮胖体型者肝上下界均可高一个肋间，瘦长体型者则可低一个肋间。

肝浊音界扩大见于肝癌、肝脓肿、肝炎、肝淤血和多囊肝等。肝浊音界缩小见于急性重型肝炎、肝硬化和胃肠胀气等。肝浊音界消失代之以鼓音者，多由于肝表面覆有气体所致，是急性胃肠穿孔的一个重要征象，但也可见于腹部大手术后数日内、间位结肠（结肠位于肝与横膈之间）、全内脏转位。肝浊音界向上移位见于右肺纤维化、右下肺不张及气腹鼓肠等。肝浊音界向下移位见于肺气肿、右侧张力性气胸等。膈下脓肿时，由于肝下移和膈升高，肝浊音区也扩大，但肝脏本身并未增大。

肝区叩击痛对于诊断肝炎、肝脓肿或肝癌有一定的意义。

胆囊位于深部，且被肝脏遮盖，临床上不能用叩诊法检查其大小，仅能检查胆囊区有无叩击痛。胆囊区叩击痛为胆囊炎的重要体征。

三、胃泡鼓音区及脾叩诊

胃泡鼓音区（Traube 区）位于左前胸下部肋缘以上，约呈半圆形，为胃底穹窿含气而形成。其上界为横膈及肺下缘，下界为肋弓，左界为脾脏，右界为肝左缘。正常情况下胃泡鼓音区应该存在（除非在饱餐后），大小则受胃内含气量的多少和周围器官组织病变的影响，调查显示，正常成人 Traube 区长径中位数为 9.5cm（5.0 ~ 13.0cm），宽径为 6.0cm（2.7 ~ 10.0cm），可作参考。此区明显缩小或消失可见于中重度脾肿大、左侧胸腔积液、心包积液、肝左叶肿大（不会使鼓音区完全消失），也见于急性胃扩张或溺水患者。

当脾脏触诊不满意或在左肋下触到很小的脾缘时，宜用脾脏叩诊进一步检查脾脏大小。脾浊音区的叩诊宜采用轻叩法，在左腋中线上进行。正常时在左腋中线第 9 ~ 11 肋之间叩到脾浊音，其长度为 4 ~ 7cm，前方不超过腋前线。脾浊音区扩大见于各种原因所致之脾肿大。脾浊音区缩小见于左侧气胸、胃扩张、肠胀气等。

四、移动性浊音

腹腔内有较多的液体存留时，因重力作用，液体多潴积于腹腔的低处，故在此处叩诊呈浊音。检查时先让患者仰卧，腹中部由于含气的肠管在液面浮起，叩诊呈鼓音，两侧腹部因腹水积聚叩诊呈浊音。检查者自腹中部脐水平面开始向患者左侧叩诊，发现浊音时，板指固定不动，嘱患者右侧卧，再度叩诊，如呈鼓音，表明浊音移动。同样方法向右侧叩诊，叩得浊音后嘱患者左侧卧，以核实浊音是否移动。这种因体位不同而出现浊音区变动的现象，称移动性浊音（shifting dullness）。这是发现有无腹腔积液的重要检查方法。当腹腔内游离腹水在 1000mL 以上时，即可查出移动性浊音。

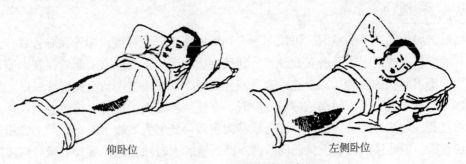

仰卧位　　　　　　　　　左侧卧位

图 2-6-15　移动性浊音叩诊法

　　如果腹水量少，用以上方法不能查出时，若病情允许可让患者取肘膝位，使脐部处于最低部位。由侧腹部向脐部叩诊，如由鼓音转为浊音，则提示有腹水的可能（即水坑征）。也可让患者站立，如下腹部积有液体而呈浊音，液体的上界呈一水平线，在此水平线上为浮动的肠曲，叩诊呈鼓音。

　　下列情况易误为腹水，应注意鉴别：

　　1.肠梗阻时肠管内有大量液体潴留，可因患者体位的变动，出现移动性浊音，但常伴有肠梗阻的征象。

　　2.巨大的卵巢囊肿，亦可使腹部出现大面积浊音，其浊音非移动性，鉴别点如下：①卵巢囊肿所致浊音，于仰卧时常在腹中部，鼓音区则在腹部两侧，这是由于肠管被卵巢囊肿挤至两侧腹部所致（图2-6-16）；②卵巢囊肿的浊音不呈移动性；③尺压试验（ruler pressing test）也可鉴别，即当患者仰卧时，用一硬尺横置于腹壁上，检查者两手将尺下压，如为卵巢囊肿，则腹主动脉的搏动可经囊肿壁传到硬尺，使硬尺发生节奏性跳动；如为腹水，则搏动不能被传导，硬尺无此种跳动。

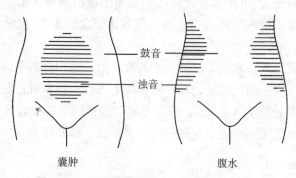

鼓音

浊音

囊肿　　　　　　　腹水

图2-6-16　卵巢囊肿与腹水叩诊鉴别示意图

五、肋脊角叩击痛

　　主要用于检查肾脏病变。检查时，患者采取坐位或侧卧位，医师用左手掌平放在其肋脊角处（肾区），右手握拳用由轻到中等的力量叩击左手背。正常时肋脊角处无叩击痛，当有肾炎、肾盂肾炎、肾结石、肾结核及肾周围炎时，肾区有不同程度的叩击痛。

六、膀胱叩诊

　　当膀胱触诊结果不满意时，可用叩诊来判断膀胱膨胀的程度。叩诊在耻骨联合上方进行，通常从上往下，由鼓音转成浊音。膀胱空虚时，因耻骨上方有肠管存在，叩诊呈鼓音，叩不出膀胱的轮廓。当膀胱内有尿液充盈时，耻骨上方叩诊呈圆形浊音区。女性在妊娠时子宫增大、子宫肌瘤或卵巢囊肿时，在该区叩诊也呈浊音，应予鉴别。排尿或导尿后复查，如浊音区转为鼓音，即为尿潴留所致膀胱增大。腹水时，耻骨上方叩诊也可有浊音区，但此区的弧形上缘凹向脐部，而膀胱肿大时浊音区的弧形上缘凸向脐部。

第五节 听 诊

腹部听诊，将听诊器膜形体件置于腹壁上，全面听诊各区，尤其注意上腹部、中腹部、腹部两侧及肝、脾各区。听诊内容主要有肠鸣音、血管杂音、摩擦音和搔弹音等。妊娠 5 个月以上的妇女还可在脐下方听到胎儿心音（130 ~ 160 次 / 分）。

一、肠鸣音

肠蠕动时，肠管内气体和液体随之而流动，产生一种断断续续的咕噜声（或气过水声），称为肠鸣音（bowel sound）。

通常用右下腹部作为肠鸣音听诊点，在正常情况下，肠鸣音每分钟 4 ~ 5 次，其频率声响和音调变异较大，餐后频繁而明显，休息时稀疏而微弱，只有靠检查者的经验来判断是否正常。肠蠕动增强时，肠鸣音每分钟达 10 次以上，但音调不特别高亢，称肠鸣音活跃，见于急性胃肠炎、服泻药后或胃肠道大出血时。如次数多且肠鸣音响亮、高亢，甚至呈叮当声或金属音，称肠鸣音亢进，见于机械性肠梗阻。此类患者肠腔扩大，积气增多，肠壁胀大变薄，且极度紧张，与亢进的肠鸣音可产生共鸣，因而在腹部可听到高亢的金属性音调。如肠梗阻持续存在，肠壁肌肉劳损，肠蠕动减弱时，肠鸣音亦减弱，或数分钟才听到一次，称为肠鸣音减弱，亦见于老年性便秘、腹膜炎、电解质紊乱（低血钾）及胃肠动力低下等。如持续听诊 3 ~ 5 分钟未听到肠鸣音，用手指轻叩或搔弹腹部仍未听到肠鸣音，称为肠鸣音消失，见于急性腹膜炎或麻痹性肠梗阻。

二、血管杂音

腹部血管杂音对诊断某些疾病有一定作用，因此听诊中不应忽视。血管杂音有动脉性和静脉性杂音。动脉性杂音常在腹中部或腹部两侧。腹中部的收缩期血管杂音（喷射性杂音）常提示腹主动脉瘤或腹主动脉狭窄。前者可触到该部搏动的肿块，后者则搏动减弱，下肢血压低于上肢，严重者触不到足背动脉搏动。如收缩期血管杂音在左、右上腹，常提示肾动脉的狭窄，可见于年轻的高血压患者。如该杂音在下腹两侧，应考虑髂动脉狭窄。当左叶肝癌压迫肝动脉或腹主动脉时，也可在肿块部位听到吹风样杂音或在肿瘤部位（较表浅时）听到轻微的连续性杂音。

静脉性杂音为连续性潺潺声，无收缩期与舒张期性质。常出现于脐周或上腹部，尤其是腹壁静脉曲张严重时，此音提示门静脉高压（常为肝硬化引起）时的侧支循环形成，称克 – 鲍综合征（Cruveilhier–Baumgarten's syndrome）。

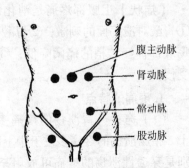

腹主动脉

肾动脉

髂动脉

股动脉

图 2-6-17 腹部动脉杂音听诊部位

三、摩擦音

在脾梗死、脾周围炎、肝周围炎或胆囊炎累及局部腹膜等情况下，可在深呼吸时，于各相应部位听到摩擦音，严重时可触及摩擦感。腹膜纤维渗出性炎症时，亦可在腹壁听到摩擦音。

四、搔弹音

在腹部听诊搔弹音（scratch sound）的改变可协助测定肝下缘和微量腹水。

1. 肝下缘的测定　当肝下缘触诊不清楚时，可用搔弹法协助定界。患者取仰卧位，医师以左手持听诊器膜形体件置于剑突下的肝左叶上，右手指沿腹中线自脐部向上轻弹或搔刮腹壁，搔弹处未达肝缘时，只听到遥远而轻微的声音，当搔弹至肝脏表面时，声音明显增强而近耳。这是因为实质性脏器对声音的传导优于空腔脏器之故。此法常用于腹壁较厚或不能满意地配合触诊的患者，也有时用以鉴别右上腹肿物是否为肿大的肝脏。

2. 微量腹水的测定　或称水坑征（Puddle sign）。患者取肘膝位数分钟，使腹水积聚于腹内最低处的脐区。将听诊器膜形体件贴于此处脐旁腹壁，医师以手指在一侧腹壁稳定、快速轻弹，听其声响，同时逐步将体件向对侧腹部移动，继续轻弹，如声音突然变得响亮，此体件所在处即为腹水边缘之上。用叩听法检查可鉴定出少至 120mL 的游离腹水。

第六节　腹部常见病变的主要症状和体征

一、消化性溃疡

消化性溃疡主要指发生在胃、十二指肠的深达黏膜肌层的慢性溃疡。溃疡的形成与胃肠道黏膜在某种情况下被胃酸和胃蛋白酶的消化作用有关，是一种常见病和多发病。

【症状】上腹部疼痛是消化性溃疡的主要症状，其发生机制可能与以下原因有关：①胃酸对溃疡面的刺激；②胃酸作用于溃疡和周围组织引起化学性炎症，使溃疡壁和溃疡底部神经末梢的痛阈降低；③溃疡局部肌张力增高或痉挛；④溃疡穿透，使浆膜面受侵。

1. 疼痛的特点

（1）部位：胃溃疡的疼痛多位于中上腹部稍偏高处，或剑突下和剑突下偏左处。十二指肠溃疡的疼痛多位于中上腹部或脐上方和脐上偏右处。胃或十二指肠后壁溃疡特别是穿透性溃疡的疼痛可放射至背部。疼痛范围直径多为数厘米。因空腔脏器疼痛属内脏神经痛，在体表上定位不十分确切，所以疼痛不一定能准确反映溃疡所在的解剖位置。

（2）性质：疼痛性质不一，常为持续性钝痛、隐痛、胀痛、烧灼样痛、饥饿痛等。

急性发作时亦可有剧痛，如绞拧或刀割样痛。当溃疡穿透至浆膜层或穿孔，即可出现持续性剧痛。

（3）节律性：消化性溃疡的疼痛与进餐有一定关系。胃溃疡的疼痛多在餐后1小时内发生，经1~2小时后逐渐缓解，至下一次餐后再重复出现上述规律，呈进餐–疼痛–缓解的规律。十二指肠溃疡的疼痛则多发生在两餐之间，持续至下一次进餐后缓解，呈疼痛–进餐–缓解的规律，又称空腹痛，也可出现夜间痛，可午夜及清晨1时发生疼痛，服制酸药或稍进食物后疼痛可缓解。

（4）周期性：上腹疼痛可持续数天、数周、数月，继以较长时间缓解，以后又复发，一年四季均可发病，但好发季节为秋末或春初，与寒冷有明显关系。

（5）长期性：溃疡愈合后甚易复发，因此常表现为上腹部疼痛屡愈屡发，延续数年至数十年，每次发作持续数周至数月不等。

（6）影响因素：过度紧张、劳累、焦虑、忧郁、饮食不慎、气候变化、烟酒和药物影响等因素可使消化性溃疡的症状加剧，休息、进食和服制酸药物等可使症状减轻或缓解。

2. 其他症状 常有餐后腹胀、反酸、嗳气、烧心、流涎、恶心、呕吐、食欲不振、便秘，因食后疼痛发作以致惧怕进食而使体重减轻等。

【体征】患者多数为瘦长体型，腹上角呈锐角。消化性溃疡缺乏特异性体征，在溃疡活动期多数患者有上腹部局限性轻压痛，十二指肠溃疡压痛点常偏右，少数患者可有贫血和营养不良的体征。后壁溃疡穿孔，可有背部皮肤感觉过敏区和明显压痛。出血时可见全身皮肤黏膜苍白。

【并发症】

1. 出血 胃、十二指肠溃疡并发出血是上消化道出血的最常见病因，其发生率为20%~25%，表现为呕血和黑便，此乃溃疡侵蚀血管所致。出血量在1500mL以上可引起循环障碍的表现，可出现心动过速、血压降低和贫血等休克症状。出血前因溃疡局部充血疼痛常加重，出血后因充血减轻，碱性血液又可中和胃酸，则可使疼痛减轻。

2. 穿孔 溃疡可发生急性穿孔，穿孔部位多为十二指肠前壁或胃前壁，腹痛往往突然变得非常剧烈，起始于上腹部，可蔓延至全腹，接着出现腹膜炎的症状和体征，患者可表现为恶心、呕吐、烦躁不安、面色苍白、四肢湿冷、心动过速，甚可有休克表现。全腹壁呈板样强直，有明显压痛和反跳痛，肝浊音界缩小或消失，肠鸣音减弱或消失。后壁穿孔常穿至小网膜囊内，称穿透性溃疡，或局限性腹膜炎，可引起持续性、顽固的背部疼痛。

3. 幽门梗阻 十二指肠溃疡和幽门管溃疡可引起幽门反射性痉挛、充血、水肿或瘢痕收缩，而产生幽门梗阻。幽门梗阻患者常表现为餐后上腹饱胀、食欲减退、嗳气、反酸，反复发作性呕吐是幽门梗阻的主要症状，多发生于餐后30~60min，每隔1~2天发作一次，每次呕吐量可达1L以上，为大量酸酵宿食，吐后感觉舒服。全身有脱水和消瘦的表现。腹部检查可发现胃型和胃蠕动波，空腹时上腹部可查到振水音，是幽门梗阻的特征性体征。

4. 癌变 胃溃疡可以癌变,癌变率在 1% ~ 3% 以下,应提高警惕,及早诊断。但十二指肠溃疡不会引起癌变。如中年以上,有长期胃溃疡病史,顽固不愈,近来腹痛的节律性消失,食欲减退,营养状态明显下降,粪便潜血持续阳性,溃疡发生于胃大弯或胃窦部,经严格内科药物治疗 4 ~ 6 周症状无改善者,均提示有溃疡癌变可能。

二、急性腹膜炎

当腹膜受到细菌感染或化学物质如胃、肠、胰液及胆汁等的刺激时,即可引起腹膜急性炎症,称为急性腹膜炎。临床上以细菌感染所致者急性腹膜炎最为严重。

急性腹膜炎分类如下:

1. 按炎症范围分为弥漫性和局限性 弥漫性急性腹膜炎患者炎症广泛,波及整个腹腔。局限性急性腹膜炎患者炎症被粘连分隔在腹腔的某一局部区域。

2. 按发病原因分为继发性和原发性 绝大多数腹膜炎为继发性,常继发于腹腔内脏器的穿孔、炎症、损伤、破裂的直接蔓延,或继发于外伤及手术的感染。原发性腹膜炎系指腹腔内并无明显的原发感染病灶,病原菌从腹腔外病灶经血液或淋巴液播散而感染腹膜,常见于抵抗力低下的病人,如肾病综合征或肝硬化患者。

3. 按炎症开始时的性质分为无菌性和感染性 无菌性腹膜炎常见于消化性溃疡急性穿孔的初期,化学性炎症如胃液、胰液、胆汁、尿液或某些囊肿液漏入腹腔或腹腔内出血所致。感染性腹膜炎则由各种病原体直接侵袭腹膜所致。

【症状】急性弥漫性腹膜炎常见于消化性溃疡急性穿孔和外伤性胃肠穿孔。主要表现为突然发生的上腹部持续性剧烈疼痛,一般以原发病灶处最显著,腹痛迅速扩展至全腹,于深呼吸、咳嗽和转动体位时疼痛加剧。开始因腹膜受炎症刺激而致反射性恶心与呕吐,呕吐物为胃内容物,有时带有胆汁。以后则出现麻痹性肠梗阻,呕吐转为持续性,呕吐物可有肠内容物,可伴有恶臭。全身表现可有发热及毒血症,严重者可出现血压下降、休克等征象。

急性局限性腹膜炎常常发生于病变脏器部位的附近,如急性阑尾炎时局限性腹膜炎可局限于右下腹,急性胆囊炎时则局限性腹膜炎可局限于右上腹。此为脏器炎症扩散波及邻近腹膜壁层致包裹所致,疼痛常局限于病变部位,多呈持续性钝痛。

【体征】急性弥漫性腹膜炎患者多呈急性危重病容,全身冷汗,表情痛苦,为减轻腹痛常被迫采取两下肢屈曲仰卧位,呼吸浅速。在病程后期,因高热、不能进食、呕吐、失水、酸中毒等,患者出现精神萎靡,面色灰白,皮肤和口舌干燥,眼球及两颊内陷,脉搏频数无力,血压下降等。腹部检查可发现典型的腹膜炎三联征——腹肌紧张、压痛和反跳痛。局限性腹膜炎时,腹肌紧张、压痛、反跳痛局限于腹部的病变局部。弥漫性腹膜炎患者,望诊时可见腹式呼吸明显减弱或消失,当腹腔内炎性渗出液增多或肠管发生麻痹明显扩张时,可见腹部膨隆。触诊时可触及全腹弥漫性肌紧张,有压痛和反跳痛,胃溃疡穿孔由于腹膜受胃酸强烈刺激,腹肌强烈收缩,可呈现板状腹。叩诊时由于胃肠穿孔游离气体积聚于膈下,可出现肝浊音界缩小或消失。腹腔有多量渗液时,可叩出移动性浊音。听诊时肠鸣音减弱或消失。如局限性腹膜炎局部形成脓肿,或炎症与周围大网膜和肠管粘连成团时，触诊时可在局部扪及有明显压痛的肿块。

三、肝硬化

肝硬化是一种肝细胞弥漫性损害引起的弥漫性纤维组织增生和结节形成，导致正常肝小叶结构破坏，以肝内循环障碍为特点的常见慢性肝病。引起肝硬化的病因很多，主要有病毒性肝炎、慢性酒精中毒、血吸虫病、营养不良、代谢障碍、药物和工业毒物中毒及慢性心功能不全等。根据其病理特征分为小结节性、大结节性、大小结节混合性及再生结节不明显性等类。

【症状】肝硬化起病隐匿，进展缓慢，肝脏又有较强的代偿功能，所以在肝硬化发生后一段较长时间甚至数年内并无明显症状及体征。

临床上将肝硬化分为代偿期（早期）和失代偿期（中、晚期），但两期间的分界并不明显或有重叠的现象，不应机械地套用。

代偿期肝硬化症状较轻微，常缺乏特征性，可有食欲不振、消化不良、腹胀、恶心、大便不规则等消化系统症状，及乏力、头晕、消瘦等全身症状。

失代偿期肝硬化时上述症状加重，并可出现水肿、腹水、黄疸、皮肤黏膜出血、发热、肝性脑病、少尿、无尿等症状。

【体征】肝硬化患者面色灰暗，缺少光泽，皮肤、巩膜黄染，面、颈和上胸部可见毛细血管扩张或蜘蛛痣，手掌的大、小鱼际和指端有红斑（称为肝掌），男性常有乳房发育并伴压痛。肝脏由肿大而变小，质地变硬，表面不光滑。脾脏轻度至中度肿大。下肢常有水肿，皮肤可有瘀点、瘀斑、苍白等肝功能减退表现。

失代偿期肝硬化均可出现门静脉高压的表现。

1. 腹水　是肝硬化晚期最突出的临床表现。腹水出现以前，常发生肠内胀气，有腹水后腹壁紧张度增加，患者直立时下腹部饱满，仰卧时则腹部两侧膨隆，呈蛙腹状。大量腹水使腹压增高时，脐受压而突出形成脐疝。叩诊有移动性浊音，大量腹水可有液波震颤。大量腹水使横膈抬高和运动受限，可发生呼吸困难和心悸。腹水压迫下腔静脉可引起肾淤血和下肢水肿。部分患者因大量腹水使腹压增高，腹水通过膈肌变薄的孔道和胸膜淋巴管漏入胸腔，可产生胸水。

2. 侧支循环的建立与开放　门静脉高压时，静脉回流受阻，使门静脉与腔静脉之间形成侧支循环。临床上重要的侧支循环有三条：

（1）食管和胃底静脉曲张：门静脉系统的胃冠状静脉和腔静脉系统的食管静脉形成侧支，经奇静脉回流入上腔静脉产生食管下端和胃底黏膜下静脉曲张，如粗糙食物、胃酸侵蚀或腹内压突然升高，可致曲张静脉破裂出血，表现为呕血、黑粪、休克，甚至肝性脑病，严重时可危及生命。

（2）腹壁静脉曲张：门静脉高压使脐静脉重新开放与腹壁静脉形成侧支，使脐周腹壁静脉曲张，脐以上腹壁静脉血流经胸壁静脉和腋静脉回流入上腔静脉，脐以下腹壁静脉经大隐静脉、髂外静脉回流入下腔静脉。在剑突下，脐周腹壁静脉曲张处可听到静脉连续性潺潺声。高度腹壁静脉曲张外观可呈水母头状。

（3）痔静脉曲张：门静脉系统的直肠上静脉与腔静脉系统的直肠下静脉和肛门静脉吻合成侧支，明显扩张形成痔核，破裂时引起便血。

3. 脾肿大 门静脉高压时，脾脏由于慢性淤血，脾索纤维增生而轻、中度肿大。脾肿大时可伴脾功能亢进，全血细胞减少。当发生上消化道出血时，脾脏可暂时缩小。当发生脾周围炎时，可出现左上腹隐痛和脾区摩擦感和摩擦音。

四、急性阑尾炎

急性阑尾炎是指阑尾的急性炎症性病变，是外科最常见的急腹症。

【症状】腹痛是主要症状，早期为中上腹或脐周范围较弥散的疼痛（内脏神经痛），经数小时后炎症波及浆膜和腹膜壁层出现定位清楚的右下腹疼痛（躯体神经痛）。据统计，70%～80%的患者有典型转移性右下腹痛病史。少数病人病情发展快，疼痛一开始即局限于右下腹。患者常伴有恶心、呕吐、便秘、腹泻及轻度发热。

【体征】病程的早期在上腹或脐周有模糊不清的轻压痛，起病数小时后右下腹 Mc Burney 点有显著而固定的压痛和反跳痛，这是诊断阑尾炎的重要依据。若右手加压左下腹降结肠区，再用左手反复按压其上方，病人诉右下腹痛，称为结肠充气征阳性，这是由于结肠内气体倒流刺激发炎阑尾所致。左侧卧位，两腿伸直，当右下肢被动向后过伸时出现右下腹痛，称为腰大肌征阳性，此征提示炎症阑尾位于盲肠后位。低位或盆腔内阑尾炎症时，可有直肠右前壁触痛或触及肿块。

患者可有低热，无寒战，体温常低于 38℃，但可随病情发展而升高，当阑尾炎进展至坏死穿孔后，出现高热，右下腹压痛和反跳痛更明显，并伴局部腹肌紧张。形成阑尾周围脓肿时，可触及有明显压痛的肿块。

五、肠梗阻

肠梗阻是肠内容物在肠道通过受阻所产生的一种常见的急腹症。

肠梗阻根据产生原因可分以下几种：

1. 机械性肠梗阻 临床上最常见，是由于各种原因引起肠腔狭小，影响肠内容物顺利通过所致，如肠粘连、肠扭转、肠套叠、绞窄性疝、蛔虫团或粪块堵塞肠腔等。

2. 动力性肠梗阻 肠腔无狭窄，由于肠壁肌肉运动功能紊乱，使肠内容物不能通过。动力性肠梗阻又分为麻痹性肠梗阻和痉挛性肠梗阻。前者常见于腹部大手术后、急性弥漫性腹膜炎、腹膜后出血、感染和低血钾症等情况，后者较少见，因肠道受外伤、异物或炎症刺激或铅中毒等所致。

3. 血运性肠梗阻 由于肠系膜血管有栓塞或血栓形成而致肠管缺血，继而肠壁平滑肌发生麻痹，肠内容物运行停滞。较少见，但病情凶险。

此外，根据肠壁有无血液循环障碍，分为单纯性和绞窄性肠梗阻；根据肠腔梗阻的程度，分为完全性和不完全性肠梗阻；根据肠梗阻发展的快慢，分为急性肠梗阻和慢性肠梗阻。

【症状】临床表现为腹痛、呕吐、排便排气停止和腹胀。腹痛是最主要症状。机械性肠梗阻时，梗阻近端肠段平滑肌产生强烈收缩，而出现阵发性剧烈绞痛，数分钟一次，小肠梗阻的腹痛较大肠梗阻严重。高位小肠梗阻时一般腹痛在上腹部，低位小肠梗阻时腹痛常位于脐周，结肠梗阻时腹痛常位于下腹部。早期即有反射性呕吐，吐出胃肠内容物。高位小肠梗阻呕吐发生早，可吐出胃肠液及胆汁，呕吐量大。低位小肠梗阻呕吐出现较晚，先吐胃液和胆汁，以后可吐出粪臭味小肠内容物。如有肠管血供障碍，可吐出咖啡色血性液体。麻痹性肠梗阻可有溢出性严重呕吐。结肠梗阻一般无呕吐，或到病程晚期才有呕吐。

肠道积气积液可产生腹胀，小肠梗阻时以上腹和中腹部腹胀明显，结肠梗阻以上腹和两侧腹部腹胀明显。患者常无排便和排气，但在完全性小肠梗阻的早期，可排出大肠内积存的少量气体和粪便。

【体征】呈痛苦重病面容，眼球凹陷，呈脱水貌，呼吸急促，脉搏细数，甚至血压下降，出现休克征象。

腹部检查见腹部膨胀，小肠梗阻可见脐周不规则排列的肠型和蠕动波，结肠梗阻可见腹部周边明显膨胀。腹肌紧张且伴压痛，绞窄性肠梗阻患者可出现反跳痛。机械性肠梗阻患者可听到肠鸣音明显亢进，呈金属音调。麻痹性肠梗阻患者肠鸣音减弱或消失。当腹腔有渗液时，可出现移动性浊音。

第七章 脊柱和四肢检查

脊柱是躯体的中轴骨，身体的支柱，具有支撑头、躯干、上肢的重量和附加重量，减缓振荡，维持躯干平衡，保护脊髓及神经根的重要作用。它由 7 个颈椎、12 个胸椎、5 个腰椎、5 个骶椎及 4 个尾椎组成。脊柱病变的主要表现为疼痛、外伤性病变、姿势异常及活动受限。正常人的四肢与关节左右对称，活动自如，无肿胀与压痛。四肢与关节病变的主要表现为关节疼痛、肿胀及外伤。

第一节 脊柱检查

检查脊柱时，患者常取坐位或站立位，特殊情况下可取侧卧位或俯卧位。脊柱检查主要采用视诊、触诊、叩诊和测量等方法。检查的内容包括脊柱的弯曲度、活动度、压痛及叩击痛。以下检查按视、触、叩诊顺序进行。

一、脊柱的弯曲度

（一）生理性弯曲

正常人直立或坐正时，从侧面观察有 4 个生理弯曲，呈"S"状，即颈段、腰段向前凸，胸段、骶段向后凸。检查时，用手指以适当的压力沿脊椎的棘突从上向下划压，皮肤上即出现一条红色充血痕，可利于观察脊柱有无侧弯。

（二）病理性变形

1. 颈椎变形 嘱患者处于自然姿势，观察颈部有无异常，立位时观察颈部有无侧偏、前屈、过度后伸或僵直。颈侧偏常见于先天性斜颈、颈椎退行性病变等。

2. 脊柱后凸 又称驼背，表现为脊柱过度后弯，常发生在胸段，从而导致前胸凹陷，头颈部前倾（图 2-7-1）。

临床意义：①佝偻病多引起小儿脊柱后凸；②胸椎结核多引起青少年脊柱后凸，多发生在下胸脊段，其特点为棘突向后突出明显，又称成角畸形；③强直性脊柱炎多表现为成年人胸脊段呈弧形或弓形后凸，脊柱被强行固定，仰卧时不能伸直；④老年人

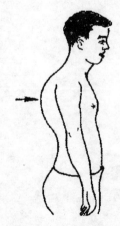

图 2-7-1 脊柱后凸

因骨质退行性变，胸椎椎体被压缩，可致脊柱后凸，多见于上胸脊段；⑤外伤性脊柱压缩性骨折、脊椎骨软骨炎、小儿发育期姿势不良等也可致脊柱后凸。

3.脊柱前凸 表现为脊柱过度向前弯曲，多见于腰段；其主要特点为腹部明显向前、臀部明显向后突出，可见于第五腰椎向前滑脱、水平骶椎（腰骶角＞34°）、先天性髋关节后脱位、髋关节结核、大量腹水、腹腔巨大肿瘤、妊娠晚期等。

4.脊柱侧凸 脊柱侧凸是指脊柱偏离后正中线向左或向右或两侧均偏曲。有两种分类方法：一种是按侧凸发生部位不同，分为胸段侧凸、腰段侧凸及胸腰段联合侧凸；另一种是按侧凸的性状分为姿势性侧凸和器质性侧凸两种。（图 2-7-2）

临床意义：①姿势性侧凸的常见病因：儿童发育期坐或立姿势不良、下肢长短不齐和肌力不平衡（如椎间盘突出症、脊髓灰质炎）等；②器质性侧凸的常见病因：脊椎创伤、先天性脊柱发育不全、特发性脊柱侧弯症、先天性斜颈、颈椎病或一侧颈肌麻痹、椎间盘突出症和一侧腰肌瘫痪、佝偻病、肩部或胸廓畸形、慢性胸膜肥厚及胸膜粘连等。

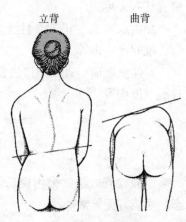

立背　　　　曲背

图 2-7-2　脊柱侧凸

二、脊柱活动度

正常脊柱具有一定的活动度，不同部位的脊柱其活动范围不同，如颈、腰段活动度最大，胸段活动度较小，骶椎和尾椎几乎不活动（成年人两者融合成骨块状）。

1.检查法 检查颈段时，医师先用手固定患者左右肩，以头部正直为中位，嘱患者做前屈、后伸、旋转等动作。检查腰段时，先固定臀部，后做相关活动检查。正常人直立位时，脊柱活动度为颈、腰椎＞胸椎＞尾骶椎。

2.临床意义 脊柱活动受限见于下列疾病：①颈椎骨折或外伤、颈椎病、韧带受损及颈部肌纤维组织炎；②腰椎骨折或脱位、椎间盘突出、腰椎椎管狭窄、腰部肌纤维组织炎及韧带损伤；③颈椎、腰椎结核或肿瘤。

3.注意事项 脊柱外伤，或可疑骨折、关节脱位，尽量避免脊柱活动，防止损伤脊髓；如需搬动，则需注意保护和固定。

三、脊柱压痛

1.检查法 患者取坐位，医师用右手拇指自上而下逐一按压脊柱棘突，了解有无压痛。

2.临床意义 颈椎压痛可见于颈椎病、颈肋综合征、颈部肌纤维组织炎、落枕等；胸腰椎压痛可见于胸腰椎外伤或骨折、结核、椎间盘突出、腰背纤维组织炎及劳损。

四、脊柱叩击痛

1.检查法 脊柱叩击方法常用直接叩击法和间接叩击法。①直接叩诊法：用叩诊锤或中指直接逐一叩击脊柱棘突，了解有无叩击痛；②间接叩诊法：也称冲击痛或传导痛，患者取坐位，医师将左手掌面放于患者头顶，右手半握拳以小鱼际部位叩击左手背，了解脊柱有无疼痛。

2.临床意义 正常脊柱无叩击痛。如出现阳性反应，可见于脊柱骨折、结核、肿瘤、椎间盘突出等。

3.注意事项 直接叩诊法常用于检查胸椎及腰椎，但不用于颈椎检查，尤其是颈椎骨折、损伤等。

第二节　四肢检查

四肢检查方法常采用视诊和触诊。检查内容包括关节、软组织、肢体的位置和形态，功能有无异常等。

一、形态异常

（一）肩关节变形

正常人双肩对称，呈弧形。肩关节变形包括：①"方肩"，如肩关节脱位或三角肌萎缩，表现为关节弧形轮廓消失，肩峰突出；②外伤性肩锁关节脱位，表现为肩部突出呈"肩章状肩"；③锁骨骨折，表现为一侧肩关节下垂；④先天性肩胛高耸症和脊柱侧弯，表现为两侧肩关节高低不平，颈短耸肩。

（二）肘关节变形

肘关节正常时，双侧对称，伸直时肘关节呈轻度外翻（称为携物角，5°~15°）。肘关节变形包括：①髁上骨折，表现为肘窝上方突出；②桡骨头脱位，表现为肘窝外下方向桡侧突出；③肘关节后脱位，表现为鹰嘴向肘后方突出。

（三）腕关节形态异常

手的自然休息姿势呈半握拳状，手的功能位置为腕背伸30°，呈握茶杯姿势。引起腕关节形态异常的疾病包括：①腕关节脱位、腕关节骨折：可引起畸形；②滑膜炎：腕关节背面和掌面见结节状隆起，触之柔软，按之疼痛，多影响关节活动，如类风湿关节炎；③腱鞘囊肿：腕关节背面或桡侧有圆形无痛性隆起，触之坚韧，推之可沿肌腱的平行方向稍微移动，如肌腱过度活动；④腱鞘纤维脂肪瘤：腕关节背面见一柔软的隆起物，随肌腱推动而动，无压痛；⑤软组织炎症、扭伤等。

（四）手指形态异常

1. 匙状甲 又称反甲，表现为指甲中央凹陷，边缘翘起，指甲变薄，表面粗糙有条纹，似匙状（图2-7-3），见于缺铁性贫血、高原疾病，偶见于风湿热、甲癣等。

2. 杵状指 又称槌状指，表现为手指或脚趾末端指节增宽、增厚明显，指甲呈拱形隆起，指端背面的皮肤与指甲所构成的基底角不小于180°（图2-7-4）。常见的病因有慢性缺氧、代谢障碍及中毒性损害等；也可见于支气管扩张、慢性肺脓肿、脓胸、原发性支气管肺癌、发绀型先天性心脏病、亚急性感染性心内膜炎及肝硬化等疾病。

3. 指关节变形 ①梭形关节：表现为变形的关节呈梭状，常双侧受损，指关节或掌关节活动功能受限及僵直，如类风湿关节炎（图2-7-5）；②爪形手：关节局部疼痛和肿胀，手掌的骨间肌和小鱼际肌明显萎缩，致使手指关节呈鸟爪样，如尺神经损伤、进行性肌萎缩、脊髓空洞及麻风等；③其他：如老年性骨关节炎等。

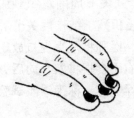
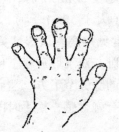
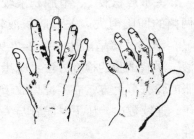

图 2-7-3 匙状指　　　图 2-7-4 杵状指　　　图 2-7-5 类风湿关节炎指关节变形

（五）髋关节变形

正常成人仰卧，腰部放松，腰椎贴于床面，双下肢伸直并拢，两侧髂前上棘连线与躯干正中线垂直。髋关节变形包括：①内收畸形：一侧下肢向对侧偏移，且超越躯干正中线，并不能外展；②外展畸形：一侧下肢向外侧偏移，远离正中线，并不能内收；③髋关节内或外旋转畸形：正常人髌骨和拇趾指向上方，髋关节内旋转畸形则表现为向内偏斜，髋关节外旋转畸形表现为外侧偏斜。髋关节变形的常见疾病有髋关节脱位、股骨干及股骨头骨折错位等。

（六）膝关节异常

1. 膝内翻、膝外翻 正常人双脚并拢站立，双膝和双踝均能靠拢。膝关节异常包括：①膝内翻：又称"O"形腿，表现为两膝关节分离，但两踝部可靠拢，双下肢形成"O"状（图2-7-6）；②膝外翻：又称"X"形腿，表现为两膝关节靠拢，但两踝部分离，双下肢呈"X"状（图2-7-7）。膝内、外翻常见于佝偻病及大骨节病等。

2. 膝反张 也称反屈畸形，是指患者直立，充分显露小腿，膝关节过度后伸形成向前的反屈（图2-7-8），见于小儿麻痹后遗症、膝关节结核等。

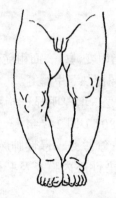

图 2-7-6　膝内翻畸形

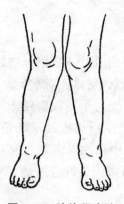

图 2-7-7　膝外翻畸形

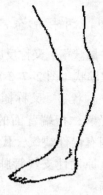

图 2-7-8　膝反张

3. 关节炎　患侧膝关节表现为红、肿、热、痛及活动（功能）障碍，两侧膝关节形态不对称，如风湿性关节炎活动期等。

4. 关节腔积液　关节腔积液较少（小于 50mL）时，嘱患者膝关节屈成直角，髌骨两侧的凹陷消失。关节腔积液较多（大于 50mL）时，患者膝关节周围组织肿胀明显，浮髌试验呈阳性（图 2-7-9）。常见疾病有风湿性关节腔积液、结核性关节腔积液。浮髌试验的检查方法：嘱患者平卧，双下肢放松、伸直，医师将左手虎口放于肿胀的膝关节上方，右手虎口放于肿胀的膝关节下方，然后用右手食指将髌骨向后方按压，连续数次，压下时髌骨与关节面有碰触感，松手时即有浮起感，称为浮髌试验阳性。

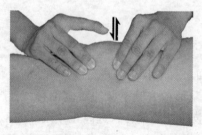
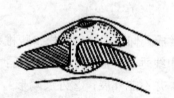

图 2-7-9　浮髌试验

（七）足部形态异常

进行踝关节与足部检查时，患者取站立位或坐位。观察步态时，需患者步行，注意步态是否正常。

1. 足内翻、足外翻　正常人膝关节固定时，足掌可向内、向外翻各 35°。足部形态异常包括：①足内翻：表现为前足内收，跟骨内旋，足纵弓高度增加，站立时足外侧着地，足掌部呈固定型内翻、内收位（图 2-7-10），如先天畸形、小儿麻痹后遗症等。②足外翻：表现为前足外展，跟骨外旋，足纵弓塌陷，舟骨突出，足掌呈固定型外翻、外展（图 2-7-11）。足部形态异常的常见疾病有先天畸形、胫前胫后肌麻痹等。

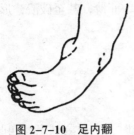

图 2-7-10　足内翻

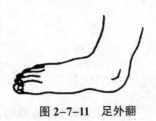

图 2-7-11　足外翻

2. 马蹄足和跟足畸形　①马蹄足：常因腱挛缩或腓总神经麻痹所致，表现为踝关节跖屈，前半足着地（图 2-7-12）；②跟足畸形：由于小腿三头肌麻痹，伸肌牵拉，致使踝关节背伸，表现为足不能跖屈，行走和站立时足跟着地（图 2-7-13）。

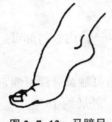

图 2-7-12　马蹄足

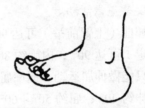

图 2-7-13　跟足畸形

（八）其他方面的异常

1. 下肢静脉曲张　多见于小腿，表现为小腿静脉怒张，如蚯蚓状，久立时加重，卧床抬高下肢时减轻。重者小腿有肿胀感，局部皮肤颜色呈紫暗或色素沉着，甚至出现局部溃疡，见于血栓性静脉炎或长期从事站立性者。

2. 水肿　引起水肿的常见病因：①静脉血或淋巴液回流受阻，可导致单侧肢体水肿，如血栓性静脉炎、丝虫病、肿瘤压迫、神经营养不良、偏瘫等；②淋巴管阻塞，可导致淋巴管扩张、破裂，淋巴液外溢，致使纤维组织大量增生，皮肤增厚变粗，按压无凹陷（称为象皮肿）；③心源性、肾源性全身水肿等，下肢较上肢明显，呈凹陷性。

3. 肌萎缩　是指患肢肌肉体积缩小，松软无力，见于脊髓灰质炎、周围神经损害、严重股骨头坏死、长期肢体废用及肌炎等。

4. 肢端肥大　常与生长激素分泌过多有关，从而造成骨骼、韧带、软组织过度增生，导致肢体末端异常粗大。

5. 骨折与关节脱位　①骨折：是指骨结构的完整性和连续性受到破坏，表现为肢体缩短变形，局部肿胀，有压痛，常可听到骨擦音或触及骨擦感；②关节脱位：是指组成关节骨骼的错位或脱离，表现为关节脱位处疼痛、肿胀、瘀斑及关节功能障碍等，常伴关节畸形。

6. 痛风性关节炎　好发于单侧拇趾及第一跖趾关节，常累及多个关节。急性期表现为受累关节红、肿、热、痛和功能障碍。慢性期表现为远端关节肿胀、僵硬、畸形及周围组织纤维化和变形，有痛风石，重者患处皮肤光亮、菲薄，甚至破溃，形成瘘管，可经久不愈。

二、运动功能异常

（一）神经、肌肉组织的损害

可出现不同程度的随意运动障碍。肢体功能检查时，主要测试患者四肢的伸、屈、内收、外展、旋转方面的功能以及抵抗能力。肢体随意运动的肌力障碍称为瘫痪。

（二）关节的损害

关节病变可引起各关节的主动和被动运动功能障碍。正常的上下肢各关节活动度情况如下：

1. 上肢各关节正常活动度

肩关节：屈曲（上臂前举）可达 90°；后伸可达 45°；内收肘部可达前正中线；外展（肩关节固定）可达 90°；内旋约 80°；外旋约 30°。

肘关节：只能做伸屈运动。握拳屈腕、曲肘时拇指可触及肩部；伸直为 180°。

腕关节：伸约 40°；屈约 50°~60°；内收约 30°；外展约 15°。

指关节：各指关节屈曲可紧握成拳，可伸直及后伸 15°左右。

2. 下肢各关节正常活动度

髋关节：屈曲时，股前部可与腹壁相贴；后伸可达 30°；内收约 25°；外展约 60°；内旋与外旋各达 45°。

膝关节：屈曲时，小腿腓肠肌可与股后部相贴；正常伸直 180°；膝关节在半屈位时小腿可做一定幅度的旋内及旋外动作。

踝关节：立位时，足与小腿成直角；背屈约 35°，跖屈约 45°；内翻与外翻各约 35°。

当上述各关节不能达到各自的活动幅度时，表明关节活动受限。临床上见于相应部位的骨折、脱位、关节炎、肌腱或软组织损伤等。

第八章 肛门、直肠与生殖器检查

肛门、直肠和生殖器的检查是全身体格检查的有机组成部分，对诊断和治疗具有重要临床意义。在临床医疗中，肛门、直肠和生殖器检查常被忽视，原因是非专科医师对该项检查的重视和认识不足，加上患者不愿接受检查，因此误诊或漏诊时有发生，延误治疗，有的造成严重后果。所以，要对患者说明检查的重要性和方法，使其接受并配合检查。男性医师对女性患者进行检查时，须有女医务人员伴同。

第一节 肛门与直肠检查

一、患者体位

常用的体位包括肘膝位、仰卧位、截石位、左侧卧位和蹲位。

1.肘膝位 适用于前列腺、精囊及内镜检查。肘膝位的姿势：患者呈俯卧状态，双侧肘关节屈曲，放置于检查床，胸部贴近检查床，双膝关节屈曲，成直角跪于检查床上，臀部抬高（图2-8-1）。

2.截石位 适用于重症、体弱患者或膀胱直肠窝的检查。截石位的姿势：患者呈仰卧状态，躺于检查床上，臀部垫高，双腿屈曲、抬高，外展分开。

3.左侧卧位 适用于病重、年老体弱或女性患者，左侧卧位的姿势：患者呈左侧卧位，左腿伸直，右腿屈曲贴近腹部，臀部靠近检查床边，医师位于患者背后检查。（图2-8-2）

4.蹲位 适用于直肠脱出、内痔及直肠息肉等患者的检查。蹲位的姿势：患者下蹲，呈解大便的姿势，屏气并向下用力。

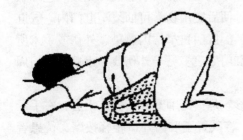

图2-8-1 肘膝位

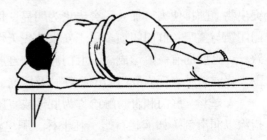

图2-8-2 左侧卧位

二、检查记录

肛门与直肠检查发现的病变如肿块、溃疡等应进行记录。记录时，先注明患者检查时的体位，再采用时针方向标记。如肘膝位时，肛门后正中点为 12 点钟位，前正中点为 6 点钟位，而仰卧位或截石位的时钟位正好相反。

三、检查方法

以视诊、触诊（直肠指诊）为主，必要时辅以内镜检查。

1. 视诊　检查者用手分开患者臀部，观察肛门及其周围皮肤颜色、皱褶，肛门周围有无脓血、黏液、肛裂、外痔、瘘管口或脓肿等。正常肛门的颜色较深，皱褶自肛门向外周呈放射状；患者提肛收缩肛门时，括约肌皱褶更为明显，而做排便动作时，皱褶则变浅。

临床意义：①肛裂：是指肛管下段（齿状线以下）皮肤全层的纵行及梭形裂口，或感染性溃疡。患者排便时疼痛，排出的粪便周围常附有少许鲜血，肛门见裂口，并有明显压痛。②痔：是指直肠下端的黏膜下或肛管边缘皮下的内痔静脉丛或外痔静脉丛扩大和曲张所形成的静脉团。成年人多见。临床表现为大便带血，痔块脱出，肛门处疼痛或有瘙痒感。痔分为内痔、外痔和混合痔，内痔是指位于齿状线以上，表面被直肠下端黏膜覆盖的静脉团，查体时于肛门内口可见柔软的紫红色包块，排便时突向肛门口外；外痔是指位于齿状线以下，表面被肛管皮肤覆盖的静脉团，查体时于肛门外口可见紫红色柔软包块；混合痔具有内痔与外痔的特点，是指齿状线上、下，表面被直肠下端黏膜和肛管皮肤覆盖的静脉团，查体时齿状线上下可见紫红色包块。③肛门直肠瘘：又称肛瘘，分为单纯性肛瘘和复杂性肛瘘。典型肛瘘具有内口、瘘管和外口。内口位于直肠或肛管内，外口位于肛门周围皮肤，瘘管是指通过肛门软组织与内口、开口相通的非正常道通。肛瘘形成的病因常为肛管或直肠周围脓肿与结核所致，多不易愈合。检查时，直肠或肛管内有瘘管内口，或伴硬结（或条索状硬块），肛门周围皮肤见瘘管外口，有时见脓性分泌物流出。④直肠脱垂：又称脱肛，是指乙状结肠下端、直肠或肛管的肠壁，全层或部分向外翻，并脱出至肛门外。直肠脱垂分为直肠完全脱垂和部分脱垂。检查时，患者多取蹲位，观察肛门外是否有突出物。直肠完全脱垂（直肠壁全层脱垂）表现为突出物呈椭圆形块状物，表面见环形皱襞，停止排便后难于回复。直肠部分脱垂（黏膜脱垂）表现为无突出物或突出不明显，但患者屏气做排便动作时，于肛门外见紫红色球状突出物，随排便力气加大，突出更为明显，停止排便后突出物常可回复至肛门内。⑤肛门闭锁与狭窄：肛门闭锁多见于新生儿先天性畸形。肛门狭窄常因感染、外伤或手术所致，可见肛周有瘢痕形成。⑥肛门瘢痕与红肿：肛门瘢痕多见于外伤或手术后。肛门周围炎症或脓肿表现为肛门周围有红肿及压痛。

2. 触诊　肛门和直肠触诊称为肛诊或直肠指诊。是指医师戴好指套或手套，右手示指涂以润滑剂（如液状石蜡、凡士林、肥皂液），将其置于肛门外口轻轻按摩，待患者适应，肛门括约肌放松后，慢慢插入肛门、直肠内进行检查的方法。检查体位常用肘膝位、左侧卧位或仰卧位等。检查内容包括肛门及括约肌的紧张度，肛管及直肠的内壁，黏膜是否光滑，有无压痛，有无肿块及搏动感。

注意事项：①男性患者可直肠指诊前列腺与精囊；②女性可直肠指诊子宫颈、子宫、输卵管等；③诊断困难时，配合用双合诊，或进一步做内镜检查等。

临床意义：①直肠触痛明显，常见于肛裂及感染；②触痛伴波动感，见于肛门、直肠周围脓肿；③直肠息肉：一般为直肠内触及柔软、光滑并有弹性的包块；④直肠癌：一般为直肠内触及坚硬、凹凸不平的包块；⑤直肠指诊后指套表面见黏液、脓液或血液时，应涂片镜检或进行细菌学检查；⑤病因不明的直肠病变，应进一步做内镜检查；⑥对盆腔的其他疾病，也有诊断意义，如阑尾炎，髂窝脓肿等。

第二节　男性生殖器检查

男性生殖器包括阴茎、阴囊、前列腺和精囊等。检查时，患者完全暴露下身及会阴部，双下肢呈外展位。检查时采用视诊、触诊或二者相结合。检查顺序为阴茎、阴囊、前列腺、精囊。

一、阴茎检查

1. 包皮　阴茎皮肤在阴茎颈前向内翻转，覆盖于阴茎表面。男性正常成年人，尿道口外露，不被包皮掩盖。

临床意义：①包皮过长：是指包皮长度超过阴茎头，翻起后能露出尿道口或阴茎头。②包茎：是指翻起包皮后，不能露出尿道外口或阴茎头，多见于先天性包皮口狭窄或炎症、外伤后粘连。包皮过长或包茎容易导致尿道外口或阴茎头感染、嵌顿；也易导致阴茎颈部污垢存留，是阴茎癌的致病因素之一。包皮过长或包茎患者宜早期手术处理。

2. 阴茎头与阴茎颈　检查时，将包皮上翻，暴露全部阴茎头及阴茎颈，注意观察其表面的色泽情况，有否充血、水肿、分泌物及结节等。正常阴茎头，红润光滑。

临床意义：①阴茎癌表现为阴茎头及阴茎颈有硬结并伴有暗红色溃疡，易出血，或融合成菜花状；②下疳表现为阴茎颈部见单个椭圆形质硬溃疡，愈后留有瘢痕，为诊断梅毒的体征之一；③尖锐湿疣表现为阴茎头部出现淡红色小丘疹融合成蕈样，呈乳突状突起。

3. 尿道口　检查尿道口时，医师用示指与拇指轻轻挤压龟头使尿道张开，观察其是否有红肿、分泌物及溃疡，尿道口是否狭窄，有无尿道口异位。

临床意义：①淋球菌或其他病原体感染所致的尿道炎，常可见尿道口红肿，有分泌物及溃疡；②尿道口狭窄见于先天性畸形或炎症粘连；③尿道下裂时，尿道口位于阴茎腹面，患者排尿时，裂口处见尿液溢出。

4. 阴茎大小与形态　正常成年男性阴茎长 7~10cm，柔软；勃起时阴茎充血，变长变硬。

临床意义：①儿童期阴茎过大，呈成人型阴茎，可见于性早熟（如促性腺激素过早分泌）；③成年人阴茎过小，呈婴儿型阴茎，可见于性腺功能不全或垂体功能障碍病人；③假性性早熟，见于睾丸间质细胞瘤病人。

二、阴囊检查

1. 阴囊 检查时先观察阴囊皮肤有无皮疹、脱屑、溃烂等损害，阴囊外形有无肿胀。医师用双手拇指置于阴囊前面，其余手指置于阴囊后面，双手同时触诊，注意有无肿块。

临床意义：①阴囊湿疹：阴囊皮肤增厚，呈苔藓样改变，并有小片鳞屑，或皮肤呈暗红色、糜烂，见大量浆液渗出，可形成软痂，伴顽固性奇痒。②阴囊水肿：常为全身性水肿的一部分，表现为阴囊皮肤紧绷（由水肿所致），其形成原因为肾病综合征，或局部炎症、过敏反应、静脉血或淋巴液回流受阻等局部因素。③阴囊象皮肿：又称为阴囊象皮病，表现为阴囊皮肤水肿、粗糙、增厚，如象皮样，其病因多为血丝虫病引起的淋巴管炎或淋巴管阻塞。④腹股沟斜疝：是因肠管或肠系膜经腹股沟管下降至阴囊内形成，表现为一侧或双侧阴囊肿大，呈囊样感，可回纳。患者有引起腹腔内压增高因素（用力咳嗽）等，可再次疝入阴囊，但嵌顿时，则不能回纳。⑤鞘膜积液：鞘膜本身或邻近器官出现病变，致使鞘膜液体分泌增多，便形成鞘膜积液，表现为阴囊肿大，触诊呈水囊样，透光试验阳性。透光试验方法有两种：一是将电筒照射阴囊，用不透明的纸片卷成圆筒，置于电筒对侧的阴囊部位，医生从纸筒内观察阴囊透光情况；二是将房间关暗，用电筒照射阴囊后观察。透光试验时，鞘膜积液患者的阴囊呈橙红色、均质的半透明状，为阳性；腹股沟斜疝和睾丸肿瘤患者的阴囊不透光，为阴性。

2. 精索 检查精索时，用拇指和示指从附睾轻轻触诊至腹股沟环。正常情况下，精索位于附睾上方，左、右阴囊腔内各有一条，精索呈柔软的条索状，无压痛。

临床意义：①输精管结核：可呈串珠样肿胀；②精索急性炎症：表现为局部皮肤红肿，有挤压痛；③精索静脉曲张：检查精索有蚯蚓团样感；④丝虫病：可于靠近附睾的精索触及硬结。

3. 睾丸 医师用拇指和示、中指轻轻触及睾丸，注意其大小、形状、硬度，有无压痛，左右对比。正常睾丸，位于阴囊内，左右各一，呈椭圆形，表面光滑柔韧。

临床意义：①急性睾丸炎：表现为睾丸急性肿痛，有压痛明显，常见病因为流行性腮腺炎、淋病等。②睾丸慢性肿痛：多为结核所致。③睾丸萎缩：病因多为流行性腮腺炎、外伤后遗症或精索静脉曲张所致。④睾丸过小：常为肥胖性生殖无能症等先天性或内分泌异常引起。⑤隐睾症：是指阴囊内触诊未触及睾丸，而隐匿于阴囊上部，或腹股沟管内，或后腹膜后方。此时应触诊腹股沟管内、阴茎根部或会阴部等处，或采取腹腔超声检查。隐睾多为一侧，也有双侧。应尽早手术复位，否则易癌变，或影响生殖器官和第二性征发育，丧失生育能力。⑥无睾丸：可为单侧亦可为双侧，病因为性染色体数目异常所致的先天性无睾症。双侧无睾症患者，其生殖器官及第二性征均发育不良。⑦睾丸肿瘤或白血病细胞浸润：一般表现为一侧睾丸肿大、质硬，有结节。⑧睾丸急性扭转：多呈急性绞痛，局部红肿，易致睾丸坏死，需行彩超检查，应尽早手术。

4. 附睾　医师用拇指和示、中指触诊检查附睾，注意其大小，是否有结节和压痛。临床意义：①急性附睾炎：肿痛明显，常伴睾丸肿大，附睾与睾丸分界不清。②慢性附睾炎：附睾肿大，压痛轻。③附睾结核：视诊有时见结核病灶与阴囊皮肤粘连，破溃后易形成瘘管。触诊附睾，多肿胀，质硬，有结节感，无压痛，伴输精管增粗且呈串珠状。

三、前列腺检查

1. 体位　肘膝位，或右侧卧位，或站立弯腰位。

2. 检查方法　医师戴好指套（或手套），右手示指端涂以润滑剂，徐徐插入肛门，向腹侧触诊，并了解直肠周围情况。于直肠腹侧可触及左、右两叶前列腺及正中沟，正常男性前列腺质韧，有弹性。前列腺触诊时，可同时行前列腺按摩，收集前列腺液送检。

3. 临床意义　①良性前列腺肥大：多见于老年人，检查前列腺正中沟消失，表面光滑，且有韧感，无压痛及粘连；②急性前列腺炎：前列腺肿大，压痛明显；③前列腺癌：前列腺肿大，质硬，表面有硬结节，无压痛。

四、精囊检查

主要为肛诊，正常情况下，不易触及精囊，但在病理状态下，则可触及精囊。

精囊病变多继发于前列腺疾病，如炎症、结核和前列腺癌等累及。精囊呈条索状肿胀，且有压痛，常为炎症引起；精囊表面呈结节状改变，常因结核引起；精囊肿大、质硬，注意癌变可能。

第三节　女性生殖器检查

女性生殖器分为内、外两部分，外生殖器包括阴阜、大阴唇、小阴唇、阴蒂及阴道前庭，内生殖器包括阴道、子宫、输卵管及卵巢。

通常情况下，女性患者的生殖器不作为常规检查项目，但全身性疾病伴有生殖器局部表现时，才进行检查。患有妇产科疾病时，应由妇产科医师检查。男性医生检查女患者时，需女性医护人员在场。检查时，医师应戴无菌手套。对女性患者进行生殖器检查时，患者需排空膀胱，暴露下身，取截石位或仰卧位，屈膝，两腿外展。先检查外生殖器，后检查内生殖器。

一、外生殖器

1. 阴阜　为位于耻骨联合前面的脂肪垫，其皮下脂肪丰富，柔软。性成熟后，出现明显女性第二性征,阴阜皮肤有阴毛,呈倒三角形分布。

临床意义:①阴毛增多:阴毛增多明显,呈男性分布,常为肾上腺皮质功能亢进所致;②阴毛稀少或缺如:表现为阴毛先浓密,后明显脱落,常为性功能减退症或席汉病等所致。

2. 大阴唇　是指一对纵行、长圆形隆起的皮肤皱襞,其皮下组织松软,且富含脂肪及弹力纤维。

正常女性性成熟后,其表面有阴毛。未生育妇女,其两侧大阴唇可自然合拢,并遮盖外阴;经产妇,两侧大阴唇常分开;老年人或绝经后,呈萎缩状态。

3. 小阴唇　位于大阴唇内侧,为一对较薄的皮肤皱襞。两侧小阴唇常合拢,并遮盖阴道外口。正常时,小阴唇表面光滑,呈浅红色或褐色,前端融合后包绕阴蒂,后端彼此会合形成阴唇系带。

临床意义:①白斑症:表现为局部色素脱失;②小阴唇炎症:表现为红、肿、痛;③尖锐湿疣:表现为乳突状或蕈样突起;④癌变:表现为溃烂、结节。

4. 阴蒂　是指两侧大阴唇前连合与小阴唇前端会合处之间的隆起部分。其外为阴蒂包皮,其内具有男性阴茎海绵体样组织。

临床意义:①阴蒂过小:见于性发育不全;②阴蒂过大:见于两性畸形;③阴蒂红肿:多为外阴炎症所致。

5. 阴道前庭　是指两侧小阴唇之间的菱形裂隙,尿道口位于其前部,阴道口位于其后部。前庭大腺如黄豆粒大,分别位于阴道口两侧,其开口位于小阴唇与处女膜之间的沟内。

临床意义:①前庭大腺炎症:表现为局部红、肿、硬痛,并有脓液溢出;②前庭大腺囊肿:表现为前庭大腺明显肿大,有轻压痛。

二、内生殖器

1. 阴道与子宫颈　通过阴道窥器观察阴道黏膜,注意其色泽,有无出血、瘢痕、肿块、分泌物等。如为红色,有出血点,表示有炎症的可能;若为紫蓝色,可能与妊娠有关。泡沫样分泌物见于滴虫性阴道炎;白色并有豆腐渣样分泌物多是真菌感染所致。注意阴道壁上有无溃疡、赘生物或瘘管。还要注意子宫颈的大小、黏膜的色泽及有无糜烂及息肉。子宫颈呈紫蓝色是妊娠的表现;子宫颈炎时,子宫颈充血、糜烂、肥大,有时腺体增生,呈红色颗粒状,或变成息肉,则质脆易出血。如有接触性出血和质硬不平,应考虑宫颈癌的可能。

未婚女性一般不做阴道检查,如必须检查,则需签署知情同意书。

2. 子宫　正常子宫光滑,较韧,无压痛,质软。检查子宫常用触诊、双合诊。双合诊检查方法:医师戴手套,用一手示指和中指伸进阴道内,另一手的四指(拇指除外)置于下腹部,进行触诊检查。检查时,起主要作用的是放在下腹部的手,用此手设法把盆腔各脏器置于双手之间以利于被扪及。当宫颈、宫体已被扪及后,先要注意子宫的大小、形状、位置、活动度、软硬度,有无结节及压痛;然后将阴道内的手指移向侧位,

检查左、右穹隆，下腹部的手移动配合并向深处推压，此时子宫旁组织、卵巢、输卵管等应处在两手之间。（图 2-8-3）

临床意义：①子宫体积匀称性增大：最常见于妊娠；②非匀称性增大：多见于各类肿瘤。

3. 输卵管　正常输卵管表面光滑，质韧，无压痛。

临床意义：①输卵管急、慢性炎症或结核：表现为肿胀、增粗，有结节，弯曲或僵直，压痛明显，与周围组织粘连，固定；②输卵管积脓或积水：表现为输卵管明显肿大；③双侧输卵管病变：可造成其管腔变窄或梗阻，为不孕常见病因。

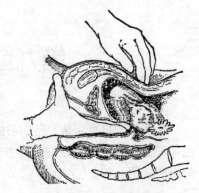

图 2-8-3　双合诊检查

4. 卵巢　是一对扁椭圆形性腺，成人女性的卵巢大小为 4cm×3cm×1cm，其表面光滑，质软。绝经后萎缩变小、变硬。检查卵巢常用触诊、双合诊。检查时注意卵巢大小、硬度、活动度等

临床意义：①卵巢炎症：表现为卵巢增大，有压痛；②卵巢囊肿：表现为卵巢不同程度肿大。

第九章 神经系统检查

神经系统检查繁杂，是学习的难点，要求医学生操作熟练、准确；与此同时，患者也需充分配合。神经系统的检查常用检查工具包括叩诊锤、棉签、电筒及嗅觉、味觉、失语测试用具等。

一、脑神经检查

脑神经共 12 对，主要分布在头、面部。分为单纯感觉神经（嗅神经、视神经、位听神经）、单纯运动神经（动眼神经、展神经、副神经、舌下神经）、运动和感觉兼有的混合神经（三叉神经、面神经、舌咽神经、迷走神经）等。检查时宜按顺序对称性进行。

（一）嗅神经

嗅神经系第 1 对脑神经。可通过问诊或让患者嗅有特殊气味而无刺激性的溶液来了解患者嗅觉的灵敏度，比较一侧或双侧嗅觉正常、减退或消失等。功能障碍提示同侧嗅神经损害。嗅神经损害可见于创伤、前颅凹占位性病变和脑膜结核等。鼻腔本身疾病也可引起嗅觉障碍。

（二）视神经

视神经系第 2 对脑神经。视神经检查包括视力、视野和眼底检查。（图 2-9-1）

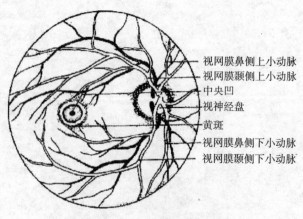

视网膜鼻侧上小动脉
视网膜颞侧上小动脉
中央凹
视神经盘
黄斑
视网膜鼻侧下小动脉
视网膜颞侧下小动脉

图 2-9-1　右眼眼底示意图

（三）动眼神经、滑车神经、展神经

动眼神经、滑车神经、展神经分别为第 3、4、6 对脑神经，共同支配眼球运动，合称眼球运动神经，可同时检查。

从眼外部开始，观察双侧眼裂有无增大或变窄，是否等大。上眼睑有无下垂，眼球有无外突或内陷，眼球有无偏斜或双眼有无同向偏斜。

检查眼球运动时，医师竖示指，距患者眼前 30~40cm 处。嘱患者头部不动，双眼注视医师的示指，并随其向内、外、上、下、内上、内下、外上、外下各方向转动。注意眼球运动受限方向及程度，有无复视和眼球震颤。

观察瞳孔，正常人瞳孔等大等圆，居于正中，直径 3~4mm。以电筒从侧面由外向内分别照射瞳孔，感光侧的瞳孔缩小（直接对光反射），或用手隔开双眼，未直接感光侧的瞳孔也缩小（间接对光反射）。患者平视远处，然后突然注视某一近物，双侧眼球内聚，瞳孔缩小，为瞳孔的调节反射正常。上睑下垂与眼球运动向内、向上及向下活动受限，均提示有动眼神经麻痹。若眼球向下及向外运动减弱，提示滑车神经有损害。眼球向外转动障碍则为展神经受损。瞳孔反射异常可由动眼神经或视神经受损所致。

（四）三叉神经

三叉神经系第 5 对脑神经，是混合性神经。感觉神经纤维分布于面部皮肤、眼、鼻、口腔黏膜；运动神经纤维支配咀嚼肌、颞肌和翼状内外肌。

首先检查面部感觉。嘱患者闭眼，以针刺检查痛觉，棉絮检查触觉，盛有冷或热水的试管检查温度觉。双侧及内外对比，观察患者的感觉反应，同时确定感觉障碍区域。注意区分周围性与中枢性感觉障碍，前者为患侧患支（眼支、上颌支、下颌支）分布区各种感觉缺失，后者呈葱皮样感觉障碍。

其次检查角膜反射。嘱患者睁眼向内侧注视，用棉签从患者视野外接近并轻触外侧角膜，避免触及睫毛，正常反应为被刺激侧迅速闭眼，对侧也出现眼睑闭合反应，前者称为直接角膜反射，后者称为间接角膜反射。直接与间接角膜反射均消失见于三叉神经病变（传入障碍）；直接反射消失，间接反射存在，见于患侧面神经瘫痪（传出障碍）。

最后检查运动功能。医师双手触按患者颞肌、咀嚼肌，嘱患者做咀嚼动作，对比双侧肌力强弱；再嘱患者做张口运动或露齿，以上下门齿中缝为标准，观察张口时下颌有无偏斜。当一侧三叉神经运动纤维受损时，患侧咀嚼肌肌力减弱或出现萎缩，张口时由于翼状肌瘫痪，下颌偏向患侧。

（五）面神经

面神经系第 7 对脑神经，主要支配面部表情肌和具有舌前 2/3 味觉功能。

首先要区别中枢性面神经麻痹与周围性面神经麻痹（表 2-9-1）。

表 2-9-1　中枢性面神经麻痹与周围性面神经麻痹鉴别

	中枢性面神经麻痹	周围性面神经麻痹
病因	核上组织（包括皮质、皮质脑干纤维、内囊、脑桥等）萎缩	面神经核或面神经受损
临床表现	病灶对侧颌面下部肌肉麻痹，可见鼻唇沟变浅、露齿时口角下垂（或称口角歪斜向病灶侧）、不能吹口哨和鼓腮等	病灶同侧全部面肌瘫痪，从上到下表现为不能皱额、皱眉、闭目，角膜反射消失，鼻唇沟变浅，不能露齿、鼓腮、吹口哨，口角下垂（或称口角歪向病灶侧）
临床意义	多见于脑血管病变、脑肿瘤和脑炎等	多见于受寒、耳部或脑膜感染、神经纤维瘤引起的周围型面神经麻痹，此外，还可出现舌前 2/3 味觉障碍

再检查味觉。嘱患者伸舌，将少量不同味感的物质（食醋、食盐、糖或奎宁溶液）以棉签涂于一侧舌面测试味觉，患者不能讲话、缩舌和吞咽，用手指指出事先写在纸上的酸、咸、甜或苦四个字之一。先试可疑侧，再试另侧。每种味觉测试完成后，用水漱口，再测试下一种味觉。面神经损害者则舌前 2/3 味觉丧失。

（六）位听神经

位听神经系第 8 对脑神经，包括前庭及耳蜗两种感觉神经。

首先检查听力。简测法是在静室内嘱患者闭眼静坐，并用手堵塞一侧耳道，医师站在其背后，将机械表自患者耳的侧方 1 米以外逐渐移向被检耳部，直到患者听见声音为止，测量此时表与耳的距离。以同样的方法检测另一耳。两侧对比或与正常人对比。精测法需进行专科检查，用规定频率的音叉或电测设备进行一系列精确的测试。传导性耳聋多见于外耳道与中耳的病变。感音性耳聋多见于内耳、蜗神经核、蜗神经、核上听觉通路病变。混合型耳聋多见于老年性耳聋、慢性化脓性中耳炎等。功能性耳聋见于癔症。

再检查前庭神经。检查时患者直立，两足并拢，两手向前平伸，观察患者睁眼、闭眼时能否站稳。还可通过外耳道灌注冷热水试验或旋转试验观察眼震有无减弱或消失来判断前庭功能。前庭功能受损时可出现眩晕、呕吐，激发试验眼震减弱或消失，平衡障碍等。

（七）舌咽神经和迷走神经

舌咽神经和迷走神经系第 9、第 10 对脑神经，两者在解剖与功能上关系密切，常同时受损。

检查患者发音时是否音哑或带鼻音，是否呛咳，有无吞咽困难。嘱病人张口，观察腭垂是否居中，两侧软腭高度是否一致，嘱患者发"啊"音时两侧软腭上抬是否对称，腭垂有无偏斜。当一侧神经受损时，该侧软腭上提减弱，腭垂偏向健侧。检查咽反射时，用压舌板轻压左侧或右侧咽后壁，正常者可有恶心反应，有神经损害者则反射迟钝或消失。另外，舌后 1/3 的味觉减退为舌咽神经损害，检查方法同面神经。

（八）副神经

副神经系第 11 对脑神经，支配胸锁乳突肌及斜方肌。

检查时注意肌肉有无萎缩，嘱患者做耸肩及转头运动时，检查者给予一定的阻力，比较两侧肌力。副神经受损时，向对侧转头及同侧耸肩无力或不能，同侧胸锁乳突肌及斜方肌萎缩。

（九）舌下神经

舌下神经系第 12 对脑神经。

检查时嘱患者伸舌，注意观察有无伸舌偏斜、舌肌萎缩及肌束颤动。单侧舌下神经麻痹时伸舌舌尖偏向患侧，双侧麻痹者则不能伸舌。多见于脑外伤、脑肿瘤和脑血管病等。

二、运动功能检查

运动包括随意运动和不随意运动，随意运动由锥体束司理，不随意运动由锥体外系和小脑司理。

（一）肌力

肌力是指肌肉运动时的最大收缩力。检查时令患者做肢体伸屈动作，医师从相反方向给予阻力。测试患者对阻力的克服力量，并注意两侧比较。

肌力的记录采用 0 ~ 5 级的六级分级法。

0 级：无肢体活动，也无肌肉收缩，为完全性瘫痪。

1 级：可见肌肉收缩，但无肢体活动。

2 级：肢体能在床面上做水平移动，但不能抬起。

3 级：肢体能抬离床面，但不能抵抗阻力。

4 级：能做抗阻力动作，但不完全。

5 级：正常肌力。

其中，0 级为全瘫，1 ~ 4 级为不完全瘫痪（轻瘫），5 级为正常肌力。

根据病损程度的不同，分为完全性瘫痪和不完全性瘫痪（轻瘫）。

根据瘫痪的形式不同分为：①单瘫：单一肢体瘫痪，多见于脊髓灰质炎。②偏瘫：为一侧肢体偏瘫，常伴有同侧脑神经损害，多见于颅内病变或脑卒中。③交叉性偏瘫：为一侧肢体瘫痪及对侧脑神经损害，多见于脑干病变。④截瘫：为双侧下肢瘫痪，是脊髓横贯性损伤的结果，见于脊髓外伤、炎症等。

根据病变部位不同，又分为中枢性瘫痪和周围性瘫痪。（表 2-9-2）

表 2-9-2　中枢性瘫痪与周围性瘫痪的鉴别

鉴别要点	中枢性瘫痪	周围性瘫痪
瘫痪分布	范围较广，可为单瘫、偏瘫、截瘫	范围较局限，以肌群为主
肌张力	增强	降低
肌萎缩	不明显	明显
膝腱反射	亢进	减弱或消失
病理反射	有	无
肌束颤动	无	可有

（二）肌张力

肌张力是肌肉在松弛状态下的紧张度和被动运动时遇到的阻力。肌张力增高可分为痉挛性和强直性。其中痉挛性是指在被动伸屈其肢体时，起始阻力大，终末突然阻力减弱，称折刀现象，为锥体束损害现象。强直性是指伸屈肢体时始终阻力增加，称铅管样强直，为锥体外系损害现象。肌张力降低是指肌肉松软，伸屈其肢体时阻力低，关节运动范围扩大，见于周围神经炎、前角灰质炎和小脑病变等。

（三）不随意运动

随意肌不自主收缩所产生的一些无目的异常动作，多数为锥体外系损害的表现，称不随意运动。

1. 震颤　可分为静止性震颤、动作性震颤和老年性震颤。静止性震颤是指静止时表现明显，而在做意向性动作时则减轻或消失，常伴肌张力增高，见于震颤麻痹。动作性震颤是指动作时发生，愈近目的物愈明显，见于小脑疾患。老年性震颤与震颤麻痹类似，为静止性震颤，发生于老年人，常表现为点头或手抖，通常肌张力不高。

2. 舞蹈样运动　为肢体大关节的快速、无目的、不对称的运动，类似舞蹈，睡眠时可减轻或消失。

3. 手足徐动　为手指或足趾的一种缓慢持续的伸展扭曲动作，见于脑性瘫痪、肝豆状核变性和脑基底核变性。

（四）共济失调

机体完成任何运动都需某肌群协调运动，这种协调主要靠小脑的功能。以下任意一种阳性均提示小脑病变。如睁眼时阴性而闭眼时阳性，则为感觉性共济失调。

1. 指鼻试验　嘱患者手臂外展伸直，用示指尖来回触碰自己的鼻尖，先慢后快，先睁眼，后闭眼，重复进行，双侧分别检查。指鼻不准见于同侧小脑半球病变。

2. 跟-膝-胫试验　患者仰卧，先抬起一侧下肢，然后将足跟放在对侧膝盖上，再使足跟沿胫骨前缘向下移动直达踝部，观察动作是否稳准。先睁眼，后闭眼，重复进行，双下肢分别检查。小脑损害时睁眼、闭眼均出现动作不稳；感觉性共济失调则闭眼时动作不稳。

3. 快复轮替动作　患者以前臂做快速旋前旋后动作，共济失调者动作缓慢、不协调。

4. 闭目难立征（即 Romberg's test）　患者足跟并拢站立，闭目，两臂前伸，观察有无晃动和站立不稳。如出现身体摇晃或倾斜则为阳性，提示小脑病变。

三、感觉功能检查

检查必须在病人意识清晰状态下进行，要让患者了解检查目的和方法，以便配合。检查应了解有无感觉障碍、其范围和类型。检查时患者闭目，将刺激物从感觉障碍区移向正常区，注意左右侧和远近端部位的对比，要避免主观或暗示作用。

（一）浅感觉检查

浅感觉包括皮肤和黏膜的痛觉、温度觉和触觉。记录感觉障碍类型（正常、过敏、减退、消失）与范围。

1. 痛觉　用大头针尖均匀地轻刺患者皮肤，让其回答具体的感觉，并注意两侧对应部位的比较。痛觉障碍见于脊髓丘脑侧束损害。

2. 触觉　用棉签轻触患者皮肤或黏膜，正常人对轻触感觉十分敏感。触觉障碍见于后索损伤。

3. 温度觉　用盛有热水（40℃～50℃）和冷水（5℃～10℃）的试管分别接触患者的皮肤或黏膜，让其辨别冷热。温度觉障碍见于脊髓丘脑侧束损伤。

（二）深感觉检查

深感觉是肌肉、肌腱和关节等深部组织的感觉，包括震动觉和位置觉。

1. 运动觉　轻握患者的足趾或手指两侧，向上、向下做伸屈动作，嘱患者根据感觉说出"向上"或"向下"。运动觉障碍见于后索病变。

2. 位置觉　将患者肢体放置于某一姿势，让其回答自己肢体所处的位置。位置觉障碍见于后索病变。

3. 震动觉　用振动的音叉柄置于患者肢体的骨隆起处（内踝、外踝、膝盖、桡骨茎突），询问有无震动感，两侧对比。震动觉障碍见于后索病变。

（三）复合感觉检查

复合感觉（synaesthesia）又称皮层感觉，是大脑皮层综合分析的结果。检查时患者闭目，常用的方法有：

1. 皮肤定位觉　以手指或棉签轻触患者皮肤某处，让其说出被触部位。该功能障碍见于皮质病变。

2. 体表图形觉　在患者皮肤上画一图形（如圆形、三角形等）或写简单的字（如

一、十等），观察其能否识别。如有障碍，多为丘脑水平以上病变。

3.两点辨别觉 用分开的双脚分规刺激皮肤上的两点，检测患者有无辨别能力，再逐渐缩小双脚规间距，直到患者感觉为一点时，测其间距，并与健侧比较。身体各部位对两点辨别觉灵敏度不同，鼻尖、舌尖、手指最敏感，躯干较差。触觉正常而两点辨别觉障碍见于顶叶病变。

4.实体辨别觉 患者以单手触摸熟悉的物件，如钢笔、钥匙等，让其辨别回答物件的名称、形态、大小、质地等。实体辨别功能障碍见于皮质受损。

四、神经反射检查

（一）生理反射

1.浅反射 浅反射系刺激皮肤或黏膜引起的反应，包括角膜反射、腹壁反射、提睾反射、跖反射、肛门反射。

（1）角膜反射：患者双眼向内上注视，以细棉纤维由角膜外缘向内轻触被检者角膜，正常时该眼迅速闭合，称直接角膜反射。若刺激一侧引起对侧眼睑闭合，称间接角膜反射。

（2）腹壁反射：患者仰卧，下肢稍屈曲，用钝头竹签分别沿肋缘下、脐平及腹股沟上的平行方向，由外向内轻划腹壁皮肤，正常反应是局部腹肌收缩。上部腹壁反射消失说明病变在胸髓7~8节，中部腹壁反射消失说明病变在胸髓9~10节，下部腹壁反射消失说明病变在胸髓11~12节。一侧腹壁反射消失，多见于同侧锥体束病损；上、中、下腹壁反射均消失，见于昏迷或急腹症患者；肥胖、老年人、经产妇也可见腹壁反射消失。

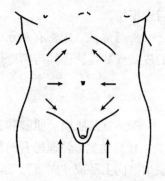

图 2-9-2 腹壁反射和提睾反射

（3）提睾反射：与检查腹壁反射相同，竹签由下向上轻划股内侧上方皮肤，可引起同侧提睾肌收缩，睾丸上提。一侧反射减弱或消失见于锥体束损害，或腹股沟疝、阴囊水肿、睾丸炎等；双侧反射消失见于腰髓1~2节病损。

（4）跖反射：患者仰卧，下肢伸直，医师手持患者跟部，用钝头竹签划足底外侧，由后向前至小趾跖关节处转向大拇趾侧，正常反应为足跖屈曲。反射消失为骶髓1~2节病损。

（5）肛门反射：用大头针轻划肛门周围皮肤引起外括约肌收缩。反射障碍为骶髓4~5节或肛尾神经病损。

2.深反射 深反射是刺激骨膜、肌腱经深部感受器完成的发射。反射减弱或消失多为器质性病变，是相应脊髓节段或所属的脊神经的病变，常见于末梢神经炎、神经根炎、脊髓灰质炎、脑或脊髓休克状态等。深反射亢进见于锥体束的病变、如急性脑血管病、急性脊髓休克期过后等。

（1）肱二头肌反射：患者前臂屈曲，医师以左手拇指置于患者肘部肱二头肌腱上，然后右手持叩诊锤叩击左拇指，可使肱二头肌收缩，前臂快速屈曲（图 2-9-3）。反射中枢为颈髓 5～6 节。

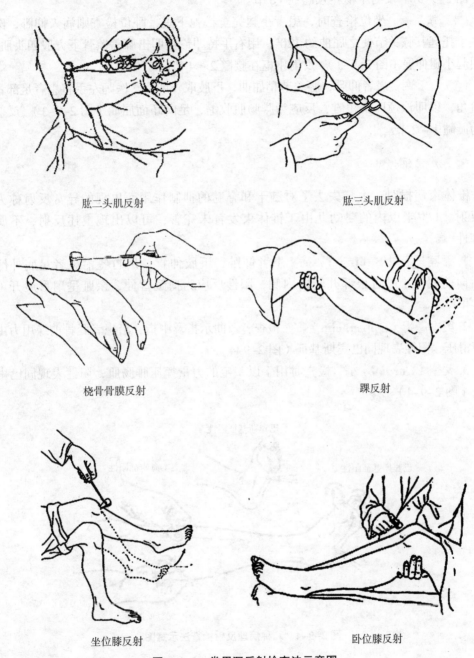

肱二头肌反射　　　　　　　　　　　　　　　　肱三头肌反射

桡骨骨膜反射　　　　　　　　　　　　　　　　踝反射

坐位膝反射　　　　　　　　　　　　　　　　卧位膝反射

图 2-9-3　常用深反射检查法示意图

（2）肱三头肌反射：患者外展上臂，半屈肘关节，患者左手托住其上臂，右手用叩诊锤直接叩击鹰嘴上方的肱三头肌腱，可使肱三头肌收缩，引起前臂伸展（图 2-9-3）。

反射中枢为颈髓 6~7 节。

（3）桡骨骨膜反射：患者前臂置于半屈半旋前位，医生以左手托住其腕部，并使腕关节自然下垂，随即以叩诊锤叩击桡骨茎突，可使肱桡肌收缩，发生屈肘和前臂旋前动作（图 2-9-3）。反射中枢在颈髓 5~6 节。

（4）膝反射：坐位检查时，患者小腿完全松弛下垂，卧位检查则病人仰卧，医师以左手托起其膝关节使之屈曲约 120°，用右手持叩诊锤叩击膝盖髌骨下方股四头肌腱，可引起小腿伸展（图 2-9-3）。反射中枢在腰髓 2~4 节。

（5）踝反射：患者仰卧，膝关节稍屈曲，下肢取外展位。医师左手将患者足部背屈成直角，以叩诊锤叩击跟腱，反应为腓肠肌收缩，足向跖面屈曲（图 2-9-3）。反射中枢为骶髓 1~2 节。

（二）病理反射

锥体束病损时，大脑失去了对脑干和脊髓的抑制作用而出现的异常反射称为病理反射。1 岁半以内的婴幼儿由于锥体束发育未完善，可以出现上述反射，不属于病理性。

1. 巴宾斯基（Babinski）征　患者仰卧，下肢伸直，用竹签沿患者足底外侧缘由后向前划至小趾近根部并转向内侧，阳性反应为拇趾背伸，余趾呈扇形展开（图 2-9-4）。

2. 奥本海姆（Oppenheim）征　检查者弯曲示指及中指，沿患者胫骨前缘用力由上向下滑压，阳性表现同巴宾斯基征（图 2-9-4）。

3. 戈登（Cordon）征　检查时用手以一定的力量捏压腓肠肌，阳性表现同巴彬斯基征（图 2-9-4）。

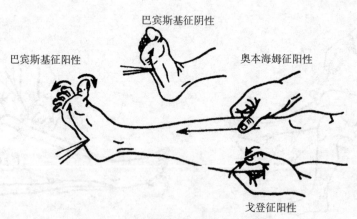

巴宾斯基征阴性

巴宾斯基征阳性

奥本海姆征阳性

戈登征阳性

图 2-9-4　几种病理反射检查法示意图

4. 霍夫曼（Hoffmann）征　医师用左手托住患者的腕部，用右手示指和中指夹持患者中指，稍向上提，使腕部处于轻度过伸位，用拇指快速弹刮患者中指指甲，如引起其余四指轻度掌屈反应为阳性（图 2-9-5）。

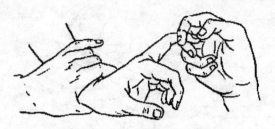

图 2-9-5　霍夫曼征检查法示意图

5. 肌阵挛　分为髌阵挛和踝阵挛。髌阵挛是患者下肢伸直，医师以拇指与食指捏住其髌骨上缘，用力向远端快速连续推动数次后维持推力，阳性反应为股四头肌发生节律性收缩使髌骨上下移动，意义同深反射亢进。踝阵挛是让患者取仰卧，下肢伸直，医师一手持患者腘窝部，一手持患者足底前端，用力使踝关节过伸，阳性表现为腓肠肌与比目鱼肌发生连续性节律性收缩，临床意义同深反射亢进。

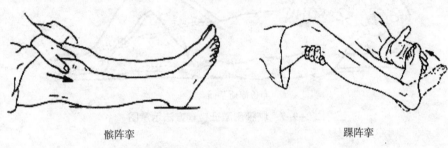

髌阵挛　　　　　　　　　　　　　　　踝阵挛

图 2-9-6　阵挛检查法示意图

（三）脑膜刺激征

脑膜刺激征为脑膜受激惹的体征，见于脑膜炎、蛛网膜下腔出血和颅内压增高等；颈强直也可见于颈椎病、颈部肌肉病变。凯尔尼格征也可见于坐骨神经痛、腰骶神经根炎。

1. 颈强直　患者仰卧，检查者以一手托患者枕部，另一手置于胸前使其屈颈，正常时下颏可贴近前胸。如下颏不能贴近前胸且医师感到有抵抗、患者感到颈后疼痛，为阳性。

2. 布鲁津斯基（Brudzinski）征　患者仰卧，下肢伸直，医师一手托起患者枕部，另一手置于其胸前，使其头部前屈时，双髋与膝关节同时屈曲，为阳性（图 2-9-7）。

3. 凯尔尼格（Kernig）征　患者仰卧，一腿伸直，医师将另一下肢先屈髋、屈膝成直角，然后抬小腿并伸直其膝部，正常人膝关节可伸达 135° 以上（图 2-9-7）。如伸膝受阻且伴疼痛与屈肌痉挛，则为阳性。

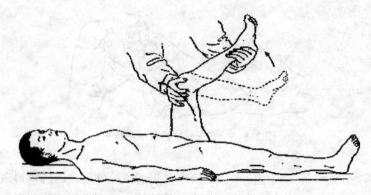

凯尔尼格征

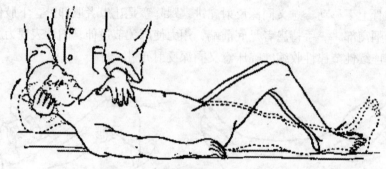

布鲁津斯基征

图 2-9-7　脑膜刺激征检查方法示意图

第十章 全身体格检查系统演练

一、系统演练的意义

在分段学习各系统、各器官的检查之后，将要面对具体的临床病人，因此必须学会对具体病例进行从头到足、全面系统、井然有序的体格检查。医学生从学习诊断学开始即应遵循全身体格检查的原则和规范，确保检查内容全面系统，检查顺序合理流畅，能将所学知识和技能融会贯通，综合利用，提高体检的技能和质量，这样在临床工作中可大大减少病人不必要的体位更改和不适，减轻病人痛苦，同时最大限度保证体检的效率、速度和可靠的检查结果。

二、系统演练的顺序

对卧位病人：生命体征→一般状态→头部→颈部→胸部心、肺→（坐位）后背部肺、脊柱、肾区、骶部→（卧位）腹部→四肢→神经系统→（必要时）肛门直肠、外生殖器。

对坐位病人：生命体征→一般状态→上肢→头部→颈部→后背部肺、脊柱、肾区、骶部→（卧位）胸部心、肺→腹部→下肢→神经系统→（必要时）肛门直肠、外生殖器。

三、系统演练的内容和方法

（一）准备工作

1.着装整洁规范，精神饱满。

2.清点检查器具，常用的有体温表、血压计、听诊器、叩诊锤、软尺、直尺、手电筒、消毒棉签、压舌板、标记笔以及记录本等。

3.病房内查体：医师步入病房，站在病人右侧，向病人问候，并作自我介绍。门诊室查体：医师将病人带到检查室或有遮挡的检查床检查，当着病人面洗手，若是男医师检查女性病人应有第三者在场。检查前要告诉病人查体的注意事项，希望病人予以配合。

（二）检查内容和方法

1. 一般状况　首先仔细观察病人的面容、表情、体位、意识以及发育、营养、体型等。

2. 生命体征

（1）体温：取体温表，先检查体温表内水银柱是否已甩至 36℃ 以下，然后把体温表放在病人腋窝深处，紧贴皮肤，嘱病人用上臂夹紧。看表计算时间（10 分钟后取出读数）。

（2）脉搏：以示指、中指、无名指平放在病人右手桡动脉近手腕处，计数 1 分钟，或 30 秒 ×2。

（3）呼吸：观察病人呼吸，计算胸廓或腹壁起伏频率，计数 1 分钟，或 30 秒 ×2。

（4）血压：测量血压前病人须安静休息 5 ~ 10 分钟。先打开血压计开关，检查水银柱液面是否与 0 点平齐。将病人右上肢裸露，伸直并外展约 45°，袖带气囊胶管避开肱动脉，袖带紧贴皮肤缚于上臂，袖带下缘距肘弯横纹 2 ~ 3cm，袖带不宜过紧或过松，一般以能伸进一指为宜。在肘窝肱二头肌内侧触及肱动脉搏动，将听诊器模形体件置于肱动脉上（注意不应将体件塞在袖带下），右手以均匀节奏向袖带气囊内注气，待动脉搏动消失，再升高 20 ~ 30mmHg，然后缓缓放气，使水银柱以每秒 2mm 速度均匀下降。医师两眼平视水银柱平面，听到的第一个搏动声的汞柱读数为收缩压，搏动声消失的汞柱读数为舒张压。同样的方法测定两次，间歇 1 分钟左右，取其平均值为血压值。解下袖带，整理好后放入血压计内。向右侧倾斜血压计约 45°，使水银柱内水银进入水银槽内，然后关闭开关。

取出体温表，观察温度后甩下水银，将体温表放入托盘内。分别记录体温和每分钟脉搏、呼吸、血压的检查值。

3. 头部检查　应尽量在自然光线下进行检查。

（1）观察头颅外形、毛发分布，检查头部有无压痛、包块、损伤等。

（2）观察眉毛分布，有无脱落，眼睑有无下垂、水肿。检查睑结膜时，嘱病人眼睛下视，用右手示指和拇指捏住左侧上眼睑中部的边缘，轻轻向前牵拉，然后示指向下压，并与拇指配合将睑缘向上捻转，翻转上眼睑，观察眼睑结膜、穹隆结膜，然后提起上眼睑皮肤，使眼睑翻转复原。用同样方法检查右眼。再用双手拇指置于下眼睑中部，嘱病人向上看，同时向下牵拉下眼睑边缘，观察下眼睑结膜、穹隆结膜、球结膜以及巩膜。

观察眼球外形，注意有无突出或下陷，双侧瞳孔是否等大等圆。

检查直接对光反射和间接对光反射。取手电筒，用手电筒光由外向内移动直接照射左侧瞳孔，并观察瞳孔是否缩小；移开光源后，用手隔开双眼，再次用手电筒光直接照射左侧瞳孔并观察右侧瞳孔是否也缩小。用同样的方法检查右侧瞳孔。

检查眼球运动，医师伸右臂，竖示指，距离病人左眼前 30 ~ 40cm，嘱病人注视示指的移动（不可转动头部），示指按水平向外→外上→外下→水平向内→内上→内下共

6个方向进行，检查每个方向时均从中位开始。同样方法检查右侧眼球运动。注意有无眼球震颤。

检查聚合反射，嘱病人注视1米外的示指，将1米外的示指缓慢移近眼球，观察两侧眼球的聚合现象。

疑有意识障碍的病人检查角膜反射，嘱病人向对侧上方注视，用棉签细纤维由眼角外向内轻触病人的角膜边缘，观察两侧眼睑闭合反应。先查左侧，后查右侧。

（3）检查耳郭有无畸形、结节或触痛。检查左耳时，使病人头部转向右侧，将左手拇指放在耳屏前将耳屏牵拉，右手中指和无名指将耳郭向后上方牵拉，拇指和示指持手电，观察外耳道有无溢液。检查乳突有无压痛。

（4）观察鼻部外形和鼻腔。医师左手拇指将鼻尖上推，借助手电筒光观察鼻前庭和鼻腔。医师用手指压闭一侧鼻翼，嘱病人呼吸，以判断鼻腔通气状态。以同样方法检查另一侧。

检查额窦、筛窦和上颌窦有无压痛。用双手固定病人的两颞侧，将拇指置于眶上缘内侧，同时向后按压，询问有无压痛，两侧有无差别；将手下移，先将右拇指置于病人左侧鼻根部与眼内眦之间，向后内方按压，询问有无压痛；再将两手下移，拇指置颧部，同时向后按压，询问有无疼痛，两侧有无差别。

（5）观察口唇色泽有无苍白或紫绀，有无疱疹、口角糜烂。取手电筒和消毒压舌板，观察口腔黏膜、牙齿、牙龈，注意有无出血和溢脓。嘱病人张嘴并发"啊"音，手持压舌板的后1/3，在舌前2/3与舌后1/3交界处迅速下压，借助手电筒光观察软腭、软腭弓、悬雍垂、扁桃体和咽后壁，注意有无黏膜充血、红肿、淋巴滤泡增生。如果扁桃体增大，需判断肿大程度。同时观察舌体、舌苔、伸舌运动、鼓腮动作。

4. 颈部检查

（1）解开衣领，充分暴露颈部。观察颈部外形是否对称，皮肤有无红肿；观察左右颈静脉充盈情况，有无颈静脉怒张、颈动脉搏动。观察甲状腺是否突出，两侧是否对称。

（2）按顺序由浅入深触诊颈部淋巴结群。先用双手指紧贴耳屏前，滑动触诊耳前、耳后、乳突区淋巴结。嘱病人头转向右侧，用右手指触诊枕骨下区的枕后淋巴结，病人头再转向左侧，用左手指触诊枕骨下区的枕后淋巴结。用双手指尖在颈后三角沿斜方肌前缘和胸锁乳突肌后缘触诊，再用双手指在颈前三角区沿胸锁乳突肌前缘触诊。嘱病人头稍低向左侧，医师左手扶住头部，右手指尖分别触摸颌下和颏下淋巴结。以同法触摸右侧颌下淋巴结。

检查锁骨上淋巴结时，病人取坐位或卧位，头稍向前屈，医师用双手触诊，左手触诊右侧，右手触诊左侧，由浅入深直至锁骨深部。根据需要，医师也可站在病人背后进行颈部淋巴结检查。

如触到淋巴结时应注意部位、大小、数目、硬度、压痛、活动度、有无粘连，局部皮肤有无红肿、瘢痕、瘘管等。

（3）用双手触诊甲状腺，右手拇指从胸骨上切迹向上触摸甲状腺峡部在气管前有无增厚，嘱病人做吞咽动作配合，检查有无肿大或肿块；然后用左手拇指在甲状软骨下气管右侧向对侧轻推，右手示指、中指和无名指在胸锁乳突肌后缘，右手拇指在气管旁，使甲状腺左叶在此四指间，以拇指滑动触摸来确定甲状腺的轮廓、大小、表面，有无肿块和震颤。检查时，肿大的甲状腺可随吞咽动作上下移位。以同法检查甲状腺右叶。

（4）将示指与无名指分别放在两侧胸锁关节上，将中指置于气管之上，观察中指与示指、无名指间的距离，判断有无气管移位。

（5）甲状腺肿大者需听诊颈部血管杂音，将听诊器放在肿大的甲状腺上，注意有无连续性静脉"嗡鸣音"或收缩期动脉杂音。

（6）揭开被子并拿去枕头，嘱病人平卧，下肢自然伸直，颈部放松。医师站在病人右侧，左手托住其枕部，右手放在胸前固定位置。左手将病人头部前屈做被动屈颈动作，测试颈肌抵抗力，感受有无颈强直；然后再次快速屈颈，观察两膝关节和髋关节的活动，如有两关节屈曲，为布鲁津斯基（Brudzinski）征阳性，提示脑膜刺激。

5. 胸部与脊柱检查

（1）解开衣服，充分暴露胸部。观察呼吸频率、节律、活动度、两侧对称情况。

视诊胸壁皮肤，观察胸廓外形、肋间隙宽度，胸壁静脉有无曲张，比较胸廓前后径与左右径，有无桶状胸、佝偻病胸、扁平胸或局部隆起。视诊两侧乳房，注意大小和对称性、乳头位置，男性患者有无乳房增生。

检查胸壁，用手掌前部分别触压左右胸廓上、中、下三部位，检查有无皮下气肿及压痛。用拇指按压胸骨柄及胸骨体的中下部，检查有无压痛。女性因病情需要检查乳房，应先由浅入深触诊健侧，再触诊患侧，最后触诊乳头。医师的手指和手掌平置在乳房上，用指腹轻轻施加压力，旋转滑动触诊，一般以能触及肋骨而不引起疼痛为度。注意乳房有无红肿热痛或包块、乳头有无硬结和分泌物。

触诊腋窝淋巴结，医师左手扶病人左前臂，使左前臂屈肘外展抬高45°，右手指并拢，置于腋窝顶部，由浅入深滑动触诊。然后触诊腋窝后壁、内侧壁、前壁、外侧壁。以同法检查右腋窝淋巴结。

（2）肺部检查：首先检查胸廓扩张度，两手掌及伸展的手指置于胸廓前下部的对称位置，左右拇指分别沿两侧指向剑突，两拇指间距约 2cm，然后嘱病人做深呼吸动作，比较两手动度是否一致。

将双手掌置于病人左右胸部上、中、下部的对称位置，嘱病人以同等强度发"yi"长音，比较两侧相应部位语音震颤的异同，注意有无增强或减弱，是否对称。然后双手交换，再检查一次，以排除两手感觉的误差。

双手掌置病人胸廓下侧部，嘱其深吸气，触诊有无胸膜摩擦感。

检查胸部叩诊音分布，以胸骨角为标志，确定肋间隙。板指与肋骨平行，从第1肋间至第4肋间，按由外向内、自上而下、两侧对比的原则叩诊。叩诊力度应均匀一致。注意叩诊音的改变及板指的震动感。

肺下界叩诊，分别按右锁骨中线、左腋中线、右腋中线顺序叩诊三条线，病人平静呼吸，医师板指贴于肋间隙，自上而下叩诊，当由清音变为浊音时，用标记笔标记该部位，数肋间隙认定肺下界。

肺部听诊，按左、右侧锁骨中线、腋前线和腋中线六条线，在上、中、下共18个对称部位听诊，比较两侧呼吸音有无异常变化，是否有呼吸音以外的附加音（干湿性啰音），必要时嘱病人做深呼吸以配合检查。

检查语音共振，将听诊器体件置于左、右肺部的上、中、下三部位，嘱病人以一般的声音强度重复发"yi"长音，由内到外，并做两侧对比，注意有无增强或减弱，是否对称。嘱病人深吸气，在前下侧胸壁听诊有无胸膜摩擦音。

（3）心脏检查：从侧面方向观察心前区是否隆起，观察心尖搏动的位置、强弱、范围，心前区有无异常搏动。

手掌置于心前区，注意心尖搏动的位置，有无震颤。示指、中指和无名指并拢，用指腹确定心尖搏动的位置、范围，是否弥散，有无抬举性搏动，确定心前区有无异常搏动（包括剑突下搏动）。用手掌在心底部和胸骨左缘第4肋间触诊，注意有无心脏震颤、心包摩擦感。

心脏叩诊，先叩左界，从心尖搏动最强点外2~3cm处开始，沿肋间由外向内。叩诊音由清变浊时，在板指中点用标记笔作标记，自下而上，叩至第2肋间；叩右界则先确定肝上界，沿右锁骨中线，自上而下，叩诊音由清变浊时为肝上界，从上一肋间（一般为第4肋间）由外向内叩出浊音界，依次上移至2肋间，分别作标记。然后用硬尺标出前正中线，测量并标出左锁骨中线，测量左锁骨中线与前正中线间的距离，再测量左右心浊音界各标记点距前正中线的距离，一一记录。

心脏听诊，先将听诊器体件置于心尖搏动最强的部位。听诊内容包括心率（1分钟）、心律、心音（强度、性质、心音分裂、额外心音）、杂音。听诊顺序一般为二尖瓣区（心尖部）、主动脉瓣区（胸骨右缘第2肋间）、肺动脉瓣区（胸骨左缘第2肋间）、三尖瓣区（胸骨左缘第4、5肋间）。注意 A_2 与 P_2 的强度比较、心音分裂的部位。如听到杂音，应仔细辨别其最响的部位、时期、性质、传导、强度及与体位、呼吸、运动的关系。心包摩擦音在胸骨左缘3、4肋间听诊。

（4）背部检查：嘱病人坐起，两手抱膝，暴露背部，医师双拇指对称性地把手掌放在背部两侧第10肋水平，两拇指间距约2cm，两手向脊柱方向推挤，使双手大拇指掌侧缘平行，然后嘱病人做深呼吸动作，比较两手的动度是否一致。

医师两手掌置肩胛下区对称部位，请病人发"yi"音，然后两手交换，请病人以相等强度重复发"yi"音，比较两侧语音震颤是否相等。

背部叩诊部位在肩胛间区脊柱两侧上下共4个部位，以及左右腋后线与肩胛线附近上下共4个点，先左后右，比较叩诊音的分布是否正常。

检查肺下界移动范围时，病人上臂自然下垂，医师握其肘，稍作内收外展动作，另一手触摸肩胛下角，在上臂自然下垂时确定肩胛下角位置，通过此角的垂线为肩胛线。沿肩胛线自上而下，叩出平静呼吸时的肺下界。嘱病人深吸气后屏住呼吸，迅速沿左肩胛线自上而叩至浊音区，翻转板指，在其中点作一标记。恢复平静呼吸，再嘱其深呼气后迅速沿左肩胛线自上而下叩出浊音界并作标记。病人恢复平静呼吸，用直尺测量两个标记间的距离，即肺下界移动范围。用同法测量右肺。

背部听诊在肩胛间区脊柱两侧上下共 4 个部位，以及左右腋后线与肩胛线附近上下共 4 个点。注意两侧对称部位的呼吸音是否异常，有无干、湿性罗音，罗音出现的部位和性质。

嘱病人用面谈的声调重复发"一、二、三"，对比两侧有无增强或减弱，此系语音共振，意义同语音震颤。

用双拇指按压背部第 12 肋与脊柱夹角的顶点（即肋脊点）和第 12 肋与腰大肌外缘的夹角顶点（即肋腰点），同时询问病人有无疼痛。用左手掌平放在左肋脊角处，右手握拳用轻到中等的力量叩击左手背，询问有无疼痛，若有疼痛即为肾区叩击痛。用同样方法检查右侧。

嘱病人前后左右活动颈部及腰部，观察脊柱的活动度，有无活动受限。医师手指沿脊柱的棘突以适当的压力从上往下划，观察划压后皮肤出现的红色充血线，以判断脊柱有无侧弯。脊柱压痛检查，医师用拇指自上而下逐个按压脊柱棘突及椎旁肌肉直至骶部，询问有无压痛。脊柱叩击痛检查，先采用间接叩击法，嘱病人坐正，将左手掌置于病人头顶部，右手半握拳叩击左手背，观察病人有无疼痛。疼痛部位多示病变部位。然后采用直接叩诊法，用叩诊锤直接叩击胸椎和腰椎的棘突，询问有无叩击痛。如有压痛或叩击痛，则以第 7 颈椎棘突为骨性标记，计数病变椎体位置。

6. 腹部检查

（1）嘱病人躺下取仰卧位，充分暴露腹部。医师蹲下平视腹部外形是否平坦，观察呼吸运动是否存在，有无异常，有无腹壁静脉曲张、胃肠型或蠕动波等。

（2）腹部压痛反跳痛：让病人屈膝并稍分开两腿，使腹肌松弛。以全手掌放于腹壁上部，感受腹肌紧张度，并使病人适应片刻，然后轻柔地进行腹部浅触诊。先触诊无痛的部位，一般自左下腹开始滑行触诊，然后沿逆时针方向移动，同时观察病人的反应及表情。注意腹壁的紧张度、抵抗感、压痛、包块、搏动。如有压痛，用指尖深压疼痛点，停留片刻后突然将手抬起，观察病人有无痛苦加重的表情，若有，则为反跳痛。再做深触诊，左手与右手重叠，以并拢的手指末端逐渐加压触摸深部脏器，触诊顺序同前。疑有急性阑尾炎，用指尖深压脐与右髂前上棘连线中外 1/3 交界处的麦氏点（Mc Bumey）检查压痛、反跳痛。如果触及肿物或包块，须注意其位置、大小、形态、质地、压痛、搏动、移动度及与腹壁的关系。

（3）肝脏双手触诊法，医师用左手配合，右手触诊。嘱病人张口呼吸，将左手拇指置于右季肋部，其余四指置于背部，以限制右下胸廓扩张，增加膈肌下移的幅度。医师右手三指并拢，掌指关节伸直，与肋缘大致平行，从右髂窝开始沿右锁骨中线向上滑行触诊。病人呼气时手指压向腹深部，吸气时手指向前迎触下移的肝缘，如此反复，手指逐渐向上滑行移动，直至触及肝缘或肋缘。注意吸气时手指上抬的动作要落后于腹壁的抬起动作。如果肋下触及肝脏，应在右锁骨中线叩出肝上界，以排除肝脏下移。然后在前正中线触诊肝脏左叶，一般从脐部开始，自下向上滑行移动，直至触及肝缘或剑突根部。如触及肝缘，需测量肝缘与剑突根部间的距离。触及肝脏还应检查其质地、表面、边缘、压痛、搏动感等。

检查肝区叩击痛，用左手掌平放在右季肋区，右手握拳用轻度至中等力量叩击左手背，询问叩击时有无疼痛。

肝脏肿大者做肝颈静脉反流征检查，用手掌压迫右上腹，观察颈静脉，如出现颈静脉怒张或怒张更加明显，则为肝颈静脉反流征阳性。

（4）脾脏双手触诊法：左手掌置于病人左腰部第 7~10 肋处，从后向前托起脾脏，右手掌平放于腹壁，与肋弓呈垂直方向，从脐水平开始，两手配合，随呼吸运动向肋弓方向做深部滑行触诊，直至触及脾缘或左肋缘。触诊效果不满意时，可嘱病人右侧卧位，右下肢伸直，左下肢屈曲，使腹部皮肤松弛，再做触诊。如脾脏肿大，则测量甲乙线、甲丙线和丁线。此外还应注意脾脏的质地、表面情况及有无压痛等。

（5）胆囊触诊时病人两腿屈起稍分开，医师用右手在右肋弓与腹直肌外缘交界处（胆囊点）做深部滑行触诊，如触及肿大的胆囊，注意其大小、质地、压痛情况。如未触到肿大的胆囊，可作 Murphy（墨菲）征检查。以左手掌平放于病人右侧后季肋区下部，以拇指指腹钩压腹直肌外缘与肋弓交界处，其余四指与肋骨交叉，然后嘱病人深吸气，同时观察病人的面部表情，询问有无疼痛。如有疼痛，即为胆囊触痛；如因剧烈疼痛而突然中止吸气，称 Murphy 征阳性。

（6）肾及尿路压痛点检查，医师双手拇指依次深压两侧肋弓第 10 肋下缘偏内（即季肋点）、脐水平腹直肌外缘（上输尿管点）、髂前上棘水平腹直肌外缘（中输尿管点），检查有无压痛。

（7）液波震颤检查，医师左手掌轻贴病人右侧腹部，右手四指并拢屈曲，叩击左侧腹壁（为排除腹壁本身振动的影响，让病人或助手用右手掌尺侧缘压在病人脐部的腹中线上），如位于右侧腹壁的左手掌有被液体冲击的感觉，称为液波震颤阳性。

（8）医师左耳凑近病人上腹部，右手示指、中指、无名指并拢置于上腹部，手指与腹部约呈 70°，做数次急速有力的冲击动作，如闻及气体液体相撞击的声音即为振水音。

（9）腹部叩诊，从左下腹开始，按逆时针方向叩诊，检查有无异常的浊音或实音。

移动性浊音的叩诊先从脐部开始，板指沿脐水平向左侧方向移动并叩诊。当叩诊音由鼓音变为浊音时，左手板指位置固定，嘱病人改为右侧卧位，稍停片刻后重新叩诊该处，听取叩诊音是否变为鼓音；然后再向右侧腹部移动叩诊（移动不便时可改变指尖的方向），直达浊音区；将叩诊板指固定位置，嘱病人向左侧翻身 180° 呈左侧卧位，停留片刻后再次叩诊该处，听取叩诊音的变化。在平卧位、右侧卧位、左侧卧位的叩诊中，如出现浊音区随体位移动而变化的现象，即为移动性浊音阳性。

（10）听诊肠鸣音，在右下腹部或脐部听诊 1 分钟并记数。在脐部和脐上两侧听诊检查血管杂音。在腹部检查中，可根据需要将检查顺序改为视诊→ 听诊→ 触诊→ 叩诊。

（11）双手触摸两侧腹股沟淋巴结，比较两侧股动脉搏动是否存在，搏动强度是否一致；并将听诊器体件置于股动脉搏动处，听诊有无枪击音；稍加压力，注意有无

Duroziez（杜氏）双重杂音。

取棉签分别沿肋弓、脐水平、腹股沟处由外向内轻划，刺激腹壁，先左后右，左右对比，检查上、中、下腹壁反射是否存在，是否对称，有无增强或减弱。

7. 周围血管 病人穿好衣服，盖好被子，如病情允许可取坐位，比较两侧桡动脉搏动是否一致，有无交替脉。嘱病人深吸气，检查有无奇脉。以左手指掌侧握住病人右手腕桡动脉处，将其前臂抬高过头，感觉桡动脉的搏动，判断有无水冲脉。用手指轻压病人指甲末端，观察有无红白交替现象，即毛细血管征。

8. 四肢与神经反射 暴露上肢，视诊上肢皮肤、关节、手指、指甲。检查上臂内侧肘上 3~4cm 处皮肤弹性。

用左手扶托病人左前臂，并屈肘约 90°，以右手小指固定在病人的肱骨内上髁，医师示指、中指及无名指并拢，在其上 2~3cm 处的肱二头肌与肱三头肌沟中，纵行、横行滑动触摸滑车上淋巴结。以同法检查右上臂皮肤弹性和右滑车上淋巴结。

嘱病人活动双上肢，观察有无运动功能障碍或异常。

肱二头肌反射检查，以左手托住病人屈曲的肘部，将大拇指置于肱二头肌肌腱上，用叩诊锤叩击拇指，观察前臂的屈曲动作；肱三肌反射是用叩诊锤直接叩击鹰嘴突上方的肱三头肌肌腱，观察前臂的伸展运动；桡骨膜反射是将病人腕部桡侧面向上，并使腕关节自然下垂，用叩诊锤叩击桡骨茎突上方，观察前臂前旋、屈肘动作；医师左手握住病人腕关节上方，右手以中指及示指夹持病人中指，稍向上提，使腕部处于过伸位，然后拇指迅速弹刮患者中指指甲，如果其余四指有轻微的掌屈动作，则为 Hoffmann（霍夫曼）征阳性。左右两侧检查方法相同。

暴露下肢，视诊双下肢皮肤、静脉、关节、踝部及趾甲。嘱病人屈膝，触摸腘窝淋巴结，触压胫骨前缘内侧有无凹陷性水肿。以同法检查左右双下肢。

嘱病人活动下肢，观察有无运动功能障碍。

嘱病人仰卧，两腿伸直，医师先将一侧髋、膝关节屈曲成直角，左手固定于膝关节，右手托足跟抬高小腿，如病人伸膝受限，伸展在 135°之内，伴有疼痛，同时对侧膝关节屈曲，即为凯尔尼格（Kernig）征阳性。以同样方法检查左右两侧下肢。临床将颈强直、布鲁津斯基征阳性、凯尔尼格征阳性称为脑膜刺激征阳性。

膝反射检查，用左手在腘窝处托起下肢，使髋、膝关节稍屈，然后用叩诊锤叩击髌骨下方股四头肌腱，观察小腿伸展动作。先查左侧，后查右侧。

跟腱反射检查，使病人髋、膝关节稍屈，下肢外旋外展位，用左手使足掌背屈呈过伸位，然后以叩诊锤叩击跟腱，观察足向跖面屈曲运动。以同样方法检查左右两侧。

病理反射检查，巴宾斯基（Babinski）征检查时，用手托住病人左踝部，用钝竹签沿足底外侧缘由后向前划，至小趾趾掌关节处再转向拇趾侧，观察足趾反应，如为跖屈，即 Babinski 征阴性，是正常反应；如拇趾缓缓背屈，其余四趾扇形展开，为 Babinski 征阳性。左右两侧检查方法相同。

用拇指和食指沿病人胫骨前缘用力由上向下滑压，观察足趾反应，称 Oppenheim（奥本海姆）征；将膝部稍抬起，右手拇指及其他四指捏压腓肠肌，观察足趾反应，称

Gordon（戈登）征；用竹签自外踝下方经足背外缘划到趾跖关节处，观察足趾反应，称Chaddock（查多克）征。三种检查的阳性反应和临床意义与 Babinski 征相同，只是检查方法不同，灵敏度有差异。检查左右两侧。

（三）检查结束

清点和整理检查器具，向病人道别。如病人对检查方式和检查结果有疑问或担心，做必要的解释和安慰，消除病人的思想顾虑和紧张情绪，鼓励患者树立战胜疾病的信心。如检查结果正常，一般应向被检者说明。

四、特殊情况的体格检查

体格检查有时会遇到一些特殊情况而不能完全按照常规体检进行，这些特殊情况包括患者具有生理或心理缺陷、病情受客观条件或体位限制等。针对不同的情况，需变通检查方式，采取灵活的方法进行体检。

（一）病重或生理缺陷患者的体检

检查时医师要特别耐心和细致，检查顺序应酌情调整，以减轻患者病痛为原则。同一体位的检查内容集中进行，尽量减少患者翻身、起坐、抬起和变换体位，以免加重病情。尤其要注意重点检查与主诉、现病史有关的器官系统，避免检查时间过长。

1. 卧床的患者　对完全不能坐起或站立的患者，检查肺部、肾脏、脊柱时，需有助手帮助患者翻身，以侧卧位完成背面和侧面的视诊、触诊、叩诊与听诊。

2. 轮椅上的患者　对采用坐位或立位能进行检查的项目，可在轮椅上进行，如头颅、心、肺、上下肢的检查，而腹部、直肠、外生殖器、臀部等部位的检查，则应转移至床上进行。

（二）智力障碍、情绪障碍及精神病患者的体检

1. 智力障碍患者　智障患者由于不能理解检查意图，或存在恐惧、不适应等心理因素，常常不能配合检查。医师此时应特别和蔼、耐心，让患者亲近的一位家人或熟悉人在场，减少患者的顾虑和紧张，使之配合医师检查。检查顺序也应有所调整，将可能引起恐惧感、疼痛不适的项目安排在最后完成。检查手法要轻柔，速度要慢，如不能一次完成可分步完成。

2. 情绪障碍患者　情绪障碍患者可因各种原因对检查充满敌意，不予合作，此时医师要与家人配合，安抚情绪失控患者，可通过对话分散注意力，借机完成检查项目。

3. 精神病患者　对必须进行重点体检的严重精神病患者，可在镇静剂或适当约束后进行检查。

（三）医院外场地的急救体检

医师在医院外某些场合，如旅途上、公共场所等遇到意外紧急情况，需要对危及生

命和需救援的急诊患者进行体检时，一定要保持冷静，果断，行动迅速。首先创造尽可能好的检查场地，光线尽量充足，最好有助手或家人帮助。

检查最重要、最首要的是生命征，同时一边抢救一边抓紧时机检查重要器官。因现场缺乏必要的检查器械，应重点检查脉搏、呼吸、神志状态、瞳孔大小、对光反射、四肢活动度、创伤部位、口唇皮肤色泽等，根据创伤、出血情况初步判断血压状况。场地急救检查不求全面系统，但一定要将与生命相关或创伤部位有关的体征及时发现，准确评估，为进一步检查、抢救提供正确的依据。场外急救检查处理后要及时送到医院进一步诊疗。

五、老年人的体格检查

我国老龄人口已占总人口的 1/5，且比例还在不断增加，老年群体患病率高，对老年人的体检要掌握其特殊性和检查技巧。

1. 注意区分年龄改变与病态改变　随着年龄增加可能出现的老年性改变有：①视力、听力有一定下降。②记忆力减退。③皮肤弹性降低。④瞳孔对光反射稍迟钝。⑤收缩压略升高。⑥胸腔前后径增加，胸部听诊可能出现捻发音，叩诊可出现过清音。⑦肠蠕动功能下降，肠鸣音减少减弱。⑧性器官萎缩，前列腺增大。⑨肌肉轻度萎缩，骨关节改变致步态变慢，跨步变小。⑩某些深反射可能减弱。

2. 老年人体检技巧及注意事项　①态度要和蔼亲切，对老年人讲清检查目的、配合方法和注意事项，消除其顾虑和紧张。②检查方法、顺序应灵活机动，检查应更耐心细致，并通过交谈了解神志、智力、记忆力状况。③血压检查最好进行双臂检查，包括坐位血压、卧位血压，以了解循环代偿功能；心脏听诊注意 S_1 是否有增强或减弱等老年人的疾病信号。④向老年人嘱咐需要定期体格检查，说明其必要性。

第三篇　实验诊断

实验诊断（laboratory diagnosis）是以临床检验学为基础，运用物理学、化学、生物学、微生物学、免疫学、细胞学、遗传学及分子生物学等实验技术和方法，对人体的血液、体液、分泌物或脱落细胞等标本进行化验检查，以获得反映机体脏器功能状态、病理变化、病原学和病因等客观资料，用以协助临床诊断、鉴别诊断、疗效观察和判断预后的一门学科。它是诊断学的重要组成部分。

第一章　概　论

学习实验诊断，要了解常用检验项目的基本原理，熟悉各种检验标本的采集方法和注意事项，学会根据临床诊疗需要选择相关的检验项目，正确地评价、解释和应用检验结果，掌握各种检验项目的临床意义和适用范围，为今后从事的临床诊断和治疗工作奠定基础。

一、实验诊断内容、应用范围及进展

（一）实验诊断主要内容

主要包括临床检验基础、临床血液学检验、临床生物化学检查、临床免疫学检查、临床病原生物学及血清学检查、分子生物学检查、临床遗传学检查等内容。具体检验项目包括血常规、尿常规、粪常规检验及其他体液检验，糖、脂肪、蛋白质及其代谢产物和衍生物的检验，血液和体液中电解质和微量元素的检验，血气和酸碱平衡的检验，免疫功能检查，血清学检查，肿瘤标志物检验，细菌感染、病毒感染、真菌感染、性传播性疾病感染、寄生虫感染、医院感染等检验，以及细菌耐药性检查。

（二）实验诊断应用范围

随着医学模式由疾病诊治单一方式向保健、预防、康复和心理多方向转化，其应用范围也逐渐拓宽和不断充实，包括服务于临床医疗实践、为开展预防工作提供依据、进行社会普查、开展健康咨询与教育。

二、实验项目的选择及评价

（一）正确选择实验室检测项目

选择原则：①满足临床诊断、治疗和预防的需求；②符合循证实验医学和实验项目优化组合的要求；③减轻患者的负担和痛苦。

选择顺序：可按筛查实验、直接诊断实验、鉴别诊断试验、辅助诊断实验和疗效检测实验等顺序进行。

（二）常用实验诊断项目的评价指标

在循证医学和循证实验医学思想的指导下，对每项临床实验做出科学的评价，达到最佳实验检测效果，并对临床诊断有科学的指导价值。重要的评价指标有：

1. 诊断灵敏度 指某检验项目对某种疾病具有鉴别、确认的价值。诊断灵敏度为所有病人中获得真阳性结果的百分数。

2. 诊断特异性 指某检验项目确认无某种疾病的价值。诊断特异性为所有非病人中获得真阴性结果的百分数。

3. 诊断准确度 指某检验项目在实际使用中，所有检验结果中诊断准确结果的百分比。

4. 阳性预测值 指某检验项目在全部阳性病例中（真阳性和假阳性），真阳性所占的比例。

5. 阴性预测值 指某检验项目在全部阴性病例中（真阴性和假阴性），真阴性所占的比例。

（三）参考范围和医学决定水平

在临床工作中，临床医师需选择适当的检验项目，并依据检验项目的参考范围和医学决定水平，将检验结果和病人的临床表现相结合，以便做出正确的诊断。

1. 参考值和参考范围 检验的最终目的是衡量受检标本的结果是正常或是异常，因此各种检验项目都应有其判断标准，即参考值或参考范围。

2. 医学决定水平 医学决定水平是指可用于排除或确定或提示某一种临床情况的限值，即临床处理病人的"阈值"。医学决定水平的确定不仅根据"健康"人群的参考值范围，也根据无关疾病患者的参考值和有关疾病患者的分型、分期参考值，同时还要参考文献资料的结果和对医学检验有丰富经验的临床医师的意见。因此，医学决定水平的数值可以与参考范围的数值不同，也不同于一般所谓的临界值（检验结果略比参考值增高或降低）。

（四）个体化诊断

把被检个体的基因背景及对其病理生理状态综合分析的结果应用于该个体疾病的预防、诊断和治疗上，这种诊断称为个体化诊断。个体化诊断不仅涉及个体的临床资料、影像资料和表型实验，而且更多的是涉及个体的遗传基因、疾病基因、代谢特征和药物敏感性等方面的诊断，是一种更具有针对性、科学性和连续性的诊断方式。

第二章 血液检测

　　血液是由血浆和血细胞两部分组成,通过循环系统与全身各个组织器官密切联系,参与机体各项生理活动,维持机体正常新陈代谢和内外环境平衡。临床上通过血液成分的变化来诊断血液系统疾病及相关疾病。血液检验是临床最常用、最重要的检验项目之一。

第一节 血液一般检测

一、红细胞计数和血红蛋白检测

　　红细胞(red blood cell,RBC)是血液中数量最多的一种血细胞,在正常情况下,红细胞的生成和破坏在红细胞生成素及其神经体液因素的调节下保持着动态平衡。病理情况能破坏这种平衡,导致疾病的发生。血红蛋白(hemoglobin,Hb)是红细胞的运输蛋白。二者是诊断贫血以及红细胞增多症的主要指标。(表3-2-1)

　　【参考值】

表 3-2-1　RBC 计数和 Hb 浓度参考范围

	RBC 计数（×10^{12}/L）	Hb（g/L）
男性	4.0 ~ 5.5	120 ~ 160
女性	3.5 ~ 5.0	110 ~ 150
新生儿	6.0 ~ 7.0	170 ~ 200

　　【临床意义】

　　血红蛋白的生理变化和病理意义与红细胞大致相同,两者的变化规律也基本一致。

　　1.增多　指单位容积血液中红细胞及血红蛋白高于正常值上限,成年男性红细胞>6.0×10^{12}/L、血红蛋白浓度>170g/L,成年女性红细胞>5.5×10^{12}/L、血红蛋白浓度>160g/L 为增多,临床上分为两类:

　　(1)生理性增多:见于胎儿、新生儿、高原居民、多次献血机体代偿等。剧烈运动和劳动、情绪激动等,红细胞和血红蛋白一过性增多。

　　(2)病理性增多:①相对性增多:各种原因导致血浆量减少,使红细胞计数相对性增对，多为暂时性，见于 Gaisbock 综合征、假性红细胞增多、各种原因引起的脱水（大面积烧伤、腹泻、多汗、多尿、晚期消化道肿瘤不能进食等）、焦虑、高血压、应激等。②绝对性增多：多由缺氧性疾病使红细胞呈代偿性增多，如肺源性心脏病、先天性心脏病等；原因不明的骨髓增殖性疾病，如真性红细胞增多症；肝癌、脑血管母细胞瘤、卵巢皮样囊肿等均能合成红细胞生成素，促使红细胞过度增生，致红细胞增多。

2. 减少 指单位容积血液中红细胞及血红蛋白低于正常值低限，常称贫血。当红细胞 $< 1.5 \times 10^{12}/L$ 时，应考虑输血。临床上根据血红蛋白减少程度将贫血分为四级：轻度贫血男性血红蛋白浓度 $< 120g/L$，女性血红蛋白浓度 $< 110g/L$；中度贫血血红蛋白浓度 $< 90g/L$；重度贫血血红蛋白浓度 $< 60g/L$；极度贫血血红蛋白浓度 $< 30g/L$。

（1）生理性减少：多见于孕妇及某些老年人。

（2）病理性减少：急、慢性失血，各种原因引起的溶血，造血原料缺乏，骨髓造血障碍等，均可使红细胞减少。

3. 红细胞形态改变 正常红细胞呈双凹圆盘形，在血涂片中见到为圆形，大小较一致，直径 $6 \sim 8.5\mu m$，红细胞的厚度边缘部约 $2\mu m$，中央约 $1\mu m$，染色后四周呈浅橘红色，而中央呈淡染区，大小约相当于细胞直径的 $1/3 \sim 2/5$。病理情况下外周血中常见红细胞形态异常有以下几种（彩图 3-2-1、彩图 3-2-2）：

（1）大小异常：①小红细胞：红细胞直径小于 $6\mu m$，健康人偶见，见于低色素性贫血，如缺铁性贫血，细胞体积可变小，中央淡染区扩大，红细胞呈小细胞低色素性。②大红细胞：直径大于 $10\mu m$，见于溶血性贫血、巨幼细胞贫血、急性失血性贫血。③红细胞大小不均：红细胞大小相差悬殊，常超过一倍。这种现象见于病理造血，说明骨髓中红细胞系增生明显旺盛。常见于缺铁性贫血、溶血性贫血、失血性贫血等，当其贫血达中度以上时，均可出现。

（2）形态异常：①球形细胞：细胞直径小于 $6\mu m$，厚度增加，常大于 $2\mu m$，细胞体积小，呈圆球形，着色深，中央淡染区消失。主要见于遗传性球形细胞增多症和自身免疫性溶血性贫血。②椭圆形细胞：红细胞呈卵圆形，或呈两端钝圆的长柱状，长度至少是宽度的 $3 \sim 4$ 倍。正常人血涂片中约占 1%，而遗传性椭圆形细胞增多症病人有严重贫血时，其比例可达 15% 以上。③镰形细胞：形如镰刀状，在缺氧情况下易形成此类红细胞，常见于镰形细胞性贫血。④口形红细胞：细胞中央有裂缝，中央苍白区呈扁平状，颇似张开的口形或鱼口。健康人少于 4%，增多见于遗传性口形红细胞增多症、弥散性血管内凝血及酒精中毒等。⑤泪滴形红细胞：形状似泪滴状或手镜状，见于骨髓纤维化、地中海贫血及溶血性贫血等。⑥棘状红细胞：细胞表面有针尖状突起，见于遗传性脂蛋白缺乏症、脾切除术后、酒精性肝病、尿毒症等。⑦红细胞碎片：见于血管内凝血、弥散性血管型内凝血。

（3）染色异常：①低色素性：红细胞染色过浅，中央淡染区扩大。常见于缺铁性贫血、珠蛋白生成障碍性贫血、铁粒幼细胞性贫血等。②高色素性：红细胞着色深，中央淡染区消失，其平均血红蛋白含量增高。常见于巨幼细胞贫血。③嗜多色性：红细胞呈淡灰蓝或紫灰色，是一种刚脱核的红细胞，属于尚未成熟的红细胞，正常人外周血中约占 1%，其增多说明骨髓造血功能活跃，红细胞系增生旺盛。见于各种增生性贫血，特别是急性溶血性贫血。

（4）结构异常：①嗜碱性点状物：红细胞内含有大量细小的嗜碱性点状物质，是由核糖体凝集而成，是铅中毒诊断的筛选指标。②染色质小体：红细胞内含有圆形紫红色小体，是细胞核的残余物质，见于晚幼红细胞。多见于溶血性贫血、巨幼细胞贫血、红白血病及其他增生性贫血。③卡 – 波环：嗜多色性或碱性点彩红细胞的胞质中出现的一条很细的淡紫红色线状体，呈环形或 "8" 字形，提示严重贫血、溶血性贫血、巨幼细胞贫血、铅中毒及白血病等。④有核红细胞：除在新生儿外周血涂片中可见到有核红细胞外，成人如出现有核红细胞，均属病理现象。常见于各种溶血性贫血、红白血病、髓外造血和严重缺氧等。

二、白细胞计数和白细胞分类计数

白细胞（white blood cell，WBC）计数是测定血液中各种白细胞的总数，而白细胞分类计数（DC）则是指分别计算 5 种类型白细胞占白细胞总数的比值（百分数）。白细胞计数有显微镜计数法和血细胞自动计数仪检测法。

【参考值】

成人：$(4.0 \sim 10.0) \times 10^9/L$；儿童：$(5.0 \sim 12.0) \times 10^9/L$；6 个月 ~ 2 岁：$(11.0 \sim 12.0) \times 10^9/L$；新生儿：$(15.0 \sim 20.0) \times 10^9/L$。

白细胞分类计数见表 3-2-2。

表 3-2-2　白细胞分类计数

细胞类型	百分数（%）	绝对值（$\times 10^9/L$）
杆状核（st）	1 ~ 5	0.04 ~ 0.5
分叶核（sg）	50 ~ 70	2 ~ 7
嗜酸性分叶核粒细胞（E）	0.5 ~ 5	0.02 ~ 0.5
嗜碱性粒细胞（B）	0 ~ 1	0 ~ 0.1
淋巴细胞（L）	20 ~ 40	0.8 ~ 4
单核细胞（M）	3 ~ 8	0.12 ~ 0.8

【临床意义】

白细胞总数具有生理性变化，如下午较上午偏高，饭后、剧烈运动、情绪激动时偏高，月经前期、妊娠、分娩、哺乳期增高。成人白细胞总数超过 $10 \times 10^9/L$，称白细胞增多；低于 $4.0 \times 10^9/L$，称白细胞减少。白细胞总数的增多或减少主要受中性粒细胞、淋巴细胞等数量的影响。

（一）中性粒细胞

1.中性粒细胞增多（neutrophil，N）

（1）生理性增多：常见于胎儿、新生儿、妊娠、剧烈运动、严寒及暴晒等。

（2）病理性增多：常见于：①急性感染：化脓性球菌感染为最常见的原因。但在新生儿和极重度感染时，白细胞总数反而可能减低。②严重的组织损伤及大量血细胞破坏：严重外伤、大手术后、大面积烧伤、急性心肌梗死及严重的血管内溶血后12～36小时，白细胞总数及中性粒细胞可增多。③急性大出血：在急性大出血后1～2小时内，周围血中血红蛋白的含量及红细胞数尚未下降，而白细胞数及中性粒细胞却明显增多，尤其是内出血时。④急性中毒：代谢紊乱所致的代谢性中毒如糖尿病酮症酸中毒、尿毒症，急性化学药物中毒如安眠药、急性铅、汞中毒等，生物性中毒如蛇毒、昆虫毒、毒草中毒等，白细胞及中性粒细胞均可增多，并以中性分叶核粒细胞为主。⑤某些肿瘤及白血病：白细胞呈长期持续性增多，最常见者为粒细胞白血病，其次可见于各种恶性肿瘤的晚期，此时不但总数增多，而且有明显的核左移现象，可呈所谓的类白血病反应。

2.中性粒细胞减少 白细胞计数$< 4 \times 10^9/L$，称白细胞减少。当中性粒细胞绝对值$< 1.5 \times 10^9/L$，称粒细胞减少症；$< 0.5 \times 10^9/L$，称粒细胞缺乏症。见于以下各类疾病：

（1）感染：尤其是革兰阴性杆菌感染，如伤寒、副伤寒杆菌感染；某些病毒感染，如流感、病毒性肝炎、水痘、风疹、巨细胞病毒感染；某些原虫感染，如疟疾、黑热病，可致中性粒细胞减少。

（2）血液病：再生障碍性贫血、恶性组织细胞病、巨幼细胞贫血、严重缺铁性贫血以及骨髓转移癌等，在出现中性粒细胞减少同时常伴有血小板及红细胞减少。

（3）慢性理化损伤：X线、放射性核素等物理因素；苯、铅、汞等化学物质；氯霉素、磺胺类药、抗肿瘤药、抗糖尿病药及抗甲状腺药等化学药物均可引起白细胞及中性粒细胞减少。

（4）单核-吞噬细胞系统功能亢进：各种原因引起的脾脏肿大及其功能亢进，如门脉性肝硬化、淋巴瘤等，可见白细胞及中性粒细胞减少。

（5）自身免疫性疾病：如系统性红斑狼疮等，由于产生自身抗体而导致白细胞及中性粒细胞减少。

3.中性粒细胞的核象变化 中性细胞核象标志着它的发育阶段，能反映新生以至衰老的情况。病理情况下，中性粒细胞核象可发生变化，出现核左移或核右移（图3-2-1）。

（1）核左移：周围血中出现不分叶核粒细胞（包括杆状核粒细胞、晚幼粒、中幼粒或早幼粒细胞等），其比值超过5%时，称为核左移。核轻度左移常伴白细胞计数及中性粒细胞百分率增多，表示机体反应性强，骨髓造血功能旺盛，常见于感染，尤其是急性化脓性感染、急性失血、急性中毒及急性溶血反应等，也见于白血病和类白血病反应。核显著左移但白细胞计数不增高或降低者常表示严重感染，反应低下，骨髓造血功能减低，见于再生障碍性贫血、粒细胞减少症、败血症、伤寒等。

（2）核右移：周围血中若中性粒细胞核出现 5 叶或更多分叶，其百分率超过 3%，称为核右移，常伴白细胞计数减少，主要见于巨幼细胞贫血及造血功能衰退，在炎症的恢复期时，可有一过性核右移。

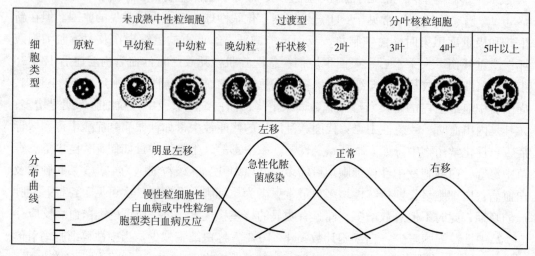

细胞类型	未成熟中性粒细胞				过渡型	分叶核粒细胞			
	原粒	早幼粒	中幼粒	晚幼粒	杆状核	2叶	3叶	4叶	5叶以上
分布曲线									

图 3-2-1 中性粒细胞的核象变化

4. 中性粒细胞形态异常（彩图 3-2-3）

（1）中性粒细胞的中毒性改变：在严重传染性疾病、各种化脓性感染、败血症、恶性肿瘤、中毒及大面积烧伤等病理情况下，中性粒细胞可发生下列中毒性和退行性变化：①细胞大小不均；②中性粒细胞胞质中出现粗大、大小不等、分布不均、染色呈深紫红或紫黑色的中毒颗粒；③中性粒细胞胞质或胞核中可见单个或多个大小不等的空泡；④杜勒小体：是中性粒细胞胞质中毒性变化而保留的局部嗜碱性区域，圆形或梨形，呈云雾状，天蓝色或蓝黑色；⑤核变性：是中性粒细胞核出现固缩、溶解及碎裂的现象，核染色质凝集呈深紫色粗大凝块状。

（2）棒状小体：白细胞胞质中出现红色细杆状物质，一个或数个，称为棒状小体。棒状小体一旦出现在细胞中，就可拟诊为急性白血病。

（3）杜勒小体：中性粒细胞胞质中毒性变化而保留的局部嗜碱区域，呈圆形、梨形，云雾状，天蓝色或蓝黑色，直径 1~2μm，是胞质局部不成熟即核浆发育失衡表现。

（二）嗜酸性粒细胞

嗜酸性粒细胞（eosinophil，E）（彩图 3-2-1）主要存在于骨髓和组织中，在外周血中百分率较低。

1. 嗜酸性粒细胞增多 外周嗜酸性粒细胞计数 > 0.5×10^9/L 或 > 5% 称嗜酸性粒细胞增多。常见于以下疾病：

（1）过敏性疾病：如支气管哮喘、荨麻疹、食物过敏、药物过敏、血管神经性水肿等，其外周血嗜酸性粒细胞增多，可达 10% 以上。

（2）寄生虫病：蛔虫病、钩虫病、血吸虫病等，均可导致血中嗜酸性粒细胞增多。少部分寄生虫感染患者嗜酸性粒细胞明显增多，导致白细胞总数高达每微升数万，为嗜酸性粒细胞型类白血病反应。

（3）皮肤病：如湿疹、银屑病、剥脱性皮炎等，外周血中嗜酸性粒细胞可轻中度增高。

（4）血液病：如慢性粒细胞白血病、淋巴瘤、嗜酸粒细胞白血病、多发性骨髓瘤、嗜酸性粒细胞肉芽肿等，外周血嗜酸性粒细胞可有不同程度增高。

（5）其他：某些恶性肿瘤、某些传染病（如猩红热）、风湿性疾病、过敏性间质性肾炎等嗜酸性粒细胞增多。

2. 嗜酸性粒细胞减少 常见于大手术、烧伤等应激状态；伤寒、副伤寒初期；长期应用肾上腺皮质激素后，但临床意义不大。

（三）嗜碱性粒细胞

嗜碱性粒细胞（basophil，B）（彩图 3-2-1）仅占白细胞总数的 1/200～1/300。骨髓释放后只存在于外周血中。在免疫或炎症反应时，才会进入组织。

1. 嗜碱性粒细胞增多 嗜碱性粒细胞计数超过 0.1×10^9/L，称为嗜碱性粒细胞增多。常见于以下疾病：

（1）血液病：慢性粒细胞白血病、嗜碱性粒细胞白血病、骨髓纤维化等，嗜碱性粒细胞增多。

（2）恶性肿瘤：尤其是转移癌，嗜碱性粒细胞增多。

（3）过敏性疾病：过敏性结肠炎，药物、食物、吸入物超敏反应，红斑狼疮及类风湿关节炎等嗜碱性粒细胞增多。

（4）其他：传染病如水痘、流感、天花、结核，糖尿病等，嗜碱性粒细胞均可增多。

2. 嗜碱性粒细胞减少 无临床意义。

（四）淋巴细胞

淋巴细胞（lymphocyte，L）（彩图 3-2-1）分为大淋巴细胞和小淋巴细胞，大淋巴细胞直径为 10～15μm，占 10%，小淋巴细胞直径为 6～10μm，占 90%。

1. 淋巴细胞增多 淋巴细胞超过 5×10^9/L，称为淋巴细胞增多。

（1）生理性增多：常见于婴儿。儿童期淋巴细胞比例较高，出生时占 35%，4～6 天后可达 50%。6～7 岁时，淋巴细胞比例逐渐降低，这一阶段淋巴细胞百分率较成人高，属于生理性增多。

（2）病理性增多：见于：①某些病毒或细菌所致的传染病，如流行性腮腺炎、风疹、传染性单核细胞增多症、传染性淋巴细胞增多症、百日咳、出血热等；②某些慢性感染：如结核病；③淋巴细胞白血病、非霍奇金淋巴瘤等；④肾移植术后：如发生排斥，于排斥前期，淋巴细胞的绝对值增高；⑤再生障碍性贫血、粒细胞缺乏症：由于中性粒细胞显著减少，导致淋巴细胞百分率相对增高。

2. 淋巴细胞减少　见于：①长期放射线损伤；②应用肾上腺皮质激素、烷化剂、抗淋巴细胞球蛋白等药物；③免疫缺陷性疾病、丙种球蛋白缺乏症等。

3. 异形淋巴细胞　外周血中有时可见到一种形态变异的不典型淋巴细胞，称为异形淋巴细胞（彩图3-2-4）。异形淋巴细胞在正常人外周血中偶可见到，但不超过2%。异形淋巴增多可见于：①感染性疾病；②药物过敏；③输血、血液透析或体外循环术后；④其他疾病，如免疫性疾病、粒细胞缺乏症、放射治疗等。

（五）单核细胞

单核细胞（monocyte，M）（彩图3-2-1）在骨髓内一旦成熟即释放入血，在血中短暂停留即进入组织或体腔内，转变成熟为巨噬细胞。

1. 单核细胞增多

（1）生理性增多：婴幼儿及儿童单核细胞可增多。

（2）病理性增多：见于：①某些感染：如感染性心内膜炎、黑热病、疟疾、急性感染的恢复期、活动性肺结核等；②某些血液病：如单核细胞白血病、淋巴瘤、粒细胞缺乏症恢复期、多发性骨髓瘤、恶性组织细胞病、骨髓增生异常综合征等。

2. 单核细胞减少　无临床意义。

三、网织红细胞计数

（一）网织红细胞

网织红细胞（reticulocyte，Ret）是尚未完全成熟的红细胞，是晚幼红细胞脱核后的细胞。胞质内残存核糖体等嗜碱性物质，经煌焦油蓝或新亚甲蓝染色，可呈现浅蓝或深蓝色的网状结构。网织红细胞较成熟红细胞稍大，直径为8～9.5μm。

【参考值】比例0.005～0.015；绝对数（24～84）×10^9/L。

【临床意义】

1. 用于判断骨髓红细胞系统造血情况　增高常见于溶血性贫血、巨幼细胞贫血和急性失血性贫血等增生性贫血；降低常见于再生障碍性贫血、溶血性贫血再生障碍危象、急性白血病、某些化学药物引起骨髓造血功能减退等。

2. 用于疗效观察指标　如骨髓增生功能良好的病人，在给予相关抗贫血药物后，网织红细胞一般都可以升高，并渐趋于正常，若用药后，网织红细胞不见升高，说明治疗无效。

3. 指导临床掌握肿瘤化疗合适时期　骨髓造血功能恢复，最先表现为早、中期网织红细胞升高，检测早、中期网织红细胞，是观察骨髓受抑制和恢复情况较为敏感和早期的指标。

（二）贫血的实验诊断及鉴别

1. 贫血的分类 基于不同的临床特点，贫血有不同的分类方法。

（1）根据贫血的病因分类：①红细胞生成减少：骨髓造血功能障碍，如再生障碍性贫血、白血病、继发性贫血等；造血物质缺乏或利用障碍，如缺铁性贫血、铁粒幼细胞贫血等；②红细胞丢失过多；③红细胞破坏过多。

（2）根据外周血检测结果对贫血分类：①根据平均红细胞容积（MCV）、平均红细胞血红蛋白含量（MCH）、平均红细胞血红蛋白浓度（MCHC）对贫血作形态学分类，见表3-2-3。②根据MCV与红细胞体积分布宽度（RDW）之间的关系对贫血作形态学分类，见表3-2-4。

表3-2-3 贫血的形态学分类

	MCV（fL）	MCH（pg）	MCHC（g/dL）	病因
正常细胞性贫血	80～100	27～34	32～36	再生障碍性贫血、急性失血性贫血、多数溶血性贫血、骨髓病性贫血
大细胞性贫血	＞100	＞34	32～36	巨幼细胞性贫血、恶性贫血
小细胞低色素性贫血	＜80	＜27	＜32	缺铁性贫血、珠蛋白生成障碍性贫血、铁粒幼细胞性贫血
单纯小细胞性贫血	＜80	＜27	32～36	慢性感染、炎症、慢性肝、肾疾病性贫血等

表3-2-4 贫血的MCV/RDW分类法

MCV	RDW	分类	常见病
减低	正常	小细胞均一性贫血	珠蛋白生成障碍性贫血、球形细胞增多症
	增大	小细胞不均一性贫血	缺铁性贫血
正常	正常	正细胞均一性贫血	再生障碍性贫血、急性失血性贫血、白血病
	增大	正细胞不均一性贫血	阵发性睡眠性血红蛋白尿、早期缺铁性贫血
增大	正常	大细胞均一性贫血	部分再生障碍性贫血、骨髓增生异常综合征
	增大	大细胞不均一性贫血	巨幼细胞贫血

（3）根据骨髓有核细胞增生情况对贫血分类：①增生性贫血：如缺铁性贫血、溶血性贫血；②增生不良性贫血：如再生障碍性贫血；③增生障碍性贫血：如骨髓增生异常综合征、巨幼细胞贫血。

2. 贫血的诊断

（1）血常规检测：血常规检测可以确定有无贫血，红细胞体积参数（MCV、MCH

及 MCHC）反映红细胞大小及血红蛋白改变，为贫血的病因诊断提供相关线索；血红蛋白测定为贫血严重程度的判定提供依据；网织红细胞计数间接反映骨髓红系增生情况；外周血涂片观察细胞和血小板数量或形态改变。

（2）骨髓检测：涂片分类反映骨髓细胞的增生程度、比例和形态变化；活检反映骨髓造血组织的结构、增生程度、细胞成分和形态变化。骨髓检测提示贫血时造血功能的高低。

（3）贫血的发病机制检测：如缺铁性贫血的铁代谢及引起缺铁的原发病检测、巨幼细胞贫血的血清叶酸和维生素 B_{12} 水平测定及导致此类造血原料缺乏的原发病检测等。

检测红细胞、血浆纤维蛋白原（Fib）和红细胞比容（Hct）可确定有无贫血及贫血程度，特别是 Hb 和 Hct 检测。根据血细胞形态特点、红细胞三种平均值、MCV 与 RDW 关系和骨髓象可对贫血进行分类。

3. 贫血的鉴别

（1）大细胞性贫血：根据网织红细胞、红细胞形态、骨髓幼红细胞增生情况、维生素 B_{12} 含量等，可做出鉴别。

（2）正常细胞性贫血：根据网织红细胞、全血细胞分析、骨髓象检测可做出初步鉴别。

（3）小细胞低色素性贫血：根据有关铁检测的指标、血红蛋白电泳、红细胞形态分析等可做出鉴别。

四、血小板检测

血小板计数（platelet count，PC，plt）是指单位容积周围血液中血小板的数量。有两种检测方法，即自动化血细胞分析仪检测法和显微镜下目视法。

【参考值】$(100 \sim 300) \times 10^9/L$。

【临床意义】女性血小板计数呈生理性周期性（月经期）轻度下降。激烈活动和饱餐后血小板计数出现暂时性升高。新生儿血小板计数略有降低，2 周后显著增加，半年内达到成人水平。

1. 血小板减低 指血小板数低于 $100 \times 10^9/L$。见于：①血小板生成障碍：如放射性损伤、再生障碍性贫血、急性白血病、巨幼细胞贫血、骨髓纤维化晚期等；②血小板破坏过多：如脾功能亢进、特发型血小板减少性紫癜等；③血小板消耗过多：如 DIC、血栓性血小板减少性紫癜、新生儿血小板减少症等。

2. 血小板增高 指血小板数超过 $400 \times 10^9/L$。见于：①原发性增高：骨髓增殖性疾病，如真性红细胞增多症和原发性血小板增多症等；②反应性增高：见于急性感染、急性溶血、某些癌症患者等。

五、红细胞沉降率检测

红细胞沉降率（erythrocyte sedimentation rate，ESR）又称血沉，是指红细胞在一定

条件下沉降的速率。

影响 ESR 的因素很多，最重要的因素是红细胞形成缗钱状。影响缗钱状形成的主要因素有：①血浆中各种蛋白的比例改变：如血浆中纤维蛋白原或球蛋白含量增加或白蛋白含量减少，改变了电荷的平衡，致使红细胞表面的负电荷减少，容易使红细胞形成缗钱状而血沉加快；相反，则血沉减慢。②红细胞的数量和形状改变：如红细胞数量减少，血沉加快；反之，红细胞增多时血沉减慢。红细胞直径愈大，血沉愈快；反之，血沉减慢。③血沉管的位置：如血沉管倾斜，血沉加快。

【参考值】Westergen 法：男 0～15mm/h，女 0～20mm/h。

【临床意义】血沉对疾病诊断无特异性，但敏感性高，与其他检测结合时，对疾病诊断、鉴别及疗效观察都有重要的意义。血沉增快有生理性增快和病理性增快。

1. 生理性增快　月经期、妊娠 3 个月以上的孕妇、12 岁以下的儿童、60 岁以上老年人可轻度增快，可能与生理性贫血或纤维蛋白原含量增加有关。

2. 病理性增快　①各种炎症均使血沉增快，如急性细菌性炎症时，炎症发生后 2～3 天即可见血沉增快；结核病、风湿热，因纤维蛋白原及免疫球蛋白增加，血沉明显加快。②发生组织损伤或坏死时血沉增快，如心肌梗死、大手术、创伤等。③凡引起球蛋白增高的疾病，血沉均增快，如慢性肾炎、黑热病、系统性红斑狼疮、亚急性感染性心内膜炎等。④恶性肿瘤时血沉增快。⑤其他，如动脉粥样硬化、糖尿病、肾病综合征、贫血、高胆固醇血症等可见血沉增快。

六、血细胞分析仪检测指标与临床应用

（一）血细胞分析仪

血细胞分析仪类型比较多，根据其对白细胞的分析程度，可将其分为二分群、三分群、五分群三种类型。根据其自动化程度又分为二大类：半自动仪器需要手工稀释血标本；全自动仪器可直接用抗凝血进样检测。不同型号仪器有不同的分析方法，提供不同数量的参数。

1. 半自动二分群血细胞分析仪

（1）仪器性能：检测速度为每小时 60 份标本，仪器为双通道，容易操作；用血量少，准确性高；如测定结果超过正常界限和直方图不正常时，仪器自动出现提示的警示符号；有质控资料及标本检测资料贮存、手工鉴别、设备警告系统等软件程序；对仪器状况可自动监测；具有自动灼烧功能，可自动冲洗或手动冲洗。

（2）检测项目：可检测 8～15 项参数及 3 个直方图，主要有 RBC、Hb、WBC、Hct、MCV、MCH、MCHC、Plt、大型白细胞比率（W-LCR）、小型白细胞比率（W-SCR）、大型白细胞计数（W-LCC）、小型白细胞计数（W-SCC）、红细胞分布宽度（RDW）、血小板分布宽度（PDW）、血小板平均体积（MPV），并打印白细胞、红细胞及血小板直方图。

2. 全自动三分群血细胞分析仪

（1）仪器性能：检测速度每小时 60~80 份标本，配上自动装置可连续吸取标本，避免实验室内污染；该仪器线性范围宽，重复性好，准确性高，变异范围小；有的设有浮球式绝对定量检测，每次测定后自动冲洗，携带污染率几乎为零；自动化程度高，对试剂污染、气泡干扰、异物阻塞有监控系统；结果异常自动提示；有质控资料及标本检测资料贮存等软件程序。

（2）检测项目：提供二分群的 15 项参数，还增加了中等大小白细胞比率（W-MCR）、中等大小白细胞计数（W-MCC）及大血小板比率（P-LCR）。

3. 全自动五分群血细胞分析仪

（1）仪器性能：速度快，每小时检测 110~150 个标本；具有检测有核红细胞的功能；专用幼稚细胞检测通道和试剂，包括幼稚细胞在内的十余种异常细胞的检测；白细胞分类更精确，达到最低分类镜检率；强大的网络功能及完善的数据管理系统，可开展远程诊断，远程维护，提供质控软件支持；高效、自动的标本资料管理及强大的工作平台，包括自动质控、实验室质量保证程序和事件记录功能；无错进样管理；仪器可与网织红检测仪、自动进样仪、自动涂片机相连，形成自动化模块。

（2）检测项目：五分群仪器可检测 25 项参数，有的仪器根据需要可选择不同的检测模式。

4. 全自动五分群血细胞分析仪连接网织红细胞分析仪

（1）仪器性能：对细胞 RNA 检测比目测法准确、敏感，精确度达 97% 以上，对贫血、骨髓移植、白血病、放疗、化疗观察有非常重要意义；可与五分群血细胞分析仪连接形成自动化模块。

（2）检测项目：检测网织红细胞的有关项目。

（二）三分群血细胞分析仪报告单内容及参考值

三分群血细胞分析仪报告单的内容包括基本情况、检测指标、警告符号及参考值四部分组成。一般可检测 21 项指标，即 18 项参数和三个细胞直方图。三分群机型将白细胞分为第一群小细胞区、第二群单个核细胞区或中间细胞区及第三群大细胞区。如果一个标本的结果是异常的，血细胞分析仪会做出一些提示，并在报告上打出警告符号。

三分群血细胞分析仪报告单内容及参考值见表 3-2-5。

表 3-2-5　三分群血细胞分析仪报告单

基本情况	缩写	项目名称	测定值	报警	单位	参考值
姓名：	WBC	白细胞计数			10^9/L	4.0~10.0
顺序号：	LYM #	淋巴细胞绝对值			10^9/L	0.81~4.1
编号：	LYM	淋巴细胞百分比			%	20.0~40.0
住院号：	MID #	中间细胞绝对值			10^9/L	0.12~1.8

续表

基本情况	缩写	项目名称	测定值	报警	单位	参考值
年龄：	MID	中间细胞百分比			%	1.0～1.50
性别：	GRAN #	中性粒细胞绝对值			10^9/L	2.0～7.2
科别：	GRAN	中性粒细胞百分比			%	50.0～70.0
床号：	RBC	红细胞计数			10^{12}/L	3.8～5.9
送检医师：	Hb	血红蛋白测定			g/L	110.0～170.0
采血者：	HCT	红细胞比容			L/L	0.36～0.50
检验者：	MCV	红细胞平均体积			fL	80.0～100.0
检验日期：	MCH	红细胞平均血红蛋白含量			pg	26.0～34.0
打印日期：	MCHC	红细胞平均血红蛋白浓度			g/L	320.0～360.0
仪器：	RDW	红细胞体积分布宽度			%	11.0～14.5
ABO 血型：	RLT	血小板计数			10^9/L	100.0～300.0
Rh 血型：	MPV	血小板平均体积			fL	8.5～13.0
	PCT	血小板比积			%	0.1～2.4
	PDW	血小板体积分布宽度			%	10.0～16.0

（三）血细胞比容

血细胞比容（hematocrit，Hct）又称红细胞压积（PCV），指血细胞在血液中所占容积的比值。

【原理】将抗凝血液在一定条件下离心沉淀，由此可测出红细胞在全血中所占容积的百分比。采用温氏离心法检测，不能使用能改变红细胞体积的抗凝剂，且离心速度一定要达到2264r/min。

【参考值】男性：0.40～0.50L/L；女性：0.37～0.48L/L。

【临床意义】Hct不仅反映红细胞计数增多或减少，而且也与红细胞体积大小及血浆容量改变有关，有助于贫血的形态学分类。

1.增多 多见于大面积烧伤、连续呕吐、腹泻、多尿等病人，各种原因引起的红细胞与血红蛋白增多、脱水等。是判断血液黏度的指标，也常作为脱水病人的补液依据。

2.减少 见于各种贫血，随红细胞数的减少而有程度不同的降低。

（四）红细胞三种平均值

红细胞平均体积（MCV）指每个红细胞的平均体积，以飞升（fL）为单位。红细胞平均血红蛋白含量（MCH）指每个红细胞内血红蛋白平均含量，以皮克（pg）表示。红细胞平均血红蛋白浓度（MCHC）指每升红细胞平均所含血红蛋白浓度，以 g/L 表示。

【原理】红细胞三种平均值测定：手工检测可根据红细胞计数、血红蛋白浓度和血细胞比容，通过公式分别计算出红细胞 3 个平均数值；全自动血细胞计数仪可直接获得此类参数。

【参考值】MCV：82 ~ 92fL；MCH：27 ~ 31pg；MCHC：320 ~ 360g/L。

【临床意义】可作为贫血形态学分类依据。

（五）血细胞直方图的应用

血细胞直方图即血细胞体积分布图形，横坐标表示细胞体积大小，纵坐标表示细胞的相对数目。

1. 白细胞直方图与临床意义

（1）三分群正常白细胞直方图（图 3-2-2）：白细胞可以根据体积大小区分为三个群，在直方图上表现为三个峰（区）。第一群是小细胞区（35 ~ 90fL），主要为淋巴细胞。第二群是中间细胞区（90 ~ 160fL），主要为嗜酸性粒细胞、嗜碱性粒细胞、单核细胞、原始细胞及幼稚细胞。第三群是大细胞区（160 ~ 450fL），主要为中性分叶核粒细胞以及杆状核和晚幼粒细胞。

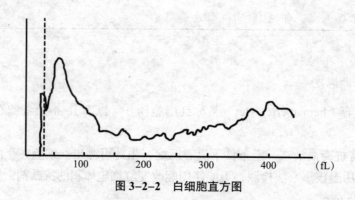

图 3-2-2　白细胞直方图

（2）不同疾病时白细胞直方图的改变：①当某一类白细胞数量显著增多或原始、幼稚细胞大量增多时，直方图形可出现异常；②由于中间细胞区由几种细胞构成，其中任一种细胞增多，均可引起相同的图形变化；③可反映某些人为的或病理变化的干扰：如出现有核红细胞或巨大血小板、采血不当红细胞溶血不完全等，均可使直方图在 50fL 以下区域出现一个或大或小的峰，提示白细胞和分类结果不准确。

2. 红细胞直方图与临床意义

（1）正常红细胞直方图（图 3-2-3）：在典型的直方图上，可以看到两个细胞群体：①红细胞主群：从 50fL 偏上开始，有一个近似两侧对称、基底较为狭窄的正态分布曲线。②小细胞群：位于主峰右侧，分布在 130 ~ 185fL 区域，又称"足趾部"。它是一些二聚体、三聚体、多聚体细胞，小孔残留物和白细胞的反映。

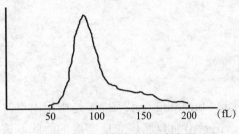

图 3-2-3 正常红细胞直方图

（2）几种贫血的红细胞直方图图形变化：①缺铁性贫血：典型的缺铁性贫血呈小细胞性贫血，MCV 降低，主峰曲线的波峰左移，峰底变宽，显示为小细胞非均一性贫血特征。②轻型 β 珠蛋白生成障碍性贫血：呈小细胞均一性贫血，其图形表现为波峰左移，峰底变窄。③铁粒幼细胞性贫血：红细胞呈典型的"双形"性改变，即正常红细胞与小细胞低色素性红细胞同时存在，故出现波峰左移、峰底增宽的双峰。④混合性营养性贫血：营养性巨幼细胞贫血可同时合并缺铁性贫血，前者 MCV 增高，后而后者降低，直方图图形需视哪一类细胞占优势。如两者的严重程度相似，直方图可显示正常。⑤巨幼细胞性贫血：红细胞呈大细胞非均一性，直方图波峰右移，峰底增宽。经治疗有效时，正常红细胞逐渐增加与病理性大细胞同时存在，也可出现双峰现象。

3. 血小板直方图与临床意义

（1）正常血小板直方图：呈峰偏向左侧的偏态曲线（图 3-2-4），血小板直方图体积分布范围为 2 ~ 20fL，血小板直方图可反映血小板数（Plt）、血小板平均容积（MPV）、血小板分布宽度（PDW）和血小板比容（PCV）等参数。

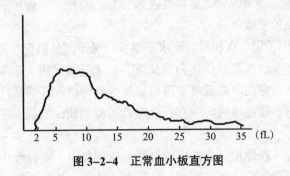

图 3-2-4 正常血小板直方图

（2）异常血小板直方图：巨大血小板增多时，曲线峰右移；血小板减少时为窄峰；大量细胞碎片、血小板有聚集、小红细胞增多等情况下，直方图可发生改变。

第二节 出血、血栓与止血检测

一、血管壁检测

(一) 出血时间测定

【原理】出血时间测定 (bleeding test, BT) 是指用出血时间测定器在前臂皮肤上造成一个"标准"创口,记录出血自然停止所需要的时间。该过程反映了皮肤毛细血管与血小板相互作用,包括血小板黏附、血小板激活和释放以及血小板聚集等反应。

【参考值】出血时间 (测定器法): $6.9 \pm 2.1 min$。

【临床意义】

1. 出血时间延长 见于先天性血小板功能异常,如血小板无力症、血小板贮存池病;血管壁异常,如遗传性毛细血管扩张症、海绵状血管瘤;血小板数量异常,如血小板减少性紫癜或血小板增多症。

2. 出血时间缩短 见于某些严重的高凝状态和血栓形成。

二、凝血因子检测

(一) 凝血时间测定

凝血时间 (clotting time, CT) 是指将静脉血放入试管中,观察自采血开始至血液凝固所需要的时间。凝血时间是反映内源性凝血系统凝血状况的筛选试验。

【参考值】玻璃试管: $4 \sim 12 min$;硅管法: $15 \sim 30 min$;塑料试管法: $10 \sim 19 min$。

【临床意义】

1. CT 缩短 ①高凝状态,如弥散性血管内凝血 (DIC) 的高凝期、凝血因子活性增高以及促凝物质进入血液等;②血栓性疾病,如心肌梗死、糖尿病、脑血管病变、肾病综合征和深静脉血栓形成等。

2. CT 延长 ①因子Ⅷ、Ⅸ和Ⅺ血浆水平减低,见于部分血管性血友病患者等;②严重的凝血酶原、因子Ⅴ、Ⅹ和纤维蛋白原缺乏,见于肝脏疾病、新生儿溶血症、维生素 K 缺乏、口服抗凝剂、应用肝素及纤维蛋白原缺乏症等;③纤溶活性增强,见于原发性或继发性纤溶亢进等;④血液循环中存在病理性抗凝物质,如抗因子Ⅷ或Ⅸ抗体、狼疮样抗凝物质等。

3. 作为监测指标 在使用肝素治疗弥散性血管内凝血、血栓性疾病,或在心血管系统手术过程中,为预防血栓形成,用 CT 作为监测指标,以调整肝素的用量。

(二) 活化部分凝血活酶时间

活化部分凝血活酶时间 (APTT) 测定是指在受检血浆中加入接触因子激活剂 (白陶土) 和部分凝血活酶 (脑磷脂),在 Ca^{2+} 的参与下,观察血浆凝固的时间。本试验是反映内源性凝血系统凝血状况的筛选试验。

【参考值】男性 37±3.3s，女性 37.5±2.8s。受检者的测定值比正常对照值延长 10s 以上才有病理意义。

【临床意义】

1. APTT 是用于检测肝素的首选指标。使用肝素治疗时，多采用 APTT 监测药物用量，一般以维持结果为基础值的 2 倍左右为宜。

2. APTT 比普通试管法 CT 敏感，能检出Ⅷ：C 小于 25% 的轻型血友病，是目前推荐应用的内源性凝血系统凝血状况的筛选试验。

（三）凝血酶原检测

血浆凝血酶原时间（prothrombin time，PT）测定指在受检血浆中加入过量的组织凝血活酶和 Ca^{2+}，观测血浆的凝固时间。PT 的长短与血浆中凝血酶原、纤维蛋白原和因子Ⅴ、Ⅶ、Ⅹ的水平有关。

【参考值】凝血酶原时间（PT）：男性 11~13.7s，女性 11~14.3s。超过正常对照值 3s 为异常。凝血酶原时间比值（PTR）0.82~1.15（1.00±0.05）。

【临床意义】

1. PT 缩短 见于血液高凝状态，如弥散性血管内凝血早期、脑血栓、心肌梗死、多发性骨髓瘤等。

2. PT 延长 见于：①先天性凝血因子Ⅰ、Ⅱ、Ⅴ、Ⅶ、Ⅹ缺乏；②获得性凝血因子缺乏，如维生素 K 缺乏、严重肝病、纤溶亢进、弥散性血管内凝血晚期、异常凝血酶原增加及口服抗凝剂加等；③血液循环中抗凝物质增加，如肝素等。

3. 凝血酶原时间国际标准化比值 是监测口服抗凝药的首选指标，以 2.0~3.0 为宜。

（四）纤维蛋白原检测

在加入 Ca^{2+}、凝血酶及加热等条件下，血浆纤维蛋白原（Fg）可转变成纤维蛋白或凝集，再利用比色或比浊的原理检测并计算出 Fg 的含量。

【参考值】2~4g/L。

【临床意义】

1. Fg 增多 见于急性心肌梗死、血栓前状态、糖尿病、肾病综合征、风湿热、风湿性关节炎、恶性肿瘤、肺炎、轻型肝炎、胆囊炎、肺结核及长期的局部炎症，外科手术、放射治疗、月经期及妊娠期可见轻度增高。

2. Fg 减少 见于原发性纤维蛋白原减少性疾病、原发性纤溶症、弥散性血管内凝血晚期、重症肝炎及肝硬化等。

（五）血浆凝血酶时间测定

在体外 37℃条件下，于待检血浆中加入凝血酶溶液后，直接将血浆中纤维蛋白原转变为纤维蛋白，使乏血小板血浆凝固，其凝固时间为血浆凝血酶时间（thrombin time，TT）测定。

【参考值】16 ~ 18s。超过正常对照 3s 以上为异常。

【临床意义】TT 延长见于：①低（无）纤维蛋白原血症、异常纤维蛋白原病，更多见于获得性低纤维蛋白血症，如肝脏疾病、弥散性血管内凝血晚期等；②应用肝素或肝素类物质存在；③ FDP 增多等。

（六）血浆 D- 二聚体测定

D- 二聚体（D-dimer，D-D）是交联纤维蛋白的降解产物之一。因为继发性纤溶中纤溶酶的主要作用底物是纤维蛋白，所以其特异性 FDP 为 D-D，即 D-D 是继发性纤溶特有代谢产物。

【参考值】定性（胶乳法）：阴性。定量（ELISA 法）：< 0.256mg/L，> 0.5mg/L 有临床意义。

【临床意义】D- 二聚体仅在血栓形成和弥散性血管内凝血时才会在血浆中增高，而原发性纤溶为阴性或不增高。另外，D- 二聚体可作为溶栓治疗有效的检测指标。

第三节　血型鉴定与临床输血

血型是血液成分的一种遗传多态性，是产生抗原抗体的遗传性状。血型是由血型基因决定的，不仅红细胞上存在表面抗原差异，白细胞、血小板、各种组织细胞也存在表面抗原差异。由若干个相互关联的抗原抗体组成的血型体系，称为血型系统。与人类输血关系最密切的是 ABO 血型系统，其次是 Rh 血型系统。

一、ABO 血型系统

（一）分型

人类红细胞表面含有两种抗原，即 A 抗原和 B 抗原。A 型红细胞表面含有 A 抗原，B 型红细胞表面含有 B 抗原，AB 型红细胞表面含有 A 和 B 两种抗原，O 型红细胞表面既不含有 A 抗原也不含有 B 抗原。

在人的血清中，存在着两种天然抗体，分别是抗 A 抗体和抗 B 抗体。A 型血的血清中含有抗 B 抗体，B 型血的血清中含有抗 A 抗体，AB 型人的血清中既不含有抗 A 也不含有抗 B 抗体，O 型血的血清中既含有抗 A 抗体也含有抗 B 抗体。两种抗体可分别与相应的 A 抗原或 B 抗原发生免疫反应。各型人的红细胞抗原及血清中含有的抗体见表 3-2-6。

表 3-2-6　ABO 血型系统分型及相关的抗原和抗体

血型	红细胞上抗原	血浆中抗体	基因型
A	A	抗 B	A/A 或 A/O
B	B	抗 A	B/B 或 B/O
O	无	抗 A、抗 B	O/O
AB	A 和 B	无	A/B

（二）血型抗原抗体

1.血型抗原 A、B 抗原的形成是由基因 ABO 及 H 控制。A、B 抗原为特异性抗原，H 抗原是 A、B 抗原的前身，任一血型均含 H 抗原，以 O 型血含量最多。A、B 抗原在胚胎期 5 ~ 6 周红细胞上就可检测出，出生时敏感性仅为成人的 20% ~ 50%，20 岁左右达高峰，抗原终生不变，但敏感性到老年有所降低。另外，可溶性 A、B、H 抗原，还存在于大多数体液和分泌液中，且与本人细胞上血型抗原一致，如唾液、血浆、胃液、精液、羊水，在汗液、尿液、泪液、乳汁、胆汁中也有少许。其意义在于辅佐鉴定 ABO 血型和预测胎儿血型及法医学上对人体遗留物的血型鉴定。

2.血型抗体 ABO 血型系统抗体有免疫抗体和天然抗体之分。抗体有抗 A 和抗 B 两种。抗 A 和抗 B 的免疫球蛋白，可以是 IgM 或 IgG，也可为 IgM、IgG 或 IgM、IgG、IgA 的混合物，天然性抗体以 IgM 为主，免疫性抗体则以 IgG 为主。O 型血中的抗体大多是 IgG，血清中除含抗 A 和抗 B 外，还含有少量抗 AB，后者与前者不同的是，不能被 A 型和 B 型红细胞分别吸收，但此抗体更易通过胎盘。IgM 型抗体分子量大，不能通过胎盘，IgG 型抗体分子量小，能通过胎盘，可引起新生儿溶血病。人出生后 3 ~ 6 个月抗体才能检出，但效价低，到青春期达最高峰，抗体终生不变，效价到老年有所降低。

3.亚型 属同一血型抗原，但结构和性能或抗原位点数有一定差异。ABO 血型中以 A 亚型最重要，主要是 A_1 和 A_2。A_1 亚型红细胞上具有 A_1 和 A 抗原，血清中只含抗 B；A_2 亚型红细胞上只有 A 抗原，血清中除含抗 B 外，1% ~ 2% 的人含抗 A_1；A_1B 型红细胞上具有 A_1、A 和 B 抗原，血清中无抗体；A_2B 型红细胞上具有 A 和 B 抗原，约 25% 的人血清中含有抗 A_1。由于 A_2 抗原较弱，易将 A_2 误定为 O 型或将 A_2B 误定为 B 型，若以此输给相应血型病人，即可引起溶血性输血反应。

（三）血型鉴定

ABO 血型抗体在生理盐水中可与相对应的红细胞抗原结合发生肉眼可见的凝集反应。用已知标准血清鉴定未知红细胞上的抗原称正定型，用已知标准红细胞鉴定被检血清所含抗体称反定型。（表 3-2-7）

表 3-2-7 标准血清及标准红细胞鉴定 ABO 血型结果

血型	标准血清 + 被检红细胞			标准红细胞 + 被检血清		
	抗 A（B 血清）	抗 B（A 血清）	抗 AB（O 血清）	A 红细胞	B 红细胞	O 红细胞
A	+	−	+	−	+	−
B	−	+	+	+	−	−
O	−	−	−	+	+	−
AB	+	+	+	−	−	−

（四）临床意义

1. 输血 由于 ABO 血型抗体多为 IgM 型天然性抗体，首次血型不合的输血即可发生严重的输血反应，所以，输血前必须准确鉴定供血者与受血者的血型，这是安全输血的首要步骤，经交叉配血相容后，方能输血。若 A 亚型病人不规则抗 A_1 效价高时，也可以引起输血反应，还应选择输同亚型血，或选择 O 型红细胞与 AB 型（或同型）血浆的混合血。

2. 器官移植 ABO 抗原为强移植原，供血者与受血者 ABO 血型不合时，极易引起急性排异反应，导致移植失败。

3. 新生儿同种免疫溶血病 是指母亲与胎儿血型不合引起的一种溶血病。IgG 型抗体能通过胎盘，可引起新生儿溶血病，但病情较轻，且与胎次无关，以 O 型母亲怀上 A 型或 B 型胎儿多见。

4. 其他 ABO 血型检测还可用于亲缘鉴定，血迹、精斑、毛发等法医学鉴定，以及某些相关疾病的调查。

二、Rh 血型系统

（一）概念

因人的红细胞表面有一种与恒河猴红细胞表面相同的抗原，故以恒猴（Rhesus）的头两个字母明命名为 Rh 血型。

1. 抗原 含有 Rh 抗原者称为 Rh 阳性，不含这种抗原称为 Rh 阴性。Rh 抗原有四十多种，与临床密切相关的主要有五种，抗原强弱依次为 D＞E＞C＞c＞e。D 抗原最强，且分布最广，临床意义最大。

2. 抗体 Rh 抗体主要有五种，即抗 D、抗 E、抗 C、抗 c、抗 e，以抗 D 最常见。抗体极少数是天然抗体，如抗 E，绝大多数为 IgG 型免疫性抗体，因 Rh 血型不合的输血或妊娠等而产生。抗体的特性与 ABO 血型中 IgG 抗体相同。

（二）血型鉴定

Rh 血型中，D 抗原最强，最具临床意义，因此，一般只做 D 抗原鉴定。人血液中凡含 D 抗原的红细胞称 Rh 阳性，不含 D 抗原的红细胞称 Rh 阴性。抗 D 血清为免疫性抗体，通过盐水凝集试验、胶体介质试验、抗人球蛋白试验等，才能与相应红细胞发生肉眼可见的凝集反应。

（三）临床意义

1. 输血 Rh 系统一般不存在天然抗体，在第一次输血时，往往不会发现 Rh 血型不合。Rh 阴性的受血者接受了 Rh 阳性血液输入后便可产生免疫性抗 Rh 抗体，如再次输入 Rh 阳性血液，即可出现溶血性输血反应。由于 Rh 抗体一般不与补体结合，这种输血反仅是血管外溶血，表现为高胆红素血症。

2. 新生儿 Rh 溶血病 可引起新生儿溶血病，母亲与胎儿的 Rh 血型不合，多从第二胎开始发病，且随着胎次的增加而病情加重，以 RhD 阴性母亲孕育 RhD 阳性胎儿多见。

三、交叉配血与输血原则

（一）概念

临床输血中心任务是向患者提供安全、有效的血液制剂，因此在输血前必须进行交叉配血试验，其目的是验证供血者与受血者的 ABO 血型鉴定是否正确，避免血型鉴定错误导致输血后严重溶血反应。配血试验是指检测供、受者血中是否含有不相合的抗原和抗体成分。将供者红细胞与受者血清的反应称主侧反应，供者血清与受者红细胞的反应称次侧反应，两者合称为交叉配血。

（二）结果判断

交叉配血试验常采用试管法进行，同型血之间做交叉配血时，同型配血主侧、次侧反应均无凝集、无溶血，表示配血相合，可以输血。不论何种原因导致主侧管有凝集时，则绝对不可输血。异型配血（指 O 型血输给 A 型或 B 型受血者），主侧反应无凝集、无溶血，次侧反应有凝集，无溶血，表示可以输少量这种血（一般不超过200mL）。

（三）O 型血的应用

O 型血的红细胞不会被其他三型血清凝集，血浆中的抗 A、抗 B 在输入过程中，能被受血者血浆稀释和血型物质中和，在一定范围内受血者红细胞不会被凝集，所以，常被称为"万能血"。但事实并非如此，应尽量避免应用。在紧急情况下，病人处于"无血状态"，可选择 O 型 Rh 阴性血，或先输注 O 型浓缩红细胞或 O 型添加剂红细胞。

（四）输血原则

1. 输血前应复查血型，做交叉配血试验，强调同型配血。
2. 婴幼儿禁忌异型配血。
3. 输血量大时，供血者与供血者之间还应进行配血试验。
4 可根据病情需要选择成分输血，既可减少副作用，又能节约血源。

第三章　骨髓细胞学检测

骨髓是人体造血的主要器官，骨髓中血细胞数量和形态的变化是某些血液病的主要表现。骨髓细胞检测方法中最简单、最实用的是瑞氏染色普通光学显微镜检测。因此，本章主要介绍骨髓细胞形态检测的基本知识。

第一节　概　述

一、血细胞的生成发育过程

骨髓是人出生后唯一能生成所有血细胞的组织，肝脏造血出生后停止，脾脏只保留终身生成淋巴细胞的功能。血细胞的生成过程分为三个连续的阶段：①造血干细胞（hematopoietic stem cell，HSC）阶段：具有高度自我更新能力，以保持干细胞池数量的恒定，维持机体终生造血的稳定；②造血祖细胞（hematopoietic progenitor cell，HPC）阶段：具有定向地向各系列发育的能力；③原始及幼稚细胞阶段：祖细胞经过增殖、发育和成熟，成为骨髓形态学上开始可辨认的细胞，即各系血细胞。

造血干细胞包括全能干细胞（totipotential stem cell，TSC）及由其分化的骨髓系干细胞（myeloid stem cell）和淋巴系干细胞（lymphoid stem cell）。造血干细胞具有高度自我更新能力和多向分化能力。干细胞的增殖和分化受到造血微环境、造血细胞生长因子和白细胞介素（interleukin）以及神经和体液因子的调控，其中较为重要的是造血微环境调控。在具有细胞系特异性的造血生长因子的参与和调控下，诱导干细胞向各系祖细胞分化。骨髓干细胞可分化为红系、粒 - 单核系、巨核系、嗜酸性粒系、嗜碱性粒系祖细胞。红细胞生成素（erythmpoietin，Epo）诱导干细胞向红系祖细胞分化，并能刺激红系祖细胞增殖分化、促进幼红细胞分化成熟和启动血红蛋白的合成。粒 - 单核系集落刺激因子（GM-CSF）诱导干细胞向粒 - 单核系祖细胞分化，在不同的调控条件下，诱导增殖分化为粒细胞和单核细胞。单核干细胞进入各种组织中转变为组织细胞，后者细胞内如已有吞噬物质称为吞噬细胞。巨核细胞集落刺激因子（Meg-CSF）和血小板生成素（thrombopoietin，Tpo）诱导巨核系祖细胞的分化，促使巨核系祖细胞的形成、增殖，以及促进巨核细胞的成熟和血小板的生成。淋巴系干细胞分化为 T 淋巴系和 B 淋巴系祖细胞，然后形成 T 淋巴细胞、B 淋巴细胞。B 淋巴细胞受抗原刺激，可转化为免疫母细胞，再转为浆细胞。（图 3-3-1）

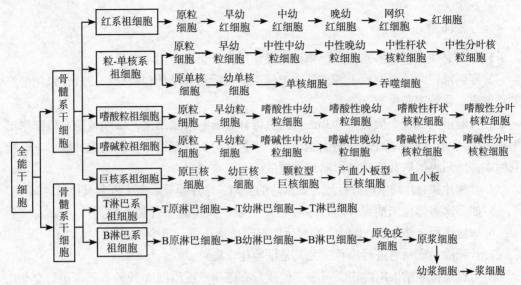

图 3-3-1　造血干细胞的分化及增殖示意图

二、骨髓检测适应证和禁忌证

1. 适应证　临床上出现下列情况时，应考虑做骨髓穿刺检测：①原因不明的外周血细胞数量和形态异常；②不明原因的发热，肝、脾、淋巴结肿大；③不明原因胸骨压痛、骨质破坏、肾功能异常、黄疸、紫癜、血沉明显加快，及疑似骨转移瘤和异常蛋白血症；④血液病定期复查及化疗后的疗效观察；⑤微生物培养、寄生虫检测、骨髓活检、CD 细胞检测、染色体分析、电镜检测等。

2. 禁忌证　血友病、严重凝血功能障碍者禁忌做骨髓穿刺。晚期孕妇慎做骨髓穿刺；小儿及不合作者不宜做胸骨穿刺。

三、标本采集方法

（一）骨髓液采集

1. 穿刺部位　①髂后上棘：最常用，易于穿刺，较少被末梢血稀释；②髂前上棘：此处采集骨髓易被血液稀释，但较安全；③胸骨穿刺：需防止穿透胸骨损伤心脏及主动脉，非必要时较少选用。

2. 抽吸量　以抽吸时在注射器中刚见到骨髓液（0.2～0.3mL）即止，不宜过多，以避免受到外周血液稀释影响检测结果。

3. 涂片　骨髓液抽取后需立即涂片，以防止凝固。观察涂片状况，满意的涂片应可见有骨髓小粒及脂肪滴。如被血液稀释、混入血液多时涂膜稀薄光滑，表面如血片。

（二）涂片及染色方法

常规涂片，涂片厚薄适宜，不少于 4 张，并同时制作配套的血片，瑞氏染色。

（三）注意事项

1. 穿刺必须严格无菌操作，详细记录操作过程及患者有无不良反应。

2. 穿刺部位常选择髂后上棘或髂前上棘，定位后勿移动体位或牵拉皮肤，以免使穿刺点偏离，导致穿刺失败。

3. 骨髓液抽取量一般应 < 0.3mL，以免稀释而影响检测结果，影响骨髓有核细胞增生程度的判断。如需同时做骨髓细胞培养、染色体分析或细菌培养，应先抽取形态学检测标本，然后再抽取其他检测所需的骨髓液。

4. 骨髓片和血片均应做好标记，如涂片的类型、涂片编号、病人姓名及抽吸时间等。

5. 如多次多部位未抽到骨髓时称"干抽"，此时应考虑做骨髓活检。

6. 如血小板 < 20×10^9/L 时，穿刺后应局部压迫止血，至少 10min。

7. 骨髓涂片应及时进行染色，尤其是细胞化学染色。

8. 为提高检测结果阳性率，可多部位或对有压痛点或根据 X 线检查提示进行穿刺。

（四）判断骨髓取材质量的标准

1. 抽吸骨髓液时，病人有特殊酸痛感。

2. 有骨髓小粒和脂肪滴，在再障贫血可能无骨髓小粒，但有脂肪滴。

3. 显微镜下可见到骨髓特有细胞，如巨核细胞、成骨细胞、破骨细胞、浆细胞、组织嗜碱细胞、纤维细胞和大量红系、粒系幼稚细胞等。

4. 含有大量幼稚细胞，杆状核粒细胞多于分叶核粒细胞。

5. 骨髓液常含有少许淡黄色脂肪小滴，如含有大量脂肪滴，说明该处骨髓已脂肪化，造血功能已呈衰竭状态。

第二节 检验步骤、内容及正常骨髓象

一、骨髓涂片低倍镜观察

1. 观察涂片取材、染色是否满意 满意的涂片应厚薄适宜，细胞均匀分布，有核细胞染色分明，核质结构清晰。选择细胞分布均匀、无皱缩、无重叠的区域进行细胞分类计数。

2. 判断有核细胞增生程度 观察有核细胞的多少，估计增生程度，一般将增生分为五级，可采用涂片中成熟红细胞与有核细胞之比，或以每一低倍镜视野中的有核细胞数进行分级（表 3-3-1）。

3. 观察巨核细胞 除出血性疾病应做全片巨核细胞计数外，其他疾病只需粗略估计巨核细胞数量。通常于 1.5cm × 3cm 面积的涂片内可见巨核细胞 7 ~ 35 个，平均 20 个左右。

4. 观察涂片边缘或片尾有无体积较大或异常病理细胞 如转移癌细胞、高雪细胞、异常组织细胞等，并用油镜鉴定。

表 3-3-1　骨髓增生程度分级及标准

分级	有核细胞：成熟红细胞	高倍镜下有核细胞数	临床意义
增生极度活跃	1：1	＞100	各种白血病
增生明显活跃	1：10	50~100	各种白血病、增生性贫血
增生活跃	1：20	20~50	正常人、贫血
增生减低	1：50	5~10	造血功能低下、部分稀释
增生极度减低	1：200	＜5	再生障碍性贫血、完全稀释

二、骨髓涂片油镜观察

1. 骨髓有核细胞的分类计数　要求计数 200~500 个有核细胞，根据细胞形态逐一辨认，计算出各系列各阶段有核细胞百分比。

2. 计算粒/红比值　正常人为 2：1~4：1。

3. 形态学观察　注意细胞形状、大小，细胞核及胞质成分的变化。

4. 其他　有无血液寄生虫和其他病理异常细胞。

正常血细胞形态特点见彩图 3-2-1。

三、血片检测

对血片进行白细胞分类计数及血细胞形态的观察。

四、总结分析

1. 结果计算

（1）计算出各系细胞和各阶段细胞占有核细胞总数的百分比：一般情况下，百分比是指有核细胞的百分比（all nucleate cell，ANC），在某些白血病中，还要计算出非红系细胞百分比（non erythroid cell，NEC），NEC 是指除有核红细胞、淋巴细胞、浆细胞、肥大细胞、巨噬细胞外的有核细胞百分比。

（2）计算粒红比值（granulocyte/erythrocyte，G/E）：所谓粒红比值是指各阶段粒细胞（包括中性、嗜酸性、嗜碱性细胞）百分率总和与各阶段有核红细胞百分率总和之比。正常人为 2：1~4：1。

（3）计算各阶段巨核细胞百分比或各阶段巨核细胞的个数。

2. 填写骨髓细胞学检测报告单　骨髓检测诊断报告内容包括：

（1）骨髓象特征描述：主要包括粒细胞、红细胞、巨核细胞、淋巴细胞、浆细胞、单核细胞系统的增生程度，以及各阶段细胞的比例及形态特点。

（2）血涂片特征：骨髓检测配合血涂片检测，对确定诊断和鉴别诊断是十分必要的，如血片所见数量变化及形态特征等。

（3）特殊检测结果：必要时可描述组化染色特征。

（4）诊断意见及建议：综合骨髓象、血象和细胞化学染色所见，结合临床资料，客观地向临床提出细胞学诊断意见或可供临床参考的意见，诊断意见可分为肯定性诊断、符合性诊断、疑似性诊断、阴性诊断、正常骨髓象及描述形态所见等六种方式。

骨髓细胞形态检测报告单填写举例：

骨髓细胞形态学图文报告单

姓名：×××　性别：男　年龄：30　病区：内科　　检验号：MA201403278　标本号：L201411282957
病历号：141108　批次：1　标本：骨髓　采取日期：20141128　　　　　　临床诊断：缺铁性贫血

细胞名称		血片	髓片	
		百分比	正常百分比	百分比
粒细胞系统	原始粒细胞		0.3 ~ 2.0	
	早幼粒细胞		1.0 ~ 4.0	1.50
	中性粒细胞 中幼		5.0 ~ 20.0	7.00
	晚幼		9.0 ~ 18.0	4.00
	杆状核	6.00	8.0 ~ 22.0	21.50
	分叶核	58.00	7.0 ~ 21.0	6.50
	嗜酸粒细胞 中幼		0 ~ 2.0	0.50
	晚幼		0 ~ 3.5	0.50
	杆状核		0 ~ 2.2	
	分叶核	3	0.5 ~ 4.0	0.50
	嗜碱粒细胞 中幼		0 ~ 0.4	
	晚幼		0 ~ 0.4	
	杆状核		0 ~ 0.28	
	分叶核		0 ~ 0.7	
红细胞系统	原始红细胞		0.5 ~ 4.0	
	早幼红细胞		1.0 ~ 5.0	2.50
	中幼红细胞		6.0 ~ 14.0	16.00
	晚幼红细胞		6.5 ~ 15.5	32.50
	原巨幼红细胞			
	早巨幼红细胞			
	中巨幼红细胞			
	晚巨幼红细胞			
淋巴	原始淋巴细胞		0 ~ 0.1	
	幼稚淋巴细胞		0 ~ 1.0	
	淋巴细胞	18.00	10.0 ~ 27.0	2.00
单核	原始单核细胞	6.00		
	幼稚单核细胞		0 ~ 0.2	
	单核细胞		0.5 ~ 5	1.00
浆细胞	原浆细胞			
	幼稚浆细胞		0	
	浆细胞		0.3 ~ 1.5	4.00
其他细胞	网状细胞		0 ~ 1.0	
	内皮细胞		0 ~ 0.4	
	吞噬细胞		0 ~ 0.2	
	组织嗜碱细胞		0 ~ 0.3	
	分类不明细胞		0 ~ 0.2	
	巨核细胞			219 个 / 片
	脂肪细胞		0 ~ 0.1	
血片分类白细胞			100 个	
骨髓分类有核细胞			200 个	

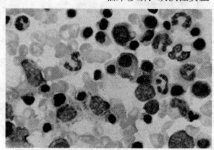

形态学描绘

【骨髓特征】
1. 骨髓取材及染色良好。
2. 骨髓有核细胞增生明显活跃，粒红比值 0.82：1。
3. 粒细胞系统增生活跃，占有核细胞42%，早幼粒细胞及以下阶段均可见，中性分叶核粒细胞比例偏低，呈轻度核左移，各阶段粒细胞形态大致正常。
4. 红细胞系统增生明显活跃，占有核细胞51%，早幼红细胞及以下阶段均可见，以中、晚幼红细胞增生为主，晚幼红细胞比例略偏高，部分幼红细胞体积偏小，边缘不整齐，浆少色蓝。成熟红细胞大小不均，以小细胞为主，部分红细胞中央淡染区扩大。
5. 淋巴细胞形态比例大致正常。
6. 单核细胞形态比例大致正常。
7. 浆细胞比率略偏高，形态大致正常。
8. 全片可见巨核细胞219个，散在血小板易见。
9. 未见异常细胞及寄生虫。

【血片】
1. 白细胞分布正常，分类及形态正常。
2. 成熟红细胞大小不均，以小细胞为主，中央淡染区扩大，可见靶形红细胞。
3. 血小板多见。
4. 未见异常细胞及寄生虫。

【细胞化学染色】
细胞外铁：阴性。
细胞内铁：阴性。

【诊断意见】
符合缺铁性贫血骨髓象。
（建议查 SF）
检验医师：×××
审核医师：×××
报告日期：2014-11-28

五、正常骨髓象

正常成人骨髓象应具备以下基本条件：

1.骨髓增生活跃　成熟红细胞与有核细胞比为 20：1。

2.粒细胞与有核红细胞的比例 2：1～4：1（成人）。

3.各系统、各阶段比例正常，相互间的比例正常。

（1）粒细胞系统（粒系）：占有核细胞 50%～60%，其中原粒细胞 < 1%，早幼粒细胞 < 5%，中、晚幼粒细胞各 < 15%，杆状核粒细胞 < 20%，分叶核粒细胞 < 10%，嗜酸性粒细胞 < 5%，嗜碱性粒细胞 < 1%。各阶段细胞形态正常。

（2）红细胞系统（红系）：占有核细胞 20%～30%，原红细胞 < 1%，早幼红细胞 < 5%，中、晚幼红细胞各占约 10%。形态无异常。成熟红细胞形态、大小、染色正常。

（3）淋巴细胞系统：占有核细胞 20%，原淋巴细胞 + 幼淋巴细胞 < 2%，形态正常。

（4）单核细胞及浆细胞系统：单核细胞一般 < 4%，浆细胞 < 2%，通常处于成熟阶段。

（5）巨核细胞系统：通常一张涂片（1.5cm×3cm）上，可见巨核细胞 7～35 个，分类主要为颗粒型巨核细胞和产血小板型巨核细胞，血小板散在或成簇分布，无异常和巨大血小板。

（6）其他细胞：如网状细胞、内皮细胞、巨噬细胞、组织嗜碱细胞等可少量存在。无血液寄生虫及其他异常细胞。

第三节　常见疾病的血象与骨髓象特征

一、贫血

红细胞疾病中，最常见和最重要的是贫血（anemia）。贫血不是一种独立的疾病而是一种临床综合征，是指在单位容积循环血液中红细胞数（RBC）、血红蛋白量（Hb）及（或）血细胞比容（Hct）低于参考值低限的一种病理状态或综合征。其分类方法有多种，实验室常根据外周血检测结果和骨髓象改变特点对贫血进行分类。依骨髓象改变将贫血分为三种：①增生性贫血：如缺铁性贫血、失血性贫血、溶血性贫血；②增生不良性贫血：如再生障碍性贫血、纯红细胞再生障碍性贫血；③骨髓红系成熟障碍（无效生成）：如巨幼细胞性贫血、骨髓增生异常综合征、慢性疾病性贫血等。

现将几种常见贫血的血液学特点分述如下：

（一）增生性贫血

其主要特点是骨髓造血功能呈代偿功能亢进。

1.骨髓象　①骨髓增生活跃或明显活跃。②红系增生显著，幼红细胞比例明显增高，以中、晚幼红细胞增多为主，粒红比值减小。③幼红细胞及成熟红细胞形态随贫血的类型不同而不同，如缺铁性贫血是小细胞低色素性贫血，表现为幼红细胞体积小，胞质少，边缘不整和嗜碱蓝染，成熟红细胞大小不均匀，以小细胞为主，中心淡染区扩大，甚至出现环形红细胞；急性失血性贫血和溶血性贫血（无 Hb 尿者）幼红细胞形态正常，随溶血性贫血的病因不同，可出现相应的异形红细胞。④粒细胞系统比值、形态大致正常或比值相对减少，由钩虫引起的缺铁性贫血可有嗜酸性粒细胞增多。⑤巨核细胞和血小板正常。

2. 血象 ①血红蛋白、红细胞、红细胞比容均减少；②网织红细胞正常或增多，尤以溶血性贫血增多最为显著；③白细胞分类计数正常，红细胞形态同骨髓改变。

3. 其他检测 骨髓铁染色示细胞外铁消失，内铁减少，血清铁蛋白 < 14μg/L、血清铁 < 10μmol/L 等提示缺铁性贫血。

（二）巨幼细胞性贫血

巨幼细胞性贫血是由缺乏维生素 B_{12} 和（或）叶酸引起的 DNA 合成障碍所导致的一类贫血。其血液学的典型特征是除出现巨幼红细胞外，粒细胞系也出现巨幼特征及分叶过多。严重时巨核细胞和其他系统血细胞以及黏膜细胞也可发生改变。

1. 骨髓象 ①增生明显活跃，粒红比值减低。②红系显著增生，幼红细胞比例常 > 40%，以早、中幼红细胞阶段为主，巨幼红细胞 > 10%。巨幼红细胞的特点为胞体大，核染色质与同期细胞相比细致、疏松，胞质丰富，核与胞质发育不平衡，呈核幼浆老现象。③分裂象易见，可见 Howell–Jolly 小体、Cabot 环、核形不规则及多核巨幼红细胞。④成熟红细胞大小不均匀，中心淡染区消失。⑤粒系和巨核系可见巨型变，常见巨晚幼粒和巨杆状粒细胞，成熟粒细胞分叶过多，甚至有 10 叶以上者。

2. 血象 红细胞、血红蛋白减少，形态改变同骨髓象。白细胞正常或稍低，中性粒细胞胞体偏大，呈核右移；网织红细胞轻度增多。血小板正常或减少，可见巨大血小板。

3. 其他检测 血清维生素 B_{12} < 90pg/mL，血清叶酸 < 3ng/mL。

（三）再生障碍性贫血

再生障碍性贫血是由于各种致病因素损害多能造血干细胞或造血微环境，引起骨髓造血功能障碍所致的贫血。

1. 骨髓象 ①增生减低或极度减低，细胞稀少，造血细胞罕见，大多为非造血细胞，如浆细胞、组织嗜碱细胞、组织细胞等；②红系、粒系、巨核系三系均受抑制，幼红细胞和幼粒细胞罕见，比值减少，巨核细胞罕见或缺如，血小板减少；③淋巴细胞比例相对增高，可达 80% 以上，以成熟淋巴细胞为主。

2. 血象 全血细胞减少，网织红细胞减少，成熟红细胞形态正常，白细胞分类计数以成熟淋巴细胞为主，中性粒细胞比值减少，原发性再生障碍性贫血周围血中无幼红细胞。

二、白血病

白血病（leukemia）是造血系统的一种恶性肿瘤，是国内发病率较高的恶性肿瘤之一，是儿童及 35 岁以下成人发病率和病死率最高的恶性肿瘤。其特点为造血组织中白血病细胞异常增生与分化成熟障碍，并浸润其他器官和组织，而正常造血功能则受到抑制。临床上出现不同程度的贫血、出血、感染和浸润症状。根据细胞分化程度和自然病程，白血病可分为急性和慢性两大类。在我国，急性白血病明显多于慢性白血病，约为 5.6∶1。成人急性白血病中以急性粒细胞白血病最多见，儿童则以急性淋巴细胞白血病较多见。慢性白血病中慢性粒细胞白血病较慢性淋巴细胞白血病为多见。

（一）急性白血病

1. 骨髓象　①增生明显活跃或极度活跃；②一系或二系原始细胞（包括 Ⅰ 型或 Ⅱ 型）明显增多，原始细胞 + 早期幼稚细胞 ≥ 30%；③有白血病细胞，核分裂象及退化细胞增多；④除病理细胞系列外，其他系列血细胞均受抑制而减少。

2. 血象　①白细胞增多性白血病，白细胞多在（10 ~ 50）× 10^9/L 之间，分类易见幼稚细胞，一般占 30% ~ 90%；②白细胞减少性白血病，白细胞减少，分类不易见到幼稚细胞；③红细胞和血红蛋白中度或重度减少，呈正常细胞正常色素性贫血；④血小板减少，常 < 50 × 10^9/L，晚期血小板多极度减少。

（二）慢性粒细胞性白血病

1. 骨髓象　①骨髓增生极度活跃。②粒细胞系显著增生，常在 90% 以上，以晚期接近成熟的幼稚细胞增生为主，尤以中性中幼、晚幼及杆状核粒细胞增多明显，原始粒细胞和早幼粒细胞增高不明显或不增高，粒细胞形态正常或有一定异常，细胞大小不一，核染色质疏松，核质发育不平衡，胞质中出现空泡，分裂象增加等。可见嗜酸性、嗜碱性粒细胞增多，一般均 < 10%。③粒系比值增大，红系比例减少，粒红比值显著增大，可达 10∶1 ~ 50∶1。④红系细胞相对减少或受抑制，可有巨幼样变，成熟红细胞形态正常。⑤巨核细胞早期显著增多，晚期均减少。⑥淋巴系细胞比值减少，为成熟淋巴细胞。

2. 血象　①白细胞显著增多，一般在（100 ~ 400）× 10^9/L，甚至可达 1000 × 10^9/L；②分类粒细胞可达 90%，以中性中幼粒细胞以下阶段为多，原粒细胞、早幼粒细胞 < 5% ~ 10%，嗜酸性和嗜碱性粒细胞增多；③血小板早期增多，晚期减少；④淋巴细胞和单核细胞减少。

3. 其他检测　中性粒细胞碱性磷酸酶（NAP）活性显著降低。90% ~ 95% 以上病例可出现 Ph 染色体（费城染色体），为慢性粒细胞白血病的特异性异常染色体。

第四章 排泄物、分泌物及体液检测

第一节 尿液检测

尿液由肾脏生成，通过输尿管、膀胱及尿道排出体外。尿液检测即尿液分析，是根据临床需要，应用物理和化学方法对尿液的物理性状及化学成分进行检测，在显微镜下对尿液的有形成分（尿沉渣）进行观察和计数。近年来，尿试纸法和尿液自动化分析仪器的应用，使尿液检测变得简便，结果准确可靠。尿液检测对健康状况普查、疾病诊断、病情观察、疗效判断等有较大意义，是临床最常用的检测方法之一。

一、尿液标本采集与保存

为了保证尿液检测结果的准确性，必须正确留取、保存和传送尿液标本。

（一）尿液标本采集

1. 取尿容器应带盖、清洁和干燥。

2. 避免尿液被阴道分泌物、月经血、粪便等污染，及其他化学制剂如洗涤剂、清洁剂等混入。

3. 尿液标本收集后要及时送检并检测（2小时内），以免发生细菌繁殖、蛋白质变性、细胞溶解等。

4. 尿液的量应足够，一般要大于15mL（离心时用10mL），如收集定时尿，应注意准确计时。

5. 尿液标本采集后应避免强光照射，以免尿胆原等物质因光照分解或氧化而减少。

（二）尿标本的种类

1. **晨尿** 即清晨起床后的第一次尿液标本，血细胞、上皮细胞及管型等有形成分相对集中且保存得较好，适用于可疑或已知泌尿系统疾病的动态观察及早期妊娠试验等。

2. **随意尿** 随意留取任何时间的尿液，适用于门诊、急诊患者。

3. **餐后尿** 通常于午餐后2小时收集患者尿液，餐后尿适用于尿糖、尿蛋白、尿胆原等检测。

4. **其他尿** ①3小时尿：如6：00~9：00尿液，测定尿液有形成分，比如白细胞排出率等；②12 小时尿：晚 8：00 排空膀胱，留取至次日晨 8：00 的夜尿，可做 12 小时尿有形成分计数，如 Addis 计数；③24 小时尿：尿液中的一些溶质如蛋白质、肌酐、葡萄糖、电解质及激素等，在一天的不同时间内其排泄浓度不同，为了准确定量，必须收集 24 小时尿液；④清洁中段尿：于消毒外阴和尿道口后，用消毒容器留取中段尿，由于污染少，故可用于尿细菌培养等检测。

（三）尿液标本的保存

一般尿液检测无需特殊处置标本，如长时间连续留尿或留尿后较长时间才能送检，需要保存。

1.冷藏或冷冻 4℃冷藏，一般可保存 6 小时。可防止一般细菌生长并维持较恒定的弱酸性。但如时间久，标本也能被细菌感染，且有的标本由于磷酸盐及尿酸盐析出与沉淀，妨碍对有形成分的观察。冷冻可较好保存尿液中的酶类、激素等。

2.化学防腐 防腐剂的作用是抑制细菌生长和维持酸性，常用的有：①甲醛（福尔马林 400g/L）：每升尿中加入 5mL，适用于尿管型、细胞防腐及 Addis 计数；②甲苯：每升尿中加入 5mL，适用于尿糖、尿蛋白等定量检测；③麝香草酚：每升尿中小于 1g，既能抑制细菌生长，又能较好地保存尿液中有形成分，可用于化学成分检测及防腐；④浓盐酸：每升尿中加入 10mL，用于尿中 17-酮类固醇、17 羟-类固醇、Ca^{2+}、肾上腺素、儿茶酚胺、去甲肾上腺素等的测定；⑤碳酸钠：每升尿中加入 10g，用于尿中卟啉的测定。

二、尿液的一般检测

（一）一般性状

1.尿量 正常成人 24 小时尿量为 1~2L。尿量多少取决于肾小球滤过率、肾小管重吸收及浓缩与稀释功能，此外，尿量的变化也受其他因素的影响，如饮水量、出汗量、气温、体温、年龄、精神因素、活动量、血液中抗利尿激素水平及用药等因素。

（1）多尿：成人尿量 > 2.5L/24h 称为多尿。生理性多尿见于习惯性多饮、应用利尿剂、脱水剂后等；病理性多尿见于尿崩症、糖尿病、慢性间质性肾炎、慢性肾盂肾炎和急性肾衰竭多尿期等。

（2）少尿：成人尿量 < 0.4L/24h 称为少尿。生理性少尿见于水分摄入不足、出汗过多等；病理性少尿常见于呕吐、腹泻、烧伤等原因引起的脱水，出血、休克、心功能不全等引起的肾缺血，及急慢性肾衰竭、肾移植后急性排斥反应、急性过敏性间质性肾炎等。

（3）无尿：尿量 < 0.1L/24h 或 12 小时内完全无尿称无尿。主要见于严重的急性肾衰竭及肾移植术后发生排斥反应等。

2.外观 正常新鲜尿液多为淡黄色或琥珀色，清澈透明。常见外观改变的有：

（1）血尿：当尿中含有一定量的红细胞时，称血尿。根据尿液中含有血液量的不同，可分为肉眼血尿和镜下血尿。每升尿中含血量超过 1mL 肉眼即能见到，称为肉眼血尿。肉眼血尿呈现淡红色，混浊。如尿外观变化不明显，离心沉淀后，镜检时每高倍视野红细胞超过 3 个，称为镜下血尿。血尿多见于泌尿系感染、急性肾小球肾炎以及肾结石、肿瘤、结核等，亦见于血小板减少性紫癜等出血性疾病。

（2）脓尿：尿内含大量中性粒细胞或细菌等炎性渗出物时，排出的新鲜尿液，外观即呈不同程度的混浊。常见于泌尿系化脓性感染、肾结核等。

（3）血红蛋白尿：尿液内含游离血红蛋白，外观呈浓茶色或酱油样色，隐血试验呈阳性，此时显微镜下不一定见到红细胞。主要见于血管内溶血，如血型不合的输血、恶性疟疾、蚕豆病、阵发性睡眠性血红蛋白尿等。

（4）胆红素尿：尿内含大量结合胆红素，外观呈深黄色，胆红素定性试验呈阳性，见于阻塞性黄疸及肝细胞性黄疸等。

（5）乳糜尿：尿内含有大量乳糜微粒、蛋白质，外观呈乳白色，主要见于丝虫病或肾周围淋巴管阻塞，如腹腔肿瘤、结核、胸腹部创伤等。

3. 气味 正常新鲜尿液气味来自尿内挥发性酸和酯类，略带酸味。尿液长时间放置后，尿素分解可出现氨臭味。慢性膀胱炎和尿潴留时，尿液可有氨臭味；有机磷杀虫剂中毒病人尿液可有蒜臭味；糖尿病酮症酸中毒时，尿液可有烂苹果味。

4. 尿液比重 尿比重（SG）是指在 4℃条件下尿液与同体积纯水的重量之比。尿液比重受尿中可溶性物质的量及尿量的影响。尿液比重可用比重计、试纸条法、折射仪法、称重法测得。据此可粗略地判断肾小管的浓缩和稀释功能。

正常成人 SG 在 1.015 ~ 1.025 之间，晨尿最高，一般大于 1.020。婴幼儿尿液比重偏低。最大波动范围为 1.003 ~ 1.030。

（1）尿比重增高：常见于血容量不足导致的肾前性少尿、急性肾小球肾炎、肾病综合征、糖尿病、高热、脱水等。

（2）尿比重降低：常见于大量饮水、尿崩症、慢性肾小球肾炎、慢性肾衰竭等。若持续排出固定在 1.010 左右的低比重尿，称为等张尿，见于肾实质严重损害的终末期。

（二）化学检测

1. 酸碱度 正常尿液 pH 约为 6.5，可在 4.5 ~ 8.0 之间波动。

由于膳食结构的影响，尿液酸碱度可有较大的生理性变化，肉食为主者尿液偏酸性，素食为主者尿液偏碱性。病理情况下 pH 改变常见于：

（1）尿 pH 降低：见于低钾性代谢性碱中毒、酸中毒、高热、糖尿病、痛风及口服氯化铵、维生素 C 等酸性药物。

（2）尿 pH 增高：见于碱中毒、肾小管性酸中毒、膀胱炎、尿潴留、应用利尿剂等。

（3）药物干预：可作为用药的一个检测指标。用氯化铵酸化尿液，可促使碱性药物中毒时从尿中排出；而用碳酸氢钠碱化尿液，可促使酸性药物中毒时从尿中排出。

2. 蛋白尿（proteinuria，PRO） 当尿蛋白排出量 > 150mg/24h，或尿中蛋白浓度 > 100mg/L 时，称为蛋白尿。尿蛋白有定性和定量两种检测方法：常用的定性检测方法有磺基水杨酸法、试纸条法、加热醋酸法；定量检测方法有双缩脲法、染料结合法等。

【参考值】定性试验：阴性；定量试验：0～80mg/24h。

【临床意义】尿蛋白定性试验阳性或定量试验超过150mg/24h时，称蛋白尿。

（1）生理性蛋白尿：①功能性蛋白尿：机体在剧烈运动、高热、低温刺激、紧张、兴奋等情况下，可引起暂时性轻度的蛋白尿。生理性蛋白尿定性一般不超过（+），定量＜0.5g/24h。②体位性蛋白尿：由于直立体位或腰部前突时引起的蛋白尿。其特点为卧床时尿蛋白定性为阴性，起床活动若干时间后即可出现蛋白尿，而平卧后又转成阴性，青少年多见，可随年龄增长而消失。

（2）病理性蛋白尿：因各种肾脏及肾外疾病所致的蛋白尿。①肾小球性蛋白尿：当各种原因导致的肾小球滤过膜通透性及电荷屏障受损时，血浆蛋白的滤出量增大，超过肾小管的重吸收能力，致大量蛋白质随尿液排出，以清蛋白为主，蛋白质排出量常超过1g/24h。常见于肾小球肾炎、肾病综合征、肾循环障碍、糖尿病、高血压、系统性红斑狼疮、缺氧等。②肾小管性蛋白尿：肾小球滤过功能正常，由于炎症或中毒等原因引起的肾小管重吸收功能障碍所致的蛋白尿。通常以 α_1、β_2 微球蛋白等低分子量蛋白为主，蛋白排出量常小于1g/24h。常见于肾盂肾炎、急性肾小管坏死、间质性肾炎、肾小管性酸中毒等。③混合性蛋白尿：肾小球和肾小管同时受损所致的蛋白尿。尿中可同时出现高分子和低分子量蛋白。见于肾小球肾炎和肾盂肾炎后期、糖尿病肾病、系统性红斑狼疮。④溢出性蛋白尿：肾小球和肾小管功能正常，此时血浆中出现大量异常的低分子量蛋白质，如血红蛋白、肌红蛋白、免疫球蛋白轻链等，可通过肾小球滤出，但超过肾小管的重吸收能力所致的蛋白尿。见于多发性骨髓瘤、急性溶血性疾病、巨球蛋白血症、浆细胞病等。⑤组织性蛋白尿：由于肾组织被破坏释放入血，或受炎症、中毒、药物等刺激，肾小管对 T-H 糖蛋白的分泌增加所致的蛋白尿，多为低分子量蛋白质。⑥偶然性蛋白尿：也称假性蛋白尿。⑦其他：尿中混有大量血、脓、黏液等成分时，可导致尿蛋白定性试验为阳性。见于肾脏以下的泌尿道疾病，如膀胱炎、尿道炎、前列腺炎等。

3. 尿糖（urine glucose） 正常人尿中可有微量的葡萄糖，当血糖浓度超过肾糖阈8.8mmol/L时，或血糖虽未升高但肾糖阈降低，将导致尿中出现大量的葡萄糖。常用的尿糖定性检测方法有班氏法、试纸条法；定量检测方法有葡萄糖氧化酶法等。

【参考值】定性试验：阴性；定量试验：0.56～5.0mmol/L。

【临床意义】尿糖增加，尿糖定性试验呈阳性，称为糖尿。

（1）血糖增高性糖尿：①持续性糖尿：清晨空腹尿中呈持续阳性，常见于因胰岛素绝对不足或胰岛素抵抗所致糖尿病，此时空腹血糖水平常已超过肾糖阈。24小时尿中排糖近于100g或更多，每日尿糖总量与病情轻重相平行。②饮食性糖尿：因短时间内摄入大量高糖饮食而引起。③其他疾病：甲状腺功能亢进、肢端肥大症、嗜铬细胞瘤、库欣综合征等可见尿糖增高。另外，有一过性糖尿，如颅脑外伤、脑血管意外、肝硬化、胰腺炎、胰腺癌等。

（2）血糖正常性糖尿：血糖浓度正常，由于肾小管病变导致葡萄糖的重吸收能力降低所致，即肾阈值下降产生的糖尿，也称肾性糖尿。常见于家族性糖尿、肾病综合征、慢性肾炎、间质性肾炎等。

（3）其他糖尿：果糖、半乳糖、乳糖、甘露糖等，因体内代谢失调或进食过多，导致血中浓度升高，可出现相应的糖尿。

（4）假性糖尿：尿中有很多还原性物质，如一些随尿液排出的异烟肼、链霉素、水杨酸、阿司匹林等药物及维生素C、尿酸、葡萄糖醛酸等，可使班氏定性试验出现假阳性反应。

4. 酮体（ketone bodies） 尿中的酮体是乙酰乙酸、丙酮和β-羟丁酸的总称。酮体是体内脂肪代谢的中间产物。当体内糖分解代谢不足时，脂肪分解活跃但氧化不完全可产生大量酮体，从尿中排出形成酮尿。尿中的酮体在碱性溶液中与亚硝基铁氰化钠作用产生紫红色化合物。

【参考值】定性试验：阴性。

【临床意义】血中酮体增高，尿酮体检测呈阳性的尿液称为酮尿。

（1）糖尿病性酮尿：糖尿病患者由于糖利用减少，分解脂肪产生酮体增加而引起酮症，尿中酮体呈强阳性反应。酮尿是糖尿病性昏迷的前期指标。

（2）非糖尿病性酮尿：见于感染性疾病发热期、严重腹泻、呕吐、饥饿、禁食、全身麻醉后、酒精性肝炎、肝硬化等，因糖代谢障碍而出现酮尿。

5. 尿胆红素（urine bilirubin）与尿胆原（urobilinogen） 由于胆道及肝内外各种疾病引起胆红素代谢障碍，使非结合胆红素及结合胆红素在血中潴留。结合胆红素能溶于水，部分可从尿中排出为尿胆红素；结合胆红素排入肠道，经细菌作用转化为尿胆原，尿胆原从粪便中排出者称粪胆原，小部分尿胆原从肾小球滤出和肾小管排出后即为尿中尿胆原，尿胆原与空气接触变成尿胆素。尿胆红素、尿胆原、尿胆素共称尿三胆，是临床常用的检测项目。

【参考值】正常人尿胆红素定性为阴性，定量≤2mg/L；尿胆原定性为阴性或弱阳性，定量≤10mg/L。

【临床意义】尿三胆检验对鉴别诊断溶血性黄疸、肝细胞性黄疸和阻塞性黄疸具有重要意义。①溶血性黄疸：见于体内大量溶血时，如溶血性贫血、疟疾、大面积烧伤等。尿中胆红素检测为阴性，尿胆原检测呈阳性或强阳性。②肝细胞性黄疸：尿中胆红素检测呈阳性，尿胆原检测呈明显阳性。③阻塞性黄疸：尿胆红素检测呈阳性，尿胆原减少。④其他：门脉周围炎、先天性高胆红素血症，尿胆红素增加。

（三）显微镜检测

尿沉渣检测是对尿液离心沉淀物中有形成分的鉴定，包括尿中细胞、管型、结晶、细菌等有形物质。是用于泌尿系统疾病诊断、鉴别诊断、观察病情、判断预后的重要检测项目。常用方法是显微镜观察计数。此外，全自动尿沉渣分析仪已被广泛应用于尿液有形成分的检测。尿液一般检测和化学试验中不能发现的异常变化，常可通过尿液有形成分检测发现。

1. 细胞

（1）红细胞：尿沉渣镜检中红细胞的形态有三种，即正常红细胞、皱缩红细胞和淡影红细胞。

【参考值】玻片法：平均 0~3 个 /HP；定量检测：0~5 个 /μL。

【临床意义】尿沉渣镜检红细胞超过 3 个 /HP，称为镜下血尿。血尿常见于急性肾小球肾炎、慢性肾炎、急进性肾炎、紫癜性肾炎、肾结石、急性膀胱炎、泌尿系统肿瘤、肾盂肾炎、多囊肾、肾结核等。

（2）白细胞和脓细胞：白细胞浆清晰整齐，细胞核清楚，常分散存在。脓细胞指在炎症过程中破坏或死亡的中性粒细胞，外形不规则，浆内充满颗粒，细胞核不清晰，易聚集成团。

【参考值】玻片法：平均 0~5 个 /HP；定量检测：0~10 个 /μL。

【临床意义】正常人尿沉渣镜检白细胞少于 5 个 /HP，白细胞超过 5 个 /HP，称为镜下脓尿。若发现多量白细胞，提示泌尿系统感染，如膀胱炎、尿道炎、肾盂肾炎、肾结核。成年女性生殖系统有炎症时，常有阴道分泌物混入尿内，除有成团脓细胞外，并伴有多量扁平上皮细胞。

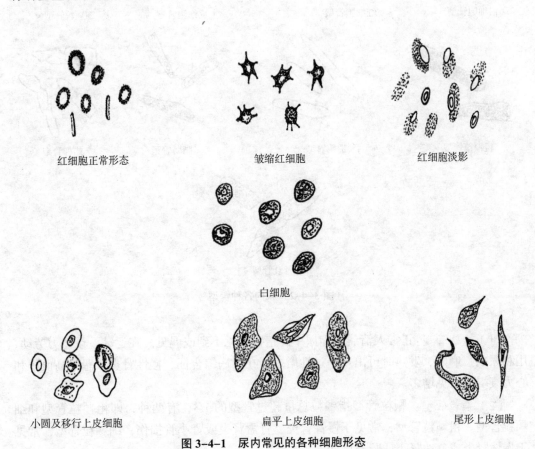

红细胞正常形态　　　　　皱缩红细胞　　　　　红细胞淡影

白细胞

小圆及移行上皮细胞　　　　扁平上皮细胞　　　　尾形上皮细胞

图 3-4-1　尿内常见的各种细胞形态

（3）上皮细胞：尿液中上皮细胞来自肾至尿道的整个泌尿系统。①肾小管上皮细胞：也称小圆上皮细胞，在尿中出现，常提示肾小管病变。②移行上皮细胞：表层移行上皮细胞主要来自膀胱，中层移行上皮细胞主要来自肾盂，底层移行上皮细胞来自输尿管、膀胱和尿道。正常人尿液中偶见移行上皮细胞，当尿液中移行上皮细胞大量出现时，警惕泌尿系统相应部位可能有病理变化。③鳞状上皮细胞：又称复层扁平上皮细胞，来自尿道前段，正常人尿液中也可见到，当尿液中大量出现并伴有白细胞、脓细胞时，提示尿道炎。（图3-4-1）

2.管型　管型是由蛋白质、细胞颗粒成分在肾小管、集合管中凝固而形成的圆柱状蛋白聚体。（图3-4-2）

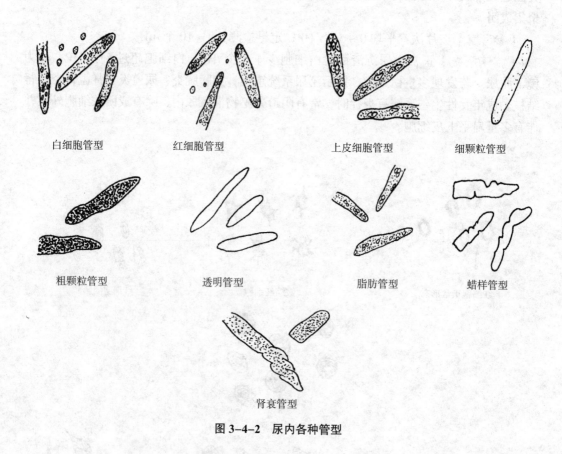

白细胞管型　　　　红细胞管型　　　　　上皮细胞管型　　　　细颗粒管型

粗颗粒管型　　　　透明管型　　　　　脂肪管型　　　　蜡样管型

肾衰管型

图3-4-2　尿内各种管型

（1）透明管型：正常人清晨浓缩尿中高倍镜下见不到或偶见。在运动、重体力劳动、用利尿剂、麻醉、发热时可出现一过性增多。在肾病综合征、慢性肾炎、恶性高血压和心力衰竭时可见增多。

（2）颗粒管型：颗粒管型指颗粒总量超过管型的1/3，有两种，即粗颗粒管型和细颗粒管型。粗颗粒管型，常见于慢性肾炎、肾盂肾炎或肾小管损伤；细颗粒管型，常见于慢性肾炎或急性肾小球肾炎后期。

（3）脂肪管型：常见于肾病综合征、慢性肾小球肾炎急性发作及其他肾小管损伤性疾病。

（4）细胞管型：管型内含有细胞且量超过管型体积的 1/3，称为细胞管型。按其所含细胞种类分为：①上皮细胞管型：在各种原因所致的肾小管损伤时出现；②红细胞管型：临床意义与血尿相似；③白细胞管型：常见于肾盂肾炎、间质性肾炎等；④混合管型：同时含有各种细胞和颗粒物质的管型，可见于各种肾小球疾病。

（5）蜡样管型：由颗粒管型、细胞管型在肾小管中长期停留变性或直接由淀粉样变性的上皮细胞溶解后形成。常提示有严重的肾小管变性坏死，预后不良。

（6）肾衰竭管型：由蛋白质及坏死脱落的上皮细胞碎片构成。常见于慢性肾衰竭少尿期，提示预后不良。

（7）细菌管型：含大量细菌、真菌及白细胞的管型。见于感染性肾疾病。

（8）其他：包括含盐类、药物等化学物质结晶体的晶体管型。

3. 结晶体　尿液经离心沉淀后，在显微镜下观察到形态各异的盐类结晶。尿液中盐类结晶的析出，决定于该物质在尿液中的饱和度、尿液 pH、温度等因素，尿中的结晶大部分无临床意义，当伴有其他尿液阳性指标时，有参考价值。如当结晶体伴随较多红细胞出现于新鲜尿液时，应怀疑尿路结石。

（1）易出现于酸性尿中的结晶体有亮氨酸结晶、胱氨酸结晶、酪氨酸结晶、胆固醇结晶等。

（2）易出现于碱性尿中的结晶体有磷酸钙、碳酸钙和尿酸钙晶体等。

三、尿液特殊检测

（一）尿液微量蛋白检测

1. 尿清蛋白测定　正常人的尿液中有微量清蛋白存在，称为微量清蛋白尿，但用常规蛋白质定量方法检测不出来，需用放射免疫法或酶联免疫吸附法、免疫比浊法检测。

【参考值】正常人尿清蛋白排出率（UAE）为 5～30mg/24h，超过 30mg/24h 称微量清蛋白尿。

【临床意义】增高常见于糖尿病、肾小球疾病、狼疮性肾炎、肾小管间质疾病、高血压、肥胖、高脂血症、吸烟、饮酒等，是诊断早期糖尿病肾病较敏感的指标。

2. 尿转铁蛋白测定　尿转铁蛋白（TRF）的主要功能是转运铁离子。当肾小球滤过膜电荷选择性屏障损伤时，TRF 滤出增多，尿中 TRF 含量升高。尿转铁蛋白的检测主要有酶联免疫吸附法和免疫比浊法。

【参考值】TRF：$0.42 + 0.39mg/L$。

【临床意义】TRF 是肾小球滤过膜电荷选择性屏障损伤的标志性蛋白质，肾损害早期易出现于尿中，检测尿 TRF 对早期诊断肾小球病变更有帮助。

3. 尿 α_1- 微球蛋白测定　α_1- 微球蛋白（α_1-microglobulin，α_1-MG）是由淋巴细胞和肝脏产生的一种糖蛋白，分子量较小，血浆中有游离和结合两种，游离的能自由通过肾小球滤过膜，但几乎全部在近曲小管被重吸收，尿中含量极微。当近曲小管上皮细胞受损时，α_1-MG 重吸收减少，尿中含量升高。

【参考值】尿 α_1-MG：1 ~ 3.5mg/L。

【临床意义】α_1- 微球蛋白是判断近曲小管上皮细胞受损的早期诊断指标，见于肾小管炎症、中毒，也应用于估计药物对肾脏的损害等。

4. 尿免疫球蛋白 G 测定　免疫球蛋白 G（IgG）是肾小球滤过膜筛网选择性屏障损伤的标志性蛋白质。对于该免疫球蛋白，滤过膜筛网选择性屏障对其起阻留作用。当滤过膜受损和孔径变大时，IgG 滤出增多，尿中含量升高。

【参考值】尿 IgG：3.2 ± 1.9mg/L。

【临床意义】尿液中出现 IgG，提示为非选择性蛋白尿。常见于急性肾小球肾炎、狼疮性肾病、微小病变肾病、系膜增生性肾小球肾炎等肾脏疾病的早期。

（二）尿酶检测

1. 尿 N- 酰 –β–D– 氨基葡萄酐酶（NAG）　NAG 是一种高分子量的溶酶体酶，存在于各种组织的溶酶体中，近端肾小管上皮细胞中含量特别丰富，是肾小管功能损害最敏感的指标之一。正常情况下，NAG 不经肾小球滤过。

尿液中 NAG 升高主要反映肾小管损伤，常见于慢性肾小球肾炎、肾病综合征、间质性肾炎及缺血或中毒引起的肾小管坏死等。

2. 尿淀粉酶　淀粉酶（amylase，AMS）主要来源于胰腺和唾液腺，能水解淀粉、糊精和糖原。淀粉酶容易通过肾小球滤过膜而出现于尿液中。

碘淀粉比色法：尿液淀粉酶< 1000U/L；血清淀粉酶 800 ~ 1800 U/L。

（1）急性胰腺炎：发病 3 ~ 6 小时，血清 AMS 活性开始增高，20 ~ 30 小时达高峰值，3 ~ 5 天恢复正常；发病 12 ~ 24 小时，尿 AMS 开始升高，3 ~ 10 天后恢复正常。血清 AMS 主要用于急性胰腺炎的早期诊断，尿 AMS 主要用于病情观察。

（2）慢性胰腺炎：稳定期，各项酶指标正常，急性发作时 AMS 升高。

（3）其他：胰腺癌、胰腺囊肿 AMS 活性明显升高；肺癌、卵巢癌、流行性腮腺炎时 AMS 也升高。由于 AMS 在肝合成，故严重肝病时降低。

（三）尿电解质检测

1. 尿钠测定　正常情况下体内钠的摄入量与排出量保持平衡，钠很少随粪便排出，主要是经肾由尿液排出。钠可以自由通过肾小球，并由肾小管重吸收，尿液排出的钠少于肾小球滤过量的 1%。

正常人尿钠 130 ~ 260mmol/24h。

（1）尿钠排出减少：见于如呕吐、腹泻、严重烧伤、糖尿病酮症酸中毒等。

（2）尿钠排出增加：见于急性肾小管坏死。

2. 尿钾测定　钾主要通过肾脏排出，在正常情况下，自肾小球滤过的钾 98% 被重吸收，而尿中排出的 K^+ 是 K^+–Na^+、K^+–H^+ 交换的结果。

正常人尿钾 51 ~ 102mmol/24h。

（1）尿钾排出减少：常见于各种原因引起的钾摄入量少、吸收不良或胃肠道丢失过多如腹泻等。

（2）尿钾排出增多：常见于原发性醛固酮增多症、Cushing综合征、肾小管间质性疾病、糖尿病酮症酸中毒、肾小管酸中毒以及服用药物如乙酰唑胺等。

3. 尿钙测定 肾是排泄钙的重要器官，肾小球每日滤出的钙约10g，其中99%被肾小管重吸收，约1%随尿排出。钙代谢异常时，血钙出现异常，尿钙也出现异常。

正常人尿钙2.5～7.5mmol/24h（0.1～0.3g/24h）。

（1）尿钙减少：见于甲状旁腺功能减退、慢性肾衰竭、慢性腹泻及小儿手足搐搦症。

（2）尿钙增加：见于甲状旁腺功能亢进、多发性骨髓瘤。

血钙检测还用于用药监护，如维生素D_2、D_3等治疗效果，尿钙检测结果可作为用药剂量的参考。

（四）尿蛋白电泳

尿蛋白电泳可用于判断蛋白尿组分的性质与分子量范围，可以进行尿蛋白选择性和非选择性分析，以此推测肾脏病变的部位。

正常尿中只有少量清蛋白。

尿蛋白电泳异常可见于如下疾病：

（1）以肾小管损害为主的疾病，如急或慢性肾盂肾炎、肾小管性酸中毒、重金属及药物引起肾损害等。

（2）以肾小球损害为主的疾病，如肾病综合征、各类原发性、继发性肾小球肾炎等。

（3）肾小球、肾小管混合性损害，如肾炎晚期及各种原因所致尿毒症、急性肾功能衰竭等，常出现混合性蛋白尿。

（五）乳糜尿

乳糜尿（chyluria）是因从肠道吸收的乳糜液未经正常的淋巴管引流入血而逆流进入尿中所致，尿液呈乳白色混浊，因尿液中的乳糜是一种脂肪微滴，如加脂肪溶剂（如乙醚），可使尿液变清。如乳糜尿含有较多的血液则称为乳糜血尿。

乳糜尿常见于丝虫病，也可见于结核、肿瘤等原因引起的肾周围淋巴液循环受阻，淋巴管阻塞。

（六）本－周蛋白检测

本－周蛋白（Bence-Jones protein，BJP）是免疫球蛋白的轻链，能自由通过肾小球滤过膜，当疾病所致BJP浓度超过近曲小管重吸收能力时，尿中可检出BJP。

用加热凝固法检测BJP呈阴性。

BJP阳性主要见于多发性骨髓瘤等单克隆免疫球蛋白血症病人。

四、尿液自动化仪器检测

尿液自动化分析仪检测具有操作简单、快速、灵敏度高、重复性好等优点，目前常用的有两种，即干化学尿分析仪和尿沉渣分析仪。

1. 干化学尿分析仪　干化学尿分析仪是用干化学法检测尿中某些成分的自动化仪器，具有同时自动完成多项检测项目的优点，但影响因素多，易出现假阳性或假阴性结果，因此本法一般仅用于健康体检的筛选或初诊病人。

2. 尿沉渣自动分析仪　尿沉渣自动分析仪综合应用了流式细胞术和电阻抗法，用以定量检测非离心尿中的有形成分，如红细胞、白细胞、上皮细胞、管型、细菌及酵母菌、精子、结晶等，并出具定量报告。

第二节　粪便检测

粪便检测是临床最常用的检验项目之一，其目的是了解消化道和通向消化道的器官有无炎症、出血、梗阻及寄生虫感染等情况，根据粪便的性状、组成判断胃肠、肝胆、胰腺等器官功能状况，分析有无致病菌及肠道正常菌群有无失调等。

一、标本采集分析

标本采集通常采用自然排出的粪便，收集粪便标本时应注意：

1. 标本应新鲜，盛器要洁净干燥，不能混有尿液或其他成分。标本培养必须用无菌方法采集粪便于消毒容器内。

2. 检验时，应挑取黏液或脓血部分。外观无异常的粪便可在表面及内部不同部位取样。检验阿米巴滋养体，应在排便后立即从脓血部分或稀软部分取样。

3. 做隐血试验，病人应素食3天后留送标本。并分别选取外表及内层粪便检验，收集标本后应迅速检测。

4. 对某些寄生虫及虫卵检查，一般应连续检查3次，因为许多肠道原虫和某些蠕虫卵都有周期性排出现象。检测阿米巴滋养体等寄生原虫，应在收集标本后30min内送检，并注意保温。

5. 无粪便又必须检测时，可经肛门指诊采集粪便。

二、检测项目

（一）一般性状检测

对粪便标本首先要用肉眼观察。

1. 颜色与性状　正常成人的粪便排出时为黄褐色圆柱形软便，婴儿粪便呈黄色或金黄色糊状便。异常粪便常见的有：

（1）血便：①鲜血便：常见于直肠息肉、直肠癌、痔疮、肛裂等，痔疮时常在排便之后有鲜血滴落，其余则鲜血附着于粪便表面；②柏油样便：稀薄、黏稠、漆黑、发亮的黑色粪便，形似柏油，见于上消化道出血，食用较多动物血、肝或口服铁剂等也可使粪便呈黑色，隐血试验亦可阳性，应注意鉴别。

（2）脓性及脓血便：肠道下段病变时，如溃疡性结肠炎、痢疾、局限性肠炎、结肠或直肠癌常表现为脓性及脓血便。阿米巴痢疾以血为主，血中带脓，呈暗红色稀果酱样。细菌性痢疾则以黏液及脓为主，脓中带血。

（3）白陶土样便：见于各种原因引起的胆管阻塞患者。

（4）米泔样便：粪便呈白色淘米水样，量大，内含有黏液片块，见于重症霍乱、副霍乱。

（5）稀糊状或水样便：见于各种腹泻。副溶血性弧菌食物中毒，排出洗肉水样便。出血坏死性肠炎，排出红豆汤样便。

（6）黏液便：小肠炎症时增多的黏液均匀地混于粪便中；大肠病变时，黏液不易与粪便混合；来自直肠的黏液则附着于粪便的表面。脓性黏液便见于各类肠炎、细菌性痢疾、阿米巴痢疾等。

（7）细条样便：细条样或扁片状粪便，提示直肠狭窄，多见于直肠癌。

（8）乳凝块：见于乳儿粪便，也可出现蛋花汤样便，常见于婴儿消化不良、婴儿腹泻。

（9）球形硬便：常见于习惯性便秘，粪便在肠道内停留过久，水分过度吸收所致。亦可见于老年人排便无力时。

2.气味 正常粪便有臭味，肉食者味重，素食者味轻。慢性肠炎、结肠或直肠癌溃烂、胰腺疾病时有恶臭；阿米巴肠炎粪便呈血腥臭味；脂肪及糖类消化或吸收不良时粪便呈酸臭味。

3.异常物体 粪便中可见的有虫体，如蛔虫、钩虫、蛲虫及绦虫等虫体；偶见结石，如胆石、胃石、肠石、胰石等。最重要且最常见的是胆石，常见于应用排石药物或碎石术后。

（二）显微镜检测

取生理盐水一滴放在洁净的载玻片上，然后用竹签挑取大便可疑部分均匀地涂成薄片，厚度以能透过纸上的字迹为度，加盖玻片，置显微镜下观察。

1.细胞

（1）白细胞：正常粪便中不见或偶见，肠道炎症时增多。小肠炎症时白细胞数量一般小于15个/HP；细菌性痢疾可见大量白细胞、脓细胞；肠道寄生虫病、过敏性肠炎，见较多嗜酸性粒细胞。

（2）红细胞：正常粪便中无，下消化道出血、溃疡性结肠炎、痢疾、结肠和直肠癌时，粪便中可见到红细胞。

（3）巨噬细胞：见于细菌性痢疾和溃疡性结肠炎。

（4）肠黏膜上皮细胞：正常粪便中不易发现，当肠道发生炎症，如霍乱、副霍乱、坏死性肠炎等，上皮细胞增多。

（4）肿瘤细胞：取乙状结肠癌、直肠癌患者的血性粪便及时涂片染色，可能发现成堆的癌细胞。

2.寄生虫病原体　肠道寄生虫病诊断，主要通过从粪便中查病原体，如阿米巴滋养体，钩、蛔、鞭、血吸虫虫卵，及孢子虫和纤毛虫几类单细胞寄生虫等。

3.食物残渣　腹泻者的粪便中易见到淀粉颗粒，慢性胰腺炎、胰腺功能不全时增多；急慢性胰腺炎、胰头癌或因肠蠕动亢进、腹泻、消化不良综合征等，脂肪小滴增多。

（三）粪便隐血试验（facsl occult blood test，FOBT）

隐血是指消化道少量出血，红细胞被消化破坏，肉眼和显微镜均不能证实出血。粪便隐血试验的原理是，血红蛋白中的含铁血红素能催化试剂中的过氧化氢，使之分解释放新生态氧，氧化色原物质可显色。显色的深浅与血红蛋白的含量呈正相关。

正常人阴性。隐血试验对消化道出血的诊断和鉴别诊断有一定意义，如消化道恶性肿瘤，结肠癌、胃癌阳性率可达95%，呈持续性阳性；消化性溃疡，阳性率为40%～70%，呈间歇阳性，经治疗，粪便颜色正常后，隐血试验阳性可持续5～7天；急性胃黏膜病变、肠结核、钩虫病及流行性出血热等，FOBT均常为阳性。

（四）细菌学检测

粪便中的细菌占干重的1/3，多属正常菌群，如大肠杆菌、厌氧菌和肠球菌是成人粪便中主要菌群；产气杆菌、变形杆菌、绿脓杆菌多为过路菌群；还有少量芽孢菌和酵母菌等。肠道致病菌检测主要通过粪便直接涂片镜检和细菌培养。

1.霍乱、副霍乱，取粪便于生理盐水中做悬滴试验，可见鱼群穿梭样运动活泼的弧菌。

2.腹泻患者稀水样粪便涂片镜检，可见人体酵母菌。

3.肠结核或小儿肺结核不能自行咳痰者，可以行粪便抗酸染色涂片查找结核杆菌。

三、临床应用

1.诊断消化道出血　如消化性溃疡活动期、钩虫病、胃肠黏膜损伤、肠息肉、消化道恶性肿瘤等，隐血试验常呈阳性。隐血试验能鉴别消化道出血的性质，如消化道恶性肿瘤多呈持续阳性，良性肿瘤多为间歇阳性。

2.肠道感染性疾病　如肠炎、细菌性痢疾、霍乱、阿米巴痢疾等，粪便涂片及培养能确立诊断及鉴别诊断。

3.肠道寄生虫病　如钩虫病、蛔虫病、蛲虫病、鞭虫病、姜片虫病、绦虫病、血吸虫病等，可根据粪便涂片找到相应虫卵而确定诊断。

4.消化道肿瘤过筛试验　如粪便隐血持续阳性常提示为胃肠道的恶性肿瘤，间歇阳性，提示为其他原因的消化道出血等。

5.黄疸的鉴别诊断　溶血性黄疸，粪便深黄色，粪胆原定性试验阳性，定量检测所得值超出参考值上限；阻塞性黄疸，粪便为白陶土色，粪胆原定性试验阴性，定量检测所得值低于参考值低限。

第三节　脑脊液检测

脑脊液（cerebrospinal fluid，CSF）是一种无色透明细胞外液，主要由脑室系统的脉络丛产生，正常脑脊液容量成人为 90～150mL，新生儿为 10～60mL。生理状态下，血液和脑脊液之间的血脑屏障，对某些物质具有选择性通透作用，可维持神经系统内环境的相对稳定。病理状态下（如炎症、外伤、梗阻、肿瘤、缺血、水肿、缺氧等），血脑屏障破坏，通透性增加，可引起脑脊液的性状和成分等发生改变，因此，脑脊液检测对神经系统疾病的诊断和治疗具有重要意义。

一、标本采集方法

脑脊液标本一般通过腰椎穿刺术获得，特殊情况下可采用小脑延髓池或脑室穿刺术。穿后先做压力测定，然后将脑脊液分别按先后顺序收集于 3 只无菌试管内，每管 1～2mL。第一管可能含有少量红细胞，供细菌检测；第二管供化学或免疫学检测；第三管供细胞学检测。标本采集后应立即送检，一般不应超过 1 小时，否则会使细胞破坏、葡萄糖分解或蛋白质形成凝块而影响检测结果。

二、检测项目

（一）一般性状

1.颜色　正常脑脊液为无色透明液体，病理状态下可有：

（1）乳白色：多因白细胞增多所致，见于急性化脓性脑膜炎。

（2）红色：常因混入血液所致，如穿刺损伤、蛛网膜下腔或脑室出血。前者在留取三管标本时，第一管为血性，第二、三管颜色逐渐变浅，离心后上清液无色；蛛网膜下腔或脑室出血，三管均呈血性，离心后上清液为淡红色或黄色。

（3）黄色：见于：①陈旧性出血，如蛛网膜下腔出血、脑膜炎、脑肿瘤等；②脑脊液中含有大量蛋白质所致的黄色，如脊髓或脊椎肿瘤使脊髓液循环受阻所致等；③化脓性脑膜炎、重症结核性脑膜炎、脊髓肿瘤等，可因脑脊液内蛋白质含量明显增高而呈黄色；④重症黄疸或应用某些药物也可致脑脊液呈黄色，潜血试验为阴性。

（4）其他颜色：微绿色，见于绿脓杆菌、肺炎链球菌或甲型链球菌引起的脑膜炎等；褐色或黑色，见于脑膜黑色素瘤。

2.透明度　正常脑脊液清澈透明。病毒性脑膜炎、流行性脑脊髓膜炎、中枢神经系统梅毒等，脑脊液清澈透明或微浊；化脓性脑膜炎时，呈乳白色混浊；结核性脑膜炎时，呈磨玻璃样浑浊。

3. 薄膜及凝块 正常脑脊液因不含纤维蛋白原，放置 24 小时后不会形成薄膜及凝块，病理状态有如下改变：

（1）脑膜炎时，脑膜毛细血管通透性增加，纤维蛋白原可以进入脑脊液，使标本抽出后出现凝块。

（2）各种病因引起的脑膜炎表现亦有差别：化脓性脑膜炎时，标本抽出后 1~2 小时后，可形成明显的凝块；结核性脑膜炎的脑脊液，静置 12~24 小时后，可形成柔弱纤细的薄膜和纤维丝；蛛网膜下腔梗阻常呈黄色胶冻状；脊髓灰白质炎及神经梅毒偶尔可发生絮状凝块。

4. 压力 脑脊液压力升高，见于脑水肿、脑出血、充血性心力衰竭、脑脊液吸收受抑等情况；压力降低，见于脱水、脊髓—蛛网膜下腔阻塞、循环衰竭及脑脊液漏者。

（二）化学检测

1. 蛋白质检测 正常脑脊液中蛋白质含量甚微，约为血浆的 1%，主要为清蛋白。病理情况下脑脊液中蛋白质含量增加。

（1）蛋白定性试验（Pandy 试验）：脑脊液中蛋白质与饱和石炭酸结合生成不溶性蛋白盐而出现混浊或沉淀。正常人多为阴性或弱阳性。

（2）蛋白定量试验：脑脊液中蛋白质与生物碱等蛋白沉淀剂作用产生混浊，其浊度与蛋白质含量成正比，用光电比色计或分光光度计进行比浊测定。

【参考值】成人腰椎穿刺 0.15~0.45g/L，新生儿略高于成人。

【临床意义】蛋白含量增加见于：①脑神经系统病变使血脑屏障通透性增高，如化脓性脑膜炎显著增高，结核性脑膜炎中度增高，病毒性脑膜炎正常或轻度增高；②脑脊液循环障碍，如脑部肿瘤或椎管内梗阻；③出血、内分泌或代谢性疾病及药物中毒；④鞘内免疫球蛋白合成增加伴血脑屏障通透性增高，如胶原血管疾病、神经梅毒、多发性硬化症等。

2. 葡萄糖检测 正常情况下，脑脊液中葡萄糖含量约为血浆葡萄糖浓度的 50%~80%。

【参考值】成人 2.5~4.4mmol/L；儿童 2.8~4.5mmol/L。

【临床意义】

（1）化脓性脑膜炎：脑脊液中糖含量显著减少或甚至无葡萄糖，但糖含量正常也不能排除化脓性脑膜炎。

（2）结核性脑膜炎：脑脊液中糖减少，但不如化脓性脑膜炎显著。

（3）病毒性脑膜炎：糖含量正常。

（4）脑膜的肿瘤、结节病、梅毒性脑膜炎、风湿性脑膜炎：均可有不同程度的糖减少。

3. 氯化物检测 正常脑脊液中氯化物的含量较血浆高 20% 左右，病理情况下脑脊液中氯化物含量可以发生变化。

【参考值】成人 120 ~ 130mmol/L；儿童 111 ~ 123mmol/L。

【临床意义】化脓性脑膜炎，氯化物减少，多为 102 ~ 116mmol/L；结核性脑膜炎，脑脊液中氯化物明显减少，可小于 102mmol/L；非中枢系统疾病如重度脱水等导致血氯降低时，脑脊液中氯化物也可减少；其他中枢系统疾病多属正常。

（三）显微镜检测

正常脑脊液中无红细胞，仅有少量白细胞。

正常情况下，成人（0 ~ 8）× 10^6/L，儿童（0 ~ 15）× 10^6/L。

脑脊液细胞数增多见于以下疾病：

1. 化脓性脑膜炎　白细胞数常增高，以中性粒细胞为主。

2. 结核性脑膜炎　白细胞中度增加，一般不超过 $500 × 10^6$/L，中性粒细胞、淋巴细胞及浆细胞同时存在。

3. 病毒性脑炎、脑膜炎　白细胞数仅轻度增加，以淋巴细胞为主。

4. 中枢神经系统肿瘤性疾病　白细胞数可正常或稍高，以淋巴细胞为主，脑脊液中找到白血病细胞，可诊断为脑膜白血病。

5. 其他　脑寄生虫病，脑脊液中细胞数可升高，以嗜酸性粒细胞为主；脑室和蛛网膜下腔出血，为均匀血性脑脊液，红细胞明显增加。

（四）细菌学检测

细菌学检测可用直接涂片法，或离心沉淀后取沉淀物制成薄涂片，自然干燥固定后染色，于油镜下检测。如疑为结核性脑膜炎，做抗酸染色镜检；疑为化脓性脑膜炎，做革兰染色后镜检；疑为隐球菌脑膜炎，则在涂片上加印度墨汁染色镜检。也可用培养或动物接种法。

（五）免疫学检测

1. 结核性脑膜炎的抗体检测　通常应用 ELISA 法检测结核性脑膜炎患者血清及脑脊液中抗结核杆菌抗原的特异性 IgG 抗体，若脑脊液中抗体水平高于自身血清，有助于结核性脑膜炎的诊断。

2. 用单克隆技术检测脑脊液中的癌细胞　有助于癌性脑病的早期诊断及鉴定癌性细胞的组织来源。

（六）蛋白电泳检测

正常情况下，前白蛋白 2% ~ 6%，白蛋白 55% ~ 65%，$α_1$ 球蛋白 30% ~ 80%，$α_2$ 球蛋白 4% ~ 9%，β 球蛋白 10% ~ 18%，γ 球蛋白 4% ~ 13%。

前白蛋白增高见于脑积水、脑萎缩；清蛋白增高见于脑血管病变、椎管内梗阻；球蛋白增高见于脑膜炎、脑肿瘤。

（七）常见脑及脑膜疾病的脑脊液特点

表 3-4-1　常见脑及脑膜疾病的脑脊液特点

| | 压力（kPa） | 外观 | 蛋白质 | | 葡萄糖（mmol/L） | 氯化物（mmol/L） | 细胞计数及分类（×10⁶/L） | 细菌 |
			定性	定量（g/L）				
正常人	0.69 ~ 1.76	透明	（−）	0.2 ~ 0.4	2.5 ~ 4.5	120 ~ 130	（0 ~ 8），多为淋巴细胞	（−）
化脓性脑膜炎	↑↑↑	混浊，脓性，可有脓块	+++ 以上	↑↑↑	↓↓↓	↓	显著增加，以中性粒细胞为主	（+）
病毒性脑膜炎	↑	清澈或微浊	+ ~ ++	↑	正常或稍高	正常	增加，以淋巴细胞为主	（−）
结核性脑膜炎	↑↑	微混，呈磨玻璃样，静置后有薄膜形成	+ ~ +++	↑↑	↓↓	↓↓	增加，以淋巴细胞为主	抗酸染色可以看到抗酸杆菌
流行性脑脊髓膜炎	↑	多清澈或微浊	+	↑↑	正常或稍增加	正常	增加，早期以中性粒细胞为主，其后则以淋巴细胞为主	（−）
脑肿瘤	↑↑	无色或黄色	+ ~ ++	↑	正常	正常	正常或稍增加，以淋巴细胞为主	（−）
脑室及蛛网膜下腔出血	↑	血性	+ ~ ++	↑	正常	正常	增加，以红细胞为主	（−）

三、临床应用

（一）中枢神经系统感染性疾病的诊断与鉴别诊断

当临床上拟诊为脑膜炎或脑炎时，如脑脊液压力显著升高，外观混浊，蛋白增高，糖及氯化物降低，细胞计数通常 $>1000 \times 10^6$/L，脑脊液沉淀物涂片，革兰染色镜检发现球菌，可确诊为化脓性脑膜炎；若脑脊液沉淀物涂片，加印度墨汁染色，发现不染色的荚膜，可确诊为隐球菌性脑膜炎。

（二）脑血管疾病的诊断与鉴别诊断

根据脑脊液外观、细胞计数等基本可做出诊断。还可参考下列检测：清蛋白增高可见于脑出血、脑梗塞、椎管阻塞等；β 球蛋白增高可见于脑动脉硬化、脑血栓等。

（三）恶性疾病诊断

白血病患者的脑脊液中找到原始或幼稚白细胞，则可确诊为脑膜白血病；脑脊液涂片或用免疫学方法查到肿瘤细胞，有利于脑部肿瘤的诊断；脑瘤患者脑脊液中蛋白质含量增高。

第四节 浆膜腔积液检测

浆膜腔积液是指胸腔、腹腔、心包腔和关节腔的病理性积液。正常成人胸腔液少于20mL，腹腔液少于 50mL，心包腔液 10 ~ 50mL，在腔内主要起润滑作用，一般不易采集到。

一、浆膜腔积液分类

浆膜腔积液根据产生的原因及性质不同将其分为两大类：

（一）漏出液

漏出液（transudate）为非炎性积液，形成的主要原因有：①血浆蛋白减少引起血浆胶体渗透压降低，当血浆清蛋白低于 25g/L 时，血管与组织间渗透压平衡失调，水分进入组织或潴留在浆膜腔而形成积液，如晚期肝硬化、重度营养不良、肾病综合征等；②淋巴管阻塞，如丝虫病或肿瘤压迫等；③毛细血管内流体静脉压升高，使过多的液体滤出，组织间液增多并超过代偿限度时，液体进入浆膜腔形成积液，如慢性充血性心力衰竭、静脉栓塞等。

（二）渗出液

渗出液（exudates）为炎性积液，由感染性因素如化脓性细菌、分枝杆菌、病毒或支原体等病原微生物引起的，也可由非感染性因素如外伤、化学性刺激、恶性肿瘤、风湿性疾病引起的。病原微生物的毒素、炎症介质、组织缺氧等，使血管内皮细胞受损，导致血管通透性增大，血液中大分子物质如清蛋白、球蛋白、纤维蛋白原等及各种细胞成分都能渗出血管壁。

二、检测项目

（一）一般性状检测

1. **颜色** 漏出液多为淡黄色，渗出液根据病因不同而变化，血性积液可为淡红色、红色或暗红色，常见于出血性疾病、外伤或内脏损伤及恶性肿瘤、急性结核性胸、腹膜炎等；淡黄色脓性常见于化脓菌感染；绿色可能系铜绿假单胞菌感染；乳白色系胸导管或淋巴管阻塞引起的乳糜液。

2. **透明度** 漏出液多为清澈透明，渗出液呈不同程度的混浊。

3. **比重** 漏出液比重多在 1.015 以下，渗出液比重多高于 1.018。

4. **凝固性** 漏出液一般不易凝固，渗出液往往自行凝固或有凝块出现。

（二）化学检测

1. 黏蛋白定性　浆膜上皮细胞受炎症刺激分泌黏蛋白量增加，黏蛋白可在稀醋酸溶液中析出，产生白色沉淀。漏出液黏蛋白含量很少，常为阴性反应；渗出液中因含有大量黏蛋白，常呈阳性反应。

2. 蛋白定量　总蛋白测定是鉴别渗出液和漏出液最有效的试验。漏出液蛋白总量常 < 25g/L，而渗出液的蛋白总量常 > 30g/L。蛋白质如为 25～30g/L，则难以判明其性质。

3. 葡萄糖测定　漏出液中葡萄糖含量与血浆相似，渗出液中葡萄糖常因细菌或细胞酶的分解而减少。

4. 乳酸脱氢酶（lactic acid dehydrogenase，LDH）　渗出液如化脓性胸膜炎 LDH 活性显著升高，可达正常血清的 30 倍；漏出液如癌、结核 LDH 略高于正常。故 LDH 测定有助于漏出液与渗出液的鉴别。

5. 乳酸测定　当乳酸含量超过 10mmol/L 以上时，高度提示为细菌感染，尤其在应用抗生素治疗后的胸水，一般细菌检测又为阴性时更有价值。漏出液如风湿性心功能不全、恶性肿瘤乳酸含量可见轻度增高。

（三）显微镜检测

1. 细胞计数　漏出液白细胞数常 < 100×10^6/L，渗出液白细胞数常 > 500×10^6/L。在鉴别漏出液与渗出液时，必须结合多项指标分析。

2. 细胞分类　将积液离心沉淀物涂片进行瑞氏染色，镜检可见漏出液中细胞主要为淋巴细胞和间皮细胞，渗出液中各种细胞增多的临床意义不同：如化脓性积液及结核性积液的早期以中性粒细胞为主；慢性炎症如结核性、梅毒性、肿瘤性以及结缔组织病引起的积液以淋巴细胞为主；气胸、血胸、过敏性疾病或寄生虫病所致的积液，嗜酸性粒细胞增多。

3. 脱落细胞检测　在浆膜腔积液中检出恶性肿瘤细胞是诊断原发性或继发性癌肿的重要依据。

（四）细菌学检测

主要是病原体形态学检测、细菌培养、药敏试验等，该项检测对漏出液无意义。

（五）漏出液与渗出液鉴别诊断

表 3-4-2　漏出液与渗出液鉴别要点

鉴别要点	漏出液	渗出液
原因	非炎症所致	炎症、肿瘤、化学或物理性刺激所致
透明度	透明，偶见微浊	多为混浊
外观	淡黄	可为黄色、血色、脓性、乳糜样
比重	< 1.015	> 1.018

续表

鉴别要点	漏出液	渗出液
凝固性	不凝	常凝固
黏蛋白质定性	阴性	阳性
pH	> 7.4	< 6.8
蛋白质定量	< 25g/L	> 30g/L
积液/血清总蛋白比值	< 0.5	> 0.5
葡萄糖	> 3.3mmol/L	可变化，常 < 3.3mmol/L
乳酸脱氢酶（LDH）	< 200U/L	> 200U/L
积液/血清 LDH 比值	< 0.6	> 0.6
细胞总数	< 100 × 10⁶/L	> 500 × 10⁶/L
白细胞分类	以淋巴细胞及间皮细胞为主	急性期以中性粒细胞为主，慢性期以淋巴细胞为主

三、临床应用

1. 浆膜腔积液的鉴别诊断 通过对漏出液和渗出液的实验室检测进行鉴别；根据有无细菌、肿瘤细胞，或通过酶活性测定及肿瘤标志物检测，进行渗出液的病因学判定。

2. 用于治疗 穿刺抽液可以减轻因浆膜腔大量积液引起的临床压迫症状；心包积液或胸腔积液，穿刺抽液配合化疗可加速积液吸收，减少心包和胸膜增厚；通过浆膜腔内药物注射能对某些浆膜疾病进行治疗。

第五节 生殖系统体液检测

一、精液检测

精液是由精子和精浆组成。睾丸曲细精管内的生精细胞最终发育成为成熟的精子，70%精子贮存于附睾内，2%贮存于输精管内，其余精子贮存于输精管的壶腹部；精浆主要由精囊、前列腺、尿道球腺和尿道旁腺分泌的液体组成，是精子生存的介质和能量来源。

精液检测的目的：①检查男性不育症的原因及其疗效观察；②辅助诊断男性生殖系统疾病，如炎症、肿瘤、结核；③其他：观察输精管结扎术后的效果，法医学鉴定，婚前检查，为人类精子库和人工授精筛选优质精子。

（一）标本采集

1. 精液标本采集前应禁欲 4 ~ 5 天（无性交、无手淫、无遗精）。

2. 采集方法 最妥善的方法是手淫法，手淫后将精液收集于洁净、干燥的容器内，刚开始射出的精液内精子数量最多。安全套法易行，但影响精子的活动力，检测结果的准确性有偏差。

3. 注意事项　采集标本后立即送检，30～60min 内检测结果最理想。冬季采集标本应注意保温。精子检测出现一次异常结果，应间隔 7～14 天后再检测，一般连续检测 2～3 次才能获得较准确的结果。

（二）一般性状检测

正常精液具有栗花或石楠花的特殊气味。

1. 精液量　正常每次射精 3～5mL。

（1）精液减少：数日未射精而精液量 < 1.5mL。常影响生育。

（2）无精液：精液量减少至 1～2 滴，甚至排不出。常见于生殖系统结核、淋病和非特异性炎症等。

（3）精液过多：一次射精的精液量 > 8mL。精液过多可导致精子数量相对减少，也常影响生育。常见于垂体促性腺激素分泌功能亢进，雄性激素水平增高或长时间禁欲。

2. 颜色　正常精液为灰白色或乳白色，久未射精者可呈淡黄色。

（1）血性精液：常见于前列腺和精囊的非特异性炎症、结石、生殖系统结核、肿瘤及生殖系统损伤等。

（2）脓性精液：常见于精囊炎、前列腺炎等。

3. 黏稠度和液化时间　刚射出的精液具有高度的黏稠性，呈胶冻样，精液离体后可自行液化。精液由胶冻状态转变为流动状态所需要的时间称为精液液化时间，一般在 30～60min 后可自行液化。

（1）精液黏稠度减低：见于生殖系统炎症所致的精子数量减少或无精子症。

（2）液化时间延长或不液化：影响生育，常见于前列腺炎。

4. 酸碱度　正常精液呈弱碱性，pH 7.2～8.0。

（1）精液 pH > 8.0：常见于前列腺、精囊腺、尿道球腺和附睾的炎症。

（2）精液 pH < 7.0：常见于输精管阻塞、慢性附睾炎、先天性精囊缺如等。

（三）显微镜检测

1. 精子活动率和活动力　精子活动率是指活动精子占精子总数的百分率。观察 100 个精子，计数活动精子的数量，计算出精子活动率。正常精子活动率为 54%～77%。

精子活动力是精子向前运动的能力，即活动精子的质量。WHO 将精子活动力分为 4 级：a 级：精子活动力良好，精子呈直线前向运动；b 级：精子活动力较好，精子呈缓慢或呆滞的前向运动，但有时略有回旋；c 级：精子活动力不良，精子运动迟缓，在原地打转或抖动；d 级：精子无活动，精子完全无活动力，加温后仍不活动，即死精子。正常射精 60min 内（a + b）级 > 50%，a 级 ≥ 25%。

活动力低下的精子难以完成受精过程，精子活动率小于 40%，且以 c 级活动力为主，则为男性不育症的主要原因之一。常见于生殖系统感染、精索静脉曲张及应用某些抗代谢药物、抗疟药、雌激素、氧化氮芥等。

2. 精子计数 指单位体积精液内的精子数量。采用碳酸氢钠破坏精液的黏稠性，甲醛固定精子，定量稀释精液后，计数精子数量。正常精子数为 $(60 \sim 150) \times 10^9/L$，一次射精精子总数为 $(4 \sim 6) \times 10^8$。

临床意义：连续 3 次精子计数的结果均低于 $20 \times 10^9/L$ 称为少精子症。常见于先天性或后天性睾丸疾病，如睾丸畸形、萎缩、结核、炎症、肿瘤等；精索静脉曲张；理化因素损伤；输精管、精囊缺陷；内分泌疾病，如垂体、甲状腺、性腺功能亢进或减退，肾上腺病变等。

3. 精子形态 正常精子由头部、体部和尾部组成，外形似蝌蚪。精子头、体和尾任何部位出现变化，都认为是异常精子。正常情况下，异常精子应 < 20%。

精液中异常形态精子超过 20% 为异常，超过 40% 则会影响精液质量，超过 50% 者常可导致不孕，超过 70% 者为畸形精子症。异常形态精子增多常见于生殖系统感染，精索静脉曲张，睾丸、附睾功能异常，应用某些化学药物，放射线损伤等。

另外，精液还可做病原生物学、果糖、乳酸脱氢酶、抗精子抗体、精子低渗肿胀试验等检测。

二、前列腺液检测

前列腺液是精液的重要组成成分，约占精液的 15% ~ 30%。前列腺液检测主要用于前列腺炎、前列腺肥大、结石、结核、肿瘤的辅助诊断，也用于性病的检测等。

(一) 标本采集

前列腺液标本通过前列腺按摩术获得，将第一滴前列腺液弃去，然后再收集标本，可直接将标本滴在载玻片上，量多时可收集于洁净的试管内，及时送检。疑有前列腺结核、急性炎症而有明显的压痛、脓肿或肿瘤时，应慎重进行前列腺按摩。检测前 3 天应禁止性生活。

(二) 一般检测

1. 量 正常成人经一次前列腺按摩可采集的前列腺液为数滴至 1mL，前列腺液明显减少或无见于前列腺炎。

2. 颜色和透明度 前列腺液为淡乳白色半透明的稀薄液体。黄色脓性或混浊黏稠的前列腺液见于前列腺炎；血性前列腺液见于前列腺炎、精囊炎、前列腺结核、结石和肿瘤等。

3. 显微镜检测

(1) 卵磷脂小体：卵磷脂小体是一种球形或卵圆形、大小不一、分布均匀、布满视野、具有折光性的小体。正常前列腺液中有大量的卵磷脂小体，减少、分布不均见于前列腺炎。

(2) 红细胞：正常前列腺液中偶见红细胞，< 5 个 /HP，增多见于前列腺炎、前列

腺癌、前列腺结核、精囊炎及前列腺按摩过重等。

（3）白细胞：正常前列腺液中有少许白细胞，＜ 10 个 /HP，增多且成堆出现见于前列腺炎。

（4）前列腺颗粒细胞：正常前列腺液颗粒细胞＜ 1 个 /HP，增多见于前列腺炎，并伴有大量脓细胞出现。

（5）染色涂片：当直接显微镜检测发现异常细胞时，可进行染色涂片检测，用以鉴别前列腺癌与前列腺炎。

三、阴道分泌物检测

阴道分泌物是女性生殖系统分泌的液体，主要由宫颈腺体、前庭大腺、阴道黏膜、子宫内膜的分泌物混合而成。其检测主要用于诊断女性生殖系统炎症、肿瘤及判断雌激素水平等。

（一）标本采集

采集阴道分泌物标本前 24 小时应禁止性交、盆浴、阴道检查、阴道灌洗和局部用药等。根据不同的检测目的，自不同的部位采集标本。一般采用生理盐水浸湿的棉拭子，自阴道深部或后穹隆、宫颈管口等处采集，浸入装有 1mL 生理盐水的试管中，涂片后镜检，以检查阴道清洁度、肿瘤细胞和病原生物等。

（二）一般检测

1. 外观　正常阴道分泌物为白色稀糊状，无味，排卵期分泌物增多，清澈透明，稀薄似鸡蛋清；排卵期 2～3 天后，分泌物减少，混浊黏稠；行经前又增多；妊娠期分泌物也较多。病理情况下异常变化：

（1）黏稠透明分泌物增多：常见于卵巢颗粒细胞癌和应用雌激素等药物治疗后。

（2）阴道分泌物呈黄色或黄绿色且有臭味：常见于化脓性细菌感染引起的慢性宫颈炎、老年性阴道炎、子宫内膜炎、滴虫性阴道炎以及阴道异物等。

（3）泡沫样脓性分泌物：多见于滴虫性阴道炎。

（4）血性分泌物：见于宫颈癌、宫体癌等。

（5）黄色水样分泌物：多见于子宫黏膜下肌瘤、宫颈癌、宫体癌、输卵管癌等。

（6）豆腐渣样分泌物：常见于念珠菌性阴道炎。

2. 酸碱度　健康女性的阴道具有自净作用，阴道分泌物呈酸性（pH 4.0～4.5）。阴道分泌物 pH 增高见于阴道炎、幼女和绝经期女性。

3. 阴道清洁度检测　阴道清洁度是根据阴道分泌物中白细胞（脓细胞）、上皮细胞、阴道杆菌和杂菌的多少来划分的，是阴道炎症和卵巢性激素分泌功能的判断指标（表 3-4-3）。

表 3-4-3　阴道分泌物清洁度判断表

清洁度	杆菌	上皮细胞	白细胞（高倍镜下）	球菌	临床意义
Ⅰ	多量	满视野	0～5	无	正常
Ⅱ	少量	1/2 视野	5～15	少量	基本正常
Ⅲ	极少	少量	15～30	多量	有炎症
Ⅳ	无	无	＞30	大量	重度炎症

正常阴道分泌物清洁度为 Ⅰ、Ⅱ 度。当阴道分泌物清洁度为Ⅲ、Ⅳ度，且有细菌、真菌或寄生虫时，见于各种原因的阴道炎。

4. 病原生物学检测　引起阴道感染的寄生虫有阴道毛滴虫、溶组织阿米巴等，以滴虫感染最常见。常采用阴道分泌物生理盐水涂片或分泌物用生理盐水悬滴置于显微镜下检查。阴道分泌物中有时存在真菌，当阴道防御能力低下时而致病，最常见是白假丝酵母菌（白念珠菌）。阴道加德纳菌能以性行为和非性行为的方式传播，其与某些厌氧菌共同感染引起的细菌性阴道病是性传播性疾病之一。

（三）细胞病理学检测

阴道脱落细胞绝大多数来自于子宫颈及阴道上皮，阴道分泌物涂片用 HE 和巴氏染色法检测。临床上主要用于：①诊断恶性肿瘤和判断预后，尤其是宫颈癌早期。②了解卵巢的功能，通过观察女性阴道上皮细胞的周期变化了解卵巢的功能及雌激素水平。

第五章　肾功能实验室检测

　　肾脏是一个重要的生命器官，其主要功能是生成尿液，维持体内水、电解质、蛋白质和酸碱等代谢平衡，同时兼有内分泌功能，如产生肾素、红细胞生成素、活性维生素D等，调节血压、钙磷代谢和红细胞生成。因此，检测肾功能对肾脏疾病的诊断和疗效判断具有十分重要的意义。

第一节　肾小球功能检测

　　肾小球的功能主要是滤过，评估滤过功能最重要的参数是肾小球滤过率（glomerular filtration rate，GFR），即单位时间内经肾小球滤出的血浆液体量。临床上设计了各种物质的肾血浆清除试验，配合肾图检查，可对肾功能进行评价。

一、内生肌酐清除率检测

　　肌酐是肌酸的代谢产物，成人体内含肌酐约100g，其中98%存在于肌肉内，每天约更新2%，肌酸在磷酸激酶作用下，形成带有高能键的磷酸肌酸，为肌肉收缩时的能量来源和储备形式，磷酸肌酸放出能量再经脱水而变为肌酐，由肾排出。人体血液中肌酐的生成有内、外源之分，如在严格控制饮食条件和肌肉活动相对稳定情况下，血肌酐的生成量和尿的排出量较恒定，其含量的变化主要受内源性肌酐的影响，而且肌酐分子量为113，大部分从肾小球滤过，不被肾小管重吸收，排泌量少，故肾单位时间内，把若干毫升血液中的内生肌酐全部清除出去，称为内生肌酐清除率（endogenous creatinine clearance rate，Ccr）。应用下列公式计算：

$$\text{Ccr（mL/min）} = \frac{\text{尿肌酐浓度（μmol/L）} \times \text{每分钟尿量（mL/min）}}{\text{血浆肌酐浓度（μmol/L）}}$$

　　由于个体肾脏的大小不同，每分钟排尿能力也有差异，为排除这种个体差异可进行体表面积校正，因肾脏大小与体表面积成正比，以下公式可参考应用：

　　矫正清除率 = 实际清除率 × 标准体表面积（1.73m²）/ 受试者的体表面积

　　【参考值】成人80～120mL/min，老年人随年龄增长，有自然下降趋势。西咪替丁、甲苄嘧啶、长期限制剧烈运动均使Ccr下降。

【临床意义】

（1）判断肾小球损害的敏感指标：当 GFR 降低到正常值的 50%，Ccr 测定值可低至 50mL/min，但血肌酐、尿素氮测定仍在正常范围内，因肾脏有强大的储备能力，故 Ccr 是较早反映 CFR 的敏感指标。

（2）评估肾功能损害程度：临床常用 Ccr 代替 GFR，根据 Ccr 一般可将肾功能分为四期：第 1 期（肾衰竭代偿期）Ccr 为 51～80mL/min，第 2 期（肾衰竭失代偿期）Ccr 为 50～20mL/min，第 3 期（肾衰竭期）Ccr 为 19～10mL/min，第 4 期（尿毒症期或终末期肾衰竭）Ccr ＜ 10mL/min。另一种分类是：Ccr 在 70～51mL/min 为轻度损害，50～31mL/min 为中度损害，小于 30mL/min 为重度损害。

（3）指导治疗：慢性肾衰竭 Ccr 小于 30～40mL/min，应开始限制蛋白质摄入；Ccr 小于 30mL/min，用氢氯噻嗪等利尿治疗常无效，不宜应用；小于 10mL/min 应结合临床进行肾替代治疗，对袢利尿剂（如呋塞米、利尿酸钠）的反应也已极差。此外，肾衰竭时，凡由肾代谢或由肾排出的药物，也可根据 Ccr 降低的程度来调节用药剂量和决定用药的间隔时间。

二、血清肌酐检测

血清肌酐（creatinine，Cr）主要由肾小球滤过排出体外，肾小管基本不重吸收且排泌量较少，在外源性肌酐摄入量稳定的情况下，血中的浓度取决于肾小球滤过能力，当肾实质损害，GFR 下降到临界点后（GFR 下降至正常人的 1/3 时），血 Cr 浓度就会急剧上升，故检测血肌酐浓度可作为 GFR 受损的指标。敏感性较血尿素氮（BUN）好，但并非早期诊断指标。

【参考值】血清或血浆 Cr，男性 53～106μmol/L，女性 44～97μmol/L。

【临床意义】

（1）血肌酐增高：见于各种原因引起的肾小球滤过功能减退：①急性肾衰竭：血肌酐明显的进行性升高为器质性损害的指标，可伴少尿或无少尿。②慢性肾衰竭：血 Cr 升高程度与病变严重性一致，肾衰竭代偿期，血 Cr ＜ 178μmol/L；肾衰竭失代偿期，血肌酐＞ 178μmol/L；肾衰竭期，血 Cr 明显升高，＞ 445μmol/L。

（2）鉴别肾前性和肾实质性少尿：器质性肾衰竭血 Cr 常超过 200μmol/L。肾前性少尿，如心力衰竭、脱水、肝肾综合征、肾病综合征等所致的有效血容量下降，使肾血流量减少，血肌酐浓度上升多不超过 200μmol/L。

（3）BUN/Cr（单位为 mg/dL）的意义：①器质性肾衰竭，BUN 与 Cr 同时增高，因此 BUN/Cr ≤ 10∶1。②肾前性少尿，肾外因素所致的氮质血症，BUN 可较快上升，但血 Cr 不相应上升，此时 BUN/Cr 常＞ 10∶1。

老年人、肌肉消瘦者肌酐可能偏低，因此一旦血 Cr 上升，就要警惕肾功能减退，应进一步做 Ccr 检测。当血肌酐明显升高时，肾小管肌酐排泌增加，导致 Ccr 超过真正的 GFR。此时可用西咪替丁抑制肾小管分泌肌酐。

三、血尿素氮检测

血尿素氮（BUN）是蛋白质代谢的终末产物，它的测定是常用的衡量肾小球功能的指标之一。肾性血尿素氮含量增加，提示肾小球损伤。但影响因素较多，因此不能仅仅通过血尿素氮浓度判断患者的肾功能。

【参考值】成人 3.2 ~ 7.1mmol/L；婴儿、儿童 1.8 ~ 6.5mmol/L。

【临床意义】血尿素氮增高见于：①肾病：各种原发性肾小球肾炎、肾盂肾炎、肾肿瘤等所致慢性肾功能衰竭；②肾前性尿少：如严重脱水、大量腹水、心脏循环衰竭、肝肾综合征等导致的血容量不足、肾血流量减少所致少尿；③体内蛋白质分解过多：急性传染病、上消化道出血、大面积烧伤、大手术后和甲状腺功能亢进等。

四、血尿酸检测

尿酸（uric acid，UA）为体内核酸中嘌呤代谢的终末产物，由肾脏随尿液排出体外。血液中尿酸经肾小球过滤后，大部分由肾小管重吸收。严重肾脏损害时，血中尿酸可显著升高，而轻度受损时变化不大，故血尿酸测定是诊断肾重度受损的敏感指标。

【参考值】酶法测定，男性 150 ~ 416μmol/L，女性 89 ~ 357μmol/L。

【临床意义】

（1）增高：①痛风：血尿酸测定对痛风诊断最有帮助。痛风患者血清中尿酸常增高，但有时亦会出现正常尿酸值。②核酸代谢增加性疾病如白血病、多发性骨髓瘤、真性红细胞增多症。③肾脏疾病：如急性或慢性肾炎时，血中尿酸显著增高，其增高程度较非蛋白氮、尿素氮、肌酐更显著，出现更早。④氯仿中毒、四氯化碳中毒、铅中毒、子痫、妊娠反应、饮食中脂肪过多、肥胖、糖尿病等，均会引起血中尿酸增加。

（2）减少：遗传性黄嘌呤尿症等。

五、血清胱抑素 C 检测

胱抑素 C（cystain C，Cys–C）是一种低分子量蛋白质，可自由通过肾小球滤膜且被肾小管分解代谢，而不被肾小管重吸收及分泌。因此，血清 Cys-C 检测可作为肾小球滤过功能指标。

【参考值】0.59 ~ 1.03mg/L。

【临床意义】Cys-C 是反映肾小球滤过率的理想指标，其敏感性与特异性均优于血清肌酐检测。

第二节　肾小管功能检测

一、肾脏浓缩和稀释功能试验

远端肾单位包括髓袢、远端小管、集合管，在复杂的神经体液因素调节下〔主要是抗利尿激素（ADH）］，实现肾对水平衡的调节作用，这是由肾的浓缩和稀释功能来完成的。在日常或特定的饮食条件下，观察病人的尿量和尿比重的变化，用来判断肾浓缩与稀释功能的方法，称为浓缩稀释试验（concentration dilution test）。当肾脏病变致远端小管和集合管受损，对水、钠、氯的重吸收改变时，髓质部的渗透压梯度遭到破坏，可影响尿的浓缩稀释功能。

【参考值】正常人 24 小时尿量为 1000～2000mL，其中 12 小时夜尿量＜750mL；昼尿量与夜尿量之比为 3：1～4：1；夜尿或昼尿中至少 1 次尿比重在 1.018；昼尿中最高比重与最低比重之差＞0.009。

【临床意义】

（1）少尿而尿比重高、固定在 1.018 左右（差值＜0.009）：见于急性肾小球肾炎及其他影响减少 GFR 的情况。

（2）夜尿＞750mL 或昼夜尿量比值降低而尿比重及变化率仍正常：属肾小管浓缩功能受损的早期改变，见于慢性肾小球肾炎、间质性肾炎、高血压肾病和痛风性肾损害等。如同时伴有夜尿增多及尿比重无 1 次＞1.018 或昼尿比重差值＜0.009，提示上述疾病致稀释和浓缩功能严重受损；如每次尿比重均固定在 1.010～1.012 的低值，称为等渗尿，表明肾只有滤过功能，而稀释和浓缩功能完全丧失。

（3）尿量明显增多（＞4L/24 小时）而尿比重均＜1.006：为尿崩症的典型表现。

二、尿液与血浆渗量检测

渗量（单位为 mOsm/kgH$_2$O）即渗摩尔数量，代表溶液中一种或多种溶质的总数量，而与微粒的种类及性质无关。只要溶液的渗量相同，不管其成分如何，都具有相同的渗透压。尿渗量（urine osmol，Uosm）系指尿内全部溶质的微粒总数量，尿比重和尿渗量都能反应尿中溶质的含量，而尿比重易受溶质微粒大小和分子量大小的影响，故尿渗量更能准确反映肾小管的浓缩和稀释功能。

【参考值】正常人禁饮后尿渗量为 600～1000mOsm/kgH$_2$O，平均 800mOsm/kgH$_2$O；血浆渗量为 275～305mOsm/kgH$_2$O，平均 300mOsm/kgH$_2$O。尿/血浆渗量比值为 3：1～4.5：1。

【临床意义】

（1）判断肾浓缩功能：禁饮，尿渗量在 300mOsm/kgH$_2$O 左右，即与正常血浆渗量相等，称为等渗尿；若＜300mOsm/kgH$_2$O，称低渗尿。正常人禁水 8 小时后尿渗量＜600mOsm/kgH$_2$O，再加尿/血浆渗量比值≤1，均表明肾浓缩功能障碍。见于慢性肾盂肾炎、多囊肾、尿酸性肾病等慢性间质性病变，也可见于慢性肾炎后期，以及急慢性肾衰竭累及肾小管和间质。

（2）一次性尿渗量检测用于鉴别肾前性、肾性少尿 肾前性少尿时，肾小管浓缩功能完好，故尿渗量较高，常＞450mOsm/kgH$_2$O；肾小管坏死致肾性少尿时，尿渗量降低，常＜350 mOsm/kgH$_2$O。

三、肾功能试验的选择、应用与评价

肾有强大的贮备能力，早期肾病变往往没有或极少有症状和体征，故早期诊断要依赖于实验室检测。但是，肾功能检测除极少数项目外，多数缺乏特异性。为此，选择和应用肾功能检测的原则是：①根据临床需要选择必需的项目或作项目组合，为临床诊断、病情监测和疗效观察等提供依据。②结合临床资料和其他检测，综合分析，做出客观结论。

1. 常规检查或健康体检，可选用尿自动分析仪试条所包括项目的尿一般检测。对于怀疑或已确诊的泌尿系统疾病患者，应进行尿沉查检测，以避免漏诊和准确了解病变程度。

2. 对已确诊患有糖尿病、高血压、系统性红斑狼疮等可导致肾病变的全身性疾病患者，宜选择和应用较敏感的如尿微量清蛋白检测等，尽早发现肾损害。

3. 为了解肾脏病变的严重程度及肾功能状况，分别选择和应用肾小球功能试验、肾小管功能试验或球－管功能组合试验。

（1）主要累及肾小球，亦可能累及近端肾小管的肾小球肾炎、肾病综合征等，可在Ccr、血肌酐、尿素等肾小球滤过功能和近端肾小管功能检测项目中选择。但在反映肾小球滤过功能上，血肌酐、尿酸、尿素只在晚期肾脏疾病或肾严重损害时才有意义。

（2）为了解肾盂肾炎、间质性肾炎、全身性疾病和药物（毒物）所致肾小管病变时，可选用肾小管的稀释和浓缩功能试验。

（3）急性肾功能衰竭时，应动态检测尿渗量和肾小球滤过功能；慢性肾功能衰竭时，除尿常规检测外，可考虑选用肾小球和肾小管功能的组合试验。

第六章 肝脏病常用实验室检测

肝脏是人体内的最大腺体，其基本功能是物质代谢功能，它在体内蛋白质、糖、脂类、维生素、激素等物质代谢中起着重要作用，同时肝脏还有分泌、排泄、生物转化及胆红素代谢等方面的功能。当各种因素造成严重的肝脏或肝内外胆道阻塞时，就会导致物质代谢紊乱，引起血液或其他体液中相应生化成分的改变。因此，合理选择相关生化指标进行检测，对于判断肝功能状态和肝胆疾病的诊断、鉴别诊断、病情检测、疗效观察、预后判断具有重要意义。

第一节 常用实验室检测

一、蛋白质功能检测

（一）血清总蛋白和清蛋白、球蛋白比值检测

由于90%以上的血清总蛋白（serum total protein，STP）和全部的血清清蛋白（albumin，A）是由肝脏合成，所以血清总蛋白和清蛋白含量是反映肝脏合成功能的重要指标。清蛋白是正常人体血清中的主要蛋白质组分，为非急性时相蛋白质，在维持血液胶体渗透压、体内代谢物质转运及营养等方面都起着重要作用。总蛋白量减去清蛋白量，即为球蛋白（globulin，G）量，球蛋白与机体免疫功能及血浆黏度密切相关。根据清蛋白与球蛋白的量，可计算出清蛋白与球蛋白的比值（A/G）。

【参考值】正常成人血清总蛋白60~80g/L，清蛋白40~55g/L，球蛋白20~30g/L，A/G为1.5∶1~2.5∶1。

【临床意义】

（1）血清总蛋白及清蛋白增高：主要由于血清水分减少，使单位容积总蛋白浓度增加，而全身总蛋白量并未增加，见于各种原因导致的血液浓缩（如严重脱水、休克等）、肾上腺皮质功能减退等。

（2）血清总蛋白及清蛋白降低：见于：①肝细胞损害影响总蛋白与清蛋白合成：常见肝脏疾病有亚急性重症肝炎、慢性肝炎、肝硬化、肝癌等。清蛋白持续下降，提示肝细胞坏死进行性加重，预后不良；治疗后清蛋白上升，提示肝细胞再生，治疗有效。血清总蛋白<60g/L或清蛋白<25g/L称为低蛋白血症，临床上常出现严重水肿及胸、腹

水。②营养不良：如蛋白质摄入不足或消化吸收不良。③蛋白丢失过多：如肾病综合征、蛋白丢失性肠病、严重烧伤、急性大失血等。④消耗增加：见于慢性消耗性疾病，如重症结核、甲状腺功能亢进及恶性肿瘤等。⑤血清水分增加：如水钠潴留或静脉补充过多的晶体溶液。⑥其他：较少见的有先天性低清蛋白血症。

（3）血清总蛋白及球蛋白增高：当血清总蛋白＞80g/L或球蛋白＞35g/L，称为高蛋白血症或高球蛋白血症。总蛋白增高主要是球蛋白增高，其中又以 γ 球蛋白增高为主，常见原因有：①慢性肝脏疾病：包括自身免疫性慢性肝炎、慢性活动性肝炎、肝硬化、慢性酒精化肝病、原发性胆汁性肝硬化等，球蛋白增高程度与肝脏病严重性相关。②M 蛋白血症：如多发性骨髓瘤、淋巴瘤、原发性巨球蛋白血症等。③自身免疫性疾病：如系统性红斑狼疮、风湿热、类风湿关节炎等。④慢性炎症与慢性感染：如结核病、疟疾、黑热病、麻风病及慢性血吸虫病等。

（4）血清球蛋白浓度降低：主要是合成减少，见于：①生理性减少：小于 3 岁的婴幼儿；②免疫功能抑制：如长期应用肾上腺皮质激素或免疫抑制剂；③先天性低 γ 球蛋白血症。

（5）A/G 倒置：可以是清蛋白降低和（或）球蛋白增高引起，见于严重肝功能损伤及 M 蛋白血症，如慢性中度以上持续性肝炎、肝硬化、原发性肝癌、多发性骨髓瘤、原发性巨球蛋白血症等。

（二）血清蛋白电泳

在碱性环境中（pH 8.6）血清蛋白带负电，球蛋白带正电，在进行醋酸纤维素膜电泳时清蛋白因带负电荷，分子量小，在电场中迅速向阳极泳动。各种球蛋白因等电点和分子量差异，泳动速度不一。γ 球蛋白因分子量大，泳动最慢。电泳后从阳极开始依次为清蛋白、α_1 球蛋白、α_2 球蛋白、β 球蛋白和 γ 球蛋白五个区带，常用光密度计扫描图表示。

【参考值】醋酸纤维素膜法：清蛋白 0.62 ~ 0.71（62% ~ 71%），α_1 球蛋白 0.03 ~ 0.04（3% ~ 4%），α_2 球蛋白 0.06 ~ 0.1（6% ~ 10%），β 球蛋白 0.07 ~ 0.11（7% ~ 11%），γ 球蛋白 0.09 ~ 0.18（9% ~ 18%）。

【临床意义】

（1）肝脏疾病：慢性肝炎、肝硬化、肝细胞肝癌，清蛋白降低，α_1、α_2、β 球蛋白也有减少倾向。γ 球蛋白增加，在慢性活动性肝炎和失代偿的肝硬化尤为显著。

（2）M 蛋白血症：见于骨髓瘤、原发性巨球蛋白血症等，清蛋白轻度降低，单克隆 γ 球蛋白明显升高，亦有 β 球蛋白升高，偶有 α 球蛋白升高。

（3）肾病综合征、糖尿病、肾病：由于血脂增高，可致 α_2 及 β 球蛋白（是脂蛋白的主要成分）增高，清蛋白及 γ 球蛋白降低。

（4）其他：结缔组织病常伴有多克隆 γ 球蛋白增高。

（三）血氨检测

肠道中未被吸收的氨基酸及未消化的蛋白质在大肠杆菌作用下生成的氨，血液中的尿素渗入肠道，经大肠杆菌分解生成的氨，经肠道吸收入血，经门静脉进入肝脏。氨对中枢神经系统有较大毒性，肝脏是唯一能解除氨毒性的器官。肝脏将氨合成尿素，是保证血氨正常的关键，在肝硬化及暴发性肝衰竭等严重肝损害时，如果80%以上肝组织破坏，氨就不能被解毒，氨在中枢神经系统积聚，引起肝性脑病。

【参考值】18～72μmol/L。

【临床意义】

（1）升高：生理性增高见于进食高蛋白饮食或运动后。病理性增高见于严重肝损害（如肝硬化、肝癌、重症肝炎等）、上消化道出血、尿毒症及肝外门脉系统分流形成。

（2）降低：见于低蛋白饮食、贫血。

二、脂类代谢检测

肝脏疾病时可发生脂类代谢障碍。详见第三篇第七章第二节血清脂质和脂蛋白检测。

三、胆红素代谢检测

（一）血清总胆红素（STB）检测

胆红素是血液循环中衰老红细胞在肝、脾及骨髓的单核－吞噬细胞系统中分解和破坏的产物。

【参考值】3.4～17.1μmol/L。

【临床意义】

（1）判断有无黄疸、黄疸程度及演变过程：STB＞17.1μmol/L但＜34.2μmol/L，为隐性黄疸或亚临床黄疸，34.2～171μmol/L为轻度黄疸，171～342μmol/L为中度黄疸，＞342μmol/L为重度黄疸。

（2）根据黄疸程度推断黄疸病因：溶血性黄疸通常＜85.5μmol/L，肝细胞黄疸为17.1～171μmol/L，不完全性梗阻性黄疸为171～265μmol/L，完全性梗阻性黄疸通常＞342μmol/L。

（3）根据总胆红素、结合及非结合胆红素升高程度判断黄疸类型：若STB增高伴非结合胆红素明显增高，提示为溶血性黄疸；总胆红素增高伴结合胆红素明显升高为胆汁淤积性黄疸；三者均增高为肝细胞性黄疸。

（二）血清结合胆红素与非结合胆红素检测

非结合胆红素（UCB）与清蛋白结合随血流进入肝脏生成结合胆红素（CB），前者不溶于水，后者溶于水，能通过肾小球滤出随尿排出。正常结合胆红素在肝脏经胆道直接排入肠道，不反流入血，当肝细胞损伤、胆道阻塞或胆管破裂时可进入血流。

【参考值】结合胆红素：$0 \sim 6.8\mu mol/L$；非结合胆红素：$1.7 \sim 10.2\mu mol/L$。

【临床意义】根据结合胆红素与总胆红素比值，可协助鉴别黄疸类型，如CB/STB ＜20%提示为溶血性黄疸，20%～50%为肝细胞性黄疸，＞50%为胆汁淤积性黄疸。结合胆红素检测有助于某些肝胆疾病的早期诊断，如肝炎黄疸前期、无黄疸型肝炎、失代偿期肝硬化、肝癌等，30%～50%患者表现为CB增加，而STB正常。

（三）尿胆红素和尿胆原检测

详见第三篇第四章第一节尿液检测。

（四）胆汁酸检测

总胆汁酸（total bile acid，TBA）在肝细胞内合成后随胆汁排入小肠，在回肠末端重吸收后经门静脉返回肝脏。

【参考值】$0 \sim 10\mu mol/L$。

【临床意义】

（1）胆汁淤积：在肝外胆管阻塞、肝内胆汁淤积时TBA均可增高，阻塞解除后降至正常。

（2）急慢性肝炎、肝硬化等肝病：TBA均可增高，如长期增高，多考虑为慢性活动性肝炎。

四、血清酶学检测

（一）血清氨基转移酶

血清氨基转移酶（aminotransferases）简称转氨酶（transaminase），是一组催化氨基酸与α-酮酸之间的氨基转移反应的酶类，用于肝功能检测主要是丙氨酸氨基转移酶（ALT）和天门冬氨酸氨基转移酶（AST）。ALT与AST均为非特异性细胞内功能酶，当肝细胞受损时，肝细胞膜通透性增加，胞质内的ALT与AST释放入血浆，致使血清ALT与AST的酶活性升高。在中等度肝细胞损伤时，ALT漏出率远大于AST，ALT与AST的血浆半衰期分别为47小时和17小时，因此ALT检测反映肝细胞损伤的灵敏度较AST高。但在严重肝细胞损伤时，线粒体膜亦损伤，可导致线粒体内AST释放，血清中AST/ALT比值升高。

【方法与参考值】ALT：$10 \sim 40U/L$（37℃）；AST：$10 \sim 40U/L$（37℃）；ALT/AST $\leqslant 1$。

【临床意义】

（1）急性病毒性肝炎：ALT与AST均显著升高，可达正常上限的20～50倍，甚至100倍，但ALT升高更明显，ALT/AST＞1，是诊断急性病毒性肝炎的重要检测手段。在急性肝炎恢复期，如转氨酶活性不能降至正常或再上升，提示急性病毒性肝炎转为慢性。急性重症肝炎时，病程初期转氨酶升高，以AST升高明显，如在症状恶化时，黄疸进行性加深，酶活性反而降低，即出现"胆酶分离"现象，提示肝细胞严重坏死，预后不佳。

（2）慢性病毒性肝炎：转氨酶轻度上升（100～200U/L）或正常，ALT/AST＞1。若AST升高较ALT显著，即ALT/AST＜1，提示慢性肝炎可能进入活动期。

（3）酒精性肝病、药物性肝炎、脂肪肝、肝癌等非病毒性肝病：转氨酶轻度升高或正常，且ALT/AST＜1。酒精性肝病AST显著升高，ALT接近正常。

（4）肝硬化：转氨酶活性取决于肝细胞进行性坏死程度，终末期肝硬化转氨酶活性正常或降低。

（5）肝内、外胆汁淤积：转氨酶活性通常正常或轻度上升。

（6）急性心肌梗死：急性心肌梗死后6～8小时，AST增高，18～24小时达高峰，可达参考值上限的4～10倍，与心肌坏死范围和程度有关。

（7）其他疾病：如骨骼肌疾病（如皮肌炎）、肺梗死、肾梗死、胰梗死、休克及传染性单核细胞增多症，转氨酶轻度升高（50～200U/L）。

（二）碱性磷酸酶及其同工酶检测

1. 碱性磷酸酶

碱性磷酸酶（alkaline phosphatase，ALP）在碱性环境中能水解磷酸酯产生磷酸。ALP主要分布在肝脏、骨骼、肾、小肠及胎盘中，血清中ALP以游离形式存在，极少量与脂蛋白、免疫球蛋白形成复合物。由于血清中大部分ALP来源于肝脏和骨骼，所以常作为肝脏疾病的检测指标之一。胆道疾病时可能由于ALP生成增加而排泄减少，引起血清中ALP升高。

【参考值】女性：1～12岁小于500U/L，15岁以上40～150U/L；男性：1～12岁小于500U/L，12～15岁＜700U/L，25岁以上40～150U/L。

【临床意义】

（1）肝胆系统疾病：各种肝内、外胆管阻塞性疾病，如胰头癌、胆道结石引起的胆管阻塞、原发性胆汁性肝硬化、肝内胆汁淤积等，ALP明显升高；累及肝实质细胞的肝胆疾病（如肝炎、肝硬化），ALP轻度升高。

（2）黄疸的鉴别诊断：ALP和血清胆红素、转氨酶同时检测有助于黄疸鉴别诊断。①胆汁淤积性黄疸：ALP和血清胆红素明显升高，转氨酶仅轻度增高；②肝细胞性黄疸：血清胆红素中等度增加，转氨酶活性很高，ALP正常或稍高；③肝内局限性胆道阻塞：如原发性肝癌、转移性肝癌、肝脓肿等，ALP明显增高，ALT无明显增高，血清胆红素大多正常。

（3）骨骼疾病：如纤维性骨炎、佝偻病、骨软化症、成骨细胞瘤及骨折愈合期，血清ALP升高。

2. 碱性磷酸酶同工酶

碱性磷酸酶同工酶（isoenzymes of alkaline phosphatase）分为6种，即ALP_1～ALP_6。根据其来源不同，ALP_2、ALP_3、ALP_4、ALP_5分别称为肝型、骨型、胎盘型和小肠型，

ALP_1 是细胞膜组分和 ALP_2 的复合物，ALP_6 是 IgG 和 ALP_2 复合物。

【参考值】

（1）正常人血清中以 ALP_2 为主，占总 ALP 的 90%，出现少量 ALP_3。

（2）发育中儿童 ALP_3 增多，占总 ALP 的 60% 以上。

（3）妊娠晚期 ALP_4 增多，占总 ALP 的 40% ~ 65%。

（4）血型为 B 型和 O 型者可有微量 ALP_5。

【临床意义】

（1）在胆汁淤积性黄疸，尤其是癌性梗阻时，100% 出现 ALP_1，且 $ALP_1 > ALP_2$。

（2）急性肝炎时，ALP_2 明显增加，ALP_1 轻度增加，且 $ALP_1 < ALP_2$。

（3）80% 以上的肝硬化患者，ALP_5 明显增加，可达总 ALP 的 40% 以上，但不出现 ALP_1。

（三）γ - 谷氨酰转移酶检测

γ - 谷氨酰转移酶（GGT）是催化谷胱甘肽上 γ - 谷氨酰基转移到另一个肽或另一个氨基酸上的酶。GGT 主要存在于细胞膜和微粒体上，参与谷胱甘肽的代谢。肾脏、肝脏和胰腺含量丰富，但血清中 GGT 主要来自肝胆系统。GGT 在肝脏中广泛分布于肝细胞的毛细胆管一侧和整个胆管系统，因此当肝内合成亢进或胆汁排出受阻时，血清中 GGT 增高。

【参考值】男性 11 ~ 50U/L，女性 7 ~ 32U/L。

【临床意义】

（1）胆道阻塞性疾病：原发性胆汁性肝硬化、硬化性胆管炎等所致的慢性胆汁淤积，肝癌时，由于肝内阻塞，诱使肝细胞产生多量 GGT，同时癌细胞也合成 GGT，均可使 GGT 明显升高，可达参考值上限的 10 倍以上。

（2）急慢性病毒性肝炎、肝硬化：急性肝炎时，GGT 呈中等度升高，慢性肝炎、肝硬化的非活动期，酶活性正常，若 GGT 持续升高，提示病变活动或病情恶化。

（3）急慢性酒精性肝炎、药物性肝炎：GGT 可呈明显或中度以上升高（300 ~ 1000U/L），ALT 和 AST 仅轻度增高，甚至正常。

（4）其他：脂肪肝、胰腺炎、胰腺肿瘤、前列腺肿瘤等 GGT 亦可轻度增高。

第二节　肝脏病实验项目的选择和应用

肝脏是人体重要器官之一，具有多种物质代谢功能，由于肝脏功能复杂，再生和代偿能力强，所以根据某一代谢功能所设计的检测方法，只能反映肝功能的一个侧面，且往往须到肝脏损害程度相当大时才能反映出来，因而肝功能检测正常也不能排除肝脏病变。目前尚无一种理想的肝功能检测方法能够完整和特异地反映肝脏功能全貌。在临床工作中，临床医生必须具有科学的临床思维，合理选择肝脏功能检测项目，并从检测结果中正确判断肝脏功能状况，必要时可选择肝脏影像学、血清肝炎病毒标志物及肝癌标志物等检测技术，并结合患者临床的症状和体征，从而对肝脏功能做出正确而全面的评价。肝脏病检测项目选择原则如下：

1.健康体格检查 可选择 ALT、AST、γ-GT、A/G 比值及肝炎病毒标志物检测。必要时可增加血清蛋白电泳、ALP、STP 检测。

2.怀疑为无黄疸性肝病 对急性患者可查 ALT、胆汁酸、尿内尿胆原及肝炎病毒标志物。对慢性患者加查 AST、ALP、γ-GT、STP、A/G 比值及血清蛋白电泳。

3.对黄疸患者的诊断与鉴别诊断 应查 STB、CB、尿内尿胆原与胆红素、ALP、GGI、LP-X、胆汁酸。

4.怀疑为原发性肝癌 除查一般肝功能（如 ALT、AST、STB、CB）外，应加查 AFP、γ-GT 及其同工酶、ALP 及其同工酶。

5.疗效判断及病情随访 急性肝炎可查 ALT、AST、前清蛋白、ICG、STB、CB、尿内尿胆原及胆红素；慢性肝病可查 ALT、AST、STB、CB、PT、血清总蛋白、A/G 比值及蛋白电泳等。原发性肝癌应查 AFP、GGT、ALP 及其同工酶等。

第七章　临床常用生物化学检测

第一节　血糖及其代谢产物检测

一、空腹血糖检测

空腹血糖（fasting blood glucose，FBG）是诊断糖代谢紊乱的最常用和最重要的指标。以空腹血浆葡萄糖（fasting plasma glucose，FPG）检测较为方便，结果也最可靠。FBG 易受肝脏功能、内分泌激素、神经因素和抗凝剂等多种因素的影响，且不同的检测方法，其结果也不尽相同

【参考值】3.9 ~ 6.1mmol/L。

【临床意义】

（1）FBG 增高：FBG 增高而又未达到诊断糖尿病标准时，称为空腹血糖过高；FBG 增高超过 7.0mmol/L 时称为高糖血症。根据 FBG 水平将高糖血症分为三度：轻度增高，FBG 7.0 ~ 8.4 mmol/L；中度增高，FBG 8.4 ~ 10.1mmol/L；重度增高，FBG 超过 10.1mmol/L。当 FBG 超过肾糖阈值（9mmol/L）时尿糖即可呈阳性。

1）生理性增高：见于餐后 1 ~ 2 小时、高糖饮食、剧烈运动、情绪激动、胃倾倒综合征等。

2）病理性增高：①糖尿病：如 1 型和 2 型糖尿病；②内分泌疾病：如甲状腺功能亢进症、巨人症、肢端肥大症、皮质醇增多症等；③应激性高血糖：如颅内压增高、颅脑损伤、中枢神经系统感染、心肌梗死等；④药物影响：如噻嗪类利尿剂、口服避孕药等；⑤肝脏和胰腺疾病：如严重的肝病、坏死性胰腺炎、胰腺癌等；⑥其他：如高热、呕吐、麻醉、缺氧等。

（2）FBG 减低：FBG 低于 3.9 mmol/L 为血糖减低，当 FBG 低于 2.8mmol/L 时称为低血糖症。

1）生理性减低：见于饥饿、长期剧烈运动、妊娠期等。

2）病理性减低：①胰岛素过多：如胰岛素用量过大、口服降糖药、胰岛 B 细胞增生或肿瘤等；②缺乏抗胰岛素激素：如肾上腺皮质激素、生长激素等；③肝糖原贮存缺乏：如急性肝坏死、急性肝炎、肝癌等；④其他：如急性乙醇中毒、消耗性疾病、药物影响等。

二、口服葡萄糖耐量试验

葡萄糖耐量试验（glucose tolerance test，GTT）是检测葡萄糖代谢功能的试验，主要用于诊断症状不明显或血糖升高不明显的可疑糖尿病。GTT 有静脉葡萄糖耐量试验（IVGTT）和口服葡萄糖耐量试验（OGTT）。现多采用 WHO 推荐的 75g 葡萄糖标准 OGTT，分别测量 FPG 和口服葡萄糖后 30 分钟、1 小时、2 小时、3 小时的血糖和尿糖。正常人口服一定量的葡萄糖后，暂时升高的血糖在短时间内即可降至空腹水平，此为耐糖现象。当糖代谢紊乱时，口服一定量葡萄糖后血糖急剧升高或升高不明显，但短时间内不能降至空腹水平（或原来水平），此为耐糖量异常或糖耐量降低。

【参考值】FPG：3.9 ~ 6.1mmol/L；口服葡萄糖后 2 小时血糖（2hPG）< 7.8 mmol/L。

【临床意义】

（1）诊断糖尿病：临床上符合以下条件者，即可诊断糖尿病：①具有糖尿病症状，FPG > 7.0mmol/L；②OGTT 血糖峰值 > 11.1mmol/L，OGTT2 小时 PG > 11.1mmol/L；③具有临床症状，随机血糖 > 11.1mmol/L，且伴有尿糖阳性者。临床症状不典型者，需要另一天重复检测确诊，但一般不主张做第三次 OGTT。

（2）判断糖耐量减低：FPG < 7.0mmol/L，2 小时 PG 为 7.8 ~ 11.1mmol/L，且血糖达到高峰时间延至 1 小时后，血糖恢复正常的时间延至 2 ~ 3 小时以后，同时伴有尿糖阳性者，为糖耐量减低。糖耐量减低见于 2 型糖尿病、肢端肥大症、甲状腺功能亢进症、肥胖病及皮质醇增多症等。

（3）平坦型糖耐量曲线：FPG 降低，口服葡萄糖后血糖上升不明显，2 小时后仍处于低水平状态。常见于胰岛 B 细胞瘤、肾上腺皮质功能亢进症、腺垂体功能减退症等。

（4）储存延迟型糖耐量曲线：口服葡萄糖后血糖高峰提前出现，且 > 11.1mmol/L，而 2 小时 PG 又低于空腹水平。见于胃切除或严重肝损伤。

（5）鉴别低血糖：①功能性低血糖：FPG 正常，口服葡萄糖后出现高峰时间及峰值均正常，但 2 ~ 3 小时后出现低血糖，见于特发性低血糖。②肝源性低血糖：FPG 低于正常，口服葡萄糖后血糖高峰提前并高于正常，但 2 小时 PG 仍处于高水平，且尿糖阳性。见于广泛性肝损伤、病毒性肝炎等。

三、胰岛素检测

胰岛素（insulin）是由胰岛 B 细胞分泌的多肽类激素。胰岛素检测是检测胰腺内分泌功能的试验，可更准确地反映胰岛 B 细胞基础功能状态和储备能力，间接了解血糖控制情况。

【参考值】空腹胰岛素 10 ~ 20mU/L。

【临床意义】

（1）糖尿病：1 型糖尿病患者空腹胰岛素明显降低，口服葡萄糖后释放曲线低平。2 型糖尿病患者空腹胰岛素可正常、稍高或稍低，口服葡萄糖后胰岛素呈延迟释放反应。

（2）胰岛 B 细胞瘤：常出现高胰岛素血症，胰岛素呈高水平状态，血糖降低。

（3）其他：肥胖、肝功能损伤、肾功能不全、肢端肥大症等血清胰岛素水平增高；腺垂体功能低下、肾上腺皮质功能不全或饥饿时，血清胰岛素减低。

四、血清 C 肽检测

C 肽是胰岛素原在蛋白水解酶作用下分裂而成的与胰岛素等分子的肽类物。检测空腹 C 肽水平、C 肽释放试验，可了解胰岛 B 细胞的分泌功能和储备功能。

【参考值】空腹 C 肽 0.3 ~ 1.3nmol/L，口服葡萄糖后 30 分钟 ~ 1 小时出现高峰，其峰值为空腹 C 肽的 5 ~ 6 倍。

【临床意义】

（1）C 肽水平增高：①胰岛 B 细胞瘤时，空腹血清 C 肽浓度升高，C 肽释放试验呈高水平曲线。②肝硬化时血清 C 肽升高，且 C 肽 / 胰岛素比值降低。

（2）C 肽水平降低：①空腹血清 C 肽降低，见于糖尿病。②C 肽释放试验：口服葡萄糖后 1 小时血清 C 肽水平降低，提示胰岛 B 细胞储备功能不足。释放曲线低平提示 1 型糖尿病，释放延迟或呈低水平见于 2 型糖尿病。③C 肽水平不升高，胰岛素升高，提示为外源性高胰岛素血症，见于胰岛素用量过大等。

第二节　血清脂质和脂蛋白检测

血清脂类包括胆固醇、胆固醇酯、磷脂、甘油三酯及游离脂肪酸。当肝细胞损伤时，脂肪代谢发生异常，因此检测血浆脂蛋白及脂类成分，尤其是胆固醇及胆固醇脂的改变，是评价肝脏对脂类代谢功能的重要手段。

一、血清脂质检测

（一）总胆固醇检测

胆固醇（cholesterol，CHO）是脂质的组成成分之一。胆固醇中 70% 为胆固醇脂，30% 为游离胆固醇，总称为总胆固醇（total cholesterol，TC）。

【参考值】合适水平：< 5.20mmol/L；边缘水平：5.23 ~ 5.69mmol/L；升高：> 5.72mmol/L。

【临床意义】

（1）TC 增高：见于：①动脉粥样硬化所致的心、脑血管疾病；②各种高脂蛋白血症、阻塞性黄疸、甲状腺功能减退症、类脂性肾炎、肾病综合征、糖尿病等；③长期吸烟、饮酒、精神紧张和血液浓缩等；④应用某些药物，如环孢素、糖皮质激素、阿司匹林、口服避孕药等。

（2）TC 减低：见于：①甲状腺功能亢进症；②严重的肝脏疾病，如肝硬化及急性肝坏死；③贫血、营养不良和恶性肿瘤等；④应用某些药物，如雌激素、甲状腺激素、钙拮抗剂等。

（二）甘油三酯检测

甘油三酯（triglyceride，TG）是甘油和三个脂肪酸形成的酯，又称为中性脂肪。TG 也是动脉粥样硬化的危险因素之一。

【参考值】0.56 ~ 1.70mmol/L。

【临床意义】

（1）TG 增高：见于冠心病、原发性高脂血症、动脉粥样硬化症、肥胖症、糖尿病、痛风、甲状旁腺功能减退症、肾病综合征、高脂饮食等。

（2）TG 减低：见于低 β-脂蛋白血症和无 β-脂蛋白血症、严重的肝脏疾病、吸收不良、甲状腺功能亢进症、肾上腺皮质功能减退症等。

二、血清脂蛋白检测

（一）高密度脂蛋白检测

高密度脂蛋白（high density lipoprotein，HDL）是血清中颗粒密度最大的一组脂蛋白，HDL 水平升高有助于外周组织清除 CHO，故有防止动脉粥样硬化发生的作用，被认为是抗动脉粥样硬化因子。一般以 HDL 胆固醇的含量来反映 HDL 水平。

【参考值】正常 1.03 ~ 2.07mmol/L，适合水平 > 1.04 mmol/L，减低 ≤ 0.91 mmol/L。若用电泳法则为 30% ~ 40%。

【临床意义】

（1）HDL 增高：对防止动脉粥样硬化、预防冠心病的发生有重要作用。HDL 可用于评价发生冠心病的危险性。此外，HDL 水平增高还可见于慢性肝炎、原发性胆汁性肝硬化、绝经前女性等。

（2）HDL 减低：见于动脉粥样硬化、急性感染、糖尿病、慢性衰竭、肾病综合征，以及应用雄激素、β 受体阻滞剂和孕酮等药物。

（二）低密度脂蛋白检测

低密度脂蛋白（low density lipoprotein LDL）是富含 CHO 的脂蛋白，经过化学修饰后，其中的 apoB 100 变性，通过清道夫受体被吞噬细胞摄取，形成泡沫细胞滞留在血管壁内，导致大量的 CHO 沉淀，促使动脉壁形成动脉粥样硬化斑块，所以 LDL 为致动脉粥样硬化的因子。临床上以 LDL 胆固醇的含量来反映 LDL 的水平。

【参考值】适合水平 ≤ 3.12 mmol/L，边缘水平 3.15 ~ 3.16 mmol/L，升高 > 3.64 mmol/L。若用电泳法则为 50% ~ 60%。

【临床意义】

（1）LDL 增高：①判断发生冠心病的危险性：LDL 是动脉粥样硬化的危险因子，LDL 水平增高与冠心病发病呈正相关。②其他：遗传性高脂蛋白血症、甲状腺功能减退症、肾病综合征、阻塞性黄疸、肥胖症，以及应用雄激素、β 受体阻滞剂和糖皮质激素等。

（2）LDL 减低：见于无 β-脂蛋白血症、甲状腺功能亢进症、吸收不良、肝硬化以及低脂饮食和运动等。

三、血清载脂蛋白检测

（一）载脂蛋白 A-Ⅰ检测

载脂蛋白 A（apoA）是 HDL 的主要结构蛋白，apoA-Ⅰ和 apoA-Ⅱ约占 90%，apoA-Ⅰ/apoA-Ⅱ为 3∶1。apoA 具有清除组织内脂质和抗动脉粥样硬化的作用。apoA-Ⅰ在组织中浓度最高，其意义最明显，故 apoA-Ⅰ为临床常用的检测指标。

【参考值】男性（1.42±0.17）g/L；女性（1.45±0.14）g/L。

【临床意义】

（1）apoA-Ⅰ增高：因其可直接反映 HDL 水平，所以 apoA-Ⅰ与 HDL 一样可预测和评价冠心病的危险性，但 apoA-Ⅰ较 HDL 更精确，更能反映脂蛋白状态。apoA-Ⅰ水平与冠心病发病率呈负相关，apoA-Ⅰ是诊断冠心病的一种较敏感的指标。

（2）apoA-Ⅰ减低：见于家族性 apoA-Ⅰ缺乏症、家族性 α 脂蛋白缺乏症、家族性 LCAT 缺乏症、家族性低 HDL 血症、急性心肌梗死、糖尿病、慢性肝病、脑血管病变及肾病综合征等。

（二）载脂蛋白 B 检测

载脂蛋白 B（apoB）是 LDL 的主要载脂蛋白，90% 以上 apoB 存在于 LDL 中，apoB 具有调节肝脏内外细胞表面 LDL 受体与血浆 LDL 之间平衡的作用，对肝脏合成 VLDL 有调节作用。apoB 的作用成分是 apoB 100，因此正常人空腹所检测的 apoB 为 apoB 100。

【参考值】男性（1.01±0.21）g/L；女性（1.07±0.23）g/L。

【临床意义】

（1）apoB 增高：因 apoB 可直接反映 LDL 水平，所以其增高与动脉粥样硬化、冠心病的发生率呈正相关，也是冠心病的危险因素，可用于评价冠心病的危险性和降脂治疗效果等，且其在预测冠心病的危险性方面优于 LDL 和 CHO。亦见于高 β-载脂蛋白血症、糖尿病、甲状腺功能减退症、肾病综合征和肾衰竭等。

（2）apoB 减低：见于低 β-载脂蛋白血症、无 β-载脂蛋白血症、apoB 缺乏症、恶性肿瘤、甲状腺功能亢进症及营养不良等。

（三）载脂蛋白 A-Ⅰ/B 比值检测

apoA-Ⅰ、apoB 分别为 HDL、LDL 主要成分，所以可采用 apoA-Ⅰ/apoB 比值代替 HDL/LDL 比值作为判断动脉粥样硬化的指标。

【参考值】1~2。

【临床意义】apoA-Ⅰ/apoB 比值随着年龄增长而降低。动脉粥样硬化、冠心病、糖尿病、高脂血症、肥胖症等 apoA-Ⅰ/apoB 比值减低。apoA-Ⅰ/apoB < 1 对评估冠心病的危险性较血清 TC、TG、HDL 和 LDL 更有意义，其敏感度为 87%，特异性为 80%。

第三节 血清电解质检测

一、血清阳离子检测

（一）血钾检测

98% 的钾离子（K^+）分布于细胞内液，是细胞内的主要阳离子，少量存在于细胞外液，血清 K^+ 实际反映了细胞外液钾离子的浓度变化，在一定程度上也可间接反映细胞内液钾的变化。血清 K^+ 对调节水与电解质、渗透压与酸碱平衡，维持神经肌肉的应激性及心肌活动都有重要意义。

【参考值】3.5 ~ 5.5mmol/L。

【临床意义】

（1）血清 K^+ 低于 3.5mmol/L 称为低钾血症。常见于：①分布异常，细胞外钾内移，如应用大量胰岛素、碱中毒、周期性麻痹等；②丢失过多，如频繁呕吐、长期腹泻、肾衰竭多尿期、肾上腺皮质功能亢进症及长期使用速尿、利尿酸和噻嗪类等排钾利尿药等；③摄取不足，如长期低钾饮食、禁食和厌食等。

（2）血清 K^+ 超过 5.5mmol/L 称为高钾血症。常见于：①摄入过多，见于高钾饮食、静脉输注大量钾盐、输入大量库存血液等；②排出减少，见于急性肾衰竭少尿或无尿期、肾上腺皮质功能减退症、低醛固酮症；③细胞内钾大量外移，如严重溶血、大面积烧伤、缺氧和酸中毒时。

（二）血钠检测

钠（Na^+）是细胞外液的主要阳离子，主要功能是保持细胞外液容量，维持渗透压及酸碱平衡，并具有维持肌肉、神经正常应激性的作用。

【参考值】135 ~ 145mmoL/L。

【临床意义】

（1）血清 Na^+ 低于 135mmoL/L 称为低钠血症。

1）丢失过多：①肾性丢失：慢性肾衰竭多尿期和大量应用利尿剂；②皮肤黏膜性丢失：大量出汗、严重烧伤血浆大量外渗等；③医源性丢失：浆膜腔穿刺或引流丢失大量液体等；④胃肠道丢失：严重呕吐、反复腹泻和胃肠引流等。

2）细胞外液稀释：常见于水钠潴留。①饮水过多，如精神性烦渴等；②急慢性肾衰竭少尿期、肝硬化失代偿期等；③尿崩症、剧烈疼痛、肾上腺皮质功能减退症等。④高血糖或使用甘露醇等。

3）消耗性低钠或摄入不足：①肺结核、肿瘤、肝硬化等慢性消耗性疾病。②饥饿、营养不良、长期低盐饮食及不适当的输液等。

（2）血清 Na$^+$高于 145mmol/L，伴有血液渗透压过高者称为高钠血症。

1）水分摄取不足：见于水源断绝、进食困难及昏迷等。

2）水分丢失过多：见于大量出汗、烧伤、长期腹泻、呕吐、糖尿病性多尿、胃肠引流等。

3）内分泌病变：见于抗利尿激素分泌增加、肾上腺皮质功能亢进症、原发性或继发性醛固酮增多症等。

4）摄入过多：见于进食过量钠盐或输注高渗盐水等。

（三）血钙检测

人体内 99%以上的钙以磷酸钙或碳酸钙的形式存在于骨骼中，血液中的钙以蛋白结合钙、复合钙（与阴离子结合的钙）和游离钙（离子钙）的形式存在。钙离子（Ca^{2+}）的主要生理功能为降低神经肌肉的兴奋性，维持心肌及其传导系统的兴奋性和节律性，参与神经冲动传导和肌肉收缩，激活脂酶和三磷酸腺苷，降低毛细血管壁及细胞膜的通透性，参与凝血过程以及组成骨骼和牙齿。

【参考值】总钙 2.25 ~ 2.58mmol/L；离子钙 1.10 ~ 1.34mmol/L。

【临床意义】

（1）血清总钙超过 2.58mmol/L 称为高血钙症。

1）摄入过多：见于静脉输入钙过多、饮用大量牛奶等。大量应用维生素 D、溃疡病长期应用碱性药物治疗等，均可导致钙的吸收增加。

2）溶骨作用增强：见于原发性甲状旁腺功能亢进症、甲状腺功能亢进；伴有血清蛋白质增高的疾病，如多发性骨髓瘤、骨肉瘤等；肿瘤，如分泌前列腺素 E$_2$ 的肾癌、肺癌、骨转移癌等。

3）肾功能损害：急性肾功能不全时，钙排出减少。

（2）血清总钙低于 2.25mmol/L 称为低血钙症。见于：①佝偻病、婴儿手足搐搦症及骨质软化症、甲状旁腺功能减退症、甲状腺功能减退。②钙或维生素 D 摄取量不足或吸收不良，如长期低钙饮食、腹泻、阻塞性黄疸、急性坏死性胰腺炎或妊娠后期等。③肾脏疾病，如急性和慢性肾功能不全、肾性佝偻病、肾病综合征等。④大量输入柠檬酸钠抗凝血。

二、血清阴离子检测

（一）血氯检测

氯离子（Cl$^-$）是细胞外液的主要阴离子，但在细胞内、外均有分布。血清 Cl$^-$的主要功能为调节机体的酸碱平衡、渗透压及水、电解质平衡，参与胃液中胃酸的生成。

【参考值】95 ~ 105mmol/L。

【临床意义】血清 Cl⁻ 含量低于 95mmol/L 称为低血氯症，超过 105mmol/L 称为高血氯症。血清 Cl⁻ 变化与钠呈平行关系，低氯血症常伴有低钠血症，但大量丧失胃液时失氯多于失钠，若大量丧失肠液时，则失钠多于失氯。

（二）血清磷检测

磷以无机磷和有机磷形式存在于体内，人体中 70%~80% 的磷以磷酸钙的形式沉积于骨骼中，其余的构成磷脂、核苷酸等人体重要的有机化合物。磷在体内参与糖、脂质及氨基酸代谢，调节酸碱平衡，参与骨骼及牙齿的组成，也是构成能量转运的物质。体内钙磷代谢关系密切，血磷与血钙有一定的浓度关系，即正常人的钙、磷浓度（mg/dL）乘积为 36~40。临床所检测的磷为无机磷。

【参考值】0.97~1.61mmol/L。

【临床意义】

（1）血磷增高：见于：①内分泌疾病：如甲状旁腺功能减低；②维生素 D 过量；③其他：肾功能不全、重症肝炎、粒细胞白血病、多发性骨髓瘤（MM）及骨折愈合期等。

（2）血磷减低：见于输入大量葡萄糖后、甲状旁腺功能亢进、佝偻病、重症糖尿病、长期腹泻引起吸收不良及肾小管疾病等。

三、血清铁及其代谢产物检测

（一）血清铁检测

血清铁（serum iron）即与转铁蛋白结合的铁，其含量取决于血清中铁的含量和转铁蛋白的影响。

【参考值】男性 11~30μmol/L，女性 9~27μmol/L，儿童 9~22μmol/L。

【临床意义】

（1）血清铁减低：见于各种引起缺铁性贫血。①摄入不足，如长期缺铁饮食，生长发育阶段的婴幼儿、青少年，生育期、妊娠期及哺乳期的妇女，慢性萎缩性胃炎，长期腹泻引起铁吸收障碍。②慢性失血，如月经过多、痔、消化性溃疡、恶性肿瘤、钩虫病等。

（2）血清铁增高：见于铁粒幼细胞性贫血、再生障碍性贫血、铅中毒、溶血性贫血、急性肝炎、慢性活动性肝炎、铁剂治疗过量等。

（二）血清总铁结合力检测

正常情况下，血清铁仅能与 1/3 的转铁蛋白结合，2/3 的转铁蛋白未能与铁结合。每升血清中的转铁蛋白所能结合的最大铁量称为总铁结合力（total iron binding capacity，TIBC），即为血清铁与未饱和铁结合力之和。

【参考值】男性 50~77μmol/L，女性 54~77μmol/L。

【临床意义】血清 TIBC 减低见于各种引起血清铁降低的慢性疾病，如肝硬化、慢性肝损伤、肾病综合征等、消化性溃疡等。血清 TIBC 增高见于缺铁性贫血、妊娠后期、红细胞增多症等，在血清铁降低甚至在降低前，血清 TIBC 即可升高。因此，血清铁降低而血清 TIBC 增高提示有缺铁的可能。

（三）血清铁蛋白检测

铁蛋白（serum ferritin，SF）是铁的贮存形式，其含量的变化可作为判断是否缺铁和铁负荷过量的指标。许多恶性肿瘤细胞能合成或分泌铁蛋白，故也可作为肿瘤的标志物。

【参考值】男性 15 ~ 200μg/L，女性 12 ~ 150μg/L。

【临床意义】

（1）血清 SF 减低：见于缺铁性贫血、妊娠、肝硬化、大量失血、长期腹泻、营养不良等。

（2）血清 SF 增高：见于：①体内贮存铁增加，如原发性（特发性）血色病，继发性铁负荷过大；②铁蛋白合成增加，如炎症或感染、肿瘤、白血病、甲状腺功能亢进症等；③组织内铁蛋白释放增加，如肝坏死、慢性肝病等；④贫血，如溶血性贫血、再生障碍性贫血、恶性贫血等。

第四节　心肌标志物检测

一、心肌酶检测

（一）肌酸激酶检测

肌酸激酶（CK）也称为肌酸磷酸激酶（CPK）。CK 广泛存在于各种组织的胞质和线粒体中，以骨骼肌、心肌含量最多，其次是脑组织和平滑肌。肝脏、胰腺和红细胞中的 CK 含量极少。CK 与 ATP 的再生有关，可维持细胞内 ATP 浓度，为肌肉收缩和运输系统提供能量来源。当心肌细胞缺氧时，细胞通透性增加，CK 即释放到血液中。

【参考值】酶偶联法（37℃）：男性 38 ~ 174U/L，女性 26 ~ 140U/L。

酶偶联法（30℃）：男性 15 ~ 105U/L，女性 10 ~ 80U/L。

肌酸显色法：男性 15 ~ 163U/L，女性 3 ~ 135U/L。

连续监测法：男性 37 ~ 174U/L，女性 26 ~ 140U/L。

【临床意义】CK 水平受性别、年龄、种族、生理状态的影响。一般情况下，男性高于女性，新生儿出生时 CK 可升高，黑人 CK 高，运动可导致 CK 明显增高。

（1）CK 增高

1）急性心肌梗死（AMI）：CK 主要用于诊断心肌梗死。在患心肌梗死后 2 ~ 4 小时就开始增高，4 ~ 12 小时内 CK 活性急剧上升，10 ~ 36 小时 达到高峰，经过 3 ~ 4 天，恢复正常。CK 升高的程度与梗死的面积成正比。因此，CK 为早期诊断 AMI 的灵敏指标之一，但应注意 CK 的时效性，发病 8 小时内 CK 不增高，应动态观察，不能排除 AMI；发病 24 小时的 CK 检测意义最大，如果此时 CK 小于参考值的上限，可排除 AMI。

2）心肌炎和肌肉疾病：病毒性心肌炎时 CK 明显升高，对诊断及预后有参考价值。当心包炎累及心肌时，血清 CK 活性也有轻度升高。各种肌肉疾病，如病毒性肌炎、多发性肌炎、皮肌炎、横纹肌溶解症、进行性肌营养不良、重症肌无力及肌肉损伤时 CK 明显增高。

3）溶栓治疗：AMI 溶栓治疗后出现再灌注，导致 CK 活性增高，使峰值时间提前。因此，CK 水平有助于判断溶栓后的再灌注情况，如果经溶栓于发病后 4 小时内 CK 即达峰值，提示冠状动脉的再通能力达 40% ~ 60%。

4）其他：中枢神经系统疾病，如急性脑血管病、脑缺血、脑外科手术、严重休克等；甲状腺疾病，如甲状腺功能减退时，CK 增高。某些乳腺癌、前列腺癌、肺癌时，也有 CK 增高。一些心脏手术或非心脏手术后均可导致 CK 增高。

（2）CK 减低：见于长期卧床、甲状腺功能亢进症、激素治疗等。

（二）肌酸激酶同工酶检测

CK 是由 M 和 B 两种亚单位组成的二聚体，共有三种 CK 同工酶，即 CK-BB（CK_1）、CK-MB（CK_2）及 CK-MM（CK_3）。CK 同工酶，在脑、前列腺、肠、肺、膀胱、子宫、胎盘及甲状腺中，CK-BB 占优势；在骨骼肌及心肌中则以 CK-MM 为主；而 CK-MB 主要分布在心肌中。正常人血清中以 CK-MM 为主，CK-MB 较少，CK-BB 含量极微。CK-MM 又可分为 MM_1、MM_2 和 MM_3 三种亚型，其中 CK-MM_3 是 CK-MM 在肌细胞中的主要存在形式。因而，检测 CK 的不同亚型对鉴别 CK 增高的原因有重要价值。

【参考值】CK-MM：94% ~ 96%；CK-MB：< 5%；CK-BB：极少或无。

【临床意义】

（1）CK-MB 增高：①AMI：CK-MB 对 AMI 早期诊断的灵敏度明显高于总 CK，且具有高度的特异性。急性心肌梗死胸痛发作后，血清中 CK-MB 上升，先于总 CK 升高。9 ~ 30 小时达高峰值，36 小时内其波动曲线与总 CK 相平行，至 48 ~ 72 小时恢复正常水平。另外，CK-MB 高峰时间与预后有一定关系，CK-MB 高峰出现早者较出现晚者预后好。②其他心肌损伤：可见于心绞痛、心包炎、慢性心房颤动、安装起搏器等。损伤心肌的心脏手术，可有一过性 CK-MB 活性升高，一般手术后 24 小时内恢复正常。③肌肉疾病及手术：外科手术和骨骼肌疾病时 CK-MB 也可增高，但 CK-MB/CK 常小于 6%，可据此与心肌损伤相鉴别。

（2）CK-MM 增高：①AMI：CK-MM 亚型对诊断早期 AMI 较为灵敏。正常情况下，CK-MM_3/CK-MM_1 为 0.15 ~ 0.35，如其比值大于 0.5，即可诊断为 AMI。②其他：肌肉注射、肌肉创伤、骨骼肌疾病、重症肌无力、肌萎缩、进行性肌营养不良、多发性肌炎等，CK-MM 均明显增高。手术、创伤、惊厥和癫痫发作等也可使 CK-MM 增高。

（3）CK-BB 增高：①神经系统疾病：各种原因引起的缺氧性神经系统疾病，缺氧后 48 小时内脑脊液中 CK-BB 升高。还可见于脑梗死、急性颅脑损伤、脑膜炎、脑出血时，其 CK-BB 增高程度与损伤严重程度、范围和预后成正比。②肿瘤：CK-BB 由脑组织合成，若无脑组织损伤，应考虑为肿瘤，如肺、肠、胆囊、前列腺等部位的肿瘤。

（三）乳酸脱氢酶测定

乳酸脱氢酶（LD）是一种糖酵解酶，几乎存在于所有组织中，以肾、心肌、骨骼肌中含量最丰富，其次为肝脏、脾脏、胰腺、肺脏、肿瘤组织和红细胞，所以 LD 对诊断具有较高的灵敏度，但特异性较差。

【参考值】连续检测法：104～245U/L。速率法：95～200U/L。

【临床意义】

（1）心脏疾病：AMI 时 LD 活性增高较 CK、CK-MB 为晚，8～18 小时开始增高，24～72 小时达到峰值，持续 6～10 天。心力衰竭、心肌炎、心包炎伴肝淤血时 LD 活性可中度增高。

（2）肝脏疾病：急性病毒性肝炎、慢性活动性肝炎、肝硬化、阻塞性黄疸等 LD 显著增高。

（3）恶性肿瘤：恶性淋巴瘤、白血病、肺癌、结肠癌、乳腺癌、胃癌、宫颈癌等 LD 均明显增高。由于 LD 的特异性较低，对肿瘤早期诊断的意义不大，但可用于观察化疗过程中有无组织器官损伤。

（4）其他：贫血、肺梗死、骨骼肌损伤、进行性肌营养不良、休克、系统性红斑狼疮、肾脏病等 LD 均明显增高。

（四）乳酸脱氢酶同工酶测定

LD 是由 H 亚基（心型）和 M 亚基（肌型）组成的四聚体，LD 有多种同工酶，包括 LD_1（H_4）、LD_2（H_3M）、LD_3（H_2M_2）、LD_4（HM_3）、LD_5（M_4）等，其中 LD_1、LD_2 主要来自心肌，LD_3 主要来自肺、脾组织，LD_4、LD_5 主要来自肝脏，其次为骨骼肌。

【参考值】LD_1（32.7±4.60）%，LD_2（45.10±3.53）%，LD_3（18.50±2.96）%，LD_4（2.90±0.89）%，LD_5（0.85±0.55）%，$LD_1/LD_2 < 0.7$。

【临床意义】

（1）心脏疾病：AMI 发病后早期，LD_1、LD_2 明显增高，且 $LD_1/LD_2 > 1.0$。病毒性心肌炎、风湿性心肌炎、克山病血清 LD 同工酶的改变与心肌梗死相似，心绞痛和心律失常血清 LD 同工酶谱正常。

（2）肝脏疾病：病毒性肝炎、肝硬化、原发性肝癌、传染性单核细胞增多症时，肝细胞显著受损，LD_5 升高，且 $LD_5 > LD_4$。

（3）肿瘤：恶性肿瘤细胞坏死可引起 LD 增高，且肿瘤生长速度与 LD 增高程度有一定关系。大多数恶性肿瘤病人以 LD_5、LD_4、LD_3 增高为主，且 $LD_5 > LD_4 > LD_3$。

（4）其他：骨骼肌疾病血清 $LD_5 > LD_4$；肺部疾病 LD_3 可增高；恶性贫血 LD 极度

增高，且 $LD_1 > LD_2$；溶血性疾病、巨幼细胞性贫血、肾坏死患者血清 LD_1 及 LD_2 的活性也可增高。

二、心肌蛋白检测

许多用于诊断心肌病变的心肌酶，也存在于其他组织中，故其特异性较差。而且，酶活性要在病变发生后的一段时间内才会升高，持续时间也短，故其灵敏度也不高。随着检测技术的发展，临床发现了特异性高、持续时间长、早期即释放入血、灵敏度高的诊断心肌病变的生化指标——心肌蛋白质，如心肌肌钙蛋白、肌红蛋白对心肌损伤的诊断和治疗监测较血清酶学更有价值。

（一）肌钙蛋白 T 测定

肌钙蛋白 T（TnT）是原肌球蛋白结合亚单位，是肌肉收缩的调节蛋白，其作用是将肌钙蛋白 C 和肌钙蛋白 I 连接到肌动蛋白和原肌球蛋白上，共同完成对心肌或骨骼肌收缩的调节。当心肌细胞损伤时，心肌肌钙蛋白 T（cTnT）便释放入血，因此，检测 cTnT 浓度变化对诊断心肌缺血损伤的严重程度有重要价值。

【参考值】正常：$0.02 \sim 0.13\mu g/L$。临界值：$> 0.2\mu g/L$，如 $> 0.5\mu g/L$ 即可以诊断 AMI。

【临床意义】由于 cTnT 与骨骼肌中的异质体不同，具有独特的抗原性，因而其特异性更优于 CK-MB。心肌损伤后游离的 cTnT 从心肌细胞胞质内释放入血，使血清中 cTnT 浓度迅速增高，持续的时间较长，在较长时间内可保持高水平状态。

（1）确定有无心肌损伤：①诊断 AMI：cTnT 是诊断 AMI 的确定性标志物。AMI 发病后 3 ~ 6 小时 cTnT 即升高，10 ~ 24 小时达峰值，10 ~ 15 天恢复正常。对非 Q 波性、亚急性心肌梗死或 CK-MB 无法诊断的病人更有价值。②微小心肌损伤：不稳定型心绞痛（UAP）病人常发生微小心肌损伤（MMD），这种心肌损伤只有检测 cTnT 才能确诊。因而，cTnT 水平的变化对诊断 MMD 和判断 UAP 预后有重要意义。

（2）血液透析病人心血管事件发生与否的预测：及时检测血清 cTnT 浓度变化，可预测其心血管事件的发生。cTnT 增高提示预后不良或发生猝死的可能性增大。

（3）其他：① cTnT 也可作为判断 AMI 溶栓治疗后是否出现冠状动脉再灌注，也是评价和了解围手术期和经皮腔内冠状动脉成形术（PTCA）心肌损伤程度的较好指标。②钝性心肌外伤、心肌挫伤、甲状腺功能减退症病人心肌损伤、药物损伤、严重脓毒血症所致的左心衰时 cTnT 也可升高。

（二）肌钙蛋白 I 测定

肌钙蛋白是心肌内的调节蛋白复合物，肌钙蛋白 I（TnI）是其中的一种亚单位。心肌肌钙蛋白 I（cTnI）可抑制肌动蛋白中 ATP 酶活性，使肌肉松弛，防止肌纤维收缩。当心肌损伤时，cTnI 即可释放入血液中，它在血中出现较早，是反映心肌损害的较敏感、较特异的诊断指标。血清 cTnI 变化可以反映心肌细胞损伤的程度。由于

cTnI 多肽链上有 39 个氨基酸残基为心肌细胞所特有，从而使得 cTnI 在特异性方面超过了 cTnT。

【参考值】正常：< 0.2μg/L；临界值：> 1.5μg/L。

【临床意义】

（1）确定有无心肌损伤：①诊断 AMI：与 cTnT 比较，cTnI 具有较低的初始灵敏度和较高的特异性。cTnI 于 AMI 发病后 3 ~ 6 小时升高，14 ~ 20 小时达到峰值，5 ~ 7 天恢复正常。②判断 MMD：UAP 病人血清 cTnI 可有升高，提示心肌有小范围梗死。

（2）其他：急性心肌炎病人 cTnI 水平增高，但多为低水平增高。另外，测定 cTnI 对于外科手术病人、心力衰竭、肾衰竭病人、肌肉疾病等并发心肌损害的诊断也有帮助。

（三）肌红蛋白测定

肌红蛋白（Mb）是一种低分子量含血红素的蛋白质，存在于骨骼肌和心肌细胞中，可与氧可逆性结合，在肌细胞内有转运和贮存氧的作用。正常人血清 Mb 含量极少，AMI 后心肌组织中的 Mb 进入血液循环中，并经肾脏从尿排出。因此，测定血清及尿液中的 Mb 对 AMI 诊断具有重要价值。

【参考值】定性：阴性。定量：ELISA 法 50 ~ 85μg/L，RIA 法 6 ~ 85μg/L。临界值：> 75μg/L。

【临床意义】

（1）诊断 AMI：由于 Mb 分子量小，心肌细胞损伤后即可释放入血，故在 AMI 发病后 0.5 ~ 2 小时即见升高，5 ~ 12 小时达到高峰，18 ~ 30 小时恢复正常，所以 Mb 可作为早期诊断 AMI 的指标，明显优于 CK-MB 和 LD。Mb 增高还可见于缺血性心脏病、心绞痛、心肌损伤等。

（2）判断 AMI 病情：AMI 病人血清中增高的 Mb 很快从肾脏清除，一般于发病后 18 ~ 30 小时内即可恢复正常。如果此时 Mb 持续增高或反复波动，提示心肌梗死持续存在，或再次发生梗死以及梗死范围扩大等。

（3）其他：可用于骨骼肌损伤、休克、急性或慢性肾功能衰竭及甲状腺功能减退病情判断。

第五节　内分泌激素检测

一、甲状腺激素检测

（一）T₃、T₄ 检测

甲状腺素（thyroxine）是一种含有四个碘原子的甲腺原氨酸，即 3，5，3'，5' - 四碘甲腺原氨酸（T₄）。T₄ 在肝脏和肾脏中经过脱碘后转变为 3，5，3' - 三碘甲腺原氨酸（T_3），T_3 的含量是 T_4 的 1/10，但其生理活性为 T_4 的 3~4 倍。T_4 以与蛋白质结合的结合型甲状腺素和游离的游离型甲状腺素（FT_4）的形式存在，T_4 与 FT_4 之和为总 T_4（TT_4）。T_3 以与甲状腺素结合球蛋白（TBG）结合的结合型 T_3 和游离型 T_3（FT_3）的形式存在，T_3 与 FT_3 之和为总 T_3（TT_3）。TT_4 是判断甲状腺功能状态最基本的体外筛查指标，TT_3 是诊断甲亢最灵敏的指标。

【参考值】TT_4：65~155nmol/L；TT_3：1.6~3.0nmol/L。

【临床意义】

（1）TT_4 增高及减低

1）TT_4 增高：常见于：①甲状腺疾病：甲亢、先天性甲状腺素结合球蛋白增多症及甲状腺激素不敏感综合征；②其他：妊娠、口服雌激素或避孕药、严重感染、心功能不全、肝脏及肾脏疾病等。

2）TT_4 减低：常见于：①甲状腺疾病：甲减、缺碘性甲状腺肿、慢性淋巴细胞性甲状腺炎及低甲状腺素结合球蛋白血症等；②其他：甲亢治疗过程中、糖尿病酮症酸中毒、恶性肿瘤及心力衰竭等。

（2）TT_3 增高及减低

1）TT_3 增高：常见于：①甲亢：是诊断甲亢的灵敏指标，甲亢时 TT_3 可高于正常人 4 倍，而 TT_4 仅为 2.5 倍。TT_3 也具有判断甲亢有无复发的价值。② T_3 型甲亢：是诊断 T_3 型甲亢的特异性指标，见于功能亢进型甲状腺腺瘤、多发性甲状腺结节性肿大等。

2）TT_3 减低：常见于：①甲减：甲减时 TT_3 可减低，但是 TT_3 不是诊断甲减的灵敏指标。②其他：如肢端肥大症、肝硬化、肾病综合征和使用雌激素等。

（二）血清反 T_3 检测

反三碘甲腺原氨酸（rT_3）是 T_4 在外周组织脱碘而生成。生理情况下，rT_3 含量极少，其活性仅为 T_4 的 10%，但也是反映甲状腺功能的一个指标。

【参考值】0.2~0.8nmol/L。

【临床意义】

（1）rT_3 增高

1）甲状腺疾病：rT_3 升高诊断甲亢的符合率为 100%。

2）非甲状腺疾病：如急性心肌梗死、肝硬化、糖尿病、尿毒症、脑血管疾病及心力衰竭等。

3）药物影响：甲减应用甲状腺激素替代治疗时，若 rT_3、T_3 正常，提示用药量合适，若两者均升高而 T_4 正常或偏高，则提示用药量过大。

4）其他：如老年人及甲状腺结合球蛋白（TBG）增高者。

（2）rT_3 减低

1）甲状腺疾病：①甲减时 rT_3 明显减低，对轻型或亚临床型甲减诊断的准确性优于 T_3、T_4；②慢性淋巴细胞性甲状腺炎。

2）药物影响：应用抗甲状腺药物治疗时，当 rT_3、T_4 低于参考值时，提示用药过量。

（三）游离 T_3、T_4 检测

由于 T_4、T_3 不能进入外周组织细胞，只有转变为游离 T_4（FT_4）、游离 T_3（FT_3）才能进入组织细胞发挥生理作用，所以检测 FT_4、FT_3 较 T_4、T_3 更有价值。

【参考值】FT_4：10.3 ~ 25.7pmol/L；FT_3：6.0 ~ 11.4pmol/L。

【临床意义】

（1）FT_4 增高及减低

1）FT_4 增高：见于甲状腺疾病，对诊断甲亢的灵敏度明显优于 TT_4。还可见于甲亢危象、甲状腺激素不敏感综合征及多发性甲状腺肿等。

2）FT_4 减低：见于甲减，应用抗甲状腺药物、糖皮质激素、苯妥英钠及多巴胺等，也可见于肾病综合征等。

（2）FT_3 增高及减低

1）FT_3 增高：见于甲亢尤其是 T_3 型甲亢，甲状腺危象及甲状腺激素不敏感综合征等。

2）FT_3 减低：见于低 T_3 综合征、慢性淋巴细胞性甲状腺炎晚期及应用糖皮质激素等。

（四）甲状腺结合球蛋白检测

甲状腺结合球蛋白（thyroxine-binding globulin，TBG）是一种由肝脏合成的酸性糖蛋白，存在于血清中，它可特异地与 70% ~ 75% 的 T_3 和 T_4 结合，起运输 T_3、T_4 至靶细胞的作用。

【参考值】15 ~ 34mg/L。

【临床意义】

（1）TBG 增高：见于：①甲状腺疾病：如甲减、Graves、甲状腺癌等；②肝脏疾病：如肝硬化及病毒性肝炎等；③其他：风湿病、先天性 TBG 增多症及应用雌激素、避孕药物等。

（2）TBG 减低：见于甲亢、遗传性 TBG 减少症、肢端肥大症、肾病综合征、恶性肿瘤及严重感染等。

二、甲状旁腺激素、降钙素检测

（一）甲状旁腺激素检测

甲状旁腺激素（parathyroid hormone，PTH）是由甲状旁腺主细胞分泌的一种含有 84 个氨基酸的直链肽类激素，其主要靶器官为肾脏、骨骼和肠道。PTH 的主要生理作用是拮抗降钙素，动员骨钙释放，加快磷酸盐的排泄和维生素 D 的活化。

【参考值】免疫化学发光法：1.0 ~ 10.0pmol/L。

【临床意义】

（1）PTH 增高：见于原发性、继发性和异位性甲状旁腺功能亢进症：如维生素 D 缺乏症、肾衰竭、吸收不良综合征、肺癌及肾癌等。

（2）PTH 减低：见于甲状腺或甲状旁腺手术后、特发性甲状旁腺功能减退症等。

（二）降钙素检测

降钙素（calcitonin，CT）是由甲状腺 C 细胞产生和分泌的多肽激素，其主要生理功能是降低血钙和血磷水平，靶器官是骨骼，对肾脏也有一定的作用。CT 与 PTH 共同维持着血钙浓度的相对稳定。

【参考值】< 100ng/L。

【临床意义】

（1）CT 增高：见于甲状腺髓样癌，可用于其诊断、术后疗效的判断等，也可见于燕麦细胞型肺癌、结肠癌、乳腺癌、胰腺癌、前列腺癌、严重骨病和肾脏疾病等。

（2）CT 减低：见于甲状腺切除术后、重度甲状腺功能亢进症等。

三、肾上腺皮质激素检测

（一）尿 17- 羟皮质类固醇检测

尿 17- 羟皮质类固醇（17-hydroxycorticosteroid，17-OHCS）是肾上腺糖皮质激素及其代谢产物，其含量高低可反映肾上腺皮质功能。因糖皮质激素的分泌有昼夜节律性变化，所以检测 24 小时尿中 17-OHCS 水平以显示肾上腺糖皮质激素的变化。

【参考值】男性：13.8 ~ 41.4μmol/24h；女性：11.0 ~ 27.6μmol/24h。

【临床意义】

（1）尿 17-OHCS 增高：见于：①肾上腺皮质功能亢进症，如库欣综合征、异源 ACTH 综合征、原发性色素性结节性肾上腺病以及原发性肾上腺皮质肿瘤等；②甲亢、肥胖症、女性男性化、腺垂体功能亢进等。

（2）尿 17-OHCS 减低：见于：①原发性肾上腺皮质功能减退症，如 Addison 病及腺垂体功能减退症等；②甲状腺功能减退症及肝硬化等。

（二）尿 17- 酮皮质类固醇检测

尿 17- 酮皮质类固醇（17-ketosteroids，17-KS）是雄激素代谢产物的总称，女性、儿童尿中 17-KS 主要来自肾上腺皮质，而男性 17-KS 约有 2/3 来自肾上腺皮质，1/3 来自睾丸。所以检测尿 17-KS 含量高低，对女性或儿童反映的是肾上腺皮质功能状态，对男性反映的是肾上腺皮质或睾丸的功能状态。

【参考值】男性：34.7 ~ 69.4μmol/24h；女性：17.5 ~ 52.5μmol/24h。

【临床意义】

（1）尿 17-KS 增高：见于肾上腺皮质功能亢进症、睾丸癌、腺垂体功能亢进、女性多毛症、肾上腺皮质肿瘤及异源 ACTH 综合征等。

（2）尿 17-KS 减低：见于肾上腺皮质功能减退症、腺垂体功能减退症、睾丸功能低下及糖尿病、肝硬化等慢性消耗性疾病等。

四、性腺激素检测

（一）血浆孕酮检测

孕酮（progesterone）由黄体和卵巢分泌，是类固醇激素合成的中间代谢产物。其生理作用是使经雌激素作用并已处于增殖期的子宫内膜继续发育增殖、增厚肥大、松软和分泌黏液，为受精卵着床做准备，对维持正常月经周期及正常妊娠有重要作用。

【参考值】卵泡期（早）（0.7±0.1）µg/L；卵泡期（晚）（0.4±0.1）µg/L；排卵期（1.6±0.2）µg/L；黄体期（早）（11.6±1.5）µg/L；黄体期（晚）（5.7±1.1）µg/L。

【临床意义】

（1）孕酮增高：见于葡萄胎、妊娠高血压综合征、原发性高血压、卵巢肿瘤、多胎妊娠、先天性肾上腺皮质增生等。

（2）孕酮减低：见于黄体功能不全、多囊卵巢综合征、胎儿发育迟缓、死胎、原发性或继发性闭经、无排卵性子宫功能性出血等。

（二）血浆雌二醇检测

雌二醇（estradial，E_2）是雌激素的主要成分，由睾丸、卵巢和胎盘分泌，或由雌激素转化而来。其生理功能是促进女性生殖器官的发育和副性征的出现，并维持正常状态。此外，E_2 对代谢也有明显的影响。

【参考值】

（1）男性：青春前 7.3~36.7pmol/L，成人 50~200pmol/L。

（2）女性：青春前 7.3~28.7pmol/L，卵泡期 94~433pmol/L，黄体期 499~1580pmol/L，排卵期 704~2200pmol/L，绝经期 40~100pmol/L。

【临床意义】

（1）E_2 增高：见于女性性早熟、男性女性化、卵巢肿瘤以及性腺母细胞瘤、垂体瘤、肝硬化、妊娠期。男性随年龄增长，E_2 水平也逐渐增高。

（2）E_2 减低：见于：①各种原因所致的原发性性腺功能减退，如卵巢发育不全等；②下丘脑和垂体病变所致的继发性性腺功能减退等；③卵巢切除、青春期延迟、原发性或继发性闭经、绝经、口服避孕药等。

（三）血浆睾酮检测

睾酮（testosterone）是男性最重要的雄性激素，脱氢异雄酮和雄烯二酮是女性主要的雄性激素。血浆睾酮浓度可反映睾丸的分泌功能，而血液循环中具有活性的游离睾酮仅为2%。睾酮的分泌具有昼夜节律性变化，上午8时为分泌高峰期，因此检测上午8

时的睾酮浓度对评价男性睾丸分泌功能具有重要价值。

【参考值】

（1）男性：青春后期 100～200ng/L，成人 300～1000μg/L。

（2）女性：青春后期 100～200ng/L，成人 200～800ng/L。

【临床意义】

（1）睾酮增高：见于睾丸间质细胞瘤、男性性早熟、先天性肾上腺皮质增生症、肾上腺皮质功能亢进症、多囊卵巢综合征、女性肥胖症、中晚期妊娠及应用雄激素等。

（2）睾酮减低：见于 Klinefelter 综合征（原发性小睾丸症）、睾丸不发育症、Kallmann 综合征（嗅神经 – 性发育不全综合征）、男性 Turner 综合征及睾丸炎症、肿瘤、外伤、放射性损伤等。

五、垂体激素检测

（一）促甲状腺激素检测

促甲状腺激素（thyroid stimulating hormone，TSH）是腺垂体分泌的重要激素，其分泌受促甲状腺素释放激素（TRH）和生长抑素的影响，并受甲状腺素的负反馈调节。TSH 生理作用是刺激甲状腺细胞的发育、合成与分泌甲状腺激素。

【参考值】2～10mU/L。

【临床意义】

（1）TSH 增高：见于：①原发性甲状腺功能减退症、异源 ACTH 分泌综合征、垂体 TSH 不恰当分泌综合征、单纯性甲状腺肿、腺垂体功能亢进症、甲状腺炎等；②应用多巴胺拮抗剂、含碘药物等；③ TSH 水平检测可用于甲减病人应用甲状腺素替代治疗效果的观察。

（2）TSH 减低：见于：①甲亢、继发性甲状腺功能减退症、腺垂体功能减退症、皮质醇增多症及肢端肥大症等；②过量应用糖皮质激素和抗甲状腺药物等。

（二）促肾上腺皮质激素检测

促肾上腺皮质激素（ACTH）是腺垂体分泌的含有 39 个氨基酸的多肽激素，其分泌受促肾上腺皮质激素释放激素（CRH）的调节，并受血清皮质醇浓度的反馈调节。ACTH 分泌具有昼夜节律性变化，上午 6～8 时为分泌高峰，夜间 22～24 时为分泌低谷。其生理作用是刺激肾上腺皮质增生、合成与分泌肾上腺皮质激素。

【参考值】上午 8 时：25～100ng/L；下午 6 时：10～80ng/L。

【临床意义】

（1）ACTH 增高：见于原发性肾上腺皮质功能减退症、先天性肾上腺皮质增生、异源性 ACTH 综合征及异源性 CRH 肿瘤等。ACTH 检测还可用于异源性 ACTH 综合征的疗效观察、预后判断等。

（2）ACTH 减低：见于腺垂体功能减退症、原发性肾上腺皮质功能亢进症及医源性皮质醇增多症等。

（三）生长激素检测

生长激素（growth hormone，GH）是由腺垂体细胞分泌的一种多肽激素，受下丘脑的生长激素释放激素（GHRH）和生长激素释放抑制激素（GHIH）的控制。其生理功能是促进骨和软组织生长，促进蛋白质合成、糖原异生、脂肪分解和钙磷吸收。

【参考值】儿童＜ 20μg /L，男性＜ 2μg /L，女性＜ 10μg /L。

【临床意义】

（1）GH 增高：见于：①垂体肿瘤所致的巨人症或肢端肥大症；②异源性 GHRH 或 GH 综合征；③外科手术、灼伤、低糖血症、糖尿病及肾衰竭等。

（2）GH 减低：见于垂体性侏儒症、腺垂体功能减低症、遗传性或继发性 GH 缺乏症、高血糖、皮质醇增多症及应用糖皮质激素等。

（四）抗利尿激素检测

抗利尿激素（antidiuretic hormone，ADH）是由下丘脑的视上核神经元分泌的一种含有 9 个氨基酸的多肽激素。其主要生理功能是促进肾远曲小管和集合管对水的重吸收，即具有抗利尿作用，从而调节有效血容量、渗透压及血压。

【参考值】1.4 ~ 5.6pmol/L。

【临床意义】

（1）ADH 增高：见于：①腺垂体功能减退症、肾性尿崩症及脱水等；②异源性 ADH 的肺癌或其他肿瘤等。

（2）ADH 减低：见于：①中枢性尿崩症、肾病综合征、输入大量等渗液溶液及体液容量增加等；②妊娠期尿崩症等。

第六节　其他血清酶检测

一、酸性磷酸酶检测

酸性磷酸酶（ACP）是一组磷酸单酯酶，在酸性条件下能催化磷酸基转移反应，主要存在于前列腺、肝、脾、乳汁、红细胞、血小板以及骨髓细胞的溶酶体中。血清 ACP 主要组织来源是前列腺、红细胞和血小板。正常男性血清 ACP 主要来自前列腺，女性血清 ACP 主要来自肝脏、红细胞和血小板。

【参考值】0.9 ~ 1.9U/L。

【临床意义】由于血清 ACP 主要组织来源是前列腺，所以检测血清 ACP 主要用于诊断前列腺癌。ACP 增高主要见于前列腺、骨骼、肝脏和部分血液系统疾病等。

（1）前列腺疾病：前列腺癌，特别是转移时，ACP 明显增高。前列腺肥大、前列腺炎、急性尿潴留等 ACP 也可增高。前列腺活检、膀胱镜检查等也可使 ACP 一过性增高。

（2）骨骼疾病：见于原发性骨肿瘤、恶性肿瘤骨转移、代谢性骨病等。

（3）肝脏疾病：见于肝炎、肝硬化和肝癌等。

（4）血液病：见于血小板减少症、溶血性贫血、白血病、巨幼细胞性贫血等。

二、淀粉酶及其同工酶检测

淀粉酶（AMS）体内的主要作用水解淀粉、糊精和糖原，对食物中的多糖类化合物的消化具有重要作用。血清中的淀粉酶主要来自胰腺和腮腺。来自胰腺的为淀粉酶同工酶P（P-AMS），来自腮腺的是淀粉酶同工酶S（S-AMS）。其他组织，如心脏、肝脏、肺脏、甲状腺、卵巢、脾脏等也含有少量AMS。

【参考值】AMS总活性：Somogyi法 800 ~ 1800U/L，染色淀粉法 760 ~ 1450U/L。同工酶：S-AMS 45% ~ 70%，P-AMS 39% ~ 55%。

【临床意义】血清淀粉酶活性测定主要用于急性胰腺炎的诊断。

（1）AMS活性增高

1）胰腺疾病：急性胰腺炎是AMS增高最常见的原因。血清AMS一般于发病6 ~ 12小时开始增高，12 ~ 72小时达峰值，3 ~ 5天恢复正常，但AMS活性升高的程度与病情轻重不成正相关。慢性胰腺炎急性发作、胰腺囊肿、胰腺脓肿、胰腺管阻塞、胰腺损伤时AMS也可增高。胰腺癌早期AMS增高，与肿瘤压迫造成胰腺导管阻塞及短时间内大量胰腺组织破坏使AMS进入血液有关。

2）非胰腺疾病：①腮腺炎或腮腺损伤，其增高的AMS主要为S-AMS，S-AMS/P-AMS＞3，借此可与急性胰腺炎相鉴别。②消化性溃疡穿孔、创伤性休克、上腹部手术后、机械性肠梗阻、腹膜炎、急性阑尾炎、急性胆囊炎等AMS也增高。③服用镇静剂如吗啡等AMS也增高，以S-AMS增高为主。④急性酒精中毒病人S-AMS或P-AMS增高，也可两者同时增高。⑤肾功能不全时，AMS增高。

（2）AMS活性减低：多由于胰腺组织破坏严重，或肿瘤压迫时间过久，腺体组织发生纤维化，导致胰腺分泌功能障碍所致。常见于慢性胰腺炎、胰腺癌。

三、脂肪酶检测

脂肪酶（LPS）是一糖蛋白，可水解长链脂肪酸的甘油酯，主要由胰腺分泌，胃和小肠也能产生少量的LPS。血清中的脂肪酶主要来自胰腺。LPS经肾小球滤过，并被肾小管全部回吸收，所以尿液中无LPS。

【参考值】比色法：＜79U/L；滴度法：＜1500U/L。

【临床意义】

（1）LPS活性增高

1）胰腺疾病：急性胰腺炎发病后4 ~ 8小时LPS出现升高，24小时达到峰值，10 ~ 15天后渐恢复正常，LPS增高通常与AMS相平行，但灵敏度更高。由于LPS组织来源较少，所以其特异性较AMS为高。由于LPS增高持续时间长，在病程后期检测

LPS 更有利于观察病情变化和判断预后。另外，慢性胰腺炎 LPS 也可增高，但增高的程度较急性胰腺炎低。胰腺癌或结石使胰管阻塞时，LPS 可增高。

2）其他：如急慢性肾脏疾病、消化性溃疡穿孔、肠梗阻、急性胆囊炎、内镜逆行胰腺造影以及阿片类药物治疗等 LPS 也可增高。

（2）LPS 活性减低：胰腺癌或胰腺结石可致胰腺导管阻塞，此时 LPS 活性可减低，减低程度与梗阻部位、梗阻程度和剩余胰腺组织的功能有关。LPS 活性减低也可见于胰腺囊性纤维化。

四、胆碱酯酶检测

胆碱酯酶（ChE）是一组能水解羧酸胆碱酯的酶类，分为乙酰胆碱酯酶（AChE）和假性胆碱酯酶（PChE）。AChE 主要存在于红细胞、肺脏、脑组织、交感神经节中；PChE 是一种由肝脏合成的糖蛋白，主要存在于血清或血浆中。检测血清 ChE 主要用于诊断肝脏疾病和有机磷杀虫剂中毒等。

【参考值】PChE：30 000 ~ 80 000U/L；AChE：80 000 ~ 120 000U/L。

【临床意义】测定胆碱酯酶可用于有机磷杀虫剂中毒时的诊断和预后估计。有机磷杀虫剂中毒时，胆碱酯酶活力明显降低。

（1）ChE 活性增高：ChE 活性增高主要见于肥胖、脂肪肝、肾脏疾病、甲状腺功能亢进症等，也可见于溶血性贫血、巨幼细胞性贫血、精神分裂症等。

（2）ChE 活性减低

1）有机磷杀虫剂中毒：有机磷杀虫剂能抑制 ChE，因而，临床上常以 PChE 活性作为有机磷杀虫剂中毒的诊断和监测的指标。ChE 活性为参考值的 50% ~ 70% 为轻度中毒，30% ~ 50% 为中度中毒；低于 30% 为重度中毒。

2）肝脏疾病：见于慢性肝炎、肝硬化和肝癌，且 ChE 减低程度与肝脏实质损伤成正比。如果 ChE 持续性减低提示预后不良。

3）其他：恶性肿瘤、恶性贫血、营养不良、口服雌激素或避孕药物等也可使 ChE 活性减低。

第八章 临床常用免疫学检测

医学免疫学诊断因其具有的高度特异性和敏感性，在临床诊断中具有重要而不可替代的作用。近年来，随着免疫学的迅猛发展和诊断新技术的不断涌现，免疫学检测项目亦不断增加。这些检测项目主要用于疾病的诊断、鉴别诊断、疗效观察、预后判断以及对人体免疫功能的动态监测。

第一节 血清免疫球蛋白检测

免疫球蛋白（immunoglobulin，Ig）是具有抗体活性的球蛋白。在免疫应答中B淋巴细胞转化为浆细胞，由浆细胞合成分泌Ig。Ig存在于人体的血液、体液、外分泌液和某些细胞膜上，按其功能和理化性质分为IgG、IgA、IgM、IgE、IgD五大类（表3-8-1）。

表 3-8-1 各类免疫球蛋白的特性及免疫功能

Ig 类型	特性	免疫功能
IgG	1. 占血清 Ig 总量的 70%~80% 2. 为 Ig 中唯一能通过胎盘者 3. Ig 中半衰期最长（16~24 日）	1. 机体抗感染发挥主要作用（抗细菌、病毒、细菌外毒素等） 2. 新生儿通过母体获得免疫力
IgA	1. 血清型占 Ig 总量的 10%~15% 2. 分泌型（sIgA）存在于分泌液（初乳、消化道、呼吸道、泌尿生殖道、泪液等）	1. 机体抗局部感染发挥重要作用 2. 通过哺乳婴儿从母体初乳中获得局部免疫力
IgM	1. 占血清 Ig 总量的 5%~10% 2. 免疫应答中产生最早，维持时间短 3. 是红细胞 ABO 血型的天然 Ig	1. 最早发挥免疫效应，具有早期诊断意义 2. 具有很强的激活补体、凝集和溶解细胞作用
IgE	1. 占血清 Ig 总量的 0.002%，含量极微 2. 结合肥大细胞膜等，是亲细胞性 Ig	1. 与过敏反应的发生相关 2. 与寄生虫感染相关
IgD	占血清 Ig 总量的 0.02%~1%	功能尚不完全明确

【参考值】免疫比浊法：血清 IgG 7.0~16.6g/L，血清 IgA0.7~3.5g/L。sIgA：唾液0.3g/L，泪液 30~80g/L，初乳 5.06g/L。IgM0.5~2.6g/L。

【临床意义】免疫球蛋白是由浆细胞分泌的，凡引起 B 淋巴细胞增生活跃或浆细胞增多的疾病，均可导致 Ig 增高；凡各种原因导致免疫缺陷、免疫低下或使用免疫抑制剂，均可导致 Ig 降低。

（1）Ig 增高

1）多克隆性增高：即 IgG、IgA、IgM 均增高。主要见于各种慢性感染、慢性肝病、肺结核、淋巴瘤及自身免疫病如系统性红斑狼疮（SLE）、类风湿关节炎等。

2）单克隆性增高：即只有一种 Ig 增高。主要见于免疫增生性疾病，如多发性骨髓瘤、巨球蛋白血症等，表现为 IgG、IgA、IgM 分别增高，病人血液中出现大量单克隆 Ig。临床以 IgG 增高最常见。

3）IgE 增高：IgE 是血清中含量最少的 Ig，由分布在鼻咽、扁桃体、气管、支气管及胃肠道等黏膜处的浆细胞产生。IgE 增高见于各种过敏性疾病，如过敏性哮喘、过敏性鼻炎、荨麻疹、过敏性皮肤病、寄生虫感染等，也见于类风湿关节炎、肝病、肾病综合征等。

（2）Ig 降低：主要见于各种先天性或获得性体液免疫缺陷病、长期使用免疫抑制剂等。

第二节 血清补体检测

补体（complement，C）是一组存在于血清中的具有酶原活性的糖蛋白。补体由三十余种可溶性蛋白质与膜结合蛋白组成，故称为补体系统。补体经传统途径或替代途径激活而具有酶活性。补体系统以非特异性方式参与调节体液免疫和炎症反应，在抗感染方面具有重要意义。在某些疾病状态下，补体参与组织损伤。因此测定补体含量和活性对某些疾病的诊断、鉴别、预后判断具有重要意义。

（一）总补体溶血活性检测

总补体溶血活性也称为 50% 总补体溶血活性（CH_{50}）。补体 $C_1 \sim C_9$ 能使经抗体致敏的绵羊红细胞溶解，其溶血程度与补体量呈正相关，为 S 形曲线关系。通常以 50% 溶血作为检测终点。该方法较为灵敏、准确。

【参考值】试管法：50 ~ 100kU/L。

【临床意义】CH_{50} 主要反映补体传统活化途径 $C_1 \sim C_9$ 的活性程度。

（1）CH_{50} 增高：见于急性炎症、组织损伤和某些恶性肿瘤。

（2）CH_{50} 降低：对疾病诊断更有意义，见于各种自身免疫性疾病、肾小球肾炎、病毒性肝炎、慢性肝病等。

（二）补体 C_3 含量检测

C_3 是补体的第三成分，由肝细胞合成，在 $C_1 \sim C_9$ 中含量最高，是激活补体的传统途径和替代途径的关键物质。

【参考值】0.8 ~ 1.5g/L。

【临床意义】

（1）C_3 增高：见于急性炎症、传染病早期、肿瘤、排斥反应等。

（2）C_3 降低：活动性系统性红斑狼疮、类风湿关节炎等 C_3 降低。

（3）对急性肾小球肾炎有诊断和鉴别诊断意义：①急性肾小球肾炎（包括轻型和不典型病例）约 70% 病人在 6 周内 C_3 降低，故有诊断价值。②病毒感染后肾炎 C_3 正常，有鉴别意义。③狼疮性肾炎病人 C_3 降低，病情缓解后恢复，故具有判断病程转归价值。

（三）补体 C_4 含量检测

C_4 是一种多功能 β_1 球蛋白，在补体活化、促进吞噬、中和病毒、防止免疫复合物沉淀等方面发挥重要作用。

【参考值】0.22 ~ 0.60g/L。

【临床意义】

（1）C_4 增高：见于急性风湿热、结节性动脉周围炎、皮肌炎、心肌梗死、组织损伤等。

（2）C_4 降低：见于系统性红斑狼疮（SLE）、自身免疫性肝炎、类风湿关节炎、狼疮性肾病、1 型糖尿病、胰腺癌等。

第三节　病毒性肝炎血清标志物检测

一、甲型肝炎病毒标志物检测

机体感染甲型肝炎病毒（hepatitis A virus, HAV）后，可产生 IgM、IgA 和 IgG 抗体。HAV-IgM 是病毒衣壳蛋白抗体，HAV-IgA 是肠道黏膜分泌的局部抗体，HAV-IgG 在疾病愈后可长期存在。

【参考值】ELISA 法：抗 HAV-IgM 和抗 HAV-IgA 均为阴性。抗 HAV-IgG 阳性可见于甲肝感染后的人群。

【临床意义】

（1）抗 HAV-IgM 阳性：据观察，甲肝患者抗 HAV-IgM 的阳性率在发病后 2 周为100%，1 个月为 76.5%，3 个月为 23.5%，6 个月为 5.9%，12 个月时可为阴性。因此，抗 HAV-IgM 阳性说明机体正在感染 HAV，它是早期诊断甲肝的特异性指标。

（2）抗 HAV-IgA 阳性：甲肝早期和急性期，由粪便中测得抗 HAV-IgA 呈阳性反应，是早期诊断甲肝的指标之一。

（3）抗 HAV-IgG 阳性：是获得免疫力的标志，提示既往感染，可作为流行病学调查的指标。

二、乙型肝炎病毒标志物检测

1. 乙型肝炎病毒表面抗原检测　乙型肝炎病毒表面抗原（hepatitis B virus surface

antigen，HBsAg）系 HBV 中 Dane 颗粒外层的脂蛋白囊膜。它的基因位于 HBV 双链 DNA 的 S 区。

【参考值】阴性。

【临床意义】HBsAg 阳性见于急性乙肝的潜伏期，发病时达高峰；如果发病后 3 个月不转阴，则易发展成慢性乙型肝炎或肝硬化。HBV 携带者 HBsAg 也呈阳性。HBsAg 是 HBV 的外壳，不含 DNA，故 HBsAg 本身不具传染性；但因其常与 HBV 同时存在，常被用来作为传染性标志之一。

2. 乙型肝炎病毒表面抗体检测 乙型肝炎病毒表面抗体（hepatitis B virus surface antibody，HBsAb）是机体对 HBsAg 产生的一种抗体，它对 HBsAg 有一定的中和作用，表明机体具有一定的免疫力。

【参考值】ELISA 法：阴性（S/CO ≤ 2.1）。放射免疫分析（RIA）法：阴性。

【临床意义】HBsAb 是一种保护性抗体，可阻止 HBV 穿过细胞膜进入新的肝细胞。HBsAb 阳性提示机体对乙肝病毒有一定程度的免疫力。HBsAb 一般在发病后 3 ~ 6 个月才出现，可持续多年。注射过乙型肝炎疫苗或 HBsAb 免疫球蛋白者，HBsAb 可呈现阳性反应。

3. 乙型肝炎病毒 e 抗原检测 乙型肝炎病毒 e 抗原（hepatitis B virus e antigen，HBeAg）是 HBV 核心颗粒中的一种可溶性蛋白质，具有抗原性。

【参考值】ELISA 法：阴性（S/CO ≤ 2.1）。放射免疫分析（RIA）法：阴性。

【临床意义】HBeAg 阳性表明乙型肝炎处于活动期，并有较强的传染性。孕妇阳性可引起垂直传播，致 90% 以上的新生儿呈 HBeAg 阳性。HBeAg 持续阳性，表明肝细胞损害较重，且可转为慢性乙型肝炎或肝硬化。

4. 乙型肝炎病毒 e 抗体检测 乙型肝炎病毒 e 抗体（hepatitis B virus e antibody，HBeAb）是病人或携带者经 HBeAg 刺激后所产生的一种特异性抗体，常继 HBeAg 后出现于血液中。

【参考值】ELISA 法：阴性（S/CO ≤ 2.1）。放射免疫分析（RIA）法：阴性。

【临床意义】HBeAb 阳性率，在慢性乙型肝炎为 48%，肝硬化 68.3%，肝癌为 80%。乙肝急性期即出现 HBeAb 阳性者，易进展为慢性乙型肝炎；慢性活动性肝炎出现 HBeAb 阳性者可进展为肝硬化；HBeAg 与 HBeAb 均阳性，且 ALT 升高者，可进展为原发性肝癌。HBeAb 阳性表示大部分乙肝病毒被消除，复制减少，传染性减低，但并非无传染性。

5. 乙型肝炎病毒核心抗体检测 乙型肝炎病毒核心抗体（hepatitis B virus core antibody，HBcAb）是 HBcAg 的抗体，可分为 IgM、IgG 和 IgA 三型。目前前常用的方法是检测 HBcAb 总抗体，也可分别检测 HBcAb 的 IgM、IgG 和 IgA。

【参考值】ELISA 法：阴性。放射免疫分析（RIA）法：阴性。

【临床意义】HBcAb 总抗体主要反映的是抗 –HBc IgG。HBcAb 检出率比 HBsAg 更敏感，可作为 HBsAg 阴性的 HBV 感染的敏感指标。HBcAb 在乙型肝炎中检出率平均为 78.8%，在慢性肝炎和肝癌中的检出率分别为 97.8% 和 81.8%，在 HBsAg 携带者中多为阳性，在 HBsAg 阴性患者中仍有 6% 的阳性率。此外，HBcAb 检测也可用作乙型肝炎疫苗和血液制品的安全性鉴定和献血员的筛选。HBcAb 对机体无保护作用，其阳性可持续数十年甚至终身。

三、丙型肝炎病毒标志物检测

丙型肝炎病毒（hepatitis C virus，HCV）为一线状正股 RNA，主要通过输血途径传播。临床上诊断 HCV 感染的主要标志物为抗 -HCV IgM 和抗 -HCV IgG 检测。

【参考值】抗 -HCV IgM：阴性。抗 -HCV IgG：阴性。

【临床意义】抗 -HCV IgM 主要用于早期诊断，急性期 IgM 抗体阳性率略高于 IgG 抗体。抗 -HCV IgM 一般在发病后 2 ~ 4 天出现，最早于发病的第 1 天即可检测到，7 ~ 15 天达高峰，其持续时间一般为 1 ~ 3 个月。持续阳性可作为转为慢性肝炎的指标，或提示病毒持续存在并有复制。抗 -HCV IgG 阳性是既往感染过 HCV 的标志。输血后肝炎有 80% ~ 90% 的患者抗 -HCV IgG 阳性。

四、丁型肝炎病毒标志物检测

丁型肝炎病毒（hepatitis D virus，HDV）是一种缺陷病毒，需有 HBV 或其他嗜肝病毒的辅助才能复制和传播，如 HBsAg 阴性，则可排除丁型肝炎病毒感染。丁型肝炎病毒抗体分为抗 -HDV IgG 和抗 -HDV IgM。

【参考值】抗 -HDV IgM：阴性。抗 -HDV IgG：阴性。

【临床意义】抗 -HDV IgM 出现较早，一般持续 2 ~ 20 周，可用于丁型肝炎早期诊断。HDV 和 HBV 联合感染时，抗 -HDV IgM 一过性升高；重叠感染时，抗 -HDV IgM 持续升高。抗 -HDV IgG 只能在 HBsAg 阳性的血清中测得，是诊断丁型肝炎的可靠指标，即使 HDV 感染终止后仍可保持多年。

五、戊型肝炎病毒标志物检测

戊型肝炎病毒（hepatitis E virus，HEV）是一种 RNA 病毒。机体感染 HEV 后可产生抗 -HEV IgG 和抗 -HEV IgM。

【参考值】抗 -HEVIgM：阴性。抗 -HEV IgG：阴性。

【临床意义】95% 的急性期病人抗 -HEV IgM 呈阳性反应。抗 -HEV IgM 的持续时间较短，可作为急性感染的诊断指标。凡戊型肝炎恢复期抗 -HEV IgG 效价超过或等于急性期 4 倍者，提示 HEV 新近感染，有临床诊断意义。

第四节 肿瘤标志物检测

肿瘤标志物（tumor marker，TM）是指由肿瘤细胞自身合成、释放的某种蛋白质，或机体对肿瘤细胞反应而产生的某类物质，因与肿瘤的存在和发生发展密切相关，故称为肿瘤标志物。肿瘤标志物包括蛋白质类、酶类、激素、核酸和糖蛋白等。

肿瘤标志物在肿瘤普查、辅助诊断、疗效观察和预后判断中有重要意义，同时因为是肿瘤相关抗原，其检测结果并不具有完全特异性。因此利用肿瘤标志物进行诊断、鉴别诊断和疗效判断时，要结合临床表现和其他辅助检测，综合分析判断。

一、蛋白质肿瘤标志物检测

（一）甲胎蛋白检测

甲种胎儿球蛋白简称甲胎蛋白（alpha fetoprotein，AFP）是在胎儿早期由肝脏合成的一种糖蛋白，正常人出生后 AFP 合成被抑制，AFP 检测呈阴性。当肝细胞和生殖腺胚胎组织发生恶性病变时，相关基因被重新激活，细胞重新合成 AFP，血中 AFP 明显升高。因此血中浓度检测对诊断肝细胞及滋养细胞恶性肿瘤有重要价值。

【参考值】ELISA 法：< 25μg/L。

【临床意义】AFP 增高主要见于原发性肝细胞癌，其诊断阈值为 > 300μg/L，阳性率为 75% ~ 80%，10% ~ 20% 的原发性肝细胞癌病人 AFP 可呈阴性。生殖腺胚胎癌、胃癌、胰腺癌、肝硬化、妊娠 AFP 亦可增高，但不如肝癌明显。

（二）癌胚抗原检测

癌胚抗原（carcinoembryonic antigen，CEA）是胎儿早期合成的蛋白复合物，妊娠 6 个月后含量减少，出生后含量极低。部分恶性肿瘤病人血清中 CEA 含量明显增高，对肿瘤的诊断、预后、复发判断有一定价值。

【参考值】ELISA 法：< 5μg/L。

【临床意义】CEA 明显增高见于胰腺癌、结肠癌、乳腺癌、肺癌等，常超过 60μg/L，其中 90% 胰腺癌病人 CEA 增高。当病情好转时 CEA 下降，而病情加重时 CEA 增高。另外，胰腺炎、结肠炎、肝脏疾病、肺气肿、支气管哮喘发作也可见 CEA 轻度增高。胃液和唾液中 CEA 增高，对胃癌诊断有参考价值。

（三）组织多肽抗原检测

组织多肽抗原（tissue polypeptide antigen，TPA）是存在于胎盘和大部分肿瘤组织细胞的多肽。在恶性肿瘤病人血清中的检出率达 79% 以上，对肿瘤部位和类型的诊断无特异性，但在肿瘤疗效观察中有较高的敏感性。

【参考值】ELISA 法：< 130U/L。

【临床意义】

（1）恶性肿瘤病人血清 TPA 可显著增高。

（2）用于动态监测，肿瘤病人经治疗好转后 TPA 降低，若肿瘤复发，TPA 再次增高。

（3）同时检测 TPA 和 CEA 有利于鉴别恶性与非恶性乳腺疾病。

（四）前列腺特异抗原检测

前列腺特异抗原（prostate specific antigen，PSA）是一种由前列腺腺管上皮细胞分泌的糖蛋白，在前列腺癌时血清 PSA 明显增高。

【参考值】ELISA 法：< 4μg/L。

【临床意义】前列腺癌病人 60% ~ 90% 血清中 PSA 明显增高。当手术切除肿瘤后，90% 病人血清 PSA 明显下降。若术后 PSA 水平又增高，提示肿瘤已有转移或复发。另外，良性前列腺瘤、前列腺肥大、急性前列腺炎时，约 14% 病人血清 PSA 水平轻度增高，此时应注意鉴别。

二、糖脂肿瘤标志物检测

（一）癌抗原 50（CA50）检测

【参考值】固相放射免疫分析法（IRMA）：< 2 万 U/L。

【临床意义】CA50 是一种肿瘤糖类相关抗原，对肿瘤诊断具有广泛性。①增高主要见于胰腺癌、胆管（囊）癌、原发性肝癌、卵巢癌等。②对鉴别诊断良性或恶性腹水有价值。③可动态观察其水平变化，对疗效、预后、复发检测有价值。

（二）癌抗原 72-4（CA72-4）检测

【参考值】ELISA 法：< 6.7μg /L。

【临床意义】CA72-4 是一种糖蛋白抗原，是卵巢和胃肠道肿瘤的标志。增高主要见于卵巢癌、结肠癌、胃癌、胰腺癌等。

（三）癌抗原 19-9（CA19-9）检测

【参考值】ELISA 法：< 3.7 万 U/L。

【临床意义】CA19-9 是一种糖蛋白，属于唾液酸化 Lewis 血型抗原。①明显增高见于胰腺癌、胆管（囊）癌、胃癌、结肠癌、直肠癌等，其中胰腺癌阳性率达 85% ~ 95%，胆管（囊）癌为 85%；②连续监测对病情变化、疗效、预后、复发诊断有重要价值；③无早期诊断价值；④急性胰腺炎、胆管炎、胆石症、急性肝炎等也可出现不同程度增高。

（四）癌抗原 125（CA125）检测

【参考值】ELISA 法：< 3.5 万 U/L。

【临床意义】CA125 是一种糖蛋白性肿瘤相关抗原。①明显增高见于卵巢癌，其阳性率达 60% ~ 90%，对诊断卵巢癌有重要价值；②子宫内膜癌、宫颈癌、乳腺癌也可增高；③良性卵巢癌、子宫肌瘤以及肝硬化失代偿 CA125 也出现增高。

（五）癌抗原 242（CA242）检测

【参考值】ELISA 法：< 2 万 U/L。

【临床意义】CA242 是一种鞘糖脂抗原，增高主要见于胰腺癌、结肠癌、胃癌、卵巢癌、子宫癌、肺癌等，亦有少数良性肿瘤出现增高。

（六）癌抗原 15-3（CA15-3）检测

【参考值】ELISA 法：< 2.5 万 U/L。

【临床意义】主要用于乳腺癌诊断，监测其疗效、转移和复发，但不能用于乳腺癌的早期诊断。

三、酶类肿瘤标志物检测

（一）前列腺酸性磷酸酶（PAP）测定

【参考值】RIA 法：≤ 2μg/L。

【临床意义】PAP 是前列腺分泌的能水解磷酸酯的糖蛋白。①前列腺癌时血清 PAP 明显增高，其增高程度与肿瘤发展呈平行关系；②前列腺炎、前列腺肥大时 PAP 也可增高。

（二）α-L- 岩藻糖苷酶（AFU）测定

【参考值】ELISA 法：234 ~ 414μmol/L。

【临床意义】AFU 是溶酶体酸性水解酶，是原发性肝癌的标志物之一。① 81% 的原发性肝癌病人血清 AFU 增高，与甲胎蛋白（AFP）联合检测诊断阳性率达 93%；②可动态监测肝癌的疗效、预后及复发；③转移性肝癌、肺癌、乳腺癌等也可增高。

四、肿瘤标志物检测的选用

由于同一种肿瘤可含多种标志物，而一种标志物也可出现在多种肿瘤中，因此目前的标志物检测尚不具备完全特异性。临床应选择特异性最高的标志物或最佳组合检测，有利于提高肿瘤诊断的阳性率。同时需结合临床症状，动态监测其复发、转移或预后判断（表 3-8-2）。

表 3-8-2　常用肿瘤标志物的选择

	AFP	CEA	PSA	PAP	CA19-9	CA125	CA242	CA15-3	AFU
原发性肝	1								1
干细胞癌	1								
前列腺癌			1	1					

续表

	AFP	CEA	PSA	PAP	CA19-9	CA125	CA242	CA15-3	AFU
结肠癌		1			2		3		
胰腺癌		3			2		2		
卵巢癌						1			
乳腺癌		2						1	
胃癌		2							
胆管癌					1				

注：1 为首选指标，2 为补充指标，3 为次补充指标。

第五节　自身抗体检测

机体免疫功能紊乱，不能识别"自己"与"非己"，对自身组织细胞发生免疫应答，产生自身抗体，造成组织器官损害，称为自身免疫性疾病（autoimmune disease，AID）。检测自身抗体的含量是协助诊断 AID 的主要依据。

（一）类风湿因子检测

类风湿因子（rteumatoid factor，RF）是因变性的 IgG 成为自身抗原，刺激机体产生的一种自身抗体，主要为 IgM、IgG 和 IgA 型。

【参考值】ELISA 法：1 ~ 4kU/L。

【临床意义】

（1）70% ~ 90%类风湿性疾病 RF 增高，其中类风湿关节炎（RA）阳性率达 70%。IgG 型与类风湿关节炎病人滑膜炎、血管炎和关节外症状相关；IgA、IgM 型与骨质破坏有关。RF 增高是类风湿关节炎活动性的指标，病人有严重的关节功能障碍伴血清高效价 RF，提示预后严重。

（2）其他自身免疫性疾病 RF 增高：见于多发性肌炎、干燥综合征、硬皮病、系统性红斑狼疮（SLE）、慢性活动性肝炎等。

（二）抗核抗体检测

抗核抗体（antinuclear antibody，ANA）是以细胞核成分为靶细胞的自身抗体的总称，其细胞核成分包括 DNP（脱氧核糖核蛋白）、DNA、RNA、ENA（核抗原）等。由于核抗原成分的多样性，每种抗原均可产生相应的抗体，故形成了抗核抗体的多样性和复杂性，用免疫荧光法检测时形成的四荧光核型（均质型、边缘型、颗粒型和核仁型），是鉴别诊断的基础。

【参考值】免疫荧光法（IFA）法：阴性，血清稀释度＜1∶10。

【临床意义】

（1）ANA 阳性：作为自身免疫性疾病的筛选试验，当血清稀释度＞1∶40 认定为阳性。其中＜1∶80 为弱阳性，1∶80～1∶320 为中等阳性，＞1∶320 为强阳性。

（2）系统性红斑狼疮（SLE）阳性率达 80%～100%，SLE 活动期 ANA 达 100% 阳性。ANA 阳性还见于混合性结缔组织病（100%）、全身硬皮病（85%～90%）、多发性肌炎（30%～90%）、狼疮性肝炎（95%～100%）以及类风湿关节炎、桥本甲状腺炎等。

（三）抗 DNA 抗体检测

抗脱氧核糖核酸（DNA）抗体（anti-DNA antibody，抗 -DNA）包括抗双链 DNA 抗体（ds-DNA）和抗单链 DNA 抗体（ss-DNA），其中抗 ds-DNA 抗体的靶抗原是细胞核中的 DNA 双螺旋结构，有重要诊断意义。

【参考值】免疫荧光法（IFA）法：阴性。

【临床意义】抗 ds-DNA 抗体阳性是系统性红斑狼疮（SLE）的重要诊断指标，有 70%～90% 的 SLE 活动期病人呈阳性。此外少数风湿病患者也可呈阳性。

第九章　临床常见病原体检测

当今，感染性疾病仍是临床常见、发病率较高的疾病。为了确定感染的发生和性质，以在疾病早期提供恰当的治疗方案和采取有效的预防措施，并防止感染性疾病传播所造成的危害，需进行感染性疾病临床病原学实验诊断。

对人类致病的病原生物有五百多种，包括细菌、病毒、支原体、真菌、衣原体、螺旋体、寄生虫等。实验室诊断方法基本遵循以下原则：正确规范采集和运送标本，通过直接显微镜检测病原体或病原体的特异性抗原成分，必要时检测病原体核酸，结合病人的病史、症状体征和辅助检测，做出初步诊断。

第一节　检测方法和标本收集

一、临床常用病原体检测方法

（一）直接显微镜检测

标本直接涂片，干燥、固定后染色，或经离心浓缩集菌后涂片染色，置光学显微镜下观察细菌的形态、染色性或观察宿主细胞内包涵体的特征。某些情况可采用悬滴法或压滴法，在不染色状态下借助暗视野显微镜或相差显微镜，观察病原体的生长和运动方式，以及螺旋体的形态和运动。

对无菌部位的体液进行直接镜检对病原诊断具有意义，如脑脊液涂片中查见革兰染色阴性肾形双球菌，结合患者发热、喷射状呕吐、剧烈头痛和脑膜刺激体征，可做出流行性脑脊髓膜炎的诊断。对有正常菌群寄居的腔道分泌物涂片镜检虽不能确定诊断，但对进一步检测有重要提示作用。

（二）病原体特异性抗原检测

抗原抗体反应具有特异性和敏感性，用已知抗体检测未知抗原，或用已知抗原检测未知抗体，临床应用非常广泛，且检测技术不断发展。常用的试验方法有酶免疫技术、免疫荧光技术、化学发光技术、乳胶凝集试验、对流免疫电泳等。目前使用的特异性高、效价高的单克隆抗体，能够检测仅在活细胞内增殖的病毒和衣原体，对病原诊断很有价值。

（三）病原体分离培养和鉴定

分离培养是微生物学检验中确诊的重要步骤。首先根据临床症状和镜下检测特征，做出病原学的初步诊断，再选择最合适的培养方法，根据菌落性状、染色性、生化反应、血清学试验结果，对分离菌做出鉴定。也可利用微量鉴定系统，快速简便鉴定分离菌。分离培养和鉴定是细菌感染性疾病诊断的"金标准"，同时体外药物敏感性试验，可为临床选用敏感有效的治疗药物提供依据。

（四）血清学试验

血清学试验是指体外进行的抗原抗体反应，可检测未知抗体或抗原。通过试验，对待检样品进行定性、定量、定位检测。目前常用的试验有凝集反应、沉淀反应、免疫比浊法、免疫酶技术、免疫荧光技术、同位素标记技术、放射免疫法等。

血清学试验对于某些不能培养或难以培养的病原体，能提供诊断依据。因抗体产生需要 4 ~ 7 天，故用已知抗原测未知抗体时，不适于早期诊断。

（五）病原体核酸检测

核酸检测是近年来发展快、普及广的一项临床诊断新技术，主要有聚合酶链反应（PCR）和核酸（DNA）探针杂交技术。主要用于用其他方法难以检测的标本。

二、标本采集、运送和检测方法

正确选择、采集与运送标本是病原学实验诊断的第一步，要根据各种病原体所致疾病的病程确定标本采集的时间、部位、种类。用作分离培养的标本应尽量在开始治疗前采集。标本要置于无菌或清洁容器中，不能接触消毒剂和抗菌药物。采集后要按要求立即送往病原学实验室检测。

（一）血液

一般情况下标本应在患者发热初期、发热前 2 小时或发热高峰期时采集，原则上应选择在抗菌药物应用前。对已用药而病情不允许停药的患者，也应在下次用药前采集。细菌培养的阳性率与采样频率和部位有一定的相关性，要提高血培养阳性率，应在 24 小时内、在不同部位采血 3 次。每份标本均应同时做需氧菌和厌氧菌培养。对于一些长期使用抗生素的患者，应使用能够中和抗生素的培养瓶。

此外，需特别注意以下情况：①沙门菌感染：根据病程和病情可在不同的时间采集标本，伤寒患者在病程第 1 ~ 2 周内采集静脉血或在第 1 ~ 3 周内采集骨髓；②亚急性细菌性心内膜炎：除在发热期采血外，应多次采血，第 1 天做 3 次血培养，每次间隔 30 分钟以上，如果 24 小时培养阴性，应继续抽血 3 份（每次仍间隔 30 分钟以上）或更多次进行培养；③急性心内膜炎：治疗前 1 ~ 2 小时内分别在不同部位抽血进行培养；④急性败血症、脑膜炎、骨髓炎、关节炎、急性未处理的细菌性肺炎和肾盂肾炎除在发热期采血外，应在治疗前 10 分钟内在身体不同部位采血，分别做需氧和厌氧血液培养；⑤不明原因发热可于发热周期内多次采血做培养，每次间隔 60 分钟，如果 24 小时培养结果为阴性，应继续采血 2～3 份做培养；⑥脑脊液细菌培养时，应同时做血培养；⑦厌氧菌在关节液、胸腹水等体液感染中较常见，这些标本最好同时做厌氧培养及直接涂片检测。

（二）尿液

因内尿道和膀胱是无菌部位，而外尿道是有菌部位，尿液标本的采集和培养更应注意无菌操作。要嘱咐病人留取中段尿作为送检标本，最好采用晨尿。标本不加防腐剂。尿液标本的采集前应注意清洁尿道口，如遇留置导尿管的患者，应用注射器穿刺导尿管吸取尿液。必要时还可使用膀胱穿刺法。

（三）粪便

腹泻患者在急性期收集标本，可提高检出率，最好在用药前采集。沙门菌感染所致的伤寒患者在 2 周后收集标本；取新鲜粪便中含有脓、血、黏液的部分置于清洁容器中送检；排便困难或婴幼儿采用直肠拭子采集，并置于有保存液的试管中送检；疑为霍乱弧菌的标本用无菌棉拭子取米泔水样便放入碱性蛋白胨水中保存；用于厌氧菌培养的标本应尽量避免与空气接触，最好在床边接种。

（四）呼吸道标本

主要包括痰液、鼻咽拭子、通过气管收集的标本。痰液标本通过咳嗽咳痰留取标本，如咳痰困难可用雾化吸入法。气管标本主要是支气管刷取液、支气管肺泡灌洗液、支气管吸出物，因可避免上呼吸道正常菌群的污染，因此是下呼吸道感染病原体检测的理想标本。

呼吸道标本的病原体检测对标本质量要求高，通常要求晨起收集标本。标本涂片和革兰染色有利于标本质量的评价。如标本不合格，可导致抗菌药物的不正确使用和耐药性产生。

（五）泌尿生殖道标本

泌尿生殖道标本根据不同疾病的特征、部位和检测项目，采集不同的标本，如尿道口分泌物、阴道分泌物、宫颈分泌物、外阴糜烂灶分泌物、前列腺液等。生殖道是开放性器官，采集标本时要避免接触正常部位。

（六）脑脊液和其他无菌体液

脑脊液标本采集后应立即保温送检或床边接种，以避免细菌死亡。

胸水、腹水、心包积液因标本含菌量较少，要采集较大量标本送检，以提高检出阳性率。

（七）创伤组织和脓肿标本

对范围较大的损伤，应在不同部位采集多份标本。采集时要先清除污物，用碘酒、酒精消毒皮肤，防止皮肤污染菌混入标本；如标本较少应加无菌等渗盐水以防干燥；开放性脓肿的采集，用无菌棉拭子采集脓液及病灶深部分泌物；封闭式脓肿用无菌干燥注射器穿刺抽取标本；疑为厌氧菌感染者，取脓液后立即排净注射器内空气，针头插入无菌橡皮塞送检，以免标本接触空气导致厌氧菌死亡，降低检测阳性率。

第二节 临床感染常见病原体检测

感染性疾病包括病原微生物与寄生虫所致的传染性疾病和非传染性疾病。随着抗生素滥用所致的耐药菌株增多，大量慢性疾病的存在以及老龄社会的到来，使当今感染性疾病的特点发生了一定的变化。

一、流行病学

目前感染性疾病的流行病学具有以下特点：

1. 疾病谱发生变迁，新传染病陆续被发现。近 20 年来在全球范围先后发现了三十多种新传染病，病原体如嗜肺军团菌、汉坦病毒、SARS 冠状病毒、H5N1 型禽流感病毒等。而大多已被征服的疾病又卷土重来，如梅毒、霍乱、肺结核等。

2. 经验用药失败、多重耐药菌株出现、细菌培养阳性率低，导致临床抗感染治疗困难。

3. 抗肿瘤使用的化疗和放疗，器官移植手术的开展，降低了机体的免疫防御机能，低免疫人群急剧上升，使条件致病菌感染和医院内感染发生率增加。

二、检测项目和临床应用

（一）细菌感染

细菌感染是发病率较高的感染性疾病之一，检测主要包括三个方面：①标本直接涂片镜检、分离培养、抗原检测；②抗体检测与分析；③通过聚合酶链反应（PCR）和核酸（DNA）探针杂交技术检测细菌基因。其中细菌分离培养鉴定可做出病原学确诊。

（二）病毒感染

病毒是严格细胞内寄生、只能在敏感的活细胞内以复制方式增殖的非细胞性微生物。由于体积微小，普通光学显微镜不能直接看见病毒，因此检测程序不同于细菌。常用的检测方法有病毒特异性抗体检测、病毒抗原与病毒核酸检测、病毒细胞培养以分离鉴定病毒等。近年发展的新技术如 PCR 和 DNA 探针技术、免疫荧光标记技术、化学发光技术，可检测组织细胞内的病毒抗原和胞外游离病毒抗原，是一种快速的早期诊断手段，优势明显，已被广泛采用。

（三）其他病原微生物感染

1. 真菌检测　各种真菌具有不同的典型形态，因此形态学检测是检测真菌的重要手段，包括直接镜检、培养、免疫学试验、动物实验以及 PCR 和 DNA 探针技术等。

2. 支原体检测　因支原体无细胞壁并呈高度多形性，革兰染色不易着色，故直接镜检无临床诊断价值。分离培养是支原体感染的确诊依据。

3. 螺旋体检测　将标本置于暗视野显微镜下检测运动活泼、具有特殊形态的螺旋体具有诊断价值；抗原抗体试验广泛应用于临床检测；PCR 技术可快速诊断。

4. 衣原体检测　直接镜检细胞质内的典型包涵体，对衣原体感染诊断有参考价值。目前应用较多的有荧光标记技术、PCR 和 DNA 探针技术。

（四）寄生虫感染

根据寄生虫生活史的特点，从感染者的血液、组织液、排泄物、分泌物和活体组织中检出寄生虫的某一发育虫期，是最可靠的诊断方法。目前免疫学诊断技术已广泛应用于临床。

（五）实验结果分析和临床应用

1. 临床标本分离和培养的阳性结果，在各种实验诊断方法中最具有诊断价值。经病原体鉴定可确诊感染病原体的种类，并可进行药物敏感试验指导治疗。但同时要注意因标本采集、运送及细菌本身的影响，出现阴性结果并不能完全排除感染的可能，即须注意"假阴性"。

2. 病原体的抗原成分检测有助于感染性疾病的早期诊断，阳性结果提示感染性疾病病原体的存在。但因存在共同抗原引起交叉反应的可能，即在诊断时还须注意"假阳性"。

3. 核酸检测已成为现代感染性疾病早期诊断的可靠方法之一。因 PCR 技术具有很高的敏感性，影响因素多，易出现假阳性或假阴性结果，因此操作要求非常严格。

4. 血清学试验是目前运用最广泛的感染性疾病的检测方法。用已知特异性抗原检测到相应特异性 IgM 抗体，或高于正常 4 倍以上的 IgG 抗体，具有重要诊断意义，并可得出现症感染的结论。其中 IgM 抗体不仅可作早期诊断依据，还可区分原发性感染或复发性感染。

第三节　感染免疫检测

一、细菌感染免疫检测

人体感染细菌后可产生特异性抗体，抗体的产生规律是：初次感染产生抗体的时间较长（7～14 天），抗体含量低，维持时间较短；当同一细菌再次感染，产生抗体的时间短，抗体含量高，维持时间长。因此检测特异性抗体可作为现症感染诊断的依据，也可作为感染性疾病的追溯性调查。

（一）血清抗链球菌溶血素"O"试验

溶血素"O"是 A 群溶血性链球菌产生的毒素，具有溶解红细胞、杀伤白细胞、损害心肌的作用。人体感染链球菌后，溶血素"O"刺激机体产生的相应抗体，称为抗链球菌溶血素"O"（抗 O 或 ASO）。

【参考值】乳胶凝集法（LAT）：< 400U（或阴性）。

【临床意义】ASO > 400U 并逐渐增高，提示近期有 A 群溶血性链球菌感染，可辅助诊断活动性风湿热、风湿性关节炎、风湿性心脏病、急性肾小球肾炎等；当 ASO 滴度逐渐下降表明病情缓解；若 ASO 恒定在高水平多为疾病活动期。ASO 增高还见于皮肤软组织化脓性感染、急性上呼吸道感染、A 群溶血性链球菌所致败血症等。

（二）伤寒和副伤寒沙门菌免疫检测

伤寒沙门菌感染人体后，菌体"O"抗原和鞭毛"H"抗原可刺激人体产生相应的抗体；副伤寒杆菌分甲、乙、丙三型，其各自的菌体抗原和鞭毛抗原亦产生相应的抗体。

1. 肥达反应（Widal reaction，WR） 是常用的伤寒和副伤寒感染的免疫学检测方法，是利用伤寒和副伤寒菌液为抗原，检测病人血清中有无相应抗体的一种凝集试验。

【参考值】直接凝集法：伤寒 H < 1：160，O < 1：80；副伤寒甲、乙、丙三型均 < 1：80。

【临床意义】

（1）单份血清抗体效价 H ≥ 1：160 和 O ≥ 1：80 者有诊断意义；动态观察（每 5 ~ 7 天检测一次）若抗体效价随病程延长而升高 4 倍以上，更具有诊断价值。

（2）感染伤寒菌后，O 抗体（IgM）出现较早，维持时间仅半年左右；H 抗体（IgG）出现稍晚，维持时间可达数年。若 O 增高而 H 不高，可能是感染早期或其他沙门菌引起的交叉反应；若 H 增高而 O 不高，可能是预防接种伤寒疫苗或非特异性回忆反应所致。

2. 伤寒和副伤寒沙门菌 IgM 检测

【参考值】ELISA 法：阴性，或抗体滴度 < 1：20；副伤寒甲、乙、丙三型均 < 1：80。

【临床意义】IgM 抗体于发病 1 周即出现升高，有早期诊断价值。

（三）幽门螺杆菌抗体检测

【参考值】金标免疫斑点法：阴性。

【临床意义】幽门螺杆菌抗体（HpAb）阳性见于胃、十二指肠幽门螺杆菌感染，如慢性胃炎、胃溃疡、十二指肠溃疡等，其敏感性大于 90%，特异性约 85%。

二、病毒感染免疫检测

（一）汉坦病毒抗体 IgM 检测

汉坦病毒（Hantavirus，HTV）是流行性出血热、汉坦病毒肺综合征的病原体，流行广泛。由携带病毒的动物经呼吸道、消化道或直接接触等方式传播。

【参考值】ELISA 法：阴性。

【临床意义】感染 HTV2 ~ 4 天后即可在血清中检出 IgM，7 ~ 10 天达高峰。

（二）轮状病毒抗体和 RNA 检测

轮状病毒（HRV）经消化道传播，A 组轮状病毒是引起婴幼儿急性胃肠炎的主要病原体，B 组轮状病毒可在成人中爆发流行。

【参考值】IFA 法：HRV 抗原阴性，IgM 和 IgG 阴性。PCR 法：RNA 阴性。

【临床意义】临床上 50% 以上婴幼儿急性腹泻是由轮状病毒引起的。IgM 阳性，提示现症感染；IgG 阳性，提示既往感染。PCR 技术检测轮状病毒 RNA 具有特异性诊断价值。

（三）严重急性呼吸综合征病毒抗体检测

严重急性呼吸综合征（SARS）是由 SARS 冠状病毒（SARS-CoV）引起的具有明显传染性、可累及多个系统的特殊肺炎（俗称"非典型肺炎"），是 21 世纪新的传染病，SARS-CoV 是导致 SARS 的病原体。

【参考值】ELISA 或 IFA 法：抗体阴性。PCR 法：RNA 阴性。

【临床意义】

（1）SARS 特异性抗体：符合以下两者之一即可判断为 SARS-CoV 近期感染：检测急性期血清抗体和恢复期血清抗体，发现抗体转为阳性；急性期血清抗体和恢复期血清抗体滴度，后者有 4 倍及以上升高。ELISA 和 IFA 法操作简便、快速，结果准确可靠，在 SARS 鉴别诊断中作为首选快速诊断方法。

目前 SARS-CoV 抗体检测主要检测 IgG、IgM 或总抗体，其中任何一种抗体发生阳转或 4 倍及以上升高，均可诊断 SARS。因 IgG 持续时间较长，最好检测 IgG。绝大多数 SARS 患者症状出现 1 个月内，可测出 IgG。未检测到 SARS-CoV 抗体，不能排除 SARS-CoV 感染。血清学抗体检测不作为早期诊断依据。

（2）SARS-CoV 的 RNA：病人出现症状后 5 ~ 7 天内采集标本阳性率最高，采取多份鼻咽分泌物和粪便等标本，重复用 PCR 方法检测，若结果为阳性，表示标本中有 SARS-CoV 的遗传物质 RNA，是感染的标志。

三、性传播疾病的病原免疫检测

近年来我国性传播疾病（STD）的发病率呈上升趋势，主要病原体包括梅毒螺旋体、人免疫缺陷病毒（HIV）、淋球菌、支原体、衣原体等。STD 严重危害患者身心健康，可导致不育症、生殖器畸形或缺损、毁容及特征性后遗症，已成为世界性的严重社会问题和公共卫生问题。

（一）梅毒螺旋体抗体检测

梅毒螺旋体（TP）是人类梅毒的病原体，主要通过性接触传播，其次可通过胎盘母婴传播引起先天性梅毒。人体感染梅毒螺旋体后，血清中出现特异性抗体和非特异性抗体（反应素）。

【参考值】阴性。

【临床意义】非特异性抗体的定性试验用于初筛，一期梅毒阳性率为 70%，二期梅毒阳性率为 100%，在此基础上进行确诊试验。确诊试验 FTA-ABS 敏感性高，特异性强，若为阳性，可确诊梅毒。

（二）艾滋病抗体及 RNA 检测

获得性免疫缺陷综合征（acquired immunodeficiency disease，AIDS）简称为艾滋病，是由人类免疫缺陷病毒（HIV，即艾滋病毒）感染引起的严重传染病。人感染 HIV 数周至半年后可在血清中产生抗 HIV 抗体。HIV 进入细胞后即与宿主细胞 DNA 整合，不能在细胞内清除，因此 HIV 抗体阳性可持续终身。目前检测 HIV 抗体是确定 HIV 感染的主要手段。

【参考值】筛选试验（ELISA 法）：抗体阴性。确诊试验（蛋白印迹试验）：RNA 阴性。

【临床意义】抗 HIV 确诊试验阳性，特别是 HIV RNA 阳性，对确定艾滋病毒感染诊断和早期诊断很有价值，对已有临床症状者可诊断为艾滋病，对 HIV 抗体阳性、无症状者诊断为 HIV 携带者。HIV 抗体可持续数年、数十年甚至终生。

第四节　细菌耐药性检测

细菌对某种抗菌药物由敏感变为不敏感，称为耐药性变异。自从抗生素广泛应用以来，在抗生素选择压力下，耐药菌株逐年增多，以致抗生素对细菌的敏感性不断降低，给临床治疗和控制感染带来很大困难和挑战，已成为当今和未来医学面临的重要问题。因此，在使用抗生素进行抗感染之前，必须对抗菌药的敏感性和细菌的耐药性进行检测。

一、耐药机制与耐药菌株

1. 耐药机制　细菌通过基因突变、基因转移与重组而发生变异。导致细菌耐药的机制有：①药物渗入菌体的量减少；②细菌产生灭活抗生素的酶（如 β-内酰胺酶）和钝化酶；③细菌抗生素结合蛋白改变，造成不能与抗生素结合（如青霉素结合蛋白）；④

细菌的靶结构改变；⑤代谢拮抗剂产生或代谢旁路产生。

2. 耐药菌株　①革兰阳性菌中常见有耐甲氧西林葡萄球菌（MRS）、耐青霉素肺炎链球菌（PRSP）、耐万古霉素肠球菌（VRE）、高度耐氨基糖苷类肠球菌等；②革兰阴性菌中常见有 β-内酰胺酶介导的耐 β-内酰胺酶类抗生素的革兰阴性杆菌、质粒介导的产超广谱 β-内酰胺酶的肺炎克雷伯杆菌、大肠埃希菌等；③具有多重耐药的铜绿假单胞菌、嗜麦芽窄食假单胞菌和不动杆菌等。

二、药物敏感试验

药物敏感试验简称药敏试验，用于检测抗生素或其他抗微生物制剂在体外抑制细菌生长的能力，检测结果对临床选择最佳抗生素治疗有指导作用，同时对流行病学调查亦有帮助。检测按 NCCLS 标准判断结果，分为敏感（S）、中度敏感（I）、耐药（R）。S：测试菌能被检测药物的常规剂量所抑制或杀灭；I：测试菌能被检测药物大剂量所抑制或杀灭，或在检测药物浓集部位的体液中被抑制；R：测试菌不能被感染部位可能达到的抗菌药物浓度所抑制。常用方法有：

1. K-B 纸片琼脂扩散法　K-B 纸片琼脂扩散法是目前临床微生物实验室广泛采用的检测方法。将含有定量抗菌药物的纸片贴在接种有测试菌的琼脂平板上，置 35℃孵育 16～18 小时，测量纸片周围透明抑菌圈的直径，检测结果按 S、I、R 报告。

2. 肉汤稀释法　是目前临床常用的一种定量试验。先用水解酪蛋白液体培养基将抗生素作不同浓度的稀释，再种入测试菌，置 35℃孵育 24 小时后，以不出现肉眼可见细菌生长的最低药物浓度为该菌的最低抑菌浓度（MIC）。

3. E 试验　是结合扩散法和稀释法而设计的一种操作简便、精确测定的检测方法。在涂布有测试菌的平板上放置一条浓度由高到低呈指数梯度分布的抗菌药物塑料试条，置 35℃孵育 16～18 小时，其抑菌圈和试纸条横向相交处的读数刻度即是测试菌的最低抑菌浓度（MIC）。

三、药物敏感试验应用注意事项

1. 体外药物敏感试验不能完全代表抗生素在体内的实际抑菌能力，只能作为参考依据。如一些在体液中浓度低的抗生素，体外药敏试验结果是"敏感"，但在体内抑菌可能是无效的。

2. 药敏试验中"耐药"的结果比"敏感"更有价值，一旦出现"耐药"结果，应不使用相应的抗生素制剂；而"敏感"的结果则需医生谨慎对待，在治疗中根据疗效及时调整用药。

第十章 基因诊断

第一节 基因诊断概述

一、基因诊断的概念和意义

基因诊断是以核酸 DNA、RNA 为原料，通过检测基因的存在、缺陷或表达异常，对人体状态和疾病做出诊断。基本方法是利用 DNA 探针与靶基因形成分子杂交的状况作为各种分析的依据。基因诊断的意义不仅能对疾病做出早期诊断，确定个体对疾病的易感性，而且能进行疾病的分期分型、疗效监测、预后判断等。

二、基因诊断的特点及应用范围

基因诊断具有很高的灵敏性和特异性，对实验试剂质量、实验操作技术和过程的要求十分严格，应使用取得国家批准文号的基因诊断试剂盒，常用有乙肝病毒 DNA 检测（定量）、丙肝病毒 RNA 检测（定量）、结核杆菌 DNA 检测（定性）、衣原体 DNA 检测（定性）、淋病双球菌 DNA 检测（定性）试剂盒等。

目前基因诊断主要应用于：①感染性疾病的诊断和疗效观察，如甲、乙、丙、丁、戊型肝炎的诊断和疗效观察、细菌和寄生虫病的诊断。②基因突变的检测，如血友病、异常血红蛋白病的诊断。③肿瘤相关基因的检测，如癌基因检测。④法医学鉴定，如涉案个体识别确认、亲子关系识别确认、DNA 指纹鉴定等。

第二节 基因诊断的常用技术及临床应用

一、聚合酶链反应

聚合酶链反应（polymerase chain reaction，PCR）的基本原理是以样本中的 DNA 或 RNA 模板，在特异引物的引导及 DNA 聚合酶的作用下，合成与模板完全一致的一条新链。经过 25～35 轮循环扩增后，短短 2～3 小时可使模板 DNA 扩增数十万至百万倍。扩增的片断通过电泳可以直接肉眼观察并分析，推测样本中是否含有待测 DNA 或 RNA（定性试验），估算出样本中原来含有的 DNA 或 RNA 的量（定量试验）。因此 PCR 技术是基因诊断最常用的技术。PCR 技术的发现，给基因工程带来了突破的进展。

PCR 反应特异性强，灵敏度高，极微量的 DNA 即可作为扩增的模板得到大量扩增片断，毛发、血痕、体液、单个细胞的 DNA 即可作为样本供 PCR 扩增之用。

二、临床常用检测项目

（一）乙肝病毒 DNA 检测

乙型肝炎病毒 DNA（HBV-DNA）检测主要用于：① HBV-DNA 阳性反应：为乙型肝炎的直接诊断依据，表明 HBV 复制并有传染性。② HBV 感染早期诊断：HBV 感染的潜伏期或窗口期，常规方法不能检测出 HBsAg，应用定量 PCR 法可测出阳性结果。③动态观察抗乙肝病毒药物的治疗效果，如使用干扰素、拉米呋啶等药物后 HBV-DNA 拷贝数变化，可判断药物疗效。④检测 HBV 耐药株，以便于及时调整治疗用药。⑤选择乙肝治疗的最佳时机，通常病毒 DNA 拷贝数高时抗病毒治疗效果不好，拷贝数低时治疗效果好，因此检测 HBV-DNA 含量高低，有利于选择治疗最佳时机。

临床上分析 HBV-DNA 的检测结果时应注意，HBsAg 阳性且 HBeAg 阳性的"大三阳"病人，PCR 检测血清 HBV-DNA 约 95％ 可呈阳性；HBsAg 阳性而 HBeAg 阴性的"小三阳"病人，PCR 检测血清 HBV-DNA 约 50％ 呈阳性。同时提醒 HBV-DNA 检测不能替代乙肝病毒抗原抗体检测。

（二）丙肝病毒 RNA 检测

丙型肝炎病毒 RNA（HCV-RNA）测定主要用于：① HCV-RNA 阳性是丙型肝炎病毒感染的确诊标志，且病毒复制活跃，传染性强。②丙型肝炎窗口期检测，有助于 HCV 感染的早期诊断。③ PCR 定量检测结果有助于选择治疗的最佳时机。④动态观察 HCV-RNA 变化，可判断药物疗效。如 HCV-RNA 转阴提示 HCV 复制受到抑制，预后较好。

目前临床 HCV 血清学检测标志仅有抗 HCV 一项，尚不能检测 HCV 抗原，因此对于感染早期或免疫力低下不能产生抗体的感染者，HCV-RNA 检测尤为重要。

（三）结核杆菌 DNA 检测

结核杆菌是引起结核病的病原体，检测结核杆菌 DNA（TB-DNA）常用的标本是痰液、尿液、胸水、腹水、脑脊液等。PCR 检测 TB-DNA 主要用于：①确诊结核杆菌感染：对脑脊液、胸水、腹水等结核杆菌含量低的标本，用常规培养方法耗时长，灵敏度低，而 PCR 法可快速准确得到检测结果；对长期低热、血沉增高、排除肿瘤和免疫疾病、用常规培养方法不能确诊结核杆菌感染者可得到确诊。②鉴别结核杆菌与其他分枝杆菌感染。③检测结核杆菌耐药基因，可发现耐药菌株，有助于临床用药。

分析 TB-DNA 检测结果要注意：阳性结果表明有结核杆菌存在，但不一定肯定是活菌，因此 PCR 不能代替结核杆菌菌的培养。痰涂片至今仍然是发现结核杆菌简单、实用、快捷、经济的检测方法。

第四篇 医学影像诊断

医学影像学（medical imaging）是应用医学成像技术对人体疾病进行诊断和在医学成像技术引导下应用介入器材对人体疾病进行诊断和治疗的医学学科，是临床医学的重要组成部分。

现代医学影像学起源于 X 线的发现。1895 年，德国物理学家伦琴发现了 X 线。第二年，伦琴夫人成为第一个接受 X 线照射并得到手部 X 线照片的人，从此开拓了 X 线在医学领域中的应用，形成了独立的医学专业，称为 X 线学。随着对比剂和各种造影检查的发展，以后逐渐形成了放射学。20 世纪 40 年代开始应用超声成像进行人体疾病诊断，形成了医学超声诊断学。20 世纪 70～80 年代又相继出现了 X 线计算机体层成像（X-ray computed tomography，X-ray CT 或 CT）、磁 共 振 成 像（magnetic resonance imaging，MRI）和发射型计算机体层成像（emission computed tomography，ECT）等新的成像技术。常规 X 线成像也已发展为计算机 X 线成像（CR）、数字 X 线成像（DR）及数字减影血管造影（DSA）。这些成像技术的发展极大拓宽了原有的放射诊断学领域，形成了包括 X 线诊断（包括 CR、DR、DSA 诊断）、超声诊断、CT 诊断、MRI 诊断及核医学在内的影像诊断学体系。1976 年正式命名并迅速兴起的介入放射学拓展了放射学的另一项重要功能，即在影像介导下采集标本或对某些疾病进行治疗，使影像诊断学发展为医学影像学。医学影像学不仅扩大了人体检查范围，提高了诊断水平，而且可以对某些疾病进行治疗，成为一门重要的临床医学学科，促进了整个临床医学的发展。

影像诊断主要是通过对图像的观察、分析、归纳和总结而做出的，因此，需要掌握图像的观察和分析方法，辨别正常和异常表现，了解异常表现的病理基础及其在诊断中的意义。一般在能达到诊断目的的前提下，要首选简便、安全、无创伤、费用低的成像技术与检查方法，有时需要综合应用多种成像技术和检查方法才能完成疾病的明确诊断。影像诊断的确立是根据影像表现而推论出来的，有时仅仅依据影像学表现，尚难做出准确的诊断，必须结合临床资料，包括病史、体格检查和实验室检查结果等，综合分析，互相印证，以期做出正确的诊断。

介入放射学近年来发展迅速，应用越来越普及，成为并行于内科治疗、外科治疗的第三种治疗体系；超声成像和核医学成像目前在我国多已建立了相对独立的科室。本教材以诊断学为主，因此，有关这些内容仅作简要介绍。

第一章　X线与磁共振诊断

第一节　成像技术与临床应用

一、X线成像

（一）X线的产生

X线是高速运动的电子群突然撞击靶面受阻时所产生。X线的产生必须具备三个条件：①自由活动的电子群；②电子群在高压电场和真空条件下高速运行；③高速运行的电子群撞击靶面突然受阻。X线机基本结构由X线管、变压器和控制器三部分构成。

（二）X线的特性

X线是一种波长很短的电磁波，目前用于X线成像的波长范围为0.008～0.031nm。X线除具有一系列电磁波的特性外，还具有以下特性。

1.穿透性　X线由于波长很短，能穿透一般可见光不能穿透的各种不同密度的物质，其波长越短，穿透力越强，波长越长，穿透力越弱。X线的穿透性是X线成像的基础。

2.荧光效应　X线能激发钨酸钙、硫化锌镉等荧光物质，使X线转换为波长较长的肉眼可见的荧光。荧光物质接受的X线量越大，产生的荧光越强。这是X线透视的基础。

3.感光效应　X线和普通可见光线一样，能使胶片感光，经过显影、定影，在胶片上形成黑白影像。这是X线照片检查的基础。

4.电离效应　X线穿过任何物质时都会产生电离效应，使组成物质的分子分解为阴阳离子。

5.生物效应　X线进入人体后产生电离作用，使人体产生生物学方面的改变，使细胞生长受到障碍或破坏，其程度与接受的X线量成正比。这是放射防护和放射治疗的基础。

（三）X线诊断的应用原理

X线能应用于疾病的诊断，首先是因为X线具有它自身的特性，其次是利用了人体组织器官之间存在着的密度差别。在缺乏密度差别之处，利用人工方法形成密度差别达到诊断目的。

1. 自然对比　X线穿过人体不同的组织器官时，由于组织器官之间密度不同，厚度不同，所以对X线的吸收程度也不同。吸收的越多，穿透的越少，吸收的越少，穿透的越多，所以作用于荧光屏或胶片上的X线量也不相同，于是荧光屏上或X线胶片上就显示出明暗或黑白的对比，这种人体自然存在着的对比叫做自然对比。

人体组织按密度的高低可分为四类：①骨骼：属于高密度组织，荧光屏上呈暗影，X线胶片上呈白色；②软组织及体液：属于中等密度，在X线照片上呈灰白色；③脂肪组织：属于较低密度，在X线胶片上呈灰黑色；④气体：属于低密度，在荧光屏上呈透光影，在X线照片上呈黑色。

在人体的各部位中，胸部及四肢的各种组织的自然对比最为明显。在胸部X线片上，肺组织含气呈黑色影像，骨组织含钙呈白色影像，心脏虽为软组织，但因厚度大、含血液而呈白色影像。在四肢X线片上，高密度的骨骼白色影像与中等密度的肌肉灰白色影像之间存在着清晰的对比。

2. 人工对比　对于人体内缺乏自然对比的组织器官，用人为的方法引入一定量的对比剂，使之产生密度差异，称为人工对比。这种方法称为造影检查。

（四）X线诊断的临床应用

虽然CT和MRI等其他先进的影像技术出现，对一些疾病的诊断具有很大的优越性，但它们并不能完全取代X线检查，如胃肠道、骨关节及呼吸道的检查，目前仍主要应用普通X线检查。普通X线检查具有简便、经济、影像清晰、可利用透视动态观察等优点。

（五）X线检查技术

1. 普通检查　普通X线检查有两种方法，即透视检查和照片检查。透视的优点是简便易行，费用低，可任意变换病人体位进行观察；可观察器官的运动功能，如心脏搏动、膈肌运动、胃肠道蠕动等。缺点是不留下记录，不利于复查对比；影像比较模糊，细小病变易漏诊。主要适用于胸部、消化道等组织器官。

X线照片检查的优点是影像清晰；留下了记录，利于复查对比；细小病变不易漏诊；应用范围广泛。缺点是操作较复杂；不能观察器官的运动功能，每一照片仅是一个方位和一瞬间的影像；费用较高。

2. 造影检查　引入对比剂的检查方法叫做造影检查。常用的对比剂为高密度的钡剂和碘剂以及低密度的气体。钡剂为医用硫酸钡粉末，加水搅拌均匀配成混悬液，常用于消化道疾病的检查。常用碘剂可分为离子型与非离子型两类，使用有机碘剂造影时，需做碘过敏试验，出现严重过敏反应，应停止检查并进行抢救。

（六）X线诊断的原则与步骤

1. X线诊断原则　①根据正常解剖、生理的基础知识，认识人体组织器官在荧光屏上或 X 线照片上的正常影像；②根据病理解剖及病理生理学基础知识，分析病理改变时在 X 线照片上所产生的影像，了解其病理演变过程的 X 线表现；③结合临床，做出诊断。

2. X 线诊断步骤　①全面观察：首先应注意 X 线照片的质量，包括对比度、清晰度、位置是否正确等；②具体分析：首先确定病变所在部位；其次是根据病变 X 线影像特点，分析病变影像的形态、大小、数目、密度、分布、边界以及周围组织器官的改变，基本确定病变的性质；③最后结合临床、化验及其他检查结果进行综合分析，做出 X 线诊断。

X 线诊断结果有以下几种情况：①肯定诊断：所谓肯定诊断就是通过 X 线检查，可以确诊。②否定诊断：所谓否定诊断就是通过 X 线检查，排除了某些疾病。但要注意有一定的局限性，因为有些疾病 X 线异常影像的出现晚于临床表现，所以要正确评价否定诊断的临床意义。③可能诊断：通过 X 线检查，发现了某些异常 X 线影像，但不能肯定病变性质，因而只能提出一种或几种可能性诊断。

（七）X 线的防护

X 线穿过人体会产生一定的生物效应，在 X 线照射量的允许范围内，一般影响不大，如果接受 X 线照射量过大，会产生一定损害。因此须重视对 X 线的防护，采取有效的防护措施，安全、有效、合理地使用 X 线检查，设计正确的工作程序，控制检查中的照射量，尽量避免不必要的照射，以保护患者（尤其是孕妇及儿童）和工作人员的健康。

二、X 线计算机体层成像

X 线计算机体层成像（CT）诊断的特点是方便、安全、迅速，易被患者接受。辐射量不超过容许剂量，为断面图像，密度分辨率高，可显示普通 X 线照片无法显示的组织器官和病变。病变的检出率和诊断的准确率较高。

CT 对中枢神经系统疾病（如颅脑、椎管等病变）、眼眶内占位性病变、心脏与大血管病变、肺部疾病、腹部及盆腔疾病的检查，均有较高的诊断价值。

三、磁共振成像

磁共振成像（magnetic resonance imaging，MRI）是利用原子核在磁场内发生共振所产生的信号经重建成像的一种成像技术。磁共振成像提供的信息量不但大于医学影像学中的许多其他成像技术，其提供的信息也不同于已有的成像技术，所以对疾病的诊断有很大的优越性。

（一）MRI 图像的特点

MRI 图像是模拟灰度的黑白图像，反映的是 MRI 信号强度的不同或弛豫时间 T_1 与 T_2 的长短。MRI 是多参数成像。主要反映组织间 T_1 的差别时，为 T_1 加权像（T_1 weighted imaging，T_1WI）。主要反映组织间 T_2 特征参数时，则为 T_2 加权像（T_2 weighted imaging，T_2WI）。主要反映组织间质子密度的差别，则为质子密度加权像

（proton density weighted imaging, PdWI）。一个层面可有 T_1WI、T_2WI 和 PdWI 三种图像，可显示正常组织和病变组织。

在描述 MRI 图像的黑影与白影时，无论在那种加权像上，都用信号的高低来表达。高信号表达白影，中等信号表达灰影，低信号表达黑影。

（二）MRI 的临床应用

MRI 诊断现已广泛应用于神经系统、头颈部、胸腹部及关节等部位疾病的诊断。MRI 在神经系统的应用较为成熟，三维成像和流空效应使病变定位诊断更为准确，还可观察病变与血管的关系，对原发性肿瘤和转移瘤、颅内感染、脑梗死、脊髓和脊柱等疾病的诊断优于其他成像技术。MRI 可显示心脏和大血管的内腔与心壁和血管壁的结构，有利于心脏和大血管病变的诊断，对腹部与盆腔器官疾病的诊断，尤其对早期恶性肿瘤的显示、肿瘤对血管的侵犯及肿瘤的分期均有较高价值。

第二节 呼吸系统

呼吸系统疾病常见且种类繁多，影像检查在呼吸系统疾病的诊断中具有重要价值。

1. X 线检查 经济简便，整体感强，是胸部疾病诊断的基本方法。但 X 线检查对肺内微细病灶或隐匿性病灶易漏诊，对病变的定位及定性诊断均有一定困难。

2. CT 检查 易于发现胸部病变和显示病变特征，能提高病变的检出率和诊断准确率，成为呼吸系统疾病的主要检查方法。但常规 CT 检查的辐射剂量较大，选用时需注意。

3. MRI 检查 常用于检查纵隔病变，鉴别纵隔或肺门病变是血管性还是非血管性，但肺部 MRI 信号较弱，难以显示肺的微细结构，显示病灶的钙化不敏感。

一、检查技术

（一）X 线检查

1. 胸部 X 线摄影 胸部 X 线摄影（chest radiography）是胸部疾病最常用的检查方法，常规摄影体位如下：

（1）后前位和侧位胸片：为常规摄影体位，用于疾病初查、定位和治疗后复查，也是胸部健康查体常采用的方法。

（2）斜位胸片：常用于检查肋骨腋段的骨折。

2. 胸部透视 胸部透视（chest fluoroscopy）目前已很少应用，可用于评估疾病所致的膈肌运动异常，并作为上消化道造影常规检查程序之一。

（二）CT 检查

1. 平扫检查 是 CT 检查常规应用方法。对于人多数胸部病变，可明确诊断。常规行横断面扫描，获取胸部各个横断层面的肺窗和纵隔窗图像。肺窗主要显示肺组织及其病变，纵隔窗主要显示纵隔结构及其病变，并用于观察肺组织病变的内部结构，确定有无钙化、脂肪和含气成分等。若需评价胸廓的骨质改变，则应在骨窗图像上观察。

2. 增强检查 通常是在平扫检查发现病变的基础上进行。适用于鉴别肺和纵隔病变的血管与非血管性质、了解病变的血供、明确纵隔病变与心脏大血管的关系等，从而有助于病变的定位与定性诊断，尤其对良恶性病变的鉴别有较大帮助。

3. 后处理技术 对于平扫和增强检查发现的病变，常采用不同的后处理技术，目的是更好地显示病变，发现病变特征，确定病变位置。常用后处理技术有：①薄层面重组技术：有利于观察细微病灶，常用于评估肺结节；②多平面重组技术：目的是进一步确定病变的起源，显示与毗邻结构的关系；③支气管树成像：用于检查气管和支气管病变，如支气管异物、支气管肿瘤、支气管扩张等；④CT 仿真内镜：主要用于观察支气管腔内的改变，但不能像纤维支气管镜那样观察病变的表面色泽和进行组织活检。

（三）MRI 检查

1. 平扫检查 胸部检查时，常规先行平扫检查，获得横断面 T_1WI 和 T_2WI 图像。为了多方位观察病变，可加行冠状位和（或）矢状位成像。平扫检查能够发现纵隔和胸壁病变。其中少数病变如囊肿性病变，可以明确诊断。对于纵隔和肺内较大结节或团块病变，MRI 检查有重要价值。

2. 增强检查 对于平扫检查发现的胸部病变，大多需行 MRI 增强检查，以进一步评价病变的血供情况，确定是否存在囊变或坏死，明确病变与大血管的关系等。

二、正常表现

（一）X 线表现

正常胸部 X 线影像是胸部各种组织和器官重叠的影像，因而明确正位（图 4-1-1）及侧位（图 4-1-2）胸片上各组织结构的正常 X 线表现，是胸部疾病 X 线诊断的基础。

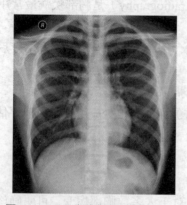

图 4-1-1　正常胸部正位片

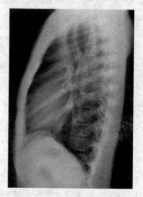

图 4-1-2 正常胸部侧位片

1.胸廓　胸廓由软组织和骨骼组成，正常胸廓两侧对称。

（1）软组织：肺野内常见的软组织影像：①胸大肌影像：多见于肌肉发达的男性。表现为两侧肺野中外带的扇形致密影，上缘模糊，下缘锐利，斜向外上方与腋前皮肤皱褶延续。②女性乳房及乳头：成人女性乳房在双肺下野形成半圆形致密影，上缘模糊，下缘清楚。乳头较大时在肺下野形成结节状致密影，多两侧对称，勿认为肺内结节病灶。③胸锁乳突肌及锁骨上皮肤皱褶：胸锁乳突肌在肺尖内侧形成外缘锐利的致密影，与锁骨上皮肤皱褶形成的带状阴影相连。

（2）骨骼：包括肋骨、锁骨、肩胛骨、胸骨及胸椎。①肋骨：起于胸椎两侧，自后上向前下斜行，第 1 ~ 10 肋骨前端借肋软骨与胸骨相连形成肋弓。肋软骨未钙化时不显影，故肋骨前端呈游离状态。通常于 25 ~ 30 岁开始出现肋软骨钙化，表现为沿肋软骨边缘呈条状或斑点状钙化。肋骨有多种先天变异，常见有颈肋、叉状肋、肋骨联合。②肩胛骨：在标准后前位胸片上，肩胛骨应当投影于肺野之外。投照时如果上肢内旋不足则肩胛骨内缘与肺野上中部外带重叠，勿认为胸膜肥厚。③锁骨：锁骨略呈横置的"S"状弯形，内端下缘有一半月状凹陷为菱形窝，不可误为骨质破坏。④胸骨及胸椎：正位胸片胸骨和胸椎与纵隔重叠。质量好的胸片，1 ~ 4 胸椎隐约可见，其余胸椎不易识别。

2.纵隔　纵隔位于胸骨之后，脊柱之前，两肺之间。纵隔内包括心脏、大血管、食管、气管及支气管、淋巴组织、神经及结缔组织等。纵隔的分区在纵隔病变的 X 线诊断中具有重要意义。纵隔的分区方法曾有多种，目前多采用三分区法，即在侧位胸片上，将纵隔纵向划分为前、中、后三部分。前纵隔位于胸骨后，为心脏、升主动脉和气管前的狭长三角形区域。中纵隔相当于心脏、主动脉弓、气管和肺门所占据的区域。食管前壁为中、后纵隔的分界线，食管及胸椎旁的区域为后纵隔（图 4-1-3）。

3.膈　膈是分隔胸腔与腹腔的薄层腱膜组织。分左右两叶，呈圆顶状。一般右膈顶在第 5 肋前端至第 6 前肋间水平，通常右膈比左膈高 1 ~ 2cm。横膈的圆顶偏内侧及前方，所以横膈呈内高外低，前高后低状。正位胸片上，膈内侧与心脏形成心膈角，与胸壁间形成尖锐的肋膈角。侧位片上，膈前端与前胸壁形成前肋膈角，与后胸壁形成后肋膈角，位置低而深。

呼吸时膈左右叶上下对称运动，运动范围 1 ~ 3cm，深呼吸为 3 ~ 6cm。膈局部薄弱向上呈圆形隆起，称局限性膈膨升。膈肌前缘附着于肋骨前端，深吸气时受肋骨牵拉呈波浪状，称波浪膈。

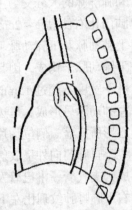

图 4-1-3　纵隔的划分

膈位置可因腹腔压力升高或胸腔压力减低而上升，如腹水、腹部肿块、妊娠及肺不张等，也可因胸腔压力升高而下降，如肺气肿、气胸等。膈神经麻痹时可出现矛盾运动，即吸气时上升，呼气时下降。

4. 肺

（1）肺野：在胸片上两侧肺脏表现为透明的区域称为肺野。肺野透亮度与含气量成正比，吸气时透明度增强，呼气时透明度降低。为了便于病变定位将肺野纵行分为三等分，称内、中、外带。又分别在第2、4肋骨前端下缘引一水平线，将肺野分为上、中、下三野（图4-1-4）。第1肋骨外缘以内的部分称为肺尖区，锁骨以下至第2肋骨外缘以内的部分称为锁骨下区。

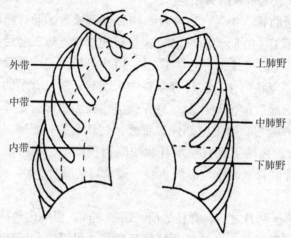

外带
中带
内带

上肺野
中肺野
下肺野

图4-1-4 肺野的划分

（2）肺门与肺纹理：肺门由肺动脉、肺静脉、支气管及淋巴组织组成，其中肺动脉和肺静脉的大分支为主要组成部分。在正位片上，肺门位于两肺中野、内带，通常左侧肺门比右侧高1~2cm。左、右肺门均可分为上、下两部。右肺门上部由上肺静脉干、上肺动脉及下肺动脉干后回归支构成，其外缘由上肺静脉的下后静脉干形成；下部由右下肺动脉干构成，因其内侧有含气的中间支气管的衬托而轮廓清晰，正常成人右下肺动脉干宽度不超过15mm。右侧肺门上部与下部形成的夹角称为右肺门角。左肺门上部由左肺动脉弓形成，呈边缘光滑的半圆形影；下部由左下肺动脉及其分支构成，大部分为心影所掩盖。侧位胸片两侧肺门大部分重叠。

自肺门向外呈放射分布的树枝状影，称为肺纹理。肺纹理主要由肺动脉、肺静脉组成，支气管、淋巴管及少量间质组织也参与形成。正常下肺野肺纹理比上肺野多且粗，右下肺野肺纹理比左下肺野多而粗。

（3）肺叶：右肺分为上、中、下三叶，左肺分为上、下两叶。肺叶与肺叶之间的胸膜裂隙为叶间裂。右肺有斜裂与水平裂。右肺斜裂上起自第4胸椎水平，向前下斜行达膈前部距前肋膈角2~3cm处。横裂起自斜裂中部，向前稍向下达前胸壁。横裂上方为上叶、下方为中叶，斜裂后下方为下叶。左肺只有斜裂，起点较右侧略高，其前上方为上叶，后下方为下叶。

肺叶在后前位像上前后重叠。右肺中叶与下叶完全重叠，中叶在前，下叶在后。右肺上叶与右肺下叶的上部重叠。左肺上、下叶大部分重叠。在确定病变部位时应结合侧位片，根据叶间裂的位置，辨别病变位于哪个肺叶。

（4）气管及支气管：气管起自环状软骨下缘，长 11～13cm，宽 1.5～2cm，在第 5～6 胸椎平面分为左右主支气管。两侧主支气管分出肺叶支气管，肺叶支气管又分出肺段支气管，经多次分支，最后与肺泡相连。

5. 胸膜　胸膜分为两层，紧贴胸壁、纵隔和横膈的一层为壁层，包绕肺和叶间的部分为脏层。两层之间的间隙为潜在的胸膜腔。胸膜菲薄，正常情况下不显影，仅在胸膜反折处或当 X 线投射方向与胸膜走向平行时，才在 X 线片上显示为薄层状或细线样致密影，止于肺尖部及水平叶间裂。

（二）正常 CT 表现

1. 胸壁　胸壁的软组织和骨骼需在纵隔窗显示，使用骨窗可观察骨骼病变。

（1）软组织：胸壁最前方有女性乳房影。可显示胸壁的各组肌肉，肌间可见薄层脂肪影。腋窝内充满脂肪，其内可见血管影，有时也可见小淋巴结影。

（2）骨骼：胸骨与锁骨形成胸锁关节。通常一个 CT 横断面同时可见多根肋骨的部分断面，位于前面的肋骨段高于后面的肋骨段。第 1 肋软骨钙化往往突向肺野内。肩胛骨于胸廓背侧，呈长形斜条状结构。螺旋 CT 三维重组可立体显示胸部骨骼。

2. 肺叶和肺段　肺叶和肺段的部位依据相应支气管及伴随血管的分布及一般解剖位置来进行判断。支气管及其伴随的肺段动脉位于肺叶及肺段中心，而叶间裂和肺段静脉主支构成肺叶、肺段的边缘。

高分辨率 CT（HRCT）可显示次级肺小叶（以下简称肺小叶）。肺小叶由小叶核心、小叶实质和小叶间隔组成。在病变情况下可显示肺小叶的轮廓，肺小叶呈不规则的多边形或截头锥体形，底朝向胸膜，尖指向肺门。小叶核心主要是小叶肺动脉和细支气管，其管径约 1mm，小叶肺动脉的断面可形成小结节影。小叶实质为肺腺泡结构，小叶间隔构成肺小叶的边界，由结缔组织构成。正常小叶间隔在高分辨率 CT 上可部分显示，常表现长为 10～25mm 均匀线状致密影，易见于胸膜下，且与胸膜垂直。

支气管血管束为支气管、血管及周围的结缔组织组成，相当于 X 线片上的肺纹理。肺段动脉分支常伴行于同名支气管，多位于支气管的前、外或上方。而肺段静脉主干则位于同名支气管的后、内或下方，多不与支气管并行，从外围引流汇合成肺静脉主干而导入左心房后上部。在仰卧位检查时，由于血流分布及动力等因素，有时下胸部后方血管相对较粗，血管边缘亦相对模糊，为肺血坠积效应，俯卧位检查上述现象消失。

3. 肺门

（1）右肺门：在右肺门上部，右上肺动脉的分支分别与右上叶的尖、后、前段支气管伴行。下肺动脉分出回归动脉参与供应右上叶后段。右肺门下部有叶间动脉、右中叶动脉、右下叶背段动脉及 2～4 支基底动脉。右肺静脉为两支静脉干，即引流右上叶及右中叶的右上肺静脉干和引流右下叶的右下肺静脉干。

（2）左肺门：左上肺动脉通常分为尖后动脉和前动脉。左肺动脉跨过左主支气管后即延续为左下肺动脉，左下肺动脉先分出左下叶背段动脉和舌叶动脉，然后分出多支基底动脉。左肺静脉有左上肺静脉干和左下肺静脉干。

4. 纵隔　CT 显示纵隔内结构明显优于 X 线平片，纵隔结构主要通过纵隔窗观察。纵隔也分为前、中、后纵隔三部分。

（1）前纵隔：前纵隔位于胸骨后方，心脏大血管前方，主要有胸腺组织、淋巴组织、脂肪组织和结缔组织。

（2）中纵隔：中纵隔为心脏、主动脉及气管所占据的位置，结构包括气管与支气管、大血管及分支、膈神经、喉返神经、迷走神经、淋巴结及心脏等。中纵隔淋巴结多数沿气管、支气管分布。CT 可显示正常淋巴结，直径多小于 10mm。

（3）后纵隔：后纵隔为食管前缘之后，胸椎前及脊柱旁沟的范围。后纵隔内有食管、降主动脉、胸导管、奇静脉、半奇静脉及淋巴结等。

5. 胸膜　叶间裂平面与 CT 扫描层面平行和（或）用较厚层面（10mm）显示时，表现为无肺纹理的区域；而其与扫描层面近于垂直或用较薄层面（1～2mm）检查时，特别是 HRCT 冠、矢状面重组时，则显示为高密度线状影。奇静脉裂为先天发育变异，表现为右上肺椎体外侧与右无名静脉间的前后走行的弧线，凸面向外侧，在其下方可见奇静脉弓。两侧胸膜反折在肺门的下部分别形成下肺韧带，表现为自纵隔向外侧走行的线样致密影。

6. 横膈　CT 上大部分横膈与相邻脏器如心脏、肝、脾等重叠而不能清楚显示。横膈后下部形成两侧膈肌脚，为膈肌与脊柱前纵韧带相连续而形成，简称膈脚。膈脚多表现为椎体前方两侧弧形软组织影。

（三）正常 MRI 表现

1. 胸壁　胸壁肌肉、肌腱、韧带、筋膜在 T_1WI 和 T_2WI 上均呈低信号。肌肉间可见线状的脂肪影及流空的血管影。脂肪组织在 T_1WI 上呈高信号，在 T_2WI 上呈较高信号。胸部骨骼的骨皮质在 T_1WI 和 T_2WI 上均显示为低信号，而中心部骨松质中含有脂肪，显示为较高信号。肋软骨的信号高于骨皮质的信号，低于骨松质的信号。

2. 纵隔　心脏大血管的流空效应及脂肪组织所特有的信号强度，使 MRI 在显示纵隔结构和病变方面具有明显的优势。

气管与主支气管在 MRI 呈极低信号或无信号，气管和支气管壁与软骨、平滑肌纤维和结缔组织在 MRI 图像上不易分辨；血管表现为无信号区；血管壁在 MRI 图像上通常难以分辨。

食管胸段多能显示，如食管腔内有气体存在，可显示食管壁的厚度（3mm），食管壁的信号强度与胸壁肌肉相似。

胸腺表现为均质的信号影；纵隔内的淋巴结较易显示，淋巴结在 T_1WI 和 T_2WI 上均表现为中等信号的小圆形或椭圆形结构，其大小一般不超 10mm。

3. 肺实质　目前 MRI 在肺实质的成像尚不理想，整个肺实质的影像基本呈无信号的黑色。

4.胸膜　胸膜不易在 MRI 上显示。

5.横膈　在 MRI 上横膈四周的肌腱部分及膈顶的大部分呈较低信号影。横隔多可显示为弧线状影，膈脚呈一向前凸的窄带状软组织信号影。

三、基本病变表现

（一）支气管改变

1.阻塞性肺气肿　肺气肿是由于支气管不完全阻塞产生活瓣作用，气体能被吸入，但不能呼出，导致肺组织过度含气而膨胀的一种状态。

X 线表现：局限性阻塞性肺气肿：局部肺组织透亮度增加，肺纹理稀疏。弥漫性阻塞性肺气肿：两肺透亮度增加，肺纹理纤细、稀疏，肋间隙增宽，心影狭长呈垂位型，胸廓呈桶状。膈低平且活动度减弱。

CT 表现：类似 X 线胸片所见，且显示各种征象更敏感，可分辨出不同病理类型的肺气肿。

2.阻塞性肺不张　肺不张是多种原因所致肺内气体减少、体积缩小及萎缩的一种状态，可由支气管完全阻塞、肺外压迫及肺内瘢痕组织收缩等引起。因阻塞部位不同可表现为一侧性、肺叶、肺段和肺小叶的不张。

X 线表现：一侧性肺不张：一侧肺野均匀致密影，纵隔向患侧移位，患侧膈升高，肋间隙变窄，健侧代偿性肺气肿。肺叶不张：大片均匀致密影，肺叶体积缩小，肺纹理密集，周围组织器官向患部移位，相邻肺组织代偿性肺气肿。肺段不张：基底朝外、尖端朝向肺门的三角形或片状致密影。

CT 表现：一侧性肺不张：肺叶体积缩小，呈边缘清晰的软组织致密影，增强时可见明显强化，周围结构向患侧移位。肺叶不张：各肺叶不张会出现不同表现，但均发生肺叶体积缩小（多呈三角形），密度均匀增高，叶间裂边缘清晰，有时邻近结构出现轻度移位。肺段不张：多呈三角形的致密影，尖端指向肺门。

MRI 表现：MRI 可显示支气管阻塞的病变如管壁增厚、狭窄及腔内结节等；不张的肺叶或肺段在 T_1WI 上表现为较高信号影，T_2WI 上为略高信号影。

（二）肺部病变

1.肺实变　肺泡腔内的气体被炎症、水肿、出血等病理组织取代可产生片状阴影。病变范围可累及肺叶、肺段或肺小叶。

X 线表现：为密度较均匀的斑片状或云絮状影，边缘模糊，与正常肺组织分界不清。小片渗出可发展融合成大片病变。在大片实变的肺组织中可见到含气的支气管影像，称空气支气管征。

CT 表现：肺泡实变：高密度影，分为肺实变和磨玻璃样密度影，呈小片状、大片状、肺段性、大叶性或弥漫性分布。肺实变：均匀性高密度影，可见空气支气管征，病灶边缘不清楚，但靠近叶间胸膜的边缘可清楚；磨玻璃样密度影的密度低于血管的密度。弥漫性肺泡病变：两肺广泛的肺泡实变或磨玻璃样密度影。

MRI 表现：在 T_1WI 上表现为边缘不清的片状略高信号影，T_2WI 上呈较高信号影。

2. 增殖　增殖性病变是肺组织的慢性炎症形成的肉芽组织。可见于各种慢性肺炎、炎性假瘤、肺结核、矽肺（硅沉着病）等。

X 线表现：为密度较高、边缘清楚的结节状影像，无融合趋势。愈后多为纤维化或钙化代替。

CT 表现：增殖性病变呈结节、肿块或大片状高密度影，边缘清楚，动态变化缓慢。

MRI 表现：增殖性病变只要病灶有一定的大小，就能在 T_1WI 和 T_2WI 上显示，呈中等信号影，边缘清楚。

3. 纤维化　纤维化病变是急性或慢性肺部病变在愈合过程中产生的纤维结缔组织形成的瘢痕。

X 线表现：小范围纤维化病变：为较局限的条索状影像，边缘清楚。较广泛的纤维化病变：为大片状影像，密度不均，其中可见密度更高的条索状影像及支气管扩张引起的密度减低区；气管向患侧移位；患侧膈升高；上叶纤维化可致肺门上提；肺纹呈垂柳状。弥漫性肺间质纤维化：肺纹理增强紊乱或呈网状阴影，在网状阴影的背影上，可有多数弥散的颗粒状或小结节状影。

CT 表现：局限性纤维化表现为条索状僵直的高密度影，走行及分布均与肺纹理不同；弥漫者表现为自肺门向外伸展的线条、网状或蜂窝状影，有时在网状影背景上可见颗粒状或小结节影。

MRI 表现：比较大的条索状纤维化病灶在 T_1WI 和 T_2WI 上均呈中等或略低信号。

4. 钙化　钙化是慢性炎症愈合的一种表现。X 线表现为高密度的分界清楚的斑点状或大片状不规则影像。常见于肺结核的钙化，淋巴结的钙化。钙化在 MRI 上无信号，较大的钙化灶表现为信号缺损区。

5. 空洞　肺组织的疾病引起肺组织的坏死液化，坏死液化的肺组织通过引流支气管排出，形成含气的残腔称空洞。

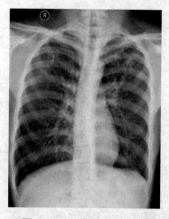

X 线表现：为圆形、半圆形或不规则的透光区（图 4-1-5）。①虫蚀样空洞：又称无壁空洞，X 线表现为大片实变肺组织内多个小的不规则的透光区，如虫蚀样，常见于干酪化肺炎。②薄壁空洞：洞壁厚度在 3mm 以内，由薄层纤维组织及肉芽组织形成。X 线表现为边界清楚、内壁光滑的圆形透光区。常见于肺结核。③厚壁空洞：洞壁厚度在 3mm 以上。X 线表现为不规则的透亮影，周围常有高密度实变区，内缘光滑或不光滑。

CT 表现：在显示空洞的存在、空洞的大小与形态、空洞的壁及洞内情况等均优于 X 线平片。

图 4-1-5　右肺上野空洞

MRI 表现：空洞内气体在 T_1WI 及 T_2WI 上均呈低信

号影，空洞壁的信号因病变性质而异。

6.空腔 空腔是肺内生理性腔隙的病理性扩张。X线表现为壁菲薄的透亮区，腔内多无液平面，周围无实变。如肺大泡、含气肺囊肿及肺气囊等。空腔壁厚一般在1mm以下，均匀，内外缘光滑，可有液平。空腔壁在MRI上显示困难。

7.结节与肿块 一般认为肺内结节直径≤3cm，3cm以上则为肿块。良性病灶形态多规则，恶性病灶多呈分叶状。单发良性结节多见于结核球、错构瘤和炎性病变，恶性者多见于周围型肺癌，少数为肉瘤和单发的转移瘤。多发病灶多见于转移瘤。良性病灶多数边缘光滑、清楚，肺癌边缘多可见毛刺。结核球和错构瘤内可有钙化。CT对于肺结节与肿块的显示明显优于X线检查。CT能够清楚显示结节与肿块的密度、边缘及与邻近结构的关系。MRI能够显示直径小于1cm的结节影。肿块内组织成分不同，MRI信号也不同。

（三）胸膜病变

1.胸腔积液 胸腔积液可由多种疾病波及胸膜而形成。

X线表现：可显示积液影像，但无法鉴别积液的性质。液体可以是渗出液、漏出液、脓液、血液或乳糜液等。①游离性积液：少量积液时，液体聚集于后肋膈角，积液达300mL以上时，站立位表现为肋膈角变平、变钝，透视下观察积液可随呼吸和体位的变动而移动位置。中等量积液时，下肺野均匀致密影，肋膈角消失，膈肌及心缘被遮盖，其上缘呈外高内低的弧形线（图4-1-6）。大量胸腔积液时，除肺尖透明外，大部肺野均匀致密，肋间隙增宽，纵隔被推向健侧。②包裹性胸腔积液：是指液体聚集在粘连的胸膜脏、壁二层之间。常发生于侧胸壁及后胸壁。切线位片上表现为自胸壁突向肺野的半圆形致密影，密度均匀，边缘光滑，上、下缘与胸壁的夹角呈钝角。③叶间积液：液体聚集在斜裂或水平裂内，呈梭形致密影。④肺底积液：液体聚集于肺底与膈肌之间，肺下野密度增高，上缘呈上突的圆顶状，似膈肌升高，需注意鉴别。

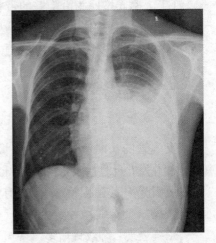

图4-1-6 左侧胸腔中量积液

CT表现：①少量、中量游离积液在CT纵隔窗上表现为后胸壁内缘与胸壁平行一致的弧形窄带状或新月形液体样密度影。②大量积液则整个胸腔为液体样密度影占据，肺被压缩于肺门呈软组织影，其内有时可见支气管影。纵隔向对侧移位。③包裹性积液，表现为自侧胸壁向肺野突出的凸透镜形液体样密度影，两侧与胸壁夹角为钝角。④叶间积液，表现为叶间裂走行区的梭形或带状液体样密度影。

MRI表现：非出血性的积液在T_1WI上多呈低信号；结核性胸膜炎及外伤等所致的积液，在T_1WI上可呈中、高信号；胸腔积液在T_2WI上为高信号。

2.气胸 因脏层或壁层胸膜破裂，空气进入胸膜腔，肺组织被压缩，称气胸。X线片上显示胸腔外围呈高度透亮区，透亮区内无肺纹理，可见肺被压缩之边缘。患侧肋间隙增宽，气管、纵隔向健侧移位（图4-1-7）。气胸在CT肺窗上表现为肺外侧带状无肺纹理的高度透亮区，其内侧可见弧形的脏层胸膜呈细线状软组织密度影，与胸壁平行。依胸腔气体量多少，肺组织有不同程度的受压萎陷，严重时整个肺被压缩至肺门呈球状。

3.液气胸 胸腔内积液和积气同时存在，称液气胸。明显的液气胸站立位片可见横贯胸腔的液平面，液面可随体位改变而移动位置，液面上方为空气和压缩的肺。液气胸在CT上可见明确的液气平面及萎陷的肺边缘。

4.胸膜肥厚与粘连 胸膜肥厚与粘连常同时存在，多为胸膜炎愈后的瘢痕。轻度胸膜肥厚表现为肋膈角变钝或消失。沿胸侧壁可见纵行条状致密影，横膈呈幕状突起。广泛胸膜肥厚粘连，肺野密度增高，患侧肋间隙变窄，横膈升高，纵隔移向患侧。

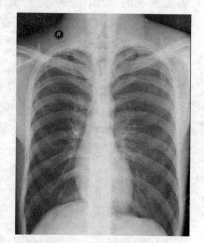

图4-1-7　左侧气胸

CT上胸膜增厚为沿胸壁的带状软组织影，厚薄不均匀，表面不光滑，与肺的交界面多可见小的粘连影。胸膜增厚达2cm及纵隔胸膜增厚均提示恶性病变。胸膜粘连常与胸膜增厚同时发生，广泛的粘连导致胸廓塌陷或肺被牵拉，并影响呼吸功能。

四、疾病诊断

（一）慢性支气管炎

支气管的长期慢性炎症，使管壁增厚，管腔狭窄，细支气管及末梢支气管更为严重，常并发小叶性肺炎。肺间质纤维组织增生，血管细窄而扭曲。病变支气管内分泌物增多可引起不完全阻塞。病人常有慢性咳嗽和咳痰史，重者可有气喘。最后可导致肺源性心脏病。

X线表现：肺纹理增多、增粗、紊乱、扭曲。在管腔内气体衬托下，增厚硬化的支气管壁呈两条平行线状影像，称"轨道征"。肺部感染时可出现散在的斑片状影像，以双肺中、下野为明显。肺间质纤维化表现为细网状影像。并发肺气肿时，双肺透亮度增强，肺纹理稀少、纤细，膈肌低平，活动受限，肋间隙增宽，心影呈滴状。

CT表现：显示支气管壁增厚，易显示"轨道征"，管腔不同程度狭窄或扩张，肺纹理扭曲。出现肺气肿者显示肺组织密度低而不均匀，小血管影稀疏、细小，胸膜下区常可见肺大泡影，气管呈刀鞘状改变。间质纤维化者可见弥漫性网状影。出现肺动脉高压者可见近肺门部的肺动脉扩张，而外围小动脉影明显减少，呈残根状表现。

（二）支气管扩张

支气管扩张是常见的慢性支气管疾病。多继发于慢性支气管炎、肺化脓性炎症、肺不张、肺纤维化，也可为先天性。支气管扩张根据形态分为：①柱状支气管扩张：扩张的支气管远端与近端宽度相近；②囊状支气管扩张：扩张的支气管远端宽度大于近端宽度，远端呈球囊状；③静脉曲张型支气管扩张：扩张的程度稍大于柱状，管壁有局限性收缩致支气管形态不规则，形似静脉曲张。三种类型可同时混合存在。

X线表现：早期轻度支气管扩张在平片上可无异常发现。较严重的支气管扩张，由于支气管及肺间质的慢性炎症引起管壁增厚及纤维结缔组织增生而致局部肺纹理增多、增粗、排列紊乱。扩张而含气的支气管可表现为粗细不规则的管状透明影，扩张而含有分泌物的支气管则表现为不规则的杵状致密影。囊状支气管扩张呈囊状或蜂窝状影，表现为多个圆形或卵圆形薄壁透亮区，有时囊底有小液平，多伴有肺纹理粗乱或肺实质炎症。支气管扩张继发感染时，表现为小斑片状或较大片状模糊影。

CT表现：HRCT是诊断支气管扩张最常用的方法。CT可见支气管壁增厚，管腔增宽。当扩张的支气管走行与CT层面平行时表现为"轨道征"，与CT平面垂直时则表现为厚壁的圆形透亮影，此时，扩张的支气管与伴行的肺动脉共同表现为印戒状，称为"印戒征"。

（三）肺炎

肺炎常由细菌、病毒、支原体、过敏及某些特殊原因引起，按病变的解剖部位可分为大叶性肺炎、支气管肺炎和间质性肺炎。

1.大叶性肺炎　大叶性肺炎为细菌引起的急性肺部炎症，主要致病菌为肺炎链球菌。在冬春季节发病较多。大叶性肺炎的病理改变可分为四期，即充血期、红色肝样变期、灰色肝样变期和消散期。

X线表现：大叶性肺炎的充血期，X线检查可无异常，或只表现为病变肺野肺纹理增多，局部透光度降低。在起病后2~3天进入实变期，X线表现为实变肺野的片状均匀致密影，实变肺组织内有时可见"空气支气管征"。实变范围可为一个肺段、一个肺叶，或多个肺段及多个肺叶。实变肺组织体积不缩小，不牵拉周围组织器官，可与肺不张鉴别（图4-1-8-A）。约在发病后7天进入消散期，X线表现为实变肺组织密度降低，范围变小，呈散在分布的大小不等的斑片状影像。病变多在2周内完全吸收或遗留少许条索状影像。

CT表现：主要是实变的病变呈大叶性或肺段性分布，病变中可见空气支气管征，病变边缘因被胸膜所局限而平直，实变的肺叶体积通常与正常时相等；消散期病变呈散在的、大小不一的斑片状影（图4-1-8-B），进一步吸收仅见条索状阴影或病灶完全消失。

2.支气管肺炎　又称小叶性肺炎，多见于儿童、老年及极度衰弱的病人。炎症从小支气管向下蔓延至肺泡，引起肺小叶病变。主要病理变化是小支气管壁充血、水肿，肺小叶的渗出和实变，及肺间质内炎性浸润。

X线表现：双肺中、下野的内、中带肺纹理增多和模糊，沿肺纹理分布的小片状或斑点状阴影，密度不均匀。密集的小片状病变可融合成大片状病变。儿童患者可表现为肺门影像增大、模糊及局限性肺气肿或肺不张。

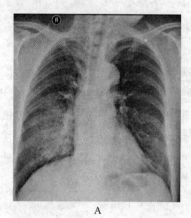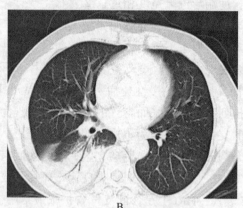

A　　　　　　　　　　B

图 4-1-8　右肺下叶大叶性肺炎

（A.胸部正位片；B.CT 肺窗）

CT 表现：病灶呈弥漫散在斑片影，典型者呈腺泡样形态，边缘较模糊，或呈分散的小片状实变影，或融合成大片状。小片状实变影的周围，常伴阻塞性肺气肿或肺不张，阻塞性肺不张的邻近肺野可见代偿性肺气肿表现。由于支气管炎及支气管周围炎，肺纹理显示增粗且较模糊。

3. 间质性肺炎　间质性肺炎系肺间质的炎症，病因有感染性与非感染性之分。感染性间质性肺炎可由细菌或病毒感染所致，以病毒感染所致者较多见。多见于小儿，常继发于麻疹、百日咳或流行性感冒等急性传染病。病理特征为炎症主要累及支气管和血管周围、肺泡间隔、肺泡壁、小叶间隔等肺间质，肺泡则很少或不被累及。

X线表现：单侧或双侧肺中、下野肺纹理增多、增粗、模糊，呈网状影像，网状阴影间常有小点状影，病变肺野呈磨玻璃状，肺门周围肺实质内炎性渗出，使肺门影增大、密度增高、结构模糊。婴幼儿患者，由于细支气管炎性阻塞，常表现为弥漫性肺气肿影像。

CT 表现：常规扫描可见两侧肺野弥漫分布的网状影，以下肺野明显。HRCT 可见小叶间隔及叶间胸膜增厚。有时，两肺可见多发弥漫分布的小片状或结节状影，边缘清楚或模糊，有时可见小叶肺气肿或肺不张征象。

（四）肺结核

肺结核是由结核杆菌（人型或牛型）引起的肺部慢性传染病。肺结核的病理变化比较复杂，机体的免疫力和结核杆菌的致病力都直接影响着病变的性质、病程和转归。肺结核的基本病变、病理变化、病变播散和愈合方式均有多种，受细菌毒力和机体抵抗力、治疗作用的影响。所以多种形态的病理变化是肺结核的重要特征。

肺内基本病变的性质可分为渗出性病变、增殖性病变和变质性病变。

2004年我国实施了新的结核病分类标准，即：①原发型肺结核（Ⅰ型）：为初次结核感染所致的临床病症，包括原发综合征和胸内淋巴结结核。②血行播散型肺结核（Ⅱ型）：包括急性血行播散型肺结核（急性粟粒型肺结核）及亚急性、慢性血行播散型肺结核。③继发型肺结核（Ⅲ型）：为肺结核中的一个主要类型，包括浸润性肺结核与纤维空洞性肺结核等。④结核性胸膜炎（Ⅳ型）：为临床上已排除其他原因引起的胸膜炎，包括结核性干性胸膜炎、结核性渗出性胸膜炎和结核性脓胸。⑤其他肺外结核（Ⅴ型）：按部位及脏器命名，如骨结核、肾结核、肠结核及结核性脑膜炎等。

各型肺结核X线与磁共振表现如下：

1. 原发型肺结核 原发型肺结核为初次感染所发生的肺结核。多见于儿童，也见于青年。X线表现为原发综合征和胸内淋巴结结核。

（1）原发综合征

X线表现：原发病灶表现为云絮状或类圆形密度增高影，也可表现为肺段或肺叶范围的片状或大片状密度增高影，边缘模糊不清，可见于肺的任何部位，多见于上叶的下部或下叶上部靠近胸膜处。肺门或纵隔肿大淋巴结表现为突出于正常组织轮廓的结节影。自原发病灶引向肿大淋巴结的淋巴管炎，表现为一条或数条较模糊的条索状密度增高影。典型的原发综合征显示原发病灶、淋巴管炎与肿大的肺门淋巴结连接在一起，形成哑铃状，但这种表现在临床上并不多见。

CT表现：可清楚显示原发病灶、引流的淋巴管炎及肿大的肺门淋巴结，也易于显示肿大淋巴结压迫支气管等所引起的肺叶或肺段的不张，并能敏感发现原发病灶邻近的胸膜改变。

（2）胸内淋巴结结核 原发综合征的原发病灶容易吸收，淋巴结炎多有干酪坏死，愈合较慢。当原发型肺结核的原发病灶已吸收，只表现为肺门或纵隔淋巴结肿大时，称为胸内淋巴结结核。

X线表现：炎症型表现为从肺门向外扩展的高密度影，略呈结节状，其边缘模糊，与周围肺组织分界不清。若肿大的淋巴结隐匿于肺门影中，往往显示不满意，如累及气管旁淋巴结，可见上纵隔影一侧或两侧呈弧形增宽，边缘轮廓模糊不清，以右侧较易辨认。数个相邻淋巴结均增大可呈分叶状或波浪状边缘。结节型表现为肺门区突出的圆形或卵圆形边界清楚的高密度影，以右侧肺门较为多见。

CT表现：纵隔内和（或）肺门淋巴结肿大，可显示淋巴结的内部结构与周围浸润情况。

MRI表现：纵隔内及肺门结核性淋巴结肿大，增殖性病灶表现为中等信号的结节影，边缘清楚。

2. 血行播散型肺结核 根据结核杆菌进入血液循环途径、数量、次数以及机体反应，可分为急性血行播散肺结核、亚急性和慢性血行播散型肺结核。

（1）急性粟粒型肺结核 由于结核杆菌一次大量或短期内多次侵入血液循环，形成肺部播散。

X 线表现：双肺弥漫性粟粒影像，呈分布均匀、大小均匀、密度均匀的"三均匀"现象。粟粒状影小而密度较低，透视不易发现，需摄片才能显示（图 4-1-9）。

CT 表现：易显示粟粒结节，尤其 HRCT，可清晰地显示弥漫性的粟粒性病灶。

（2）亚急性或慢性血行播散型肺结核 为结核杆菌长期多次少量侵入血液循环引起的肺部播散。各病程阶段的病变，新旧夹杂，形态不一。

X 线表现：为分布不均匀、大小不等、密度不均匀的"三不均"征象。早期播散的病灶多在肺上野，为纤维化或钙化病灶，近期播散的病灶多位于肺中下野，为渗出或增殖性病灶。恶化时病灶可融合形成空洞。

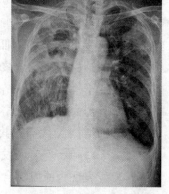

图 4-1-9 急性粟粒型肺结核

CT 表现：显示病灶的分布、大小、密度比 X 线敏感，可显示细小的钙化灶，并显示结节的融合情况。

MRI 表现：两中上肺可见的小结节影，信号有差异，以中等信号为主，一般不用于本病检查。

3.继发型肺结核 浸润型肺结核是肺结核中最常见的类型。多为已静止的原发病灶重新活动，也可为外源性再感染。

X 线表现：肺上部边缘模糊的斑片状影，融合后可呈大片云絮状影。病变发展过程较为复杂，可有渗出、增殖、纤维化、钙化、空洞和播散等多种性质的病灶同时存在。其特点是：①病变多位于肺尖、锁骨下区或下叶背段；②多种性质的病灶同时存在；③肺内病灶与肺门间多有淋巴管炎形成的纤维条索状影相连；④短期内复查病变无明显变化（图 4-1-10）。

浸润型肺结核除上述常见表现外，还有两个特殊类型：①干酪性肺炎：系由大量结核杆菌感染引起的急性大叶性肺组织干酪样坏死。常出现在右肺上叶。X 线表现为肺组织呈大叶性分布的致密影像，其中可见多数大小不等、不规则的虫蚀样空洞。②结核球：系由干酪性病变被纤维组织包裹形成的球形病变。X 线表现为圆形、密度均匀、边缘光滑的致密影，直径在 2cm 以上，球形病灶周围有散在结核病灶，称"卫星病灶"或"子灶"。

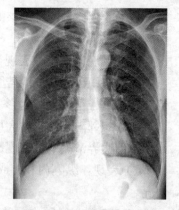

图 4-1-10 继发性肺结核

CT 表现：①渗出浸润为主型：表现为结节状或呈不规则斑片状影，边缘较模糊，密度不甚均匀，有时病灶内可见小空洞。增殖性病灶密度较高，边缘清楚，病灶内或周围可见不规则钙化灶。浸润性病变常与纤维化并存，可伴有邻近的支气管扩张，有时也可见局限性肺气肿表现。②干酪为主型：结核球呈圆形、类圆形，多数密度不均，周边或中央常可见钙化，病灶中心有时可见小空洞表现。病灶边缘清楚，部分边缘可呈浅分叶状，少数可见毛刺征或胸膜凹陷征，周围常可见卫星病灶。干酪性肺炎表现为上叶的大叶性实变，其内可见多个小空洞，下肺常可见沿支气管分布的播散病灶。③空洞为主型：空洞病灶周围有较多的条索状致密影，常见钙化，肺纹理粗乱扭曲，可见支气管扩张征象。病变同侧和对侧肺野内可见新旧不一的结节状支气管播散病灶，其密度有较大差别，可见钙化。纵隔向患侧移位，常伴明显的胸膜增厚及相应部位的胸廓塌陷。

MRI 表现：渗出及干酪性病变一般呈较高信号，增殖病灶可呈中等信号，纤维化病灶呈低信号，钙化呈很低信号，斑点状钙化不能显示。结核球在 T_1WI 及 T_2WI 上多为中等信号，如中心出现空洞，则中心为低信号。空洞为主型时肺组织大量纤维化，T_1WI 及 T_2WI 上均呈较低信号或低信号，空洞内气体呈极低信号。

4.结核性胸膜炎 分为干性结核性胸膜炎、渗出性结核性胸膜炎及结核性脓胸。

X线表现：干性结核性胸膜炎 X 线检查可无异常。渗出性结核性胸膜炎 X 线检查表现为胸腔积液，如果病程长，有纤维素沉着，使胸膜肥厚、粘连或钙化，X 线表现为胸腔积液和胸膜肥厚的相应征象。

CT 表现：少量游离性积液表现为沿后胸壁的弧线状或新月形均匀致密影；当积液量增加时，可呈半月形；较大量的胸腔积液可将肺压迫向内形成不同程度的不张。叶间积液及包裹性积液，根据其部位、形态及密度，CT 均能够明确诊断。对于粘连性局限性肺底积液，根据下肺压缩成新月或线形，也能够明确。

MRI 表现：积液在 T_1WI 上呈低信号、中等信号或高信号，这与积液内蛋白质含量或有无出血有关。各种性质积液在 T_2WI 上均呈高信号表现。

（五）肺肿瘤

肺肿瘤分为原发性与转移性两类，原发性又分为良性与恶性。良性肺肿瘤临床少见，恶性肺肿瘤中约 98% 为原发性支气管肺癌。

1.原发性支气管肺癌 原发性支气管肺癌起源于支气管上皮、腺上皮或肺泡上皮。根据肺癌的发生部位，分为中央型、周围型和弥漫型。中央型肺癌是指发生于肺段或肺段以上支气管的肺癌，其生长方式有管内型、管壁型、管外型，这些生长方式可单独或同时存在。周围型肺癌是指发生于肺段以下支气管的肺癌。弥漫型肺癌是指肿瘤在肺内弥漫性分布，一般为细支气管肺泡癌。

（1）中央型肺癌

X线表现：①直接征象：癌灶小时胸片可无任何异常所见，或有肺门轻度增大或结构模糊。肿瘤进展增大后显示病侧肺门不规则高密度肿块影，为肺癌瘤体的直接征象，肿块边缘较清楚。有时，肿块为原发灶与肺门转移淋巴结的融合影。②间接征象：当癌灶局限于支气管内或仅有支气管管壁轻度增厚时，阻塞性肺气肿可为最早的间接征象。阻塞性肺炎为局限性斑片状影或肺段、肺叶实变影。支气管完全阻塞时发生肺不张。

CT 表现：①直接征象：当肿瘤局限于支气管内，或仅有支气管管壁轻度增厚及管外小结节时，薄层或 HRCT 可见支气管管壁增厚及腔内、外结节，引起支气管狭窄甚至截断。支气管壁增厚形态不规则，支气管狭窄范围较局限，管腔形态不规则，狭窄段常呈楔形。当病变进展时可见肺门肿块，螺旋CT多平面重组（MPR）及三维（3D）容积重组能够更清楚地显示肿瘤的部位、范围及狭窄远端的情况。支气管仿真内镜可显示支气管内病变的表面。②间接征象：阻塞性肺气肿表现为肺叶范围的密度减低区。阻塞性肺炎表现为小片状、肺段或肺叶实变影，肺体积常缩小。常合并支气管血管束增粗、模糊。阻塞性肺不张可见肺门部有肿块影突出肺不张的外缘。增强扫描可见肺不张内的肿块轮廓，且可显示肺不张内有条状或结节状低密度影，为支气管内潴留有黏液，因不强化而呈低密度，即黏液支气管征。阻塞性支气管扩张表现为柱状或带状高密度的手套征影。③转移征象：胸内淋巴结转移引起肺门及纵隔淋巴结肿大，以气管分支下、主动脉弓旁、上腔静脉后、主肺动脉窗、气管旁及两肺门组淋巴结多见，增强检查显示更明显，并可显示肿瘤对邻近结构的侵犯，如肺静脉内瘤栓（图4-1-11）。

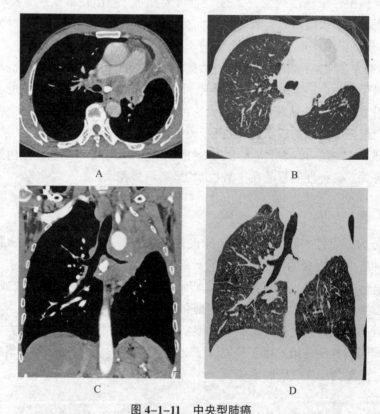

图4-1-11　中央型肺癌

CT增强示左肺上叶肿块，伴左肺上叶支气管狭窄，左肺上叶不张

（A.横断位纵隔窗；B.横断位肺窗；C.冠状位重组纵隔窗；D.冠状位重组肺窗）

MRI表现： 中央型肺癌的癌灶达到一定的大小，MRI平扫即可显示。MRI不仅可显示肿块形态、大小及信号，显示支气管狭窄等征象，还可显示肿块对邻近支气管、血管的侵袭及纵隔淋巴结肿大等征象，有助于临床上肺癌的分期。

（2）周围型肺癌

X 线表现：①肿瘤的形态与密度：2cm 以下的小肺癌多为结节状影，也可为小片状磨玻璃样密度影。较大的肿瘤多呈分叶状，一般密度较均匀，但也可形成空洞，多为厚壁，且厚薄不均，内壁不规则。②肿瘤的边缘与邻近结构：多数癌灶边缘毛糙，也有的边缘光滑无分叶。肺癌常具有胸膜凹陷征，表现为肿瘤与胸膜间的线形或幕状影。肿瘤侵犯支气管引起阻塞性肺炎，表现为在肿瘤周围的斑片状阴影。有时可见血管向肿瘤集中。肿瘤侵犯邻近的胸膜引起局部胸膜增厚。③肿瘤的侵袭与转移：肺尖癌易侵袭邻近结构，常引起 1 ~ 3 胸椎及肋骨的破坏。转移常表现为肺内多发结节或弥漫粟粒结节影。癌性淋巴管炎为局部的网状及小结节状影。其他 X 线所见为肺门和纵隔淋巴结肿大、胸腔积液、胸膜结节及心包积液等。骨转移可引起胸椎及肋骨破坏。

CT 表现：①瘤体的形态与密度：肿瘤分叶征较常见。周围型肺癌病灶分为实性结节、磨玻璃样密度结节、磨玻璃样密度与实性的混合密度结节。②肿瘤的边缘与邻近结构：多数肿瘤边缘毛糙，有毛刺。可见胸膜凹陷征、血管支气管集束征。③肿瘤的侵袭与转移：肺上沟瘤易引起邻近胸椎及肋骨破坏。肿瘤直接侵及胸膜引起胸膜增厚。肿瘤在肺内血行转移形成多发结节或粟粒状。肿瘤侵犯淋巴管形成癌性淋巴管炎，表现为支气管血管束增粗，有小结节及不规则细线、网状影。转移到胸内淋巴结引起肺门及纵隔淋巴结肿大。胸膜转移表现为胸膜结节和胸腔积液（图 4-1-12）。

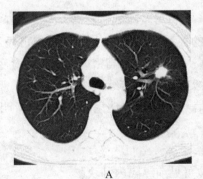 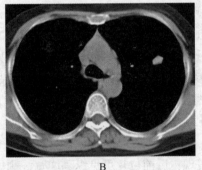

A　　　　　　　　　　　　　　　　　B

图 4-1-12　周围型肺癌

CT 示左肺上叶肿块，有浅分叶及毛刺

（A. 肺窗；B. 纵隔窗）

2. 转移性肺肿瘤

X 线表现：血行转移表现为两肺多发大小不等的结节及肿块影，以两肺中下肺野常见，病变边缘清楚。少数为单发的结节和肿块，有的表现为多发空洞影。小结节及粟粒病变多见于甲状腺癌、肝癌、胰腺癌及绒毛膜上皮癌转移；多发及单发的较大结节及肿块见于肾癌、结肠癌、骨肉瘤及精原细胞瘤等的转移。成骨肉瘤的肺转移可有钙化。淋巴管转移表现为网状及多发细小结节影。

CT 表现：血行转移为多发或单发结节，大小不一，多为球形，边缘清楚光滑，以中下肺野多见，具有随机分布的特点。结节伴发出血时出现晕轮征，即有略高密度影环绕结节，病变边缘模糊（图 4-1-13）。淋巴管转移 HRCT 表现为沿淋巴管分布的结节，显示支气管血管束增粗，常并有结节，小叶间隔呈串珠状改变或不规则增粗，小叶中心有结节灶，并有胸膜下结节。常合并胸腔积液，约半数患者有纵隔及肺门淋巴结肿大。

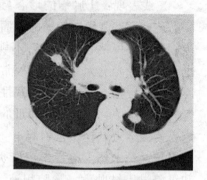

图 4-1-13　肺转移瘤
CT 肺窗示双肺多发结节影

（六）纵隔肿瘤

纵隔内有多种组织器官，肿瘤可起源于各种组织，而这些组织器官都有一定的解剖部位，所以根据肿瘤存在的部位，可以推测肿瘤的来源和性质。发生在前纵隔的肿瘤常为胸腺瘤、胸内甲状腺肿、畸胎瘤；发生在中纵隔的肿瘤常为恶性淋巴瘤、支气管囊肿；发生在后纵隔的肿瘤常为神经纤维性肿瘤等。

1. 胸内甲状腺肿

X 线表现：可见上纵隔增宽，并有软组织影向两侧或一侧突出，且透视下软组织影随颈部肿物而上下移动，气管可受压变形、移位，严重时可出现食管的受压移位。侧位胸片常显示胸骨后方有软组织块影。

CT 表现：CT 检查可从几方面显示病变：①位置及毗邻：肿瘤大多位于气管前方和侧方，邻近结构受压移位；②与颈部甲状腺的关系：CT 冠、矢状面重组可显示其与颈部甲状腺组织直接或间接相连；③病变的密度：病变多为稍高密度，常可见囊变、出血、钙化等；④强化的特点：CT 增强检查时肿块实质部分呈持续性明显强化。

MRI 表现：肿块呈长 T_1、长 T_2 信号，信号不均匀；注射 Gd-DTPA 后明显强化，囊变与钙化区不强化。

2. 胸腺瘤

X 线表现：后前位片可见纵隔增宽，侧位可见前纵隔内肿块影。

CT 表现：肿瘤呈类圆形，可有分叶，多位于前纵隔中部，少数位置较高或发生于后纵隔甚至纵隔外，如颈部、胸膜或肺。小的胸腺瘤多位于中线一侧，大的胸腺瘤可位于中线两侧。部分胸腺瘤可有囊变。增强检查肿瘤实性部分呈较均匀性强化。侵袭性胸腺瘤呈浸润性生长，边缘不规则，侵及胸膜可见胸膜结节及胸腔积液。

MRI 表现：一般 T_1WI 为低信号，T_2WI 呈高信号。增强检查瘤灶强化，显示更为明确。在放疗后 MRI 检查，在 T_1WI 上残余肿瘤呈高信号，纤维化组织呈低信号，可以对残余肿瘤做出较为明确的诊断。

3. 畸胎瘤

X 线表现：胸片可见肿瘤多位于前纵隔，特别是心脏与大血管交界的前、中纵隔处，个别病例可以位于后纵隔，左侧多于右侧。肿瘤常呈类圆形，可有轻度分叶，大小不等。肿瘤继发感染后周围粘连而呈锯齿状或形成毛刺。其内若发现牙齿、骨骼影则有诊断意义。

CT表现：①囊性畸胎瘤多为厚壁囊肿，CT可明确显示其壁的厚度；②畸胎瘤内脂肪成分的CT值多为 –50～–25HU（图4-1-14）；③瘤灶内的钙化或骨骼成分CT值大于100HU；④显示畸胎瘤的囊实性成分及瘤灶与周围结构的关系，浸润性生长提示恶性；⑤增强扫描呈不均匀强化，瘤灶一过性显著强化常提示恶性。

MRI表现：瘤灶呈混杂信号，瘤内脂肪在 T_1WI 和 T_2WI 上均呈高信号。

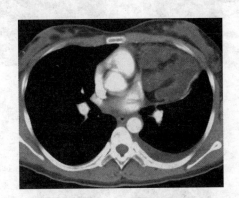

图 4-1-14 纵隔畸胎瘤

（CT平扫纵隔窗，纵隔内混杂密度肿块，其内含脂肪密度）

4. 淋巴瘤

X线表现：后前位片主要表现为纵隔影增宽，以上纵隔为主，边缘清楚，呈分叶状。侧位胸片可见肿块但边缘欠清。

CT表现：纵隔肿大淋巴结的分布以前纵隔和支气管旁组最常见，其次是气管与支气管组和隆突下组。肿大的淋巴结可以融合成块，也可以分散存在。肿块较大时中心可发生坏死，但很少出现钙化。增强检查可见轻度强化。纵隔内结构可受压移位。淋巴瘤亦可侵犯胸膜、心包及肺组织，可以表现为胸腔积液、胸膜结节、心包积液、肺内浸润病灶。腋窝常可见结节影。

MRI表现：MRI能明确显示肿大淋巴结的分布，肿大淋巴结在 T_1WI 上呈等信号，在 T_2WI 上呈中高信号。

5. 神经源性肿瘤

X线表现：胸部平片上肿瘤多位于后纵隔脊柱旁，呈类圆形或哑铃状，可见椎间孔扩大，邻近骨质有吸收或破坏。

CT表现：瘤灶大多位于脊柱旁沟，呈密度较均匀类圆形，多数神经鞘瘤密度比肌肉低。良性者边缘光滑锐利，可压迫邻近骨质造成骨质吸收，压迹光整（图4-1-15）。恶性者呈浸润性生长，边界不清楚，内部密度不均匀。病变侵及椎管内外时，CT可清楚显示病变呈哑铃状形态。

MRI表现：后纵隔瘤灶呈长 T_1、长 T_2 信号，瘤内囊变呈更长 T_1、更长 T_2 信号。

增强扫描瘤体有明显强化。对骨质破坏的显示不如CT，但对瘤体与椎管的关系及脊髓是否受压等显示则明显优于CT。

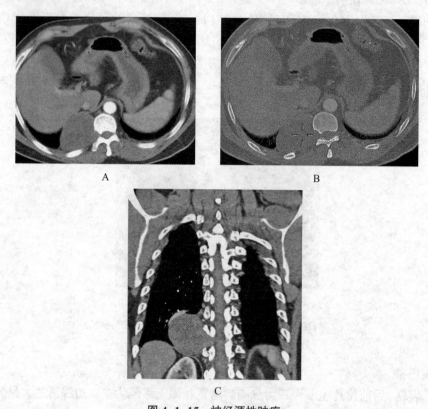

图 4-1-15 神经源性肿瘤

右后下纵隔软组织密度肿块，伸入椎间孔，椎体骨质受压吸收

（A.CT横断位纵隔窗；B.横断位骨窗；C.冠状位重组）

第三节 循环系统

循环系统包括心脏、大血管和周围血管。现代影像检查技术，能显示心脏、血管的外部轮廓和内部结构，能观察心脏的运动和功能。

一、检查技术

（一）X线检查

透视、摄片可以初步观察心脏形态和外部轮廓，估计各房室大小，评价肺血多少，并间接反映心功能情况。心血管造影可以观察心内解剖结构的改变与血流方向，估计心脏瓣膜功能、心室容量与心室功能，但是它属于创伤性检查，目前主要用于复杂先心病、冠状动脉检查及介入治疗。

(二) CT 检查

普通 CT 能显示心脏大血管轮廓及其与纵隔内器官、组织的毗邻关系。由于心肌与心腔内血液 X 线衰减值差异很小，因此 CT 平扫显示心肌和心腔内结构的价值有限。对比剂的引入和心电门控的应用可提高心脏 CT 检查价值和准确性。近年来，多层螺旋 CT（MSCT）发展迅速，扫描层厚达 0.5 ~ 0.625mm，双源、64 层乃至 320 层 CT 使扫描速度不断提高，现已广泛应用于冠状动脉及血管检查。

(三) MRI 检查

对心脏形态、心脏功能、心肌活性和心肌灌注评价有很高的准确性，是评价心肌病变的重要方法之一。此外，MRI 也是血管疾病的重要补充检查技术。

成像方位：依体轴定位，分为横轴位、矢状位及冠状位；依心轴定位，分为短轴位、长轴位、二腔心和四腔心。

脉冲序列：按脉冲序列分为自旋回波序列、快速自旋回波序列、梯度回波序列等。

二、正常表现

(一) 心脏、大血管的正常 X 线投影

1. 后前位　后前位是心脏、大血管的正位投影，可显示左缘和右缘（图 4-1-16）。心右缘分为上下两段。上段为升主动脉和上腔静脉的复合影像，青少年以上腔静脉为主，老年人以升主动脉为主。下段弧度较大，由右心房构成。心左缘分为三段。上段由主动脉弓部和降部的移行部分构成，呈弧形突出，为主动脉球。中段由肺动脉主干和左肺动脉构成，此段较为低平，为肺动脉段。下段呈明显向左突出的长弧形，为左心室。肺动脉段的搏动与左心室的搏动方向相反，两者的交点称为相反搏动点。

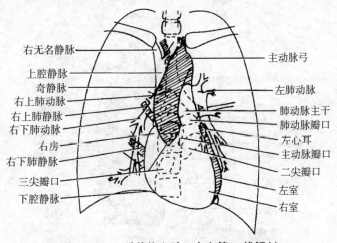

左侧标注（从上到下）：右无名静脉、上腔静脉、奇静脉、右上肺动脉、右上肺静脉、右下肺动脉、右房、右下肺静脉、三尖瓣口、下腔静脉

右侧标注（从上到下）：主动脉弓、左肺动脉、肺动脉主干、肺动脉瓣口、左心耳、主动脉瓣口、二尖瓣口、左室、右室

图 4-1-16　后前位心脏、大血管 X 线解剖

2.右前斜位   右前斜位（第一斜位）上，心脏位于胸骨与脊柱之间，分为前、后两缘（图4-1-17）。前缘上段由主动脉弓及主动脉升部构成。中段由肺动脉构成。下段由右心室构成。最下方为左心室。心前缘与胸壁之间的三角形透明区为心前间隙。后缘自上而下为左心房及右心房，两者之间无明显分界。左心房对食管形成生理性压迹。心后缘与脊柱之间的透明区称心后间隙。

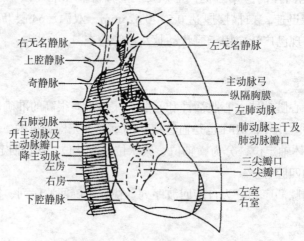

右无名静脉
上腔静脉
奇静脉
右肺动脉
升主动脉及
主动脉瓣口
降主动脉
左房
右房
下腔静脉

左无名静脉
主动脉弓
纵隔胸膜
左肺动脉
肺动脉主干及
肺动脉瓣口
三尖瓣口
二尖瓣口
左室
右室

图 4-1-17   右前斜位 X 线解剖

3.左前斜位   左前斜位（第二斜位）上，心脏、大血管位于脊柱的右侧，X 线中心线与室间隔近似平行，右前方为右心室，左后方为左心室。心前缘上段为右心房，下段为右心室，两者之间无明显分界，右心房影以上为升主动脉。心后缘上段由左心房构成，下段由左心室构成。升主动脉、主动脉弓、降主动脉投影在一个平面上，呈拱形，下方为主动脉窗，窗内有左侧主支气管影像，左主支气管下方为左心房影（图4-1-18）。

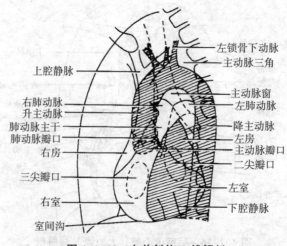

上腔静脉
右肺动脉
升主动脉
肺动脉主干
肺动脉瓣口
右房
三尖瓣口
右室
室间沟

左锁骨下动脉
主动脉三角
主动脉窗
左肺动脉
降主动脉
左房
主动脉瓣口
二尖瓣口
左室
下腔静脉

图 4-1-18   左前斜位 X 线解剖

4. 左侧位 左侧位是心脏、大血管的侧位投影，有前后两个边缘。前缘分为上、下两段，上段由右心室漏斗部与肺动脉主干构成，下段为右心室前壁。后缘上段由左心房构成，下段由左心室构成。心前缘与胸壁之间的三角形透亮区为胸骨后区，心后下缘、食管与膈之间的三角形间隙为心后食管前间隙（图4-1-19）。

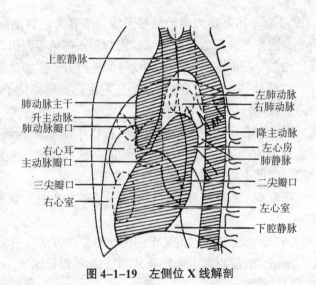

上腔静脉
肺动脉主干
升主动脉
肺动脉瓣口
右心耳
主动脉瓣口
三尖瓣口
右心室

左肺动脉
右肺动脉
降主动脉
左心房
肺静脉
二尖瓣口
左心室
下腔静脉

图4-1-19 左侧位X线解剖

心脏、大血管的形态受许多生理因素的影响。体型对心脏外形的影响最为明显。肥胖体型心脏多呈横位，普通体型心脏多呈斜位，瘦长体型心脏多呈垂位（图4-1-20）。婴幼儿心脏呈球形，位置相对居中，心影相对比成人大。立位时膈肌下降，心脏伸长；卧位时膈肌上升，心脏上移呈横位。深吸气时膈肌下降，心影伸长趋向垂位；深呼气时膈肌上升，心脏趋向横位。

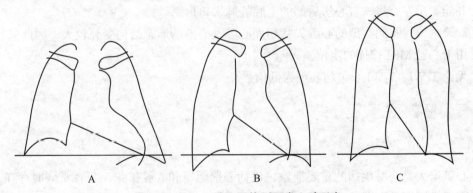

A   B   C

图4-1-20 三种不同体型正常心脏形态

（A.横位心；B.斜位心；C.垂位心）

（二）正常 CT 表现

1. 主动脉弓层面　可见主动脉弓呈自右前向左后斜行，位于气管的左前方，约10%的正常人在此层面可见奇静脉弓。主动脉弓前方的前纵隔呈三角形，尖端指向前，为脂肪密度。

2. 主 – 肺动脉窗层面　其上界为主动脉弓下缘，下界为左肺动脉，前方为升主动脉，内后方为气管，其内亦包含有数个淋巴结、脂肪和一些结缔组织。主肺动脉向左向后延伸为左肺动脉，而左上肺静脉则见于左肺动脉的外后方；主肺动脉向后、向右延伸为右肺动脉，位于上腔静脉和中间段支气管之间，右上肺静脉则位于右肺动脉的外侧。此层面主肺动脉与两侧肺动脉呈人字形排列。

3. 左心房层面　可见左心房位于主动脉根部及右心耳后方，奇静脉、食管及降主动脉前方。左心房前后径为 30 ~ 45mm。于此平面常同时显示冠状动脉主干及主要分支的近段。食管奇静脉隐窝亦见于此层面。

4. 四腔心层面　可见左、右心房和左、右心室，心腔和心壁，如不注射对比剂无法区分。

CT 扫描是进行心包检查较为敏感而又无创伤性的检查方法。通常显示的是壁层心包，正常厚度为 1 ~ 2mm。脏层心包由于较薄，CT 扫描难以显示。

（三）正常 MRI 表现

MRI 为多方位成像，可获得任意平面断层的图像，能清晰显示心脏、大血管的解剖结构，常用扫描体位及正常表现为：

1. 横轴位　为最基本的心脏切层，呈不典型的四腔心断面，并为其他的心脏 MRI 检查体位提供定位图像。左心室平均直径为 45mm，室壁及室间隔厚度约为 10mm，右心室平均直径为 35mm，室壁厚度约为 5mm。

2. 冠状位　可较好显示左心室腔及左心室流出道、主动脉窦和升主动脉的形态、走行，并能显示左心房、右心房后部的上腔静脉入口形态。

3. 矢状位　不同类型的心脏矢状切面心腔及心壁的形态结构变异较大，因此矢状位主要用于心脏 MRI 扫描的定位。

无论 T_1WI、T_2WI 心包均表现为低信号。

三、基本病变表现

（一）心脏增大

心脏增大是心脏疾病的重要征象，包括心壁肥厚和心腔扩张，两者常同时存在，X线检查很难区别是肥厚还是扩张，因此统称为增大。

确定心脏增大最简单的方法，是测定心胸比率，即心影最大横径与胸廓最大横径之比。心脏最大横径是取正位心影左右缘最突出点与胸骨中线垂直距离之和，胸廓最大横径是取右侧膈顶水平上，两侧胸廓肋骨内缘之间的距离（图4-1-21）。心胸比率 = （T_1+T_2）/T×100％，其中 T_1 为胸廓中线至右心缘最大距离，T_2 为胸廓中线至左心缘最大距离，T 为胸廓最大横径。正常成人心胸比率等于或小于0.5。肥胖体型者一般不超过0.52，大于正常值，提示心脏可能增大。

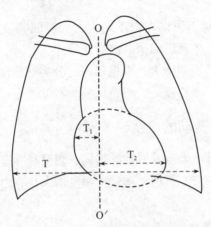

图4-1-21　心胸比率测量示意图

1. 左心室增大　后前位上心左缘左心室段延长，心尖向左下移位，搏动点上移，左室段圆隆丰满，心腰凹陷。左前斜位心后缘下段向后下突出，心后间隙消失，并可与脊柱重叠。左侧位心后食管前间隙消失，心后间隙变窄。

2. 右心室增大　右心室增大可向前、向左、向右扩展。后前位上心腰平直或突出。肺动脉段增长，搏动点下移。心尖圆隆上抬，心影横径增大。右前斜位上肺动脉圆锥突起，前缘右心室段呈弧形向前突出，心前间隙变窄或消失。左前斜位心前缘下段向前膨出，心前下间隙变窄，心膈面延长。

3. 左心房增大　左心房位于心脏后上方，后面紧贴食管前壁，增大主要发生在体部，可向后、向右、向左、向上增大。后前位上心底部偏右侧出现圆形或椭圆形致密影像，与右心房重叠，称"双心房影"，向右增大凸出于右心缘形成"双弧弓"，向左增大突出于心左缘形成"第三弓"，因而左心缘出现明显的四个弧弓。右前斜位上食道左房压迹加深并向后移位，是左心房增大并且容易发现的早期X线征象。左前斜位上左心房向上增大，显示左侧主支气管抬高，支气管分叉角度加大，主动脉窗缩小。

4. 右心房增大　后前位上心脏右缘下段向右凸出，膨隆。右前斜位心后缘下段向后突出。左前斜位心前缘上段向前膨隆延长。右心房增大常为心脏普遍增大的一部分。

5. 心脏普遍增大　后前位心影向两侧增大，心胸比率明显增大。右前斜位和左侧位心前间隙和心后间隙均缩小，食管普通受压后移。左前斜位支气管分叉角度增大，气管后移。增大的原因不一，常见的瓣膜疾病中，最初只有负荷最大的心腔增大，最后整个心肌代偿功能不全，心脏普遍增大，但增大的程度并不均等对称。其次是心肌本身损害，心肌软弱无力，心脏均等对称增大。

（二）心脏形状的改变

1. 二尖瓣型　心脏向两侧增大，左下心缘圆钝，心腰丰满或突出，右缘下段较膨隆，主动脉结较小，心影外形呈梨形。常见于二尖瓣狭窄、肺源性心脏病、心房间隔缺损、心室间隔缺损等。

2. 主动脉型　心脏左缘下段向左向下增大，心腰凹陷，主动脉球突出，心影呈靴形。多见于主动脉瓣病变、主动脉缩窄、高血压等。

3. 普遍增大型　心脏向两侧增大，根据形态可分为对称性心脏普遍增大、非对称性心脏普遍增大。以心肌炎、全心衰竭、心包积液为常见。

（三）心脏、大血管搏动的改变

X 线检查主要观察心脏、大血管搏动的强弱、幅度和频率。当外周阻力增大和负荷增加而心脏代偿功能正常时，心脏搏动增强，幅度增大；心力衰竭时搏动减弱，幅度减小，频率加快。

（四）肺循环的改变

1. 肺充血　是指肺动脉内血流量增多。肺充血常见于左向右分流的先天性心脏病，如房或室间隔缺损、动脉导管未闭等，也可见于贫血、甲状腺机能亢进等心排血量增多的疾病。X 线表现为两肺门影增大，肺门血管分支增粗，密度增高，轮廓清楚。肺动脉段膨隆。透视下可见肺门搏动增强，称"肺门舞蹈"。

2. 肺血减少　是指肺内血流量的减少。肺血减少常见于右心室排血受阻或右向左分流的先天性心脏病，如肺动脉狭窄、法洛四联症、三尖瓣狭窄等。X 线表现为双肺门影像变小，肺纹理纤细稀疏，肺野异常透明清晰。

3. 肺淤血　是指肺静脉回流受阻，血液淤滞于肺内。肺淤血常见于二尖瓣狭窄和左心衰竭等。X 线表现为双侧肺门影像增大，边缘模糊，结构不清，双肺纹理增强、模糊，肺野透明度明显降低。

4. 肺水肿　可分为间质性和肺泡性两种。①间质性肺水肿：X 线表现为双肺门影增大，肺纹理增强、模糊，肺野透亮度减低。由于小叶间隔水肿增厚，肋膈角区可见克氏B线，常有少量胸腔积液。②肺泡性肺水肿：X 线表现为肺野内不同范围、不同密度的斑片状影像，可融合成大片状，边界模糊不清，以内、中带为多见。最典型表现是两肺门的蝶翼状影像。肺泡性肺水肿常与间质性肺水肿并存。

5. 肺动脉高压　肺血液量增加或肺循环阻力增高均可引起肺动脉高压，为毛细血管前性高压。X 线表现为肺动脉段突出，右肺下动脉主干增宽超过 15mm，肺门影增大，搏动增强，出现"肺门舞蹈"，肺门血管呈残根状改变，右心室增大。

6. 肺静脉高压　由肺淤血发展而来，可继发引起肺动脉高压。X 线表现为：①肺水肿主要为间质性肺水肿；②含铁血黄素沉着，呈直径 2～3mm 的类圆形结节状影像；③肺动脉高压的 X 线表现。

四、疾病诊断

（一）高血压性心脏病

X线表现：早期表现多不明显，随着血压持续增高，左心室增大，表现为左室段的增长，左心缘下段圆钝，心尖向左、向下移位至膈下胃泡内，心腰凹陷。主动脉扩张、迂曲，主动脉球突出，心影呈靴形。左心衰竭时，可有左心房增大及肺瘀血表现。

CT和MRI表现：CT显示左心室径线增大及升主动脉扩张。MRI可采用横轴位及右前斜位心长轴位扫描。可见左心室壁包括室间隔普遍均匀性增厚，左心室腔较小，但心室壁心肌信号无异常；升主动脉扩张，但不累及主动脉窦。左心室腔增大时则提示病变已至晚期，左心功能代偿不全，此时电影MRI可见左心室壁运动减弱，二尖瓣收缩期有反流，提示有相对性二尖瓣关闭不全。

（二）慢性肺源性心脏病

X线表现：①肺部原发病变的X线表现；②肺动脉高压常比心影改变出现早；③右心室增大，肺动脉段突出，心尖圆隆上抬，心影呈二尖瓣型或垂位型，双膈低平，心胸比率不大或小于正常。心力衰竭时心影明显增大（图4-1-22）。

CT和MRI表现：主肺动脉和左、右肺动脉主干增粗，管腔扩大（主肺动脉内径超过30mm）。SE序列T_1WI主肺动脉内出现血流高信号，提示有肺动脉高压；右心室壁增厚（厚度超过5mm），可等于或超过左心室壁的厚度，室间隔向左心室侧凸出，右心房亦可扩大，腔静脉扩张，晚期左心房室亦可扩大。GRE序列电影MRI可见三尖瓣（收缩期）和肺动脉瓣（舒张期）的反流，同时可直观反映右心室收缩和舒张功能。但MRI的缺点在于显示肺实质结构和病变有较大的限制，因此掩盖了部分原发性疾病。

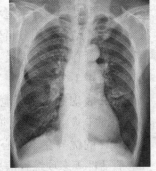

图4-1-22 肺源性心脏病

（三）风湿性心脏病

1. 二尖瓣狭窄 二尖瓣狭窄是风湿性瓣膜损害中最常见的病理改变，可以单独存在，也可与二尖瓣关闭不全同时存在。二尖瓣狭窄，左心房排血受阻，左心房肥厚和扩张，肺静脉回流障碍，引起肺淤血，肺动脉高压，进一步导致右心室肥厚（图4-1-23）。

X线表现：①心影增大呈二尖瓣型；②左心房增大；③肺动脉段突出；④肺淤血；⑤右心室增大；⑥二尖瓣膜钙化；

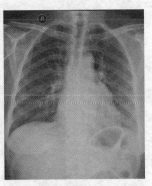

图4-1-23 风湿性心脏病
二尖瓣狭窄

⑦主动脉球缩小；⑧左心室萎缩表现为心左缘下段变直，心尖上翘；⑨右心室衰竭时右心房可增大。

2.二尖瓣关闭不全　单纯二尖瓣关闭不全较少见，常与二尖瓣狭窄同时存在。当左心室收缩时，左室内部分血液反流至左心房，左心房因负荷增大而扩张；当左心室舒张时，左心房内过多血液进入左心室，左心室负荷增大，左心室增大。反流量少时 X 线表现不明显，反流量大时左心房明显增大，左心室增大。

CT 表现：MSCT 检查可见瓣叶的钙化及房室增大，并可显示左房的血栓。

MRI 表现：SE 序列可显示房室的大小及心腔内的血栓，电影 MRI 可显示血流通过狭窄及关闭不全的瓣口后形成的异常低信号。

（四）冠状动脉粥样硬化性心脏病

X 线表现：冠状动脉钙化表现为两条平行的线状影，与血管外径一致，其切面呈小环状钙化影。冠状动脉造影目前仍为冠心病诊断的"金标准"，可见病变段有狭窄或闭塞，管腔不规则或有瘤样扩张。侧支循环形成发生于较大分支的严重狭窄或阻塞。狭窄近端血流缓慢，狭窄远端显影和廓清时间延迟；闭塞近端管腔增粗及血流改道，闭塞远端出现空白区及（或）逆行充盈的侧支循环。

CT 表现：随着扫描技术和设备的完善，冠状动脉增强扫描的三维重组技术及曲面重组技术可良好地显示冠状动脉内腔是否有狭窄和闭塞，可直接测量冠状动脉的直径和狭窄程度；结合专用分析软件能评估粥样斑块及其成分；通过对冠状动脉钙化的定量分析还可对冠心病的发展及其程度进行预测。此外，还能兼顾冠状动脉支架及搭桥术后的随访（图 4-1-24）。

MRI 表现：能良好地显示心室壁的形态、厚度及信号特征。在急性缺血期，显示心肌局部 T_2WI 信号强度增加，室壁运动减弱；心肌梗死后可见心室腔扩大或室壁瘤形成。MRI 的优势在于对心脏的一站式检查，即一次检查可得到形态、功能、心肌灌注和心肌活性等多项综合信息。

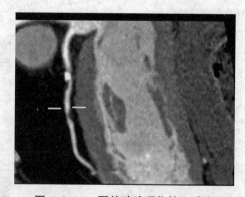

图 4-1-24　冠状动脉硬化性心脏病
（CT 曲面重建示冠状动脉钙化斑块及非钙化斑块形成，管腔局限性狭窄）

（五）先天性心脏病

1. 房间隔缺损　房间隔缺损是最常见的先天性心脏病之一。女性发病率略高，单独或与其他心血管畸形并存。通常情况下血流流向阻力低的方向，且正常右心室壁比左侧者薄，容易扩张，所以有缺损时左心房的血优先流过房间隔缺损，构成左向右分流。

X线表现：X线表现决定于分流量。故婴儿期或年龄较大而分流量很少者可以表现为正常。达一定分流量时，右心房、右心室因容量的过负荷而增大，肺血增多，而左心房大致正常，左心室相对发育较差，主动脉正常或缩小。合并重度肺动脉高压时，肺动脉段和肺门动脉扩张明显，而外周动脉分支变细（图 4-1-25）。

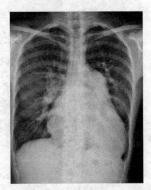

图 4-1-25　先天性心脏病房间隔缺损

CT 和 MRI 表现：普通 CT 平扫可显示心脏径线的增大。增强 MSCT 可直接显示缺损的位置和大小，故能明确诊断。MRI 通常采用横轴位和心室长轴成像，辅以四腔心位。SE 序列 MRI 可直接显示房间隔的不连续，对于常见的继发孔型房缺，诊断时需在同一方位两个以上层面或不同方位层面均显示房间隔有中断。除准确显示其部位外，还能直接显示其大小和分流量。

2. 法洛四联症　法洛四联症是最常见的发绀型先天性心脏病，是由先天性的室间隔缺损、主动脉骑跨、肺动脉狭窄（常为右心室漏斗部狭窄）及继发的右心室肥厚组成，在先天性心脏病中占 50%。

X线表现：25% 的患者伴有右位主动脉弓，这部分患者左上纵隔无主动脉结；心影呈靴形，肺动脉段凹陷，右心室增大，心左下缘为向上翘起之心尖，左右心房无明显改变，肺动脉和肺血均细少。

心血管造影：右心造影可见收缩期时左心室及主动脉提早显影，透视下可见双向分流，主动脉骑跨在室间隔之上，升主动脉扩张。漏斗部狭窄多较长，呈管状，如为瓣膜狭窄，在收缩期呈鱼口状突向肺动脉，肺动脉干及左右分支常较细小。

CT 和 MRI 表现：MSCT 可显示主动脉转位及心脏房室的大小及心内各种畸形。MRI 以横轴位及左前斜位垂直于室间隔的心室短轴位显示最佳，辅以矢状位观察。SE 序列横轴位及斜冠状位可清晰显示右心室流出道狭窄，常在漏斗部狭窄，并和肺动脉瓣狭窄间形成所谓第三心室；右心室壁明显肥厚，甚至达到和超过左心室壁的厚度；升主动脉扩张、前移，并骑跨于室间隔之上，矢状位扫描常可显示增大前移的主动脉、狭小的肺动脉瓣环、漏斗部狭窄和室间隔缺损。

（六）心包炎

1. 心包积液

X线表现：心包积液在 300mL 以下者，心影大小和形态可无明显改变。中等量以上积液从心包腔最下部分向两侧扩展，见心影普遍增大，正常弧度消失，呈烧瓶状至球状，上纵隔影变短变宽，心尖搏动减弱或消失，主动脉搏动正常，肺纹理正常或减少，左心衰时出现肺淤血。

CT表现：显示心包厚度增加（>4mm），密度随积液的性质而异，多数为水样密度，亦可为出血样的高密度。增强扫描时，积液密度无变化，但壁层心包有强化，使心包内积液显示更清楚。少量的心包积液常集聚于左心室和右心房的后外侧，大量积液则形成包绕心脏的异常密度带（图4-1-26）。

MRI表现：根据积液的性质，心包积液的信号强度有所不同，浆液性心包积液 T_1WI 呈均匀低信号，炎性渗出液蛋白质含量高者则呈不均匀中高信号，血性积液则呈高信号，肿瘤所致积液则呈不均匀的混杂信号，其内可见中等信号的结节影。T_2WI 上积液多呈均匀高信号；对液体显示敏感的序列，可清晰显示心包积液。因此，MRI对积液具有一定的定性能力。

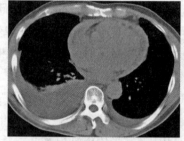

图4-1-26　心包积液
（CT平扫，同时显示双侧胸腔积液）

2. 缩窄性心包炎

X线表现：平片检查，半数病例心影大小正常，半数轻至中度增大。上纵隔影增宽。由于心包增厚粘连，心影边缘不规则、变直，各弓分界不清，心底部横径增宽，心影可呈三角形、多边形，心脏和大血管搏动与心包增厚的部位和程度有关，明显者搏动减弱。部分患者有心包钙化，呈蛋壳状、弧线状或珊瑚状。肺血改变视舒张充盈受限部位而定，左侧为主者出现左心房增大和肺静脉高压（肺淤血）征象，右侧者肺血正常或减少。

CT表现：最主要的征象是心包增厚，厚度大于4mm，可呈弥漫性，但各部位增厚的程度不均匀，亦可为局限性增厚，心包脏壁层分界不清，呈软组织密度，钙化处为高密度。

MRI表现：心包不规则增厚，SE序列 T_1WI 多数呈中等信号，可见斑块状极低信号影（心包钙化）。

（七）主动脉夹层

主动脉夹层为主动脉壁中膜血肿或出血，病因尚不清楚，主要因素为高血压，主动脉腔内的高压血流灌入中膜形成血肿，并使血肿在动脉壁内扩展延伸。

X线表现：平片显示主动脉增宽，主动脉壁（内膜）钙化内移，心影增大。腹主动脉夹层X线平片无法显示。

CT表现：平扫可显示撕脱内膜片的钙化灶向主动脉腔内移位，增强检查可显示主动脉夹层的各种征象，如内膜片、真假腔（假腔常大于真腔）、假腔内血栓、累及分支血管及血液外渗、纵隔血肿、心包和胸腔积血等（图4-1-27）。

MRI表现：可观察夹层的解剖变化和血流动态，大视野、多体位直接成像，无需对比增强即可显示撕脱的内膜片及破口；对比增强MRA能清晰显示真、假腔及腔内血栓，并可满足分型的诊断要求。

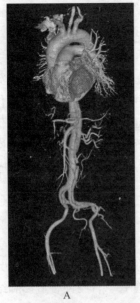
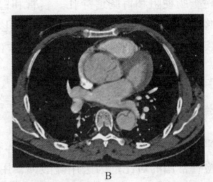

图 4-1-27　主动脉夹层

（A.CT增强VR重建图像；B.CT横断位）

（八）肺动脉栓塞

肺动脉栓塞是指肺动脉及分支被栓子阻塞后引起的相应肺组织供血障碍。肺栓塞多数是由于周围静脉内血栓脱落后随血液循环进入肺动脉所致。

X线表现：肺动脉栓塞时，可见相应肺叶或肺段内肺血管纹理减少或消失，透亮度增加。肺血管造影显示肺叶或肺段动脉血管中断或充盈缺损。肺梗死时，呈密度均匀增高的楔形或锥形阴影。

CT表现：螺旋CT增强扫描肺动脉血管成像，可在肺动脉管腔内见不规则充盈缺损或管腔闭塞，栓子呈相对低密度（图 4-1-28）。

MRI表现：肺动脉栓塞在SE序列上呈中等或高信号。

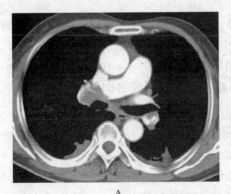
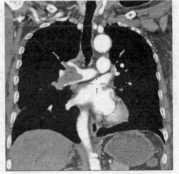

图 4-1-28　肺动脉栓塞

（A.CT增强扫描示右肺动脉内充盈缺损；B.CT冠状位重组）

第四节 消化系统

消化系统包括空腔脏器和实质性脏器，空腔脏器有食管和胃肠道，实质性脏器有肝、胆、胰等器官。X线平片有较大的应用限制，主要用于发现高密度钙化性病变如胆结石，以及检查肠梗阻和胃肠道穿孔。食管和胃肠道钡剂造影检查，目前仍是消化道疾病的首选影像学检查方法。CT检查是目前消化系统疾病最主要的影像学检查技术。对于消化系统疾病，MRI检查通常作为继超声和（或）CT检查后的补充检查技术。

一、检查技术

（一）X线检查

透视和平片主要用于急腹症和不透X线异物的检查。食管和胃肠道疾病主要依靠钡剂造影。检查常用的对比剂为医用硫酸钡，用于食管、胃肠钡餐造影和结肠灌肠造影检查。按造影方法可分为传统的钡剂造影法和气钡双重对比造影法，目前多采用钡气双重对比造影法。

1. 食管钡餐造影　常用于观察食管病变。吞服钡剂 40 ~ 50mL，依次取右前斜位、左前斜位和后前位观察全部食管并结合摄片。

2. 上消化道双重对比钡餐造影检查　检查前 12 小时禁食、禁水；胃内有大量潴留液时，应抽出后再进行检查；检查前 72 小时禁服不透X线（如钙、铁、铋剂等）和影响胃肠道功能的药物；检查前 15 分钟肌肉注射低张药物并口服产气剂，然后口服钡剂 100 ~ 200mL，采用不同体位观察胃小区、胃小沟并摄片。疑有胃肠穿孔和肠梗阻时，禁用钡剂检查，如有上消化道出血，必须待出血停止和病情稳定后数天方可进行检查。

3. 结肠双重对比造影检查　肠道清洁处理后，病人俯卧头低位，经肛管注入适量硫酸钡混悬液，然后注入适量气体，使钡剂均匀涂布于结肠壁形成气钡双重对比像。

（二）CT检查

检查前 1 周内不服含重金属的药物，不做胃肠道钡剂检查，一般需禁食 6 ~ 8 小时。扫描前 30 分钟嘱患者口服清水或 1% ~ 3% 含碘对比剂 600 ~ 800mL，以充分充盈胃肠道。患者取仰卧位，扫描层厚和层间距通常为 5 ~ 10mm，对小病灶可用薄层扫描。一般先行 CT 平扫，然后根据需要，可行双期或多期 CT 增强扫描，或行同层动态增强扫描。

（三）MRI检查

常用 T_1WI、T_2WI 平扫及 Gd–DTPA 作为对比剂的 T_1WI 增强扫描检查。MRI 主要显示消化道的管壁结构、管腔外改变以及腹部实质脏器的形态、结构异常等。MR 胆胰管成像（MRCP）是利用水成像技术，显示含有液体的胆管和胰管。

二、正常表现

(一)食管

X线表现:食管全长(成人)25～30cm,位于后纵隔,胸段分为上、中、下三段:主动脉弓水平以上为上段;主动脉弓水平以下至第8胸椎高度为中段;第8胸椎水平以下为下段。下段膈上方局限性扩张处为膈壶腹。钡餐造影右前斜位观察,食管左前壁有三个生理性压迹,自上而下分别为主动脉弓压迹、左主支气管压迹、左心房压迹(图4-1-29)。

食管黏膜皱襞表现为3～5条纵行、平行条纹状影,向下与胃小弯黏膜皱襞相连。做吞咽动作或有食物刺激,食道出现自上而下的蠕动波,称第一蠕动波。食物对食管壁的压力引起第二蠕动波,起于主动脉弓水平并向下推进。

CT和MRI表现:食管在胸部CT横断面图像上呈圆形软组织密度影,位于胸椎及胸主动脉前方。如管腔内含气体或对比剂时可观察食管壁的厚度,约为3mm。穿过横膈后食管转向左侧连于胃贲门。食管胃连接部与扫描层面斜交,故显示其壁呈局限性增厚,不要误认为病变。食管壁的信号强度与胸壁肌肉相似。

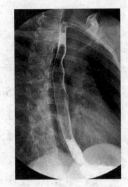

图4-1-29 正常食道

(吞钡右前斜位)

(二)胃

X线表现:胃分为胃底、胃体和胃窦。贲门水平线以上为胃底,立位时含气,称胃泡。胃右缘称胃小弯,左外缘称胃大弯,胃小弯转角处称角切迹,胃大弯最低点称胃下极。贲门与角切迹之间为胃体,角切迹至幽门管的部分为胃窦(图4-1-30)。胃的形态取决于体型和胃的张力,常分为牛角型、钩型、长钩型、瀑布型(图4-1-31)。

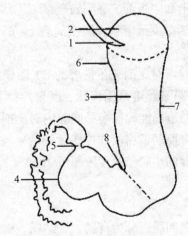

图4-1-30 胃各部名称

1.贲门;2.胃底;3.胃体;4.胃窦;5.幽门;6.胃小弯;7.胃大弯;8.角切迹

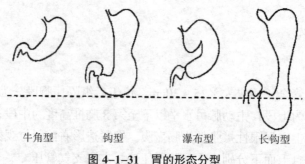

牛角型　　　　钩型　　　　瀑布型　　　长钩型

图 4-1-31　胃的形态分型

胃的轮廓光滑整齐，大弯侧可呈锯齿状。胃壁柔软，触压时可变形和移动。胃底部黏膜皱襞呈不规则网状结构，胃体部黏膜皱襞与胃长轴一致，呈 4～5 条纵行条纹状透明影，宽度不超过 5mm，胃窦部黏膜皱襞为体部黏膜皱襞的延续。在良好的低张双重对比造影片上，上述黏膜皱襞不显示，而显示呈网状结构的胃小区。

胃蠕动由胃壁环状肌肉收缩引起，起自胃体上部，向幽门方向推进，同时可见 2～3 个蠕动波。胃正常排空时间为 2～4 小时。6 小时后胃内不应有钡剂存留。

CT 和 MRI 表现：胃充分扩张时，正常胃壁厚度不超过 5mm，其中胃窦部的胃壁稍厚。MSCT 增强扫描动脉期，有时能清楚显示明显强化、连续的胃黏膜，而黏膜下层强化程度较弱；在静脉期，整个胃壁呈均匀一致的强化。MRI 增强扫描的动脉期和静脉期，胃壁的强化表现类似 CT 增强所见。

（三）小肠

X 线表现：十二指肠呈 C 字形包绕胰头，近端与幽门相连，远端与空肠连接，分为球部、降部、水平部和升部。球部充盈后呈三角形或半球形，分底、体、尖部和大弯侧、小弯侧及前、后壁。球部黏膜皱襞与长轴平行，降部、水平部和升部的黏膜皱襞呈羽毛状。空肠主要分布于左上和中腹部，黏膜皱襞呈羽毛状。回肠主要分布于右中、下腹部和盆腔内，黏膜皱襞逐渐减少呈带状。服钡剂后 2～6 小时钡剂首达盲肠，7～9 小时完全排空。

CT 和 MRI 表现：在肠腔内对比剂充盈良好的 CT 图像上，肠管呈充满对比剂的连续管状结构。肠壁内缘因黏膜皱襞可呈锯齿状，肠壁厚度均匀。较常规 CT 和 MRI 检查相比，CT 和 MRI 小肠灌肠造影能确保小肠肠腔内对比剂充盈良好；若同时行增强检查，在肠腔内对比剂与肠壁外脂肪低密度或抑脂后低信号的衬托下，能清楚地显示高密度或高信号的强化肠壁，扩展的小肠壁厚度不超过 3mm。

（四）大肠

X 线表现：大肠位于腹腔四周，分为盲肠、升结肠、横结肠、降结肠、乙状结肠和直肠。结肠肝曲、结肠脾曲和直肠位置较固定，横结肠和乙状结肠移动度较大。钡剂充盈后，肠腔比小肠约宽 1 倍，边缘有呈半圆形凸出的结肠袋。结肠黏膜皱襞为横、纵、斜三种排列方向结合而成。服钡剂后在 24 ~ 48 小时排空。

CT 和 MRI 表现：MSCT、MRI 仿真结肠内镜可获得类似纤维内镜检查的效果，也可获得如同结肠气钡双重对比造影的图像。结直肠壁厚度为 1 ~ 3mm，大于 5mm 提示病变可能。

三、基本病变表现

（一）X 线造影表现

1. 轮廓的改变　消化管壁上的病变均可引起轮廓改变，其基本改变有龛影、憩室和充盈缺损。①龛影：是指消化管壁上的局限性溃烂形成缺损凹陷，被钡剂充盈后，切线位表现为向管外突出的乳头状影像，正位表现为圆形或卵圆形钡斑影像。②憩室：是指消化管壁的薄弱区，在内腔压力或管外粘连牵拉下，向管外局限性膨出形成的囊袋状影像。③充盈缺损：是指消化管壁局限性肿块向腔内突出，肿块部位不被钡剂充盈形成的影像。

2. 黏膜的改变　①黏膜破坏：表现为黏膜皱襞影像的中断、消失，仅见不规则钡影，多为恶性肿瘤浸润至黏膜和黏膜下层引起。②黏膜皱襞平坦：表现为黏膜皱襞的条纹状影不明显或完全消失，多为溃疡周围的黏膜及黏膜下层炎性水肿或恶性肿瘤浸润至黏膜和黏膜下层引起。③黏膜皱襞纠集：表现为黏膜皱襞从周围呈放射状向病变区集中，多为慢性溃疡性病变纤维瘢痕收缩引起。④黏膜增宽和迂曲：表现为黏膜皱襞增宽、排列紊乱及迂曲，多为慢性胃炎或食管静脉曲张引起。

3. 管腔大小的改变　①管腔狭窄：为超过正常范围的持久性管腔缩小。炎症性狭窄范围较为广泛或具有分段性，边缘整齐。恶性肿瘤引起的狭窄较为局限，边缘多不整齐。痉挛引起的狭窄形状可以改变，痉挛消失即恢复正常。外部压迫引起的狭窄多位于管腔一侧，可有整齐的压迹。先天性狭窄多较局限，边缘光滑。②管腔扩张：为超过正常限度的持久性管腔增大。狭窄近端的消化管常扩张，严重者可梗阻。梗阻近端的消化管扩张并可见气液平面。麻痹性肠梗阻引起的肠管扩张没有通过障碍，也可有液体和气体的积集。

4. 位置和可动性的改变　病变的压迫、推移、粘连、牵拉可改变胃肠道的位置。肿物使胃肠道出现弧形压迹。粘连和牵拉可引起位置改变且固定。先天性肠管旋转不良、盲肠位置异常等，可引起肠道位置发生变异，但肠管可动性存在。腹水可引起肠管可动性增大。

5. 功能性改变　消化道器质性病变常引起张力、蠕动、运动力和分泌等功能改变。①张力的改变：消化道依靠平滑肌的收缩与舒张维持管腔的正常大小。张力增高表现为管腔狭窄变小、蠕动增强。张力减弱表现为管腔扩大、蠕动减弱。②蠕动的改变：消化管肌肉有节律地收缩是内容物前进的动力。蠕动增强表现为蠕动波增多、加深，运行加速，排空加快，常见于炎症或溃疡。蠕动减弱表现为蠕动波减少、变浅，运行慢，常见于癌肿局部浸润。由消化管远端向近端的蠕动称逆蠕动，常见于梗阻近端。③运动力的改变：消化管输送食物的能力为运动力。X线表现为钡剂到达和离开某部位的时间发生改变。④分泌功能的改变：胃分泌增加表现为空腹时胃内液体增多，称空腹潴留。钡餐检查可见钡剂呈片絮状下降，不均匀涂布于黏膜面。多见于胃、十二指肠溃疡。小肠和结肠分泌增加表现为钡剂分散，呈团块状、雪花片状，钡剂涂布差，黏膜皱襞显示不良。多见于炎症或溃疡性病变。

（二）CT 和 MRI 表现

1. 腔壁局限性增厚和肿块 CT、MRI 可直接显示病变腔壁的不规则增厚或肿块。炎症性病变腔壁增厚较弥漫，肿瘤则较局限。良性肿瘤肿块边缘光滑；恶性肿瘤表面不规则，可伴有溃疡形成。缺血性肠梗死时，肠壁早期增厚，晚期变薄。

2. 腔壁密度或信号异常 正常消化道腔壁密度或信号均匀。肠缺血性病变时，CT 平扫肠壁密度常减低，强化程度减弱甚至消失。出血时常表现为平扫密度增高，活动性出血时多期增强扫描可见对比剂血管外溢。肠壁的炎性病变活动期时肠壁的强化明显。

3. 系膜血管的改变和淋巴结异常 动脉供血增多及静脉回流受阻，均可引起肠系膜小血管的增粗、增多、密集；而动脉阻塞引起的肠系膜血管灌注减少，系膜血管变细、稀疏。炎症和肿瘤都可引起淋巴结的增大和密度不均。

四、疾病诊断

（一）食管与胃肠道疾病

1. 食管静脉曲张 是门静脉高压的重要并发症，常见原因是肝硬化。

食管任何部位的静脉回流受阻均可发生静脉曲张。早期表现为食管下段黏膜皱襞轻度增宽和迂曲，管壁边缘稍不整齐。中期表现为食管中、下段黏膜皱襞明显增宽、迂曲，并呈串珠状或蚯蚓状充盈缺损，管壁边缘不整齐。晚期表现为全部食管黏膜皱襞明显增宽、迂曲，腔内可见团块状充盈缺损，食道张力减低，管腔扩大，蠕动减弱，排空延迟。胃底静脉曲张则表现为胃底贲门附近黏膜皱襞呈多发息肉状卵圆形、类圆形或弧状充盈缺损，偶呈团块状。此时若行 CT 增强扫描则曲张静脉均一强化。

2. 食管癌 主要临床症状为进行性吞咽困难，病理形态可分为浸润型、增生型、溃疡型。X线钡餐检查表现：①黏膜皱襞破坏、中断、消失，黏膜面杂乱、不规则；②管腔狭窄：呈局限性环状狭窄，边缘较整齐，分界清楚，管壁僵硬，狭窄近端食管扩张，并可见逆蠕动；③充盈缺损：管腔内可见不规则、大小不等的结节状充盈缺损；④龛影：溃疡型食管癌可见形态不规则的长形龛影，其长径与食管的纵轴一致；⑤纵隔内肿块：食管癌向管外生长可形成纵隔内肿块；⑥食管气管瘘：食管癌破坏气管壁可形成食管气管瘘，钡餐检查可见钡剂进入气管。CT 主要可显示肿瘤的食管腔外部分与周围组织、邻近器官的关系，了解有无浸润、包绕，及有无淋巴结转移，从而有利于肿瘤分期。

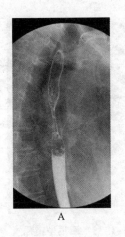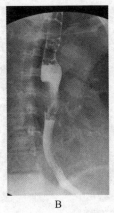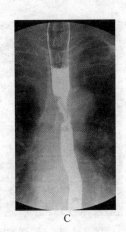

A　　　　　　　B　　　　　　　C

图 4-1-32　食管癌

（A.浸润型；B.增生型；C.溃疡型）

3.胃溃疡　常发生在胃小弯和胃窦部。龛影是胃溃疡的直接征象（图4-1-33）。龛影在切线位表现为突出于胃腔轮廓之外的乳头状、半圆形影像，边缘整齐，龛影口窄底宽。龛影周围的黏膜水肿可形成一圈透亮细带状影。龛影在正位表现为圆形或椭圆形边缘光滑的钡斑影，可见周围黏膜向龛影纠集。溃疡引起的瘢痕性改变可使胃变形和狭窄，小弯溃疡可使小弯变短缩，形成"蜗牛"形胃。胃溃疡的间接X线表现为：①胃分泌增加：钡剂不易涂布于黏膜面，液体多时形成液平面；②痉挛切迹：胃小弯溃疡，在大弯的相对应处出现深的痉挛切迹；③幽门处溃疡可引起幽门梗阻和狭窄；④胃的张力和蠕动改变：早期多增强，晚期多减弱。胃溃疡深达浆膜层时称穿透性溃疡，龛影深度超过1cm，周围有水肿带。胃溃疡穿过浆膜层形成包裹时，呈囊袋状影像，囊袋内可见气液钡分层影像。

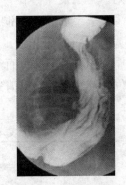

图 4-1-33　胃溃疡

（钡餐示胃小弯侧见龛影突出于胃腔外）

4.十二指肠溃疡　多发生于球部，发生在球后部的较少。龛影是球部溃疡的直接X线征象，直径多在0.8cm以下。切线位龛影突出于腔外，正位龛影表现为圆形或椭圆形钡斑影像。由于十二指肠球部壁薄腔小，易发生球部变形，X线表现为山字形、花朵状、三叶形、细管状等影像，严重的瘢痕收缩可引起幽门狭窄或梗阻。溃疡常有球部炎症，X线表现为钡剂通过加速，球部充盈不良，称"激惹征"。球部溃疡愈合后，龛影可消失，但球部变形依然存在。

5.胃癌　是消化道最常见的恶性肿瘤，多见于40~60岁患者，好发于胃窦、小弯及贲门区。病理解剖形态分为浸润型（图4-1-34）、增生型和溃疡型（图4-1-35）。

早期胃癌是指癌组织局限于黏膜及黏膜下层，无论有无局部淋巴结或远处转移。低张气钡双重造影，表现为胃小区、胃小沟破坏消失，可见不规则的小龛影和小的充盈缺损。

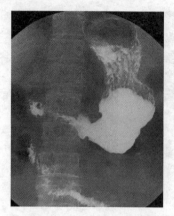
图 4-1-34 浸润型胃癌

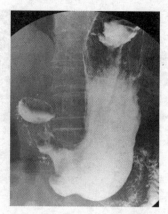
图 4-1-35 溃疡型胃癌

中晚期胃癌 X 线表现：①充盈缺损：呈大小不等、不规则分叶状或菜花状，与正常胃壁有明显分界，主要见于增生型胃癌。②黏膜皱襞增粗：呈结节状或杵状，黏膜皱襞中断、破坏、消失。③胃腔狭窄：胃壁僵硬，胃壁广泛浸润，使胃腔明显变小，轮廓不规则，称"皮革"样胃，主要见于浸润型胃癌。④龛影：位于胃轮廓线之内，龛影大而浅，呈半月形，底部凹凸不平，边缘极不规则，有多个尖角，龛影周围常见一圈大小、宽窄不一的透亮带，称"环堤"，黏膜纠集中断于环堤外。上述龛影位于轮廓内、龛影周围环堤及龛影大而浅呈半月形统称半月综合征，主要见于溃疡型胃癌。⑤癌肿所在部位胃壁蠕动减弱或消失。胃良恶性溃疡 X 线检查鉴别要点见表 4-1-1。

表 4-1-1　胃良性溃疡与恶性溃疡 X 线鉴别要点

	良性溃疡	恶性溃疡
龛影位置	突出胃轮廓线外	位于胃轮廓线内
龛影形态	圆形或乳头状，边缘光滑	大而浅，不规则，常有尖角
黏膜改变	呈放射状向龛影集中，直达龛影边缘并逐渐变细	黏膜皱襞未达龛影边缘而中断消失，断端呈杵状
龛影口部	黏膜线、项圈征、狭颈征	环堤征、半月征
病变附近胃壁	柔软，有蠕动波	僵硬，无蠕动波

CT 和 MRI 表现：能直接显示肿瘤的大体形状。CT 或 MRI 检查的重要价值除显示肿瘤侵犯胃壁外，还能直接观察周围浸润和评估淋巴结转移、肝转移等情况。如果肿瘤处胃周围脂肪模糊，多提示其已突破胃壁浆膜层。

6.结肠癌　发病率仅次于胃癌和食管癌，多发生在直肠和乙状结肠。临床表现主要为腹泻或便秘、便血、腹部肿块等。病理解剖形态分为增生型、浸润型、溃疡型。

双重对比造影表现：①肠腔内大小不等、不规则的圆形或结节状充盈缺损；②癌肿向肠腔内生长或环绕肠壁浸润，形成偏心性或环形狭窄；③黏膜皱襞中断、破坏和消失；④溃疡型癌可见龛影沿结肠长轴发展，龛影大而不规则，边缘有尖角及小的充盈缺损；⑤病变肠管与正常肠管分界清楚；⑥病变部位肠壁僵硬，结肠袋消失，肠蠕动消失（图4-1-36）。

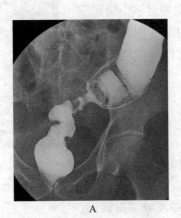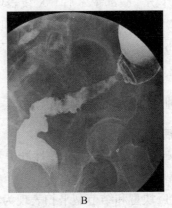

A   B

图 4-1-36　结肠癌

钡灌肠示乙状结肠管腔内充盈缺损，管腔狭窄

（A.充盈相；B.黏膜相）

CT 和 MRI 表现：均可直接显示病变区肠壁增厚或肿块及其异常强化、肠腔狭窄引起近端肠腔扩张，且多可明确肿瘤侵犯范围及有无其他脏器及淋巴结的转移，从而可较准确地评估肿瘤的分期。判断肿瘤是否突破浆膜面的影像表现是：如病变肠壁外缘光滑锐利，表明肿瘤局限于肠壁内；如肠壁浆膜面模糊不清或伴有浆膜外条索影，表明肿瘤已穿破浆膜面。

（二）急腹症

透视和腹部平片是急腹症的基本检查方法，钡餐检查不用于急腹症。

1.胃肠穿孔　常继发于胃或十二指肠溃疡、外伤、肿瘤及伤寒等疾病，以胃、十二指肠溃疡穿孔最为常见。穿孔后胃肠道气体和内容物进入腹腔，引起气腹和腹膜炎。站立位透视和摄片，表现为膈下游离气体，呈半月形或弧线形透亮影。胃后壁、小肠及阑尾穿孔，可无气腹征象。所以 X 线检查未见气腹也不能完全排除胃肠穿孔。气腹也可见于近期腹部手术后、输卵管通气后、人工气腹后等，要注意鉴别。CT 检查能敏感地发现少量腹腔积气和腹膜后积气，亦可确认积液及其部位和液体量，特别是能显示少量积液。

2.肠梗阻　肠道内容物的正常运行发生障碍称为肠梗阻。由肠道器质性病变引起的肠腔部分或完全阻塞称为机械性肠梗阻。由肠道运动力丧失引起的肠梗阻称为麻痹性肠梗阻。机械性肠梗阻根据肠管有无血运障碍分为单纯性肠梗阻和绞窄性肠梗阻。①单纯性小肠梗阻：X 线表现为梗阻以上肠腔扩张，肠腔内充满气体和液体。积气肠管多为拱形或弧形，出现阶梯状长短不一的多个气液平面，气液平面在透视下可见随肠蠕动而上下运动（图4-1-37）。②绞窄性肠梗阻：X线表现除肠腔扩大、肠腔内积气和积液外，还可表现为假肿瘤征、咖啡豆征、空回肠转位征、长液平征等特殊X线影像。③麻痹性肠梗阻：多见于腹膜炎、腹部外伤、腹部手术后。X线表现为胃、小肠和结肠均积气扩张，肠腔内气液平面较低，有时肠腔内几乎全为气体。由于腹腔内有渗出液，肠壁与肠壁之间宽度增加，腹脂线模糊。

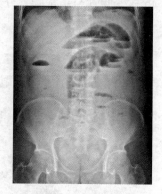

图 4-1-37　小肠梗阻
（阶梯状液平面）

（三）肝脏、胆和胰腺疾病

1.肝脏疾病

（1）原发性肝癌：多发生在慢性肝炎和肝硬化基础上。病理上分结节型、巨块型和弥漫型。

CT表现：巨块型和结节型平扫表现为单发或多发圆形、类圆形或不规则形肿块，呈膨胀性生长，边缘有假包膜者则肿块边缘清楚，这是肝细胞癌CT诊断重要征象；弥漫型者结节分布广泛，境界不清；小肝癌表现为肝实质内3cm以下的类圆形肿块，肿块多数表现为低密度，少数表现等密度或高密度。巨块型肝癌可发生中央坏死而出现更低密度区，合并出血或发生钙化则肿块内表现高密度灶；有时肿块周围出现小的结节灶，称为子灶。为了与其他占位性病变鉴别，肝细胞癌CT检查时，常规进行螺旋CT多期对比增强扫描：在动脉期肝癌明显强化，门静脉期及平衡期，肿瘤强化程度迅速下降，呈"快进快出"现象（图4-1-38）。

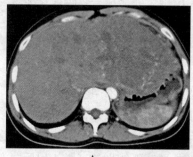
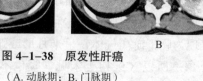

图 4-1-38　原发性肝癌
（A.动脉期；B.门脉期）

MRI表现：肿块表现与CT相似。中晚期肝细胞癌在T_1WI上表现稍低或等信号，肿瘤出血或脂肪变性表现为高信号，坏死囊变则出现低信号灶，T_2WI上常高于正常肝实质。对比增强检查肿瘤的强化表现同CT检查所见。若门、肝静脉扩张，其中见到软组织信号肿块，提示门、肝静脉癌栓形成。同时也可见到腹部淋巴结肿大等肝外转移征象。

（2）肝转移瘤：是肝脏较常见的恶性肿瘤，转移途径主要有血行转移、淋巴转移和邻近器官肿瘤的直接侵犯。

CT表现：平扫可见肝实质内多发大小不等、圆形或类圆形的低密度肿块，少数也可为单发。肿块密度均匀，发生钙化或出血可见肿瘤内有高密度灶，肿瘤液化坏死、囊变则肿瘤中央呈水样低密度。对比增强扫描动脉期出现不规则边缘强化，门静脉期可出现整个瘤灶均匀或不均匀强化，平衡期强化程度减低。少数肿瘤中央见无增强的低密度，边缘强化呈高密度，外周有一稍低于肝密度的水肿带，构成所谓牛眼征。有时肿瘤很小也发生囊变，表现边缘增强，壁厚薄不一的囊状瘤灶。

MRI表现：T_1WI常表现均匀的稍低信号，T_2WI则呈稍高信号。部分肿瘤中心在T_2WI上呈高信号，T_1WI呈低信号，称为环靶征。有时肿瘤周围T_2WI表现呈高信号环，称为亮环征或晕征，这可能与肿瘤周边水肿或丰富血供有关。

（3）肝海绵状血管瘤：是肝脏最常见的良性肿瘤，占肝脏良性肿瘤的80%左右。

CT表现：平扫检查表现肝实质内境界清楚的圆形或类圆形低密度肿块。对比增强扫描是CT检查海绵状血管瘤的关键。在动脉期，肿瘤边缘出现散在斑状、结节状明显强化灶，门静脉期，散在的强化灶互相融合，同时向肿瘤中央扩展；延迟扫描，多数肿瘤均匀强化，增强过程表现"早出晚归"的特征（图4-1-39）。

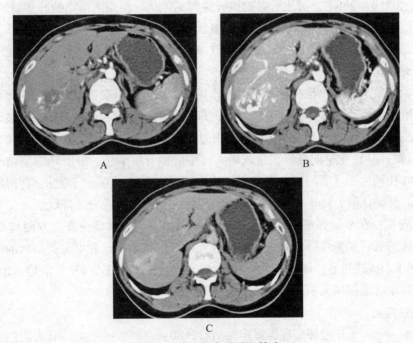

图4-1-39　肝右后叶血管瘤

（A. 动脉期；B. 门脉期；C. 延迟期）

MRI表现：海绵状血管瘤内的血窦和血窦内充满缓慢流动的血液，形成的MRI颇具特征性表现。T_1WI肿瘤表现为圆形或边缘分叶的类圆形的均匀低信号肿块；T_2WI肿瘤表现为均匀的高信号，随着回波时间延长，信号强度增高，在肝实质低信号背景的衬托下，肿瘤表现边缘锐利的明显高信号灶，临床上称为"灯泡"征。增强强化特点与

CT 相似。

（4）肝脓肿：是肝组织的局限性化脓性炎症。根据致病微生物的不同分为细菌性肝脓肿、阿米巴性肝脓肿、真菌性肝脓肿、结核性肝脓肿等，以细菌性肝脓肿多见。

CT 表现：平扫显示肝实质圆形或类圆形低密度病灶，中央为脓腔，密度均匀或不均匀，CT 值高于水而低于肝。20% 的脓肿内出现小气泡，有时可见液平面。环绕脓腔可见密度低于肝而高于脓腔的环状影为脓肿壁。急性期脓肿壁外周可出现环状水肿带，边缘模糊。对比增强扫描，动脉期脓肿壁呈环形强化，脓肿所在肝叶或肝段的肝实质由于充血出现短暂的明显强化，而脓肿壁周围的水肿带则无强化；门静脉期及延迟期扫描，脓肿壁仍进一步持续强化，周围水肿带也逐渐强化，而动脉期所示的叶、段性强化则逐渐消退。脓腔在各期均无强化。

MRI 表现：表现为圆形或类圆形的病灶，脓腔在 T_1WI 呈均匀或不均匀的低信号，T_2WI 表现极高信号。环绕周围的脓肿壁，在 T_1WI 上信号强度高于脓腔而低于肝实质，T_2WI 表现中等信号。脓肿外侧的水肿带 T_1WI 呈低信号，T_2WI 呈明显高信号。

（5）肝囊肿：是常见的肝脏疾病，通常所说的肝囊肿为先天性肝囊肿。

CT 表现：平扫检查显示肝实质内圆形低密度区，边缘锐利，境界清楚，囊内密度均匀，CT 值为 0~20HU。对比增强扫描后囊肿无强化，在周围强化的肝实质的衬托下，囊肿境界更加清楚。囊壁菲薄，一般不能显示。

MRI 表现：表现为边缘光滑、锐利，T_1WI 呈低信号，T_2WI 呈高信号的圆形病灶。增强囊肿无强化。

（6）肝硬化：肝硬化是在各种病因的作用下，肝细胞出现弥漫性变性、坏死，进一步发生纤维组织增生和肝细胞结节状再生，最终肝小叶结构和血液循环途径被改建，致使肝变形、变硬，同时引起门静脉高压和肝功能不同程度的损害。

CT 表现：肝硬化早期肝脏正常或增大，中晚期肝脏缩小，肝脏轮廓呈结节状凹凸不平，肝叶比例失调，肝门和肝裂增宽，脾大，可有腹腔积液，门静脉、脾静脉和侧支血管扩张。肝硬化时，由于不同程度的脂肪变性，可导致肝的密度降低。

MRI 表现：在显示肝脏大小、形态改变和脾大、门静脉高压征象方面与 CT 相同。肝硬化变细的血管和炎性纤维组织表现为肝实质内结构紊乱，并可见高信号的细小网格结构，T_2WI 上比较明显。硬化结节一般 T_1WI 表现等信号，T_2WI 呈低信号，信号均匀，无包膜，对比增强扫描无明显强化。

2. 胆系疾病

（1）胆石症：平片能够发现胆囊阳性结石，80%~90% 的胆囊结石为阴性结石，平片不能显示。

CT 表现：胆结石分为高密度（CT 值 > 25HU）、等密度（CT 值 0~25 HU）、低密度（CT 值 < 0HU）三种类型。高密度结石 CT 平扫容易显示，表现为单发或多发圆形、多边形或泥沙状的高密度影；等、低密度结石在胆囊造影 CT 表现胆囊内的充盈缺损，其位置可随体位变换而改变，与占位病变不同。胆管结石以高密度结石多见。肝内胆管结石呈点状、结节状、不规则状表现，与肝管走向一致，常伴有周围胆管扩张。

MRI 表现：胆囊内结石在 T_1WI 上多表现为低信号灶，少数可呈高信号，与胆结石成分相关，在 T_2WI 上，高信号的胆囊内可清楚显示低信号的胆结石。胆管结石，MRCP 既可观察到低信号的结石及其部位、大小、形态、数目等，又能显示梗阻上方胆管的扩张程度。MRCP 显示的扩张胆总管下端呈倒杯口状充盈缺损，为胆总管结石的典型表现。

（2）胆道梗阻：胆道梗阻发生后，主要表现为胆道扩张和黄疸。

CT 表现：可准确显示胆管扩张，肝内胆管扩张表现为肝内树枝状低密度影，或多个小圆形低密度区。增强扫描见肝实质和血管强化，胆管无强化，显示更清晰。胆总管宽径大于 10mm 则视为扩张。根据胆管扩张范围可判定梗阻的部位。

MRI 表现：扩张的胆管在 T_1WI 上为低信号，在 T_2WI 上为高信号，MRCP 显示扩张的胆管及梗阻部位更加清晰、明确。

（3）胆囊癌：是胆系最常见的恶性肿瘤，多发生在胆囊底部和颈部。

CT 表现：分三种类型，即胆囊壁增厚型、腔内型和肿块型。胆囊壁增厚型表现为胆囊壁呈不规则或结节状增厚；腔内型表现为突向胆囊腔的单发或多发乳头状肿块，肿块基底部胆囊壁增厚；肿块型表现为胆囊腔几近全部被肿瘤占据，形成软组织肿块，可累及周围肝实质。对比增强扫描，肿瘤及其局部胆囊壁明显强化。同时可见胆管受压、不规则狭窄和上部扩张，晚期可见肝门部、十二指肠韧带及胰头部淋巴结肿大。有时伴有胆囊结石。

MRI 表现：胆囊壁增厚，胆囊内见 T_1WI 低信号、T_2WI 稍高信号的实质性肿块。T_2WI 上肿块周围的肝实质可出现不规则高信号带，提示肿瘤侵犯肝脏。

3.胰腺疾病

（1）胰腺炎：分为急性胰腺炎和慢性胰腺炎。

CT 表现：胰腺弥漫性或局限性增大，密度正常或降低。胰腺周围常因有炎性渗出轮廓模糊，邻近肾前筋膜增厚，并可见多个水样低密度区或形成假性囊肿。增强扫描见均匀性强化，坏死区不强化。慢性胰腺炎常见的 CT 表现为胰腺体积缩小或局部增大，多合并胰内、外假性囊肿，表现为边界清楚的低密度区，CT 值近于水。胰管常有不同程度的扩张。沿胰管分布的斑点状钙化或胰腺实质内钙化影是其特征性表现。病变后期可见胰腺萎缩（图 4-1-40）。

（2）胰腺癌：是胰腺最常见的肿瘤，其发病率近年来明显上升。

CT 表现：胰腺局部或弥漫性增大，边缘不规则，其密度常与胰腺的密度相等，肿块内坏死、液化可形成低密度区。增强扫描癌肿多不强化或略强化，而正常胰腺实质强化明显，肿瘤呈相对低密度。胰头癌常有不同程度的胰管扩张。胰腺癌侵犯或压迫胆总管时，肝内外胆管扩张，胆囊增大。如胆总管和胰管同时扩张，形成所谓的"双管征"，是胰头癌的一个重要征象。CT 还能够显示胰腺周围血管、周围脏器受侵犯及肿瘤转移的征象（图 4-1-41）。

MRI 表现：胰腺局部肿大，轮廓不规则，T_1WI 上肿瘤信号一般稍低于正常胰腺，坏死区信号更低，T_2WI 上信号稍高且不均匀，坏死区显示为更高信号。

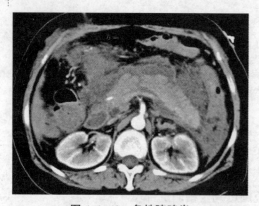

图 4-1-40   急性胰腺炎

CT 增强示胰腺实质肿胀，周围大量渗出

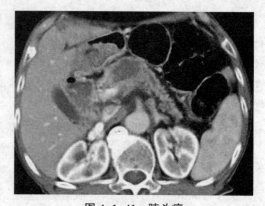

图 4-1-41   胰头癌

CT 增强示胰腺头部肿块，胰腺体尾部萎缩，主胰管扩张

第五节   泌尿系统

泌尿系统包括肾脏、输尿管、膀胱和尿道。X 线平片能较好地显示泌尿系结石，但大多数病变不易显示，诊断价值有限。肾具有排泄含碘对比剂的能力，排泄性尿路造影不仅能显示肾盂、肾盏、输尿管和膀胱的形态，而且可以大致了解肾的排泄功能。CT 易于发现泌尿系统小的结石，可显示肿瘤内的钙化、脂肪组织等，对肿瘤的定位和定性诊断具有很高的价值。MRI 可观察肾、膀胱等器官肿瘤的侵犯范围、淋巴结转移和静脉内癌栓，在肿瘤的准确分期方面具有重要价值。

一、检查技术

（一）X 线检查

1. 腹部平片   摄片前应清洁肠道，避免气体和粪便对影像的干扰。腹部平片可以观察肾脏形态、位置和大小及全尿路有无钙化和阳性结石。

2. 静脉尿路造影   又称排泄性尿路造影，是将对比剂注入静脉内，通过肾脏排泄，使肾盏、肾盂、输尿管和膀胱显示影像。检查前应清洁肠道并做碘过敏试验。造影方法有常规法、双倍剂量法和大剂量法。

3. 逆行肾盂造影   逆行肾盂造影是先做膀胱镜检查，将导管插入输尿管与肾盂交界处，经导管注入对比剂后摄片，每侧 5 ~ 10mL。本法用于静脉尿路造影不显影或显影不良及不适合做静脉尿路造影的患者。

4. 膀胱造影   病人排尿后，将导管插入膀胱，经导管注入对比剂，再行正、斜位摄片，可观察膀胱形态和充盈情况。

（二）CT 检查

1. CT 平扫   常规取仰卧位，检查范围包括全部肾脏，如需同时观察输尿管，则继续向下扫描，直至输尿管的膀胱入口处。

2. CT 增强检查　肾与输尿管应常规行增强检查。

（三）MRI 检查

1. MRI 平扫　肾与输尿管 MRI 检查常规使用梯度回波序列和快速自旋回波序列，行横轴位和冠状位 T_1WI 和 T_2WI 成像，必要时辅以矢状位扫描。应用 T_1WI 并脂肪抑制技术有助于对肾解剖结构的分辨及含脂肪性病变的诊断。

2. 增强检查　顺磁对比剂 Gd-DTPA 经静脉注入后由肾小球滤过，行快速梯度回波序列 T_1WI 成像可获得不同期相肾与输尿管的增强图像。

3. 磁共振尿路成像（MRU）　主要用于检查尿路梗阻性病变的诊断。可确定尿路梗阻的部位、梗阻的原因及尿路扩张的程度。

二、正常表现

（一）X 线表现

1. 肾脏　正常肾脏呈扁豆形，位于脊柱两旁，边缘光滑，外凸内凹，肾上极平第 12 胸椎，肾下极平第 2 腰椎下缘，右肾比左肾低 1 ~ 2cm。肾盏和肾盂造影检查显示清楚，肾小盏呈短管状，切线位观察末端呈杯口状凹陷，正位观为环状或圆形致密影。肾小盏 6 ~ 8 个，肾大盏一般 2 ~ 4 个。正常肾盂形态变异较大，多呈喇叭形，也可呈分叉状或壶腹状。

2. 输尿管　输尿管上端连接肾盂，下端开口于膀胱，长 25 ~ 30cm，宽约 0.5cm，管壁光滑整齐，沿腰大肌前缘下行。输尿管有三个生理性狭窄区，即与肾盂连接处、越过骨盆边缘处和开口于膀胱处。

3. 膀胱　膀胱造影显示为圆形或卵圆形，两侧对称，边缘光滑，横置于耻骨联合上方。女性因有子宫压迫，顶部可见轻度弧形压迹。

（二）CT 表现

1. 肾脏　平扫，横断层面上肾脏位于脊柱两侧。在肾周低密度脂肪组织的对比下，肾脏表现为圆形或椭圆形软组织密度影，边缘光滑锐利。在肾的中部层面见肾门内凹，指向前内。肾动脉和肾静脉呈带状软组织密度影，自肾门向腹主动脉和下腔静脉走行，其中肾动脉位置较肾静脉偏后。除肾窦脂肪呈较低脂肪性密度和肾盂为水样密度外，肾实质密度均一，不能分辨皮、髓质。

增强扫描，肾脏的强化表现分为三个期相：皮质期，肾血管和肾皮质明显强化，而髓质仍维持较低的密度，因而可清楚分辨出肾的皮、髓质；实质期，髓质强化程度类似或略高于皮质，皮、髓质分界不再清晰；排泄期，肾实质强化程度下降，而肾盏和肾盂发生明显强化。

2. 输尿管　平扫，自肾盂向下连续层面追踪，多能识别正常输尿管腹段的上、中部分，呈小圆形软组织密度影，中心可呈低密度，位于腰大肌前缘处，而盆段输尿管通常难以识别。

增强扫描，注入对比剂 10 分钟之后的延迟扫描，输尿管管腔内充盈对比剂而呈点状致密影。自肾盂向下连续追踪，常能观察输尿管全程，直至输尿管的膀胱入口处。

3.膀胱 平扫，膀胱腔内尿液为均一水样低密度。膀胱壁在周围低密度脂肪组织及腔内尿液的对比下，显示为厚度一致的薄壁软组织影，内外缘均光滑。

增强扫描，膀胱强化表现依检查时间而异。注入对比剂后的早期，显示膀胱壁强化；稍迟扫描，可见含对比剂的尿液自输尿管膀胱入口处喷入；10 ~ 30 分钟后检查，膀胱腔呈均匀高密度，若对比剂与尿液混合不均，则出现液 – 液平面。

（三）正常 MRI 表现

1.肾脏 双肾在增强前 T_1WI 上，由于肾皮、髓质含水量不同，致皮质信号强度略高于髓质，在预饱和脂肪抑制 T_1WI 上，肾皮、髓质信号强度差异更加明显。T_2WI 上，肾皮、髓质均呈相似的稍高信号，其中髓质信号强度常可更高。肾窦脂肪组织在 T_1WI 和 T_2WI 上分别呈高信号和中高信号。正常肾盏难以显示，然而肾盂多可识别，呈类似于游离水的长 T_1 低信号和长 T_2 高信号表现，位于肾门区的肾动脉和肾静脉由于流空效应常表现为无信号或低信号影。

2.输尿管 T_1WI 或 T_2WI 横断面上，自肾盂连续向下追踪，在周围高信号或中等信号的脂肪组织对比下，有可能识别出部分正常腹段输尿管，呈小圆形低信号影，而正常盆段输尿管难以识别。

3.膀胱 横断面是基本检查方位，必要时辅以矢状位和冠状位检查。膀胱内尿液富含游离水，呈均匀长 T_1 低信号和长 T_2 高信号。

三、基本病变表现

（一）肾脏数目、大小、外形和位置异常

肾脏数目、大小或位置的改变主要见于肾的先天性发育异常。肾的外形改变较为常见，少数为先天变异，多数为病理性改变，常合并肾脏大小改变。

（二）肾实质密度、信号强度和强化异常

CT 或 MRI 检查均可发现表现为异常密度或信号强度的病灶，常见于各种类型的肾脏肿瘤、囊肿、感染和血肿等。病灶的病理性质各异，因而各具不同的影像表现特征，常可据此做出诊断。

（三）异常钙化

腹部平片尤其是 CT 检查易于发现肾区和输尿管的异常钙化灶，而 MRI 对显示钙化灶则不敏感。肾实质病灶内异常钙化可见于肾结核或肾细胞癌等病变，而肾盏、肾盂

或输尿管内钙化则是泌尿系结石的基本表现，也是诊断的主要依据。

（四）肾盂、肾盏和输尿管异常

较常见的异常表现是肾盂肾盏和（或）输尿管积水扩张，多为梗阻所致，病因常为结石或肿瘤，少数为先天性发育异常所致。

（五）肾血管异常

常见的是肾动脉异常改变，可为不同原因造成的肾动脉管腔不规则狭窄甚至闭塞，而肾动脉囊性扩张即肾动脉瘤则很少见。

四、疾病诊断

（一）泌尿系结石

泌尿系结石可发生于泌尿道任何部位。结石中 90% 以上含有钙质，密度高，在平片上可以显影，称阳性结石。少数如尿酸盐类结石平片上不显影，称为阴性结石。

1. 肾结石　肾结石可单发或多发，单侧或双侧。多位于肾盂、肾盏内，也可位于肾实质内。结石形状呈圆形、卵圆形、桑椹状或鹿角状，密度高而均匀。阴性结石造影检查表现为肾盂、肾盏内充盈缺损。侧位片上结石与脊柱重叠，一般不超过椎体前缘。对于肾盂肾盏内的高密度结石，CT 不仅能发现较小的结石，并能显示平片不能显影的阴性结石（图 4-1-42）。

2. 输尿管结石　多来自肾盂结石，多停留在输尿管生理性狭窄处。结石较小，常呈椭圆形或枣核状，长轴与输尿管长轴一致。静脉尿路造影显示造影剂停留于结石处，其上方尿路可有不同程度积水扩张。逆行肾盂造影导管可触及结石或行进受阻，造影剂停留于结石下方。CT 平扫表现为输尿管走行区内的致密影，结石以上输尿管和肾盂扩张；CT 尿路造影可显示结石的准确部位。

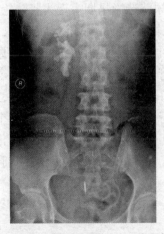

图 4-1-42　右肾铸型结石（X 线平片）

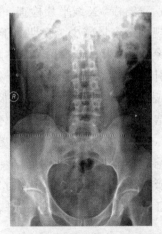

图 4-1-43　左侧输尿管结石（X 线平片）

3.膀胱结石

X线表现：为膀胱区内圆形、卵圆形或桑椹状致密影，常呈分层状。单发或多发，大小不等，边缘光滑。结石可随体位而改变位置。造影检查阴性结石表现为膀胱内充盈缺损。

CT表现：为高密度影，阳性结石的CT值在100HU以上，对疑为膀胱结石者，应做平扫。

MRI表现：结石在T_1WI和T_2WI上均呈低信号。MRI检查对结石显示不敏感，但MRI可显示结石造成的肾盂和输尿管积水。

（二）泌尿系结核

泌尿系结核多继发于肺结核或骨关节结核，可累及肾、输尿管及膀胱，以肾结核最为重要。

1.肾结核 结核杆菌经血液循环播散到肾皮质，形成小的结核病灶，部分能自行吸收或钙化，部分病灶发展侵入肾髓质，在肾乳头处形成干酪化坏死与溃疡。结核性溃疡破溃入肾盏、肾盂，形成空洞，引起肾盏和肾盂破坏，向下蔓延引起输尿管、膀胱结核。肾结核的干酪化病灶可导致全肾钙化且功能丧失，称为肾自截。

X线平片检查早期无异常。如结核病灶钙化，可见肾区内呈花朵状或斑点状致密影，严重者全肾钙化。静脉尿路造影表现为：①肾功能障碍：由于病变区分泌功能障碍，局部肾盏显示不清或不显影，常为肾结核的早期X线表现；②肾小盏乳头呈虫蚀样破坏，肾盏穹隆部边缘不规则；③溃疡空洞：肾实质内空洞与肾盏相通，造影剂充满空洞，表现为边缘模糊、轮廓不整齐的空洞致密影；④肾盂积水：结核病变造成尿路阻塞，阻塞部位以上肾盂或肾盏扩张，表现为边缘不规则的囊腔影。

2.输尿管结核 X线平片检查输尿管区域可见钙化影。静脉尿路造影表现为输尿管管腔不规则狭窄与扩张，边缘不规则，呈串珠状。晚期表现为输尿管缩短、僵硬，管壁条索状钙化。

3.膀胱结核 X线平片检查一般无异常。静脉尿路造影早期表现为膀胱轮廓模糊，边缘不规则，容量减少。晚期由于溃疡与纤维组织增生收缩，膀胱挛缩变小，容积减少，边缘呈锯齿状改变，称为挛缩膀胱。膀胱结核可逆行向上蔓延，使健侧输尿管下段受累，引起管壁增厚，管腔狭窄，狭窄段以上输尿管和肾盂积水。

CT表现：早期显示肾实质内低密度灶，增强扫描排泄期可有对比剂进入，代表肾实质内结核性空洞；病变进展，部分肾盏乃至全部肾盏、肾盂扩张变形，呈多个囊状低密度影，CT值略高于尿液，肾盂壁不规则增厚，可见不规则钙斑；肾结核钙化时，肾实质可见多发点片状或不规则钙化，甚至全肾钙化。输尿管壁可表现增厚，管腔不规则狭窄。膀胱缩小，壁不规则。CTU可显示肾盂、输尿管及膀胱受累的表现。

MRI表现：肾结核病灶的信号表现缺乏特征性，MRU可显示尿路系统的形态改变。

（三）泌尿系肿瘤

泌尿系肿瘤可发生于各部位，分为良性肿瘤和恶性肿瘤，以肾脏肿瘤最多见。肾脏肿瘤多为恶性肿瘤，占全身恶性肿瘤的2%。

1. 肾癌 为最常见的肾实质恶性肿瘤，占肾脏恶性肿瘤的85%，又称透明细胞癌。X线平片检查肾影增大，肾轮廓局限性突出，外缘呈结节状或分叶状。5%～15%的肾癌可见环形、斑片状、不规则钙化影。静脉尿路造影表现为肾盏伸长、狭窄、变形。如果癌肿大波及多个肾盏，则肾盏变细、变长，相互分离，呈蜘蛛足状改变。肿瘤压迫肾盂使肾盂变形或肾盂内出现充盈缺损。如肾盏因肿瘤压迫侵蚀破坏以致完全阻塞，则该部肾盏不被造影剂充盈而显示缺如。肾下极肿瘤可压迫上段输尿管使之移位，引起肾盂积水甚至肾功能障碍。

CT表现： 平扫表现为肾实质内边缘不规则肿块，可向外突出，密度均匀或不均匀。增强扫描，肿瘤多为不均匀强化。肿瘤向外侵犯可致肾周脂肪消失。CT还可以显示肾静脉及下腔静脉内的瘤栓及淋巴结的转移等（图4-1-44）。

MRI表现： T_1WI上，肿瘤信号强度常低于肾皮质；T_2WI上，肿瘤常呈混杂信号，周边可有低信号带，代表假性包膜；增强扫描检查，其强化方式与CT检查相仿。

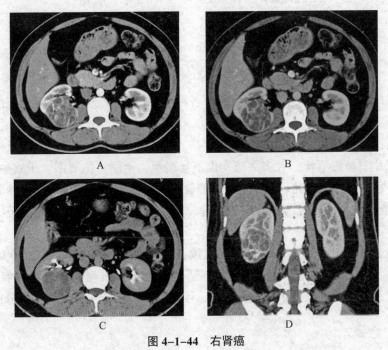

图 4-1-44 右肾癌

（A. 皮质期；B. 实质期；C. 排泄期；D. 冠状位重建）

2. 膀胱癌 常为移行细胞癌，呈乳头状生长，称乳头状癌。X线平片检查偶可见钙化。膀胱造影检查表现为自膀胱壁向腔内突出的结节状、菜花状的充盈缺损，大小不等，表面不规则。肿瘤浸润膀胱壁可见膀胱壁僵硬、不规则。肿瘤较小时易被造影剂遮盖，应使用低浓度造影剂或进行双重造影。

CT 和 MRI 表现：由于肿瘤的密度和信号强度既不同于膀胱腔内尿液，也不同于膀胱周围脂肪组织，因而易于发现膀胱癌向腔内生长形成的肿块，也易于显示肿瘤侵犯肌层所造成的膀胱壁增厚。此外，还能发现肿瘤对周围组织和邻近器官的侵犯，以及盆腔淋巴结转移等（图 4-1-45）。

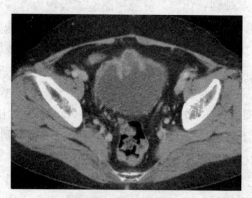

图 4-1-45 膀胱癌

（CT 示膀胱前壁不规则增厚，并见结节影突入膀胱腔内）

第六节 生殖系统

生殖系统的器官和组织均为软组织，各种不同的影像技术对生殖系统的诊断价值不同。

X 线透视和平片可用于观察金属节育器。生殖系统的器官和组织缺乏对比，在 X 线透视和平片上显影不佳，大多数病变也不易显示，诊断价值有限。子宫输卵管造影，可以显示子宫输卵管的内腔，是子宫、输卵管疾病，尤其是不孕症的重要诊断技术。

CT 可准确显示子宫及卵巢肿瘤的位置、大小以及对周围组织侵犯的范围，对部分肿瘤可做出定性诊断。

MRI 对软组织分辨率高，能多序列成像，对女性盆腔及生殖器官病变的诊断价值较大。MRI 可对子宫壁的层次清楚显示，适用于对子宫肌瘤、宫颈癌等疾病的诊断。MRI 能够显示前列腺肿瘤的组织结构特点，了解肿瘤侵犯范围，并能正确分期。

一、检查技术

（一）女性生殖系统 X 线检查

1. 透视　主要用于金属节育器的检查。

2. 平片　可观察骨盆的形态、大小、有无畸形及骨骼病变、节育器和异常钙化。

3. 子宫输卵管造影　经子宫颈口注入适量对比剂，使子宫和输卵管显影。一般在月经停止后 5～10 天内进行。临床上主要用于查找不孕症的原因，了解输卵管通畅情况。禁忌证为月经期、妊娠期、子宫出血、生殖器急性炎症等。

（二）女性生殖系统 CT 检查

1. CT 平扫　在空腹状态下，检查前 2～3 小时，分多次口服水或 1% 泛影葡胺 800～1000mL，以充盈和识别盆腔肠管。检查应在膀胱充盈状态下进行。扫描范围通常自髂嵴水平至耻骨联合，层厚 5～10mm，连续扫描。

2. 增强扫描　在常规平扫后进行。平扫发现病变尤其是发现肿块性病变，需进行增强扫描。方法是从静脉快速注入对比剂后对病变区进行扫描。

（三）女性生殖系统 MRI 检查

1. MRI 平扫　常规行 SE 序列 T_1WI 和 T_2WI 并脂肪抑制技术检查，其中 T_2WI 检查能显示子宫体、宫颈及阴道的各部解剖结构，易于发现盆腔病变。

2. 增强检查　平扫发现盆腔病变后，一般需行增强 MRI 检查。

（四）男性生殖系统 CT 检查

1. CT 平扫　在空腹状态下，检查前空腹口服水或 1% 泛影葡胺 800～1000mL，以充盈和识别盆腔肠管。应在膀胱充盈状态下进行检查。常规行盆腔横断面扫描，层厚 5～10mm，连续扫描。

2. 增强检查　在常规平扫后进行。方法是从静脉快速注入对比剂后对病变区进行扫描。用于鉴别盆腔内血管与肿大淋巴结，有利于发现病变和对病变的定性诊断有较大帮助。

（五）男性生殖系统 MRI 检查

MRI 检查能够清楚显示前列腺外周带与中央腺、前列腺周围的脂肪与静脉丛等。对前列腺肥大、前列腺癌的诊断及鉴别诊断，有较高的敏感性及准确率。

1. 平扫检查　常规行 SE 序列 T_1WI 和 T_2WI 检查，常选用体部相控阵线圈，联合应用直肠内线圈可提高图像质量。层厚 5mm，间隔 1mm。

2. 增强检查　平扫发现病变后，常需进行增强检查。方法是经静脉注入顺磁性对比剂 Gd–DTPA 后，对病变区行脂肪抑制的 T_1WI 增强检查。

二、正常表现

（一）子宫输卵管造影表现

正常子宫腔呈倒置三角形，底边在上，为子宫底，两侧为子宫角，与输卵管相通。子宫腔边缘光滑整齐。宫颈管呈长柱形，边缘呈羽毛状。输卵管自两侧子宫角向外下方走行，呈迂曲柔软的细线状。

（二）CT 表现

1. 子宫　CT 上表现为横置梭形或椭圆形软组织密度影，宫体中央密度低，边缘光滑锐利。增强扫描见子宫肌层均匀强化。

2. 前列腺　CT 检查，前列腺紧邻膀胱下缘，横断面上呈椭圆形软组织密度影，境界清楚。年轻人腺体的平均上下径、前后径和横径分别为 3cm、2.3cm 和 3.1cm，随年龄增大而增大。

3. 精囊腺　CT 平扫能清楚显示，精囊腺位于膀胱底后方，呈对称的八字形软组织密度影，边缘常呈小的分叶状。

（三）MRI 表现

1. 子宫和卵巢　T_1WI 上，在周围高信号脂肪组织的对比下，正常宫体、宫颈和阴道表现为均一较低信号，T_2WI 上能清楚显示子宫和阴道各部解剖结构，中心的高信号代表宫腔分泌物及子宫内膜，中间的低信号带为子宫肌内层，周围的中等信号是子宫肌外层。正常卵巢在 T_1WI 上为低信号，T_2WI 上其卵泡呈高信号，中心呈低至中等信号。

2. 前列腺　T_1WI 上腺体呈均一低信号，T_2WI 上移行区和中央区呈低信号，周围带为高信号，周边见低信号环影，代表前列腺被膜。

3. 精囊腺　位于前列腺后上方和膀胱后方，由卷曲的细管构成，内含液体，T_1WI 呈低信号，T_2WI 呈高信号。

三、常见疾病诊断

1. 子宫发育畸形　子宫输卵管造影可显示子宫先天性异常，如双子宫、双宫颈、双角子宫、纵隔子宫、鞍形子宫、单角子宫和子宫发育不全等。

2. 子宫输卵管炎　子宫输卵管炎由非特异性炎症和结核所致，是导致不孕症的重要原因。子宫输卵管造影是检查慢性子宫输卵管炎的主要方法，还有分离粘连的作用。

3. 子宫输卵管结核　造影显示宫腔边缘不规则，严重时狭小、变形。双侧输卵管管腔狭窄、僵直，边缘不规则，狭窄与憩室状突出相间。输卵管完全闭塞时，闭塞端圆钝，其近端呈局限性膨大。

4. 慢性输卵管炎　多为双侧性，造影检查输卵管边缘略不规则，炎症致输卵管腔粘连与闭塞，闭塞近端扩大积水。

5. 子宫肌瘤　CT 表现为子宫增大，有时可见肿块向外隆起或呈分叶状。密度等于或低于正常子宫，瘤内可出现钙化。MRI 在 T_1WI 表现为均匀中等信号，在 T_2WI 上信号高于子宫肌层，易于识别。瘤内钙化呈低信号，坏死区在 T_1WI 上为低信号，在 T_2WI 上为高信号（图 4-1-46）。

6. 子宫癌　宫体癌 CT 表现为不规则隆起肿块，癌肿内坏死呈低密度区。增强扫描见癌肿强化程度低于周围正常子宫肌层。肿瘤向周围蔓延时，可见宫旁脂肪层消失，子宫轮廓模糊，有软组织影向周围浸润。宫颈癌 CT 可见宫颈增大，呈不规则软组织肿块。MRI 检查，宫体癌在 T_1WI 上表现为略低信号，T_2WI 上表现为高信号。宫颈癌在 T_2WI 上表现为高信号，宫颈管增宽，正常分层消失（图 4-1-47）。

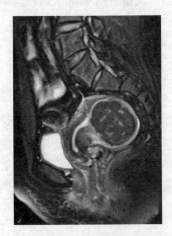

图 4-1-46　子宫肌瘤

（MRI 平扫 T_2WI 序列示子宫后壁肌壁间低信号肿块）

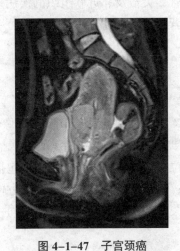

图 4-1-47　子宫颈癌

（MRI 平扫 T_2WI 序列示子宫颈部软组织肿块）

7. 前列腺增生　前列腺增生 CT 表现为横径大于 5cm 或于耻骨联合上 2cm 层面仍可见前列腺，密度均匀，分界清楚。MRI 检查，前列腺增生多表现为中央带和移行带均增大，T_1WI 上为均匀低信号，T_2WI 呈均匀和不均匀的高低相间混杂信号，外周带常受压缩小（图 4-1-48）。

8. 前列腺癌　肿瘤早期，CT 表现为前列腺外形不对称性膨隆，其内可见密度稍低的癌结节。突破包膜向外最易侵犯精囊。前列腺癌多发生于前列腺的外周带，MRI 检查，T_1WI 上肿瘤为低信号，T_2WI 上正常前列腺周围部呈高信号，癌肿为低信号，对比明显。T_2WI 上高信号周围区出现低信号或低信号结节，常为前列腺癌的表现（图 4-1-49）。

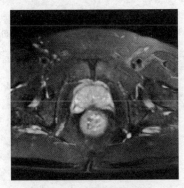

图 4-1-48　前列腺增生

（MRI 平扫 T_2WI 序列示前列腺中央腺增大，信号不均匀）

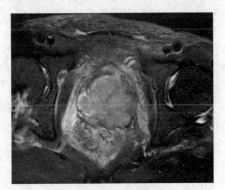

图 4-1-49　前列腺癌

（MRI 平扫 T_2WI 序列示前列腺内低信号肿块）

第七节　骨与关节系统

骨、关节及邻近软组织的疾病多而复杂，除外伤、炎症和肿瘤等疾病外，全身性疾病如营养代谢和内分泌等疾病也可引起骨骼的改变。

一、检查技术

（一）X线检查

X线平片常是骨关节疾病影像学检查的首选方法。骨关节X线平片检查时需注意下列事项：①多方位摄片：四肢长骨、关节和脊柱都要摄正、侧位片，某些部位还要加照斜位、切线位和轴位片；②要包括周围的软组织，四肢长骨摄片还需包括邻近的一个关节；③脊柱摄片时包括范围应方便计数，如拍摄腰椎应包括下部胸椎；④双侧对称的骨、关节，病变在一侧时，常用同一条件拍摄对侧，以便对比。

（二）CT检查

CT能清楚显示病变部位的解剖关系，易于区别松质骨和皮质骨的破坏、死骨、钙化和骨化等病变。

1. 平扫检查　检查时应尽量同时扫描病变及其对侧对称部位，以便两侧对比观察；一般行横断面扫描；重建层厚一般为2~5mm；同时用软组织窗和骨窗观察，骨窗观察时，需用高分辨率算法重建；必要时，可选用多种图像后处理技术。

2. 增强扫描检查　用于显示病变血供情况、确定病变范围、发现病变有无坏死等，便于定性诊断。

（三）MRI检查

对早期骨质破坏和细微骨折，MRI较X线平片和CT敏感；MRI对脊柱解剖结构和病变的显示及表现病变与椎管内结构的关系也优于CT；但MRI对细小的钙化、骨化及骨皮质的显示则不如X线平片和CT。

1. 平扫检查　自旋回波和快速自旋回波的T_1WI和T_2WI是基本的扫描序列。脂肪抑制T_1WI和T_2WI也是骨关节检查常用的基本序列。层面方向可选用横断、冠状、矢状或任意方位成像的斜切面。

2. 增强扫描检查　增强扫描检查的目的和意义与CT增强扫描相同。

二、正常表现

（一）X线表现

1. 骨结构　①骨膜：位于骨干表面的结缔组织膜，正常情况下X线检查不显影；

②骨皮质：X线片上表现为均匀致密的长条状影；③骨松质：X线片上表现为比骨皮质密度低的清晰的网状影，称骨纹理；④骨髓腔：X线片上表现为密度较低的管状透亮影；⑤骨端：在X线片上呈线状透亮影。

2.四肢关节 X线片上所显示的关节面为骨性关节面，关节面光滑整齐，由薄层密质骨构成。由于关节软骨未显影，X线片上所显示的关节间隙比解剖学的关节间隙宽。

3.软组织 软组织包括皮肤、皮下组织、肌肉、肌腱和滑膜囊等，优良的X线片可显示软组织的层次和轮廓。

（二）CT表现

小儿骨干骨皮质为高密度线状或带状影，骨髓腔内红骨髓为软组织密度影，黄骨髓为脂肪密度影。干骺端骨松质表现为高密度骨小梁交错构成的细密网状影，密度低于骨皮质，网格间为低密度的骨髓组织。临时钙化带呈致密影。骺软骨为软组织密度影。成年骨的CT表现与小儿骨类似。

（三）MRI表现

骨皮质在T_1WI和T_2WI上均为极低信号影，骨髓腔内红骨髓为中等信号影，黄骨髓为高信号影。临时钙化带在MRI上呈低信号，骺软骨为中等信号影。随着年龄增长，红骨髓中脂肪成分增多，成人的骨髓信号较婴幼儿高。

三、基本病变表现

1.骨质疏松 X线表现为骨质密度减低，骨小梁稀疏、纤细，网状结构间隙增大，骨皮质吸收变薄。

2.骨质软化 X线表现为骨密度降低，骨小梁纤细、模糊，骨皮质变薄，长骨弯曲变形，椎体双凹变形。

3.骨质破坏 X线表现为局部骨密度减低，骨小梁模糊或骨质缺损。良性骨肿瘤常呈膨胀性骨质破坏，而恶性骨肿瘤多呈溶骨性骨质破坏。CT易于区分松质骨和皮质骨的破坏，前者表现为斑片状松质骨缺损区，而后者表现为其内的筛孔样破坏和表面不规则的虫蚀样改变，骨皮质变薄或斑块状缺损。在MRI上骨破坏表现为低信号的骨质为不同信号强度的病理组织所代替，骨皮质破坏的形态改变与CT相同，松质骨的破坏常表现为高信号的骨髓被较低信号或混杂信号影所替代。

4.骨质增生硬化 X线表现为骨质密度增高，骨小梁增粗、增多、密集，骨髓腔变窄或消失，骨皮质增厚。MRI上增生硬化的骨质在T_1WI和T_2WI上均为低信号。

5.骨膜增生 MRI可显示早期的骨膜水肿，在T_1WI上为中等信号，在T_2WI上为高信号。骨膜新生骨在各序列均为低信号。

6.骨质坏死 X线表现为局限性骨质密度增高，死骨呈条状、块状或颗粒状致密影。

7.软骨钙化 X线表现为颗粒状、环形、半环形和团块状无结构的致密影。良性病变软骨钙化密度高，边缘清楚；恶性病变软骨钙化密度低，边缘模糊，钙化残缺不全。CT 能显示平片不能见到的钙化影。

8. 骨骼变形 多与骨骼大小改变并存，可累及一骨，亦可累及多骨或全身骨骼。发育畸形引起一侧骨骼增大；脑垂体功能亢进引起全身骨骼增大；骨软化症和成骨不全引起全身骨骼变形；脑垂体功能减退引起全身骨骼变小；骨肿瘤可引起骨局部膨大变形。

9. 软组织病变 外伤或感染 X 线表现为软组织肿胀，密度增高，层次结构模糊不清；开放性损伤和厌氧菌感染，软组织内出现气体影像；肢体长期废用可见肢体变细，肌肉萎缩；软组织肿瘤或恶性肿瘤侵犯软组织，软组织内可见肿块影；骨化性肌炎软组织内可见钙化影。CT 和 MRI 对软组织内的水肿、血肿及肿瘤显示较好。

10. 关节肿胀 X 线表现为关节周围软组织肿胀，密度增高，软组织层次不清。关节大量积液可见关节间隙增宽。关节肿胀在 CT 上可见软组织密度的关节囊肿胀、增厚，关节腔内积液表现为关节内液体密度影。在 MRI 上关节肿胀除见关节囊增厚外，在 T_2WI 上可见滑膜层的高信号，关节周围软组织肿胀在 T_1WI 上呈低信号，T_2WI 上呈高信号。MRI 对关节积液非常敏感，表现为 T_1WI 低信号，T_2WI 高信号，合并出血时 T_1WI 和 T_2WI 均为高信号。

11. 关节破坏 X 线表现为关节间隙变窄，当病变累及骨性关节面时，则出现相应部位的骨质破坏和缺损，严重时可引起关节半脱位和变形。MRI 在关节软骨破坏的早期可见关节软骨表面毛糙，凹凸不平，表面缺损，变薄甚至不连续。关节骨质破坏时，低信号的骨性关节面中断，不连续。

12. 关节退行性变 早期表现为骨性关节面模糊、中断、消失。中晚期表现为关节间隙变窄，骨性关节面骨质增生。

13. 关节强直 分为骨性强直和纤维性强直。骨性强直 X 线表现为关节间隙明显变窄或消失，可见骨小梁通过关节连接两侧骨端。纤维性强直 X 线表现为关节间隙变窄，无骨小梁连接两侧骨端。CT 上骨性强直表现为关节间隙消失，并有骨小梁连接两侧骨端。MRI 上骨性强直可见关节软骨完全破坏、间隙消失，并可见骨髓贯穿于关节骨端之间；纤维性强直时关节间隙可存在，但关节骨端有破坏，骨端见异常混杂信号。

四、疾病诊断

(一) 骨与关节外伤

X 线检查不但可明确诊断，而且可以指导临床治疗，了解复位、愈合和合并症等情况。

1. 骨折

(1) 骨折的基本 X 线表现：骨的断裂常为不规则的断面，贯穿骨皮质边缘锐利的透亮裂隙称骨折线；断端相互嵌入或压缩性骨折的骨密度增高带；骨小梁扭曲或骨皮质折皱的儿童青枝骨折；骺离骨折是已骨化的骨骺分离，不在其正常位置上。

(2) 骨折的类型：根据引起骨折的原因，骨折可分为外伤性骨折和病理性骨折及疲劳骨折。根据骨折的程度，骨折可分为完全性骨折与不完全性骨折。外伤性骨折根据骨折线的形态和走向，可分为横形、斜形、纵形、线形、螺旋形、星形、T 形等，根据骨折片情况，分为撕脱、粉碎、压缩和嵌入骨折等（图 4-1-50）。

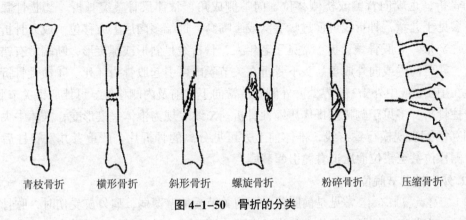

青枝骨折　　横形骨折　　斜形骨折　　螺旋骨折　　粉碎骨折　　压缩骨折

图 4-1-50　骨折的分类

（3）骨折的移位：确定骨折移位时，在长骨以骨折近端为准，借以判断骨折远端的移位方向和程度。远端可有内、外、前、后的横向移位；断端重叠和分离称纵向移位；断端围绕骨纵轴向内或向外旋转称旋转移位；两断端纵轴线相交形成角度称成角移位（图 4-1-51）。

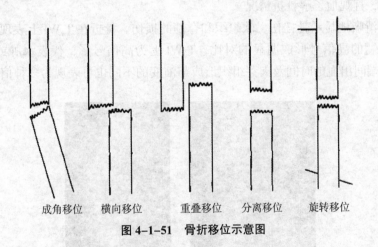

成角移位　　横向移位　　重叠移位　　分离移位　　旋转移位

图 4-1-51　骨折移位示意图

（4）骨折的愈合：骨折后断端出血形成血肿，大约 7 天血肿机化，肉芽组织修复，X 线表现为骨折线模糊不清和软组织肿胀。2～3 周后成骨细胞产生新骨连接断端称骨痂，X 线表现为骨折断端不规则线状或斑片状致密影。随着骨痂不断增多，骨折线消失而成为骨性连接。骨折的愈合速度与患者年龄、骨折部位和类型、有无合并症、治疗情况及营养状况等多种因素有关。

（5）骨折的合并症：常见的合并症有：①血管损伤引起大出血；②神经损伤引起的运动功能障碍；③对位对线不佳、肌肉嵌入断端、感染等引起的延迟愈合、畸形愈合或不愈合；④儿童骨折引起的发育畸形；⑤股骨颈骨折可引起的股骨头坏死；⑥创伤性关节炎和骨化性肌炎等。

（6）常见骨折：①桡骨远端骨折：又称柯氏骨折，指桡骨远端距关节面 2~3cm 以内的骨折，远端向背侧或桡侧移位、向掌侧成角，常伴尺骨茎突骨折。②肱骨髁上骨折：多见于儿童，骨折线可横过喙突窝或鹰嘴窝，远端多向后上方移位。成人骨折线呈 T 形或 Y 形。③股骨颈骨折：常见于老年人，骨折线呈斜形或螺旋形，断端常有错位或嵌入，亦可向内或向外成角。头下骨折在关节囊内可引起股骨头坏死。④锁骨骨折：常发生在中 1/3 或中外 1/3 交界处。外侧断端常向下、前及内侧移位。可伴肩锁关节脱位。⑤脊柱骨折：多见于胸腰段椎体压缩性骨折。X 线表现为椎体呈楔形变，椎体中央骨小梁相互压缩出现横行致密线，椎体前上方可见分离的骨折片。严重者并发脊柱后突畸形、侧移位甚至错位而压迫脊髓引起截瘫。

2. 外伤性关节脱位

（1）肩关节脱位：常见是前脱位，因肩关节囊前壁薄弱，肩外旋受伤时，肱骨头向肩胛盂前方脱出，按脱出部位又分为喙突下、锁骨下、盂下脱位。后脱位少见。

（2）肘关节脱位：常见是后脱位，因过伸或向后冲击的外力引起尺、桡骨向后脱位。常合并骨折及关节囊、血管和神经损伤。侧方脱位和前脱位少见（图 4-1-52）。

CT 检查可发现平片上不能发现的隐匿骨折。对于结构复杂和有骨性重叠部位的骨折，CT 比平片能更精确显示骨折移位情况。螺旋 CT 多平面重组及三维重组技术，可立体、全面、直观地了解骨折情况。

MRI 能清晰地显示骨挫伤、软组织和脊髓的损伤。骨折在 T_1WI 上表现为线样低信号影，与骨髓的高信号形成明显的对比，T_2WI 上为高信号影，代表水肿或肉芽组织；由于骨折断端间出血的时间及肉芽组织形成与演变的不同也可表现为多种信号。

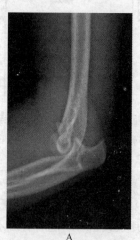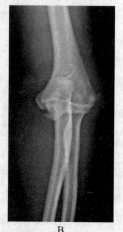

A   B

图 4-1-52　肘关节脱位

（A. 侧位；B. 正位）

（二）骨与关节化脓性感染

1. 化脓性骨髓炎

（1）急性化脓性骨髓炎：X 线表现：①早期软组织肿胀，肌间隙和肌肉层与皮下组织间的分界模糊或消失；②干骺端骨质疏松，骨小梁模糊不清；③干骺端出现斑点状、筛孔状不规则骨质破坏区；④骨质破坏周围出现层状或葱皮样骨膜增生；⑤骨皮质血供障碍，形成长条形高密度的死骨。CT 检查：能很好地显示软组织感染、骨膜下脓肿、骨髓的炎症、骨质破坏和死骨。MRI 检查：骨髓的充血、水肿、渗出和坏死在 T_1WI 上均表现为低信号，与正常的骨髓信号形成明显对比。

（2）慢性化脓性骨髓炎：X 线表现：①骨皮质增厚，骨干增粗，轮廓不规则；②骨髓腔变窄或消失；③层状或花边样骨膜增生；④长条形或块状死骨形成；⑤增生的骨质中出现大小不等的骨质破坏区；⑥瘘管的存在。CT 检查：易于发现骨破坏和死骨。MRI 表现：骨质增生硬化、死骨和骨膜新生骨在 T_1WI 和 T_2WI 上均呈低信号，肉芽组织和脓液在 T_1WI 呈稍高信号而在 T_2WI 上呈高信号。

2. 化脓性关节炎：X 线表现：①关节周围软组织肿胀，层次模糊不清；②关节腔积液致关节间隙增宽；③关节半脱位或脱位；④关节骨骼骨质疏松和破坏，在关节负重面出现早而明显；⑤关节软骨破坏引起关节间隙变窄；⑥好发部位为髋关节和膝关节。CT 检查：可显示关节肿胀、积液及关节骨端的破坏。MRI 检查：可显示滑膜炎症、关节积液和关节周围软组织受累的范围，并可显示关节软骨的破坏。

（三）骨与关节结核

1. 长骨结核　早期 X 线表现局限性骨质疏松，继而在干骺端出现局限性类圆形骨质破坏区，边缘较清楚，周围无骨质增生硬化。骨质破坏区内可见砂粒样死骨，死骨密度不高，边缘模糊。CT 检查可显示低密度的骨质破坏区及其内的小斑片状高密度死骨。

2. 关节结核

（1）滑膜型关节结核：X 线表现：①关节周围软组织肿胀，层次不清；②关节间隙增宽，骨质疏松；③关节非负重面的边缘出现虫蚀样骨质破坏，上下边缘多对称性受损；④关节软骨破坏，引起关节间隙变窄；⑤关节软骨广泛破坏引起关节半脱位。CT 检查：可见关节囊和关节周围软组织肿胀、增厚，关节囊内积液，骨性关节面毛糙及虫蚀样骨质缺损。MRI 表现：早期可见关节周围软组织肿胀，肌间隙模糊，关节囊内积液，关节滑膜增厚，关节软骨破坏表现为软骨不连续、碎裂或大部分消失。

（2）骨型关节结核：X 线表现：①具有干骺端结核的 X 线征象；②关节周围软组织肿胀，层次不清；③关节骨质破坏缺损较为明显；④关节间隙变窄或纤维性强直。

3. 脊柱结核　X 线表现：①椎体骨质破坏：椎体边缘骨质破坏较明显，椎体中央也可受累，椎体塌陷变扁或呈楔形。②椎间隙变窄或消失：病变开始多累及椎体上下缘，侵及软骨板，致软骨和椎间盘破坏，引起椎间隙狭窄或消失，相邻椎体可相互融合在一起。③脊柱后突畸形：常见于胸椎结核，由于椎体破坏明显，附件破坏较轻或不破坏，致使椎体前低后高，以及脊柱承重关系，引起脊柱后突畸形。④冷脓肿形成：椎体破坏可产生大量干酪样物质流入脊柱周围软组织，引起椎旁脓肿，为脊柱结核特异性征象。颈椎结核可形成咽后壁脓肿，侧位片可见咽后壁软组织增厚，呈弧形前突。胸椎结核形成椎旁脓肿，表现为局限性边缘清楚的软组织影。腰椎结核形成腰大肌脓肿，表现为腰大肌轮廓不清或呈弧形向外突出。

CT 检查显示椎体及附件的骨质破坏、死骨和椎旁脓肿优于平片。CT 还可发现椎管内硬膜外脓肿。MRI 检查对脓肿的部位、形态和椎管内侵犯显示优于平片。

（四）常见慢性骨关节病

1. 类风湿关节炎　X 线表现：①关节周围软组织呈梭形肿胀；②关节间隙早期因积液而增宽，关节软骨破坏则变窄；③关节面边缘可见小的虫蚀样骨质破坏区；④骨性关节面模糊、中断，可伴有小囊状骨质侵蚀破坏；⑤关节邻近骨质疏松和肌肉萎缩；⑥晚期可见关节半脱位或脱位。可引起纤维性强直和骨性强直。

2. 退行性骨关节病　X 线表现：①四肢关节间隙略变窄，关节边缘唇状骨质增生，骨性关节面硬化致密，关节面下方可见小圆形透光区，其边缘硬化，可见关节内游离体。构成关节的骨端一般无明显的骨质疏松。②椎间隙变窄，椎体关节面骨质硬化，边缘骨赘形成，相邻椎体骨赘可连接形成骨桥。椎体上、下关节突变尖，关节面硬化。椎体后缘骨刺突入椎间孔或椎管内，可压迫神经根或脊髓，引起脊髓压迫症状。

3. 椎间盘病变

CT 表现：①椎间盘膨出：表现为椎间盘向四周均匀地超出椎体边缘，其后缘呈平直形态，硬膜囊前缘及椎间孔内脂肪可受压，脊髓可有或无受压移位。椎体边缘常见骨质增生，有时可见椎间盘内真空征和髓核钙化。②椎间盘突出：表现为椎间盘后缘向椎管内局限性突出的软组织密度影，硬膜囊受压或神经根受压，硬膜外脂肪间隙受压变形、移位或消失。

MRI 表现：椎间盘变性呈低信号，其内可见不规则斑点状高信号区。椎间盘膨出在矢状面 T_2WI 上可见向后隆起，横断面上匀称地超出椎体边缘，硬膜囊前方显示光滑。

（五）骨肿瘤

X 线检查可显示肿瘤的部位、大小及邻近骨骼和软组织情况，对部分患者可判断其为良性或恶性、原发或转移。

良恶性骨肿瘤的 X 线鉴别要点：良性骨肿瘤生长缓慢，不侵犯邻近软组织和器官，骨质破坏多呈膨胀性，与正常骨分界清楚，边缘锐利，骨皮质保持连续性，无骨膜增生和软组织肿块；恶性骨肿瘤生长迅速，可侵犯邻近组织和器官，骨质呈浸润性破坏，病变区与正常骨界限模糊，边缘不整，骨皮质有不同程度的破坏，常有肿瘤骨，局部可有不同形式的骨膜增生，易侵犯软组织形成肿块。

1. 骨软骨瘤　X线表现：为长骨干骺端的骨性隆起，分带蒂和广基底两型。肿瘤多背离关节生长。肿瘤包括骨性基底和软骨帽盖两部分。骨性基底为母体骨的骨皮质向外突出的赘生物，基底部顶端略膨大，或呈菜花状，顶缘为不规则的致密线。软骨帽在X线上不显影，可出现点状或环状钙化影。肿瘤较大时可压迫邻近骨骼，形成边缘整齐的压迹，甚至可引起畸形和骨发育障碍（图4-1-53）。

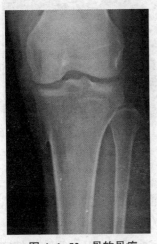

图 4-1-53　骨软骨瘤

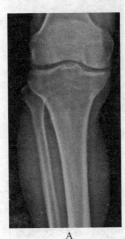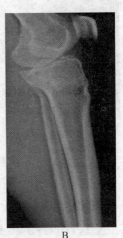

A　　　　　　　B

图 4-1-54　右胫骨近端骨巨细胞瘤

（A.正位；B.侧位）

2. 骨巨细胞瘤　X线表现：受累长骨骨端多呈膨胀性、多房性、偏心性骨质破坏，边缘清楚，骨皮质较薄，轮廓一般完整，其内可见纤细、数量不等的骨嵴，构成分房状。有的肿瘤膨胀明显，甚至将对侧的另一骨端包绕起来，是其特征表现。骨质破坏区也可呈单一的溶骨性骨质破坏。肿瘤内无钙化或骨化影。如病变区骨皮质出现筛孔状或虫蚀样骨质破坏，骨性包壳和骨嵴残缺，骨膜增生较显著，出现软组织肿块影，则提示为恶性骨巨细胞瘤（图4-1-54）。

3. 骨肉瘤　X线表现：①瘤骨：是肿瘤细胞形成的肿瘤性骨组织，呈象牙状、针状、磨玻璃样、棉团状致密影，分布于骨内或周围软组织内。②骨质破坏：早期呈虫蚀样、筛孔状破坏区，严重者呈大片状溶骨性破坏。③骨膜增生：病变区呈放射状、层状骨膜反应，常与肿瘤骨混杂在一起，不易区别。在肿瘤突破骨膜处，增生的骨膜被破坏而掀起，形成三角形影像，称骨膜三角，是恶性骨肿瘤的较常见的X线征象。④软组织肿块：肿瘤侵入周围软组织，形成圆形、半圆形或不规则的软组织块影，块内可见肿瘤骨。

骨肉瘤根据骨质破坏和肿瘤骨的多少可分为三型，即成骨型、溶骨型和混合型。①溶骨型：也称硬化型，以瘤骨形成为主，表现为骨内大量斑片状、云絮状高密度影，呈象牙质样；②溶骨型：以骨质破坏为主，呈斑片状至大片状溶骨性骨质破坏；③混合型：成骨型和溶骨型的X线征象并存（图4-1-55）。

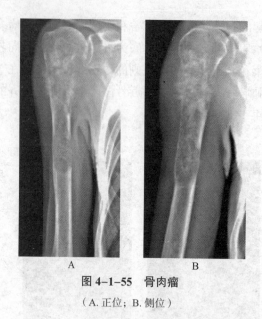

图 4-1-55　骨肉瘤

（A. 正位；B. 侧位）

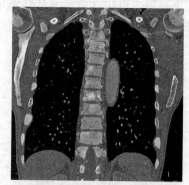

图 4-1-56　肺癌广泛骨转移 CT 骨窗

4. 转移性骨肿瘤 X 线表现可分为成骨型、溶骨型和混合型。①溶骨型：最常见，多发生于长骨的骨干和干骺端，X 线表现为骨松质中多发和单发的小的虫蚀样或大片状骨质破坏区。发生在椎体的溶骨性骨质破坏，因承重而被压扁，但椎间隙保持完整。②成骨型：转移少见，X 线表现为松质骨内结节状、斑片状密度均匀一致的高密度影，骨皮质多完整。③混合型：转移则兼有溶骨型和成骨型的骨质改变（图 4-1-56）。

CT 检查能显示骨肿瘤的大小、形态、轮廓和结构以及与周围组织的关系，了解骨髓腔内浸润及软组织侵犯范围。CT 检查对软组织肿瘤能清楚显示出边界和包膜。良性肿瘤边界清楚，有包膜，密度均匀；恶性肿瘤一般边界模糊，密度不均匀。脂肪瘤有典型脂肪密度，具有特征性。

MRI 检查对肿瘤组织及其周围水肿非常敏感，有利于肿瘤的早期诊断和鉴别诊断。

第八节　中枢神经系统

中枢神经系统包括脑和脊髓，一般物理学检查不易达到诊断目的，影像学检查具有重要意义。X 线平片能显示颅骨和脊椎的骨质改变，但对颅内和椎管内病变的显示能力极其有限。血管造影虽能对颅内占位性疾病提供大致的定位和初步的定性诊断信息，然其创伤性限制了它的应用，目前主要用于血管性疾病的诊断和介入治疗。脊髓造影显示椎管内疾病的作用已被 MRI 取代。CT 可解决大部分颅内疾病的诊断问题。MRI 可以较 CT 提供更多的信息，尤其对颅后窝和椎管内病变的显示更具优势。CT 血管成像（CTA）、MR 血管成像（MRA）能显示脑血管的主干及较大分支，对脑血管疾病起到筛选和初步诊断作用。MR 扩散加权成像（DWI）、灌注加权成像（PWI）、磁共振波谱

（MRS）以及 CT 灌注成像（CTPI）等功能成像技术，对中枢神经系统疾病的诊断和鉴别诊断已展示出更广阔的应用前景。

一、检查技术

（一）X 线检查

1.头颅平片 临床上已很少应用，主要用于检查颅骨骨折和颅骨肿瘤。常规摄取后前位和侧位片，必要时加摄切线位片。

2.脑血管造影 通常用 DSA 技术，包括颈动脉造影和椎动脉造影，主要用于评估脑血管疾病，如颅内动脉瘤、动静脉畸形等，也常作为 CTA 检查的补充方法，并为脑血管疾病诊断的"金标准"。此外，脑血管造影有时也可作为脑血管疾病介入治疗的组成部分。

（二）CT 检查

1.平扫 为颅脑疾病的常规检查方法，其中部分疾病如急性颅脑外伤、急性脑出血和先天性脑发育畸形等，平扫 CT 检查常可明确诊断。

2.增强扫描检查 平扫 CT 发现颅内病变时，多需行增强扫描 CT 检查。CTA 检查，主要用于脑血管疾病检查；CT 灌注检查，可以反映脑实质微循环和血流灌注情况。

（三）MRI 检查

1.平扫检查 常规采用横断面 T_1WI 和 T_2WI 检查，必要时加行冠状面和矢状面成像，T_1WI 相显示解剖结构较好，T_2WI 像对发现病变较敏感。对于较小病灶，如垂体微腺瘤、小听神经瘤，则需要高分辨率薄层检查。特殊平扫检查还包括水抑制 T_2WI 检查、脂肪抑制技术、磁敏感加权成像检查等。

2.增强扫描检查 对于平扫发现异常，但难以确定病灶具体大小、数目和性质，临床高度疑为颅内疾病，而平扫检查未发现明确异常者，可行增强扫描检查。

3.MRI 血管成像 可显示脑血管的主干及较大分支。

4.功能 MRI 检查 包括 MRI 扩散加权成像、灌注加权成像、MR 波谱分析和脑活动功能成像等。

二、正常表现

（一）X 线表现

1.X 线平片 成人颅骨结构分为颅内板、板障和外板，内外板为线状致密影，板障为低密度影。

2.脑血管造影 颈内动脉造影显示颈内动脉入颅后，先发出眼动脉、脉络膜前动脉和后交通动脉，终支为大脑前、中动脉。

（二）CT 表现

1. 颅骨及气腔　用骨窗观察可显示颅骨内外板、颅缝、颈静脉结节、岩骨、蝶骨小翼、蝶鞍、颈静脉孔、破裂孔及诸鼻窦，颅骨为高密度，气腔为低密度。

2. 脑实质　分大脑额、顶、颞、枕叶及脑干、小脑。脑实质分脑皮质及髓质，皮质密度略高于髓质。

3. 脑室、脑池、脑裂和脑沟　其内因含脑脊液而呈低密度。

4. 增强扫描　正常脑实质密度有不同程度的增高，脑内血管明显强化，其他结构如硬脑膜、垂体和松果体可发生强化。

（三）MRI 表现

1. 脑实质　在 T_1WI 上脑皮质信号低于髓质，T_2WI 上高于髓质，基底节是大脑半球中最重要的灰质核团，其内为侧脑室，外侧为外囊，在豆状核与尾状核、丘脑间有内囊结构，MRI 显示非常清晰。由于 MRI 图像无颅骨伪影干扰，是小脑、脑干病变的最佳检查方法。

2. 脑室和蛛网膜下腔　信号均匀，T_1WI 为低信号，T_2WI 为高信号。

3. 脑血管　T_1WI 和 T_2WI 上均呈低信号，而血流缓慢或梯度回波成像时则呈高信号。

4. 脑神经　高场 MRI 能清晰显示多对脑神经，T_1WI 上为等信号，从上向下层面依次可显示出第Ⅲ、Ⅳ、Ⅴ、Ⅱ、Ⅵ、Ⅶ、Ⅷ、Ⅸ、Ⅹ、Ⅺ、Ⅻ对脑神经。

5. 颅骨　颅骨内外板、钙化在 T_1WI、T_2WI 均为低信号，板障在 T_1WI、T_2WI 均为高信号。

三、基本病变表现

（一）X 线表现

脑血管造影显示颅内占位病变使脑血管受压移位、聚集或分离、牵直或扭曲。脑动脉粥样硬化表现为脑血管狭窄、闭塞。颅内动脉瘤表现为脑血管局限性突起。脑动静脉畸形表现为脑血管异常增粗、增多并迂曲。

（二）CT 表现

1. 平扫密度改变　①高密度病灶：见于新鲜血肿、钙化和富血管肿瘤等；②等密度病灶：见于某些肿瘤、血肿吸收期、血管性病变等；③低密度病灶：见于炎症、梗死、水肿、囊肿和脓肿等。

2. 增强扫描特征　①均匀性强化：见于脑膜瘤、转移瘤、神经鞘瘤、动脉瘤和肉芽肿等；②非均匀性强化：见于胶质瘤、血管畸形等；③环形强化：见于脑脓肿、结核瘤、胶质瘤、转移瘤等；④无强化：见于脑炎、囊肿、水肿等。

3.脑结构改变 ①占位效应：表现为局部脑沟、脑池、脑室受压变窄或闭塞，中线结构移向对侧；②脑萎缩：皮质萎缩表现为脑沟和脑裂增宽，脑池扩大，髓质萎缩，显示脑室扩大；③脑积水：交通性脑积水时，脑室系统普遍扩大，脑池增宽；梗阻性脑积水时，梗阻以上平面脑室扩大，脑池无增宽。

（三）MRI表现

1.肿块 一般肿块含水量高，呈长 T_1、长 T_2 信号改变，信号均匀或不均匀。

2.囊肿 含液囊肿呈长 T_1、长 T_2 信号改变。

3.水肿 脑组织发生水肿时，在 T_1WI 上呈低信号，T_2WI 上呈高信号。

四、疾病诊断

（一）颅脑外伤

急性颅脑外伤多用CT检查。

1.急性硬膜外血肿 CT表现为颅骨内板下方局限性梭形或双凸形高密度区，与脑表面接触缘清楚，常有占位效应。（图4-1-57）

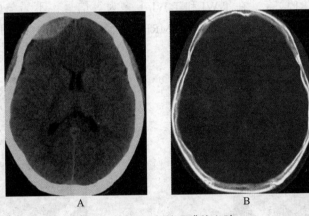

图4-1-57 急性硬膜外血肿

（A.右额部硬膜外血肿；B.额骨骨折）

2.硬膜下血肿 急性硬膜下血肿CT表现为颅骨内板下新月形或带状高密度影，占位效应明显。亚急性期为不均匀高密度影或等密度。慢性期形成低密度区。（图4-1-58）

3.急性脑内血肿 CT表现为脑内圆形或不规则形均匀高密度区，轮廓清楚，周围有脑水肿。

4.脑挫裂伤 CT表现为边界清楚或不清楚的大片低密度脑水肿区中，其间有多发高密度小出血灶。（图4-1-59）

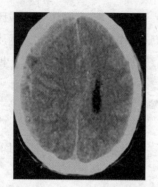

图 4-1-58　右侧硬膜下血肿

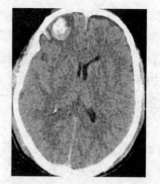

图 4-1-59 右侧额叶脑挫裂伤

（二）脑血管疾病

1. 脑出血　急性期出血 CT 表现为脑内边界清楚、密度均匀的高密度区，2~3 天后血肿周围出现低密度水肿带，约 1 周后，血肿从周边开始吸收，高密度灶向心性缩小，边缘不清，周围低密度带增宽。约于 4 周后变成低密度灶，2 个月后则成为近于脑脊液密度、边缘清晰的低密度囊腔。（图 4-1-60）

急性脑出血 MRI 检查，在 T_1WI 和 T_2WI 上多为等信号，不易与血肿周围组织区别，亚急性血肿 MRI 上均显示为高信号。MRI 对亚急性期及慢性期血肿显示较好。

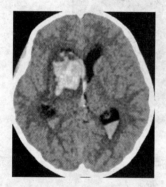

图 4-1-60　脑出血破入脑室系统

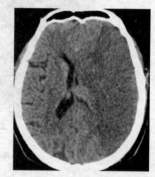

图 4-1-61　左侧大脑半球大面积脑梗死

2. 脑梗死　①缺血性梗死：脑血管闭塞后早期 CT 可无阳性发现，以后可显示低密度灶，其部位及范围与闭塞血管供血区一致，同时累及皮质和髓质，多呈底在外的三角形或楔形，边缘不清，常并发脑水肿。病灶大，可出现占位效应。4~6 周则变为边缘清楚，近似脑脊液的囊腔。②出血性脑梗死：相对少见，为缺血性梗死经抗凝治疗后，血栓或栓子崩解，闭塞血管再通，其远侧变性血管易破裂而出血形成。CT 表现为扇形低密度梗死区内出现不规则高密度出血斑。③腔隙性梗死：好发于基底节区，表现为直径小于 15mm 的低密度灶，边缘清楚。（图 4-1-61）

MRI 检查可较早显示脑梗死，一般在发病 1 小时可见脑回肿胀，脑沟变窄。DWI

序列对超急性期脑梗死诊断有较高价值，表现为高信号。脑梗死在 T₁WI 上呈低信号，T₂WI 上为高信号。

（三）脑肿瘤

CT 对脑肿瘤，可做出定性及定量诊断。颅内肿瘤种类多，定性诊断要根据肿瘤的 CT 征象判断。脑肿瘤直接征象：①肿瘤的发生部位；②肿瘤的密度；③肿瘤的数目、大小、形态和边缘；④肿瘤强化的程度及形态。脑肿瘤的间接征象：①瘤周水肿：表现为围绕肿瘤的低密度区；②占位效应：指由于肿瘤本身和（或）瘤周水肿造成的邻近解剖结构受压变形、闭塞或移位；③颅骨变化：邻近颅骨的肿瘤可造成骨板的受压变薄、骨质侵蚀破坏等。

MRI 无骨骼伪影干扰，且有多方位、多参数成像的优点，对肿瘤的定位准确，可区分脑内或脑外肿瘤，尤其适于鞍区和颅底，特别是后颅窝的病变。根据信号特点，可区别肿瘤的良恶性。信号强度均匀的脑内肿瘤大多数是良性的，信号强度明显不均匀的脑内肿瘤多为恶性。应用血流的流空效应，可显示肿瘤与周围血管的关系和供血情况。

1. 星形细胞肿瘤　星形细胞肿瘤按细胞分化程度不同可分为 I ～ IV 级。I 级星形细胞瘤 CT 表现为皮层或皮层下区的片状低密度区，边界清楚，增强扫描不强化。II 级星形细胞瘤常为囊状，壁薄，边界清晰或不清晰，增强扫描可见部分或全部壁强化，壁结节强化。III 和 IV 级为恶性星形细胞瘤，边界不清，其内有不规则囊变、坏死区，实体部分可呈明显不均匀强化，瘤周有明显水肿，有明显占位效应。MRI 检查，T₁WI 呈稍低或混杂信号，T₂WI 呈均匀或不均匀高信号，恶性程度越高，其 T₁ 和 T₂ 值越长，强化越明显。（图 4-1-62）

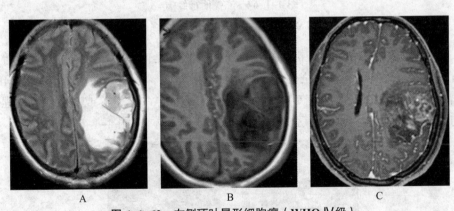

A　　　　　　　　B　　　　　　　　C

图 4-1-62　左侧顶叶星形细胞瘤（WHO IV 级）

（A.MRI 平扫 T₂WI 序列；B.MRI 平扫 T₁WI 序列；C.MRI 增强）

2. 脑膜瘤　CT 平扫脑膜瘤多表现为高密度或稍高密度、边界清楚、球形或分叶状病灶，与颅骨、大脑镰或小脑幕相连，增强扫描病灶多呈均匀明显强化。MRI 检查，脑膜瘤在 T₁WI 上呈等或稍高信号，T₂WI 上呈等或高信号，均匀性强化，邻近脑膜增厚并强化，称为"脑膜尾征"，具有一定特征。（图 4-1-63）

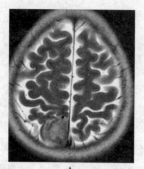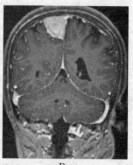

图 4-1-63　右顶部脑膜瘤

（A. MRI 平扫 T₂WI 序列；B. MRI 增强）

3. 听神经瘤　CT 表现为桥小脑角区的等、低或混杂密度肿块，呈均匀、不均匀或环状强化，第四脑室受压移位，同时可见内听道扩大及破坏。MRI 表现与 CT 表现相似，增强检查可诊断内耳道内 3mm 的小肿瘤。（图 4-1-64）

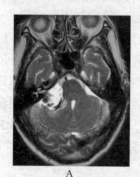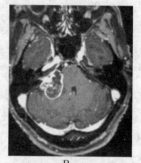

图 4-1-64　右侧听神经瘤

（A.MRI 平扫 T₂WI 序列；B.MRI 增强）

4. 垂体瘤　CT 表现为蝶鞍扩大，鞍内肿块向鞍上延伸突入鞍上池，肿块呈等或略高密度，均匀、不均匀或环形强化。小于 10mm 的微腺瘤，CT 平扫不易显示。MRI 对微腺瘤的显示优于 CT。肿瘤在 T₁WI 上呈稍低信号，T₂WI 上呈等或高信号，增强扫描呈均匀或不均匀强化，微腺瘤其强化速率常低于正常垂体。（图 4-1-65）

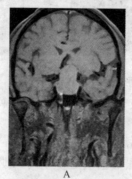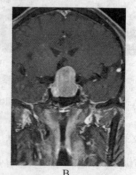

图 4-1-65　垂体瘤

（A.MRI 平扫 T₁WI 序列；B.MRI 增强）

第九节 头颈部

头颈部是从颅底至胸廓入口的区域，包括眼、耳、鼻和鼻窦、咽部、喉部、涎腺、口腔颌面部、甲状腺、甲状旁腺、颈部淋巴结和颈部间隙等组织。X线平片可显示含气空腔和骨质改变，对软组织病变显示不佳。CT可清楚显示位置深在、解剖结构复杂的组织，是眼、耳、鼻、咽喉疾病的主要检查技术。MRI对软组织分辨率高，是CT的重要补充检查技术，主要用于头颈部病变的诊断与鉴别诊断。

一、检查技术

（一）X线检查

1. 眼和眼眶 平片包括眼眶后前位、眼眶侧位、视神经孔位等。

2. 耳部 摄影位置有许氏位、梅氏位、汤氏位、颞骨岩部后前位。

3. 鼻和鼻窦 鼻骨平片主要用于诊断鼻骨骨折，包括鼻骨侧位片和鼻骨轴位片。鼻窦平片可显示鼻腔、鼻窦及其邻近结构。

4. 咽喉部 咽部主要包括透视、侧位平片及颅底位平片。透视主要用于检查不透X线异物。喉侧位平片是简单易行的常用方法，观察喉部结构。

5. 口腔颌面部 口腔颌面部的平片检查根据病变所在的部位，选择不同的投照位置。

（二）CT检查

CT的分辨率高，能区分不同的软组织结构及深在间隙，且能以横断和冠状位扫描直接成像，避免影像重叠，能更清晰地显示颌面部复杂的解剖结构。常用的扫描技术包括平扫和增强检查。

1. 平扫 有横断、冠状位扫描。

2. 增强扫描检查 适用于血管性病变（如血管瘤、动静脉畸形等），急性炎症时显示脓肿壁，了解病变向眶外蔓延的情况，了解肿块的富血管程度，了解病变与周围组织的关系。

（三）MRI检查

MRI对软组织分辨率高，与CT相比，MRI显示钙化及骨质较差。

二、正常表现

（一）眼部

CT表现：眼眶呈锥形，眶壁为条状高密度影，内、下壁薄，外壁最厚，上壁厚薄不均；眼球壁呈环形等密度影，其内可见低密度的玻璃体和高密度的晶状体；眼球外上方等密度影为泪腺；眼球后方可见低密度的脂肪间隙，周边可见条状眼外肌，中间为视神经；在眶尖可见颅内眶上裂及视神经管。

MRI 表现：眶壁骨皮质呈低信号；眼外肌、视神经、眼环及晶状体呈等信号；玻璃体 T_1WI 上呈低信号，T_2WI 上呈高信号；眶内脂肪 T_1WI 上呈高信号，T_2WI 上呈中高信号。

（二）耳部

X 线表现：颞骨位于颅骨两侧，参与组成颅中窝和颅后窝，颞骨分为五个部分，以骨性外耳道为参照点，鳞部位于外耳道上方，乳突部位于外耳道后方，鼓部和茎突部位于外耳道下方，岩部在外耳道内侧。

CT 表现：骨性外耳道为宽大管状低密度影，管壁光滑，可略有起伏，中耳和外耳骨壁的联合部可见骨嵴。鼓室形态不规则，可分为鼓室上隐窝、鼓室本部、鼓室下隐窝。CT 上听小骨的锤骨和砧骨均能显示清楚。乳突窦入口及乳突窦在同一层面上可显示上鼓室、乳突窦入口。耳蜗居前庭之前，形似蜗牛状，骨质致密。内耳道呈管形、壶腹形和喇叭形，两侧对称，前后径及垂直径多在 4～6mm。

MRI 表现：鼓室骨壁、听小骨及其气体均为低信号，在 T_1WI 其表面黏膜呈稍高信号的线状影，可显示中耳腔轮廓。内耳骨迷路无信号。内耳道内神经为条状中等信号。

（三）鼻部

X 线表现：鼻骨侧位，鼻骨呈由后上向前下斜行的条状连续骨影，顶端以鼻额缝与额骨相接，下端与软骨相连，因后者不显影而形成游离缘。

CT 表现：经上颌窦上部的横断层面，鼻腔呈狭长的气道，鼻中隔显影清晰。上颌窦的前、内及外后壁显示清晰，呈三角形气腔。

MRI 表现：气体及骨皮质表现为无信号，但 MRI 对软组织的分辨率高，能直接显示黏膜、肌肉、间隙、血管、神经等结构。

（四）咽喉部

X 线表现：喉部 X 线侧位平片可显示下咽部、声门上区、声门下区，声门显示为横行条状低密度影，声门下区透光度增加，与气管相接。

CT 表现：喉部 CT 平扫可清楚地显示会厌、喉前庭、勺会厌皱襞、梨状隐窝、假声带、真声带、声门下区的形态结构，同时骨窗可显示舌骨、甲状软骨、勺状软骨的位置、形态及其关系，CT 增强扫描见喉黏膜强化明显。

MRI 表现：喉肌在 T_1WI 及 T_2WI 呈偏低均匀信号；喉软骨在未钙化前呈中等信号，钙化后为不均匀低信号；喉黏膜在 T_1WI 呈中等信号，T_2WI 呈明显高信号；喉旁间隙在 T_1WI 及 T_2WI 均呈高信号；喉前庭、喉室和声门下区则均呈极低信号。

（五）口腔颌面

X线表现：可显示牙髓腔的大小、形态，其边缘光滑，轮廓清楚，髓腔清晰透明。牙根周围的颌骨组织为牙槽骨，为松质骨结构，表面覆盖的骨皮质较为致密。

CT表现：可显示双侧关节的骨性结构和周围组织。

MRI表现：腮腺，以横断面及冠状面成像效果好，在T_1WI、PDWI及T_2WI上均为高信号。颌下腺与舌下腺，在T_1WI中呈与肌肉信号相似的等信号，T_2WI上信号与淋巴组织相似。

三、常见疾病诊断

1. 眼部外伤与异物

X线表现：平片可发现不透X线的异物。

CT表现：CT对不透X线和半透X线的异物较敏感，可发现小至0.6mm的异物，可同时显示眼眶其他结构的损伤，如眼球破裂、晶状体脱位、玻璃体或球后出血、气肿、视神经及眼外肌损伤断裂等。

眶壁骨折表现为骨壁连续性中断、成角或塌陷，患侧窦腔由于积血密度可增高，亦可见眶内积气等改变。

视神经管骨折CT表现为视神经管骨质中断移位、视神经管变形及继发蝶窦内黏膜增厚或积血。

2. 视网膜母细胞瘤

X线表现：眶内细小斑点状钙化影为常见表现。

CT表现：平扫可见眼球内肿块，为该病的直接征象。肿块呈息肉状或结节状，边缘不整，轮廓模糊，密度不均匀；95%可见瘤体内钙化，为散在砂粒样、斑块状或全部均匀钙化；眼球外侵犯，肿瘤可直接穿破眼球形成球后肿块，或沿视神经向外蔓延导致视神经增粗，也可通过视神经管侵及颅内。

MRI表现：T_1WI表现为眼球后部结节或肿块，形态不规则，信号不均，为中等信号，信号强度等于或稍高于玻璃体，增强后呈中等强度强化。T_2WI上病变表现为明显的低或中等信号，较玻璃体信号低，钙化在T_1WI及T_2WI上均表现为低信号。MRI可清楚地显示视网膜下积液或积血，可以更清楚地显示视神经及颅内受侵犯情况。

3. 上颌窦癌

早期肿瘤较小，X线表现为不规则软组织肿块，窦腔骨壁无明显吸收和破坏。中晚期骨壁侵蚀破坏。CT平扫，可见鼻窦内不规则的等密度软组织肿块，密度较为均匀，边缘模糊。肿瘤较大时可有不规则的斑点状低密度坏死区，肿块中有时见有残存骨片。肿块轻至中度强化。MRI在T_1WI上肿块为等信号，T_2WI上呈中等稍高信号。

4. 鼻咽癌

CT平扫可见鼻咽腔变形、不对称。鼻咽癌最好发于咽隐窝，早期呈小肿块突入鼻咽腔，一侧咽隐窝消失、变平。鼻咽侧壁增厚，软组织肿块常突入鼻咽腔，使鼻咽腔呈不对称性狭窄或闭塞。肿块平扫呈等密度，增强扫描可见不同程度的强化，多为轻至中度强化，密度不均匀。MRI 在 T_1WI 上早期咽鼓管开口处呈低信号，T_2WI 上为高信号结节。晚期为高信号肿块，可见环形强化。CT 和 MRI 还可以清晰显示鼻咽癌对邻近结构的侵犯，以及有无颈部淋巴结转移等。（图 4-1-66）

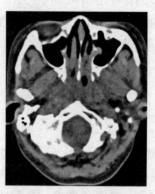

图 4-1-66 鼻咽癌
（CT 平扫示鼻咽顶后壁明显增厚）

第二章　介入放射学

介入放射学是指借助 DSA、CT、MRI 及超声等设备，利用人体体表自然孔道或经皮穿刺，将介入器材（如导管、支架及引流管等）引入体内，进行微创诊断和（或）治疗的学科。按其目的可以分为介入诊断学和介入治疗学；按其解剖部位和临床技术可以分为血管内介入技术和非血管内介入技术。

第一节　血管内介入技术

一、概述

血管内介入技术是指在血管内进行的治疗和诊断性操作，以经皮腔内血管成形术（PTA）、经导管栓塞术和经导管动脉内药物灌注术三大技术为基础。现已能对出血、动静脉血管畸形、动脉瘤、血管狭窄等血管性疾病进行有效治疗，对实体良恶性肿瘤进行术前栓塞或姑息治疗，对风湿性二尖瓣狭窄及冠状动脉狭窄进行成形术治疗等。

二、血管内介入的常用器材及药品

1.穿刺针　种类很多，是最基本的器材之一。

2.导管鞘　经皮插入导管鞘后，可经其送入导管、球囊导管、导丝及支架输送系统等，并进行相关操作，有利于防止穿刺路径的血管及局部组织的损伤。

3.导管、球囊扩张导管和导丝　导丝用于引导导管进入血管内，并进行选择性或超选择性插管。可经过导管注入造影剂、栓塞剂及药物等。球囊扩张导管主要用于扩张狭窄的血管，是一种双腔结构的软导管，其头端带有可膨胀球囊。

4.血管内支架　血管内支架可以分为血管内支架和覆膜血管内支架。血管内支架是指采用合金或不锈钢材料制成的管状网格结构，目的是用于治疗狭窄性血管病变。覆膜血管内支架是指在血管内支架上，覆盖一层膜，其目的是封堵血管破裂口和隔绝动脉瘤腔。血管内支架按材质和膨胀方法又可以自膨式支架、球囊扩张式支架和热形记忆式支架。

5.下腔静脉滤器　目前主要分两类，即可回收滤器和永久型滤器。在进行下肢深静脉腔内的各种检查和治疗时，放置下腔静脉滤器，可有效防止下肢深静脉血栓脱落导致肺栓塞。

6.封堵器材与栓塞剂　按其性状与形态可以分为液体栓塞剂、颗粒栓塞剂和机械栓塞材料；按其作用的时间长短可以分为生物性可降解栓塞剂和永久性栓塞剂。临床使用封堵器材与栓塞剂的作用是采用机械方法堵塞某些心血管的正常管腔和异常通道，其目的包括止血、血管畸形治疗、器官灭活和阻断肿瘤的动脉血供等。

7. 对比剂　临床上最常用的是含碘的非离子对比剂。血管介入诊疗时使用对比剂，可清楚显示血管形态和器官或病灶的血供，有利于临床诊疗。

三、常见血管内介入技术

1. 经皮血管造影术　主要是对血管病变进行造影诊断，为进一步治疗提供依据。血管入路分为二种，即动脉入路和静脉入路。前者包括股动脉入路、肱动脉入路和桡动脉入路等；后者包括股静脉入路、颈静脉入路和经皮肝穿刺门静脉入路等。

2. 经皮血管成形术（PTA）　主要是治疗各种血管狭窄，如外周动脉、内脏动脉、冠状动脉和颈动脉等。其机理是利用充胀的球囊压力，造成狭窄区血管壁内膜、中膜局限性撕裂及动脉粥样斑断裂，血管壁特别是中膜过度伸展，导致血管壁张力下降，以疏通血管。

3. 经皮血管内支架置入术　适用于严重血管狭窄的病变，如 PTA 术后血管内膜增生和血管弹力回缩所致血管狭窄。

4. 经导管动脉灌注药物术（TAI）　将导管选择性插入靶血管内，经其注入各种药物，以达到局部治疗的目的。常用药物有化疗药物和血管活性药物等。经导管化疗药物灌注对肿瘤局部进行化疗，其优点为化疗药物在肿瘤局部的浓度高，在外周的浓度低，有利于减少全身副作用，提高疗效。经导管血管活性药物灌注可促进局部血管收缩，有利于控制组织器官的弥漫性动脉出血，达到止血的目的。

5. 经导管溶栓术　经导管向靶血管的血栓性病变局部灌注溶血栓药物，使靶血管的血栓溶解，使血管再通的一项技术，称为经导管溶栓术。其优点为溶栓药物在血栓局部的浓度高，在外周血浆的浓度低，有利于减少全身副作用，提高疗效。

6. 经导管血管栓塞术及封堵术　经导管血管栓塞术是指经导管将人工栓塞材料注入靶血管内，使其闭塞，血流中断，达到止血或减少肿瘤血供的目的。经导管血管封堵术是指经导管将人工装置放置到靶血管内，使其闭塞，血流中断，达到封堵瘘口的目的。

第二节　非血管内介入技术

一、概述

非血管内介入技术是指经非血管腔道的介入技术，包括气管、食管、胃肠道、胆道的介入治疗，骨关节疾病、疼痛及肿瘤的介入治疗等，即血管内介入技术以外的其他介入技术。

二、非血管内介入的常用器材及药品

1. 穿刺针　是最基本的器材之一，但与血管内介入的穿刺针不同，其主要目的是建立通道，为进一步治疗提供条件。

2. 活检针　活检针是用于采集人体活体组织，进行相关检查的一种工具。分为细胞抽吸针、组织切割针（最常用）和环钻针（骨髓活检针）。

3. 引流管　引流管按使用目的不同，可以分为外引流管、内引流管和内涵管等。主要用于引流梗阻的胆管、输尿管等，或引流脓肿、囊肿等病理性腔隙的淤积液体。

4. 球囊导管　主要用于扩张泌尿道及消化道的狭窄，类同于血管狭窄的球囊扩张治疗。

5. 支架　主要用于泌尿道（如输尿管）、消化道（如食管、胃肠道、胆道）、鼻泪管、气管及支气管等部位狭窄处的支撑，恢复其通畅。内支架根据置入部位及用途，有各种类型，如食管覆膜支架。非血管介入置入的内支架多数是自膨式金属支架，其特点为柔顺性好、超弹性、耐腐蚀及耐磨等。

6. 肿瘤射频消融设备　主要包括射频电极针、射频电磁波发生器等器件。

三、常见非血管内介入技术

1. 经皮穿刺引流术　是指经皮肤进行穿刺，于阻塞并扩张的生理性管道或病理性腔隙内置入引流管进行引流的治疗技术，主要有经皮脓肿引流术（如肝脓肿）、经皮囊肿引流术（如肝或肾囊肿）、经皮造瘘术（如胃造瘘术、肾盂造瘘术）和经皮肝胆管引流术等。

2. 各种影像引导下穿刺活检术　是指在超声、CT 等引导下，采用活检针，经皮穿刺，采集病变组织，进行病理学等检查的一项穿刺诊断的介入技术。

3. 非血管腔道球囊扩张术　是指采用不同直径的球囊导管对非血管腔道，如气管、食管、胆道、尿道等生理性腔道狭窄或阻塞性病变进行扩张，使其通畅，恢复功能的治疗技术，其与血管扩张成形术类同。

4. 非血管腔道支架置入术　是指采用支架输送器将支架（支架已被压缩在输送系统中）沿导丝输送至非血管腔道的狭窄处，并在跨越狭窄段时释放支架，支架具有持续向外的膨胀力，其可使狭窄的非血管腔道扩张，解除梗阻，恢复其通畅的一项介入技术。

5. 经皮椎体成形术（PVP）　是指将穿刺针经皮插入椎体，并注入骨水泥，加固病变椎体，缓解疼痛的一项介入技术。

6. 经皮椎体后凸成形术（PKP）　是指经皮穿刺椎体内，采用气囊扩张，使椎体复位，并于椎体内形成局部空间，将骨水泥注入的一项介入技术。

7. 经皮肿瘤消融术　在相关影像设备的引导下，经皮进行穿刺，采用物理或化学的方法对肿瘤进行灭活处理，以达到治疗肿瘤的一项介入技术。

8. 放射性粒子植入术　是指经细针插植途径，将种子源（将放射性核素包裹在金属包壳内制成细小棒状的种子源）按照一定的空间排列方式种植于肿瘤组织内，种子源发出的低能射线将进行持续、长时间地照射肿瘤细胞，使其灭活的一项介入技术，也称为组织间近距离放射治疗。

第三章 超声诊断学

第一节 超声成像技术

一、超声诊断的基础知识

超声诊断（ultrasonic diagnosis）是利用超声波的物理特性和人体组织声学参数进行的成像技术，对人体组织的物理特征、形态结构与功能状态作出判断进而进行疾病诊断的一种检查方法。超声诊断操作简便，显像清晰，实时动态，无创伤，无痛苦，已广泛应用于临床，在现代医学影像诊断中占有重要地位。

（一）超声波的定义

超声波是指振动频率超过人耳听觉范围（20 ~ 20000 Hz）的声波。医学超声用的声源振动频率为 1 ~ 20 兆赫（MHz）。超声诊断仪的探头用来产生和接收超声波。超声波频率越高，则波长越短，分辨率越高，穿透性越差。

（二）超声波的物理特性

1. 方向性 超声波由于频率高，波长短，故在传播时发射的超声波集中于一个方向，在介质内呈直线传播，称为超声束，有良好的方向性。方向性是超声波对人体组织定向探测的基础。

2. 反射、折射、散射、透射与绕射 超声波在两种不同介质中传播，声阻抗不同，界面大小不一，可发生反射、折射、散射、透射和绕射。两种介质声阻抗相差愈小，则界面处反射愈少，透射入下一介质愈多，甚至可以没有反射，只有透射；反之，透射入下一介质愈少，甚至难以透过。

人体中的散射源是血液中的红细胞和各组织器官的细微结构，红细胞是人体血流多普勒频移信号的基础，人体内各组织器官的界面反射和散射回声，不仅能显示器官的轮廓和毗邻关系，而且能显示其细微结构及运动状态，是超声成像的基础。

3. 吸收与衰减 超声波在介质中传播时，由于"内摩擦"或所谓"黏滞性"，一部分声能不可逆地转换成其他形式的能量，使声能损耗，称为吸收；而声能随传播中的反射、折射、扩散及吸收而逐渐减弱，称为衰减。对人体深部组织进行超声探查时，通过时间增益补偿、远场增益补偿后，才能获得较满意的图像。

4. 多普勒效应　振动源以固定频率发射声波，如果界面静止不动，则返回声波的频率与发射频率相同；遇到运动的介质界面时，反射波的频率不同于发射频率，这种现象称为多普勒效应。界面向振动源移近时，返回声波频率增加，界面远离振动源时，频率即减少，这种造成发射频率与反射频率之差称多普勒频移。运用超声波的多普勒效应可以检测人体中界面的活动情况，如心脏及各级血管内的血液、瓣膜等组织，包括运动的方向、速度及性质。

（三）超声波显示方式

超声波进入人体后，由浅入到深，经过不同的组织与器官，从而产生不同的反射与衰减，这种不同的反射与衰减是构成超声图像的基础。根据接收到的回声强弱，用明暗不同的光点依次显示在显示屏上，即可显出人体的超声图像，称为声像图。超声波经过人体的正常器官或病变组织，可出现不同的表现。

1. 无回声　超声波经过没有反射的区域，形成无回声的暗区（黑影），常见的有以下几种：①液性暗区：液体区域，如血管、胆囊、膀胱和羊膜腔等正常组织结构，以及病理性胸腔积液、心包积液、腹水、脓液、肾盂积水等，在暗区后方常见回声增强（白影）；②实质性暗区：实质区域，如肾实质、脾等正常组织，以及癌变、透明性变等病变组织；③衰减暗区：由于组织对超声的吸收，可造成明显衰减，没有回声。

2. 低回声　超声波通过正常的肾皮质、肝脏、脾脏等实质性组织时，内部回声较少，表现为少量均匀细小的中等强度回声；发生急性炎症时，出现渗出，声阻抗比正常组织小，也出现低回声区（灰影）。

3. 强回声　超声波经过结构复杂、排列无规律的实质性组织及病变的组织，声能反射较多，根据组织结构不同强回声分三种：①较强回声：实质器官内组织致密或血管增多，使局部回声增强，呈密集的光点或光团（灰白影），如癌、肌瘤及血管瘤等；②强回声：介质内部结构致密，如骨、结石、钙化等，可出现带状或块状强回声区（白影）；③极强回声：含气组织，如肺、胃、肠，因与邻近软组织声阻抗差别极大，声能几乎全部被反射回来，不能透射，而出现极强的光带。

4. 声影　遇到强反射界面或声能衰减很大的组织时，由于透声差，其后方为超声不能达到的区域，而出现无回声暗区，即声影。利用声影可识别结石、钙化和骨骼的存在。

（四）分型

1. A 型　为幅度调制型，可用于对组织结构的定位及定性。但由于此法过分粗略，目前已基本淘汰。

2. B 型　为辉度调制型。可以显示脏器的二维图像，是目前临床使用最为广泛的一种超声诊断法。

3. M 型　为"辉度＋幅度"调制型。其图像纵轴代表回声界面空间位置关系和深度，横轴代表扫描时间。在心脏扇扫的 B 型实时图像上选定 M 型取样线，取得瓣膜、室壁或血管壁在心动周期各时相上的活动曲线。M型可进一步丰富、完善扇扫的诊断，尤其是瓣膜病变，又称M型超声心动图。

4. D型　即超声多普勒诊断法。应用多普勒原理进行超声诊断，多普勒信号经仪器处理后，以波、色彩等形式表示出来。可探测血管、心脏内血液流动反射回来的各种多普勒频移信息，以频谱或色彩的形式显示，从而进行疾病诊断。

目前常用的D型超声诊断法有彩色多普勒血流显像和频谱多普勒两种。在实时二维图像上叠加彩色编码的血流显像，由红、蓝、绿三种基本颜色组成。红色表示迎向探头流动的血流，蓝色表示背向探头流动的血流，即"红迎蓝离"，湍流则以绿色表示。应用D型超声诊断法，可准确检测血流的方向、速度、性质、范围、有无反流或异常分流以及程度等，具有重要的临床应用价值。

二、超声诊断新技术

1.三维超声检查　计算机接收各个平面的回声，然后把它转成三维图像。三维超声检查使用立体动态显示彩色多普勒超声诊断仪。

2.声学造影　声学造影又称超声造影，是人为地经静脉注射与血液声阻抗不同的微泡造影剂，使血液的散射增强，呈云雾状回声，能清晰地显示组织的微循环血流灌注。在先天性心脏病、肿瘤的检出和定性诊断中有着重要的意义。

3.介入超声　是在实时超声监视或引导下，完成对疾病的诊断和治疗的一种方法。包括：①各种穿刺、组织学活检、X线造影等；②术中超声；③经腔内超声；④超声引导下治疗。

第二节　超声诊断的临床应用

一、心血管疾病超声诊断

（一）正常超声心动图

1.二维超声心动图

（1）胸骨旁左室长轴切面：被检者取平卧或左侧卧位，探头置于胸骨左缘第三或第四肋间隙，垂直向后，使超声波束扫描方向为心尖至右胸锁关节连线，系扫查平面与心脏长轴平行，而获得的左室长轴切面。图像由上向下，依次为右室前壁、右室腔及右室流出道、室间隔及主动脉前壁、左室腔及主动脉、主动脉后壁、左房及左室后壁、心包膜。可见到二尖瓣前、后叶和主动脉右冠瓣、无冠瓣。瓣膜光洁、柔和，随心动周期规律性开放、关闭。室壁、房壁和主动脉壁随心动周期规律性地收缩、舒张。

（2）胸骨旁心脏短轴切面：扫描平面与心脏长轴垂直所获得的切面，主要显示心脏横断面的解剖及功能，可见中间的主动脉横断面及其瓣叶，其周围一圈从后向前顺时针依次为左心房、房间隔、右心房、三尖瓣、右心室、右心室流出道、肺动脉瓣、主肺动脉和左、右肺动脉。根据扫描平面的高低改变，获得不同横断面的图像。

（3）心尖四腔心切面：探头置于心尖搏动处，可见房间隔、室间隔、二尖瓣、三尖瓣共同构成十字交叉形回声，将心腔分为四个心腔。图像上方为左、右心室，下方为左、右心房。（图4-3-1）

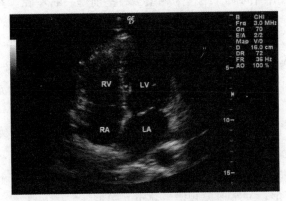

图4-3-1　二维超声心动图（四腔心）

（4）剑突下区四腔切面：探头置于剑突下，探头方向斜向上指向左肩。图像上方显示右室、右房，下方显示左室、左房。二、三尖瓣，房、室间隔显示较清晰，由于房间隔与声束方向近于垂直，房间隔显示最明显，是确诊有无房间隔缺损的最佳切面。

2. M型超声心动图　在胸骨旁左室长轴断面上，通过取样线在断面上移动，可进行M型超声心动图检查，获得以下特征性波群（图4-3-2）：

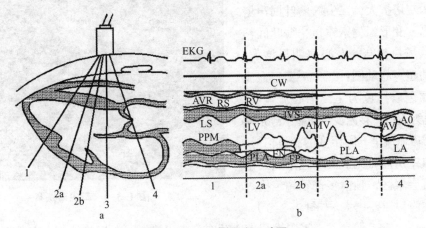

图4-3-2　M型超声心动图

（1）左室长轴心底波群：声束通过主动脉根部和主动脉瓣。结构从前向后分别为胸壁、右室流出道、主动脉根部和左心房。主动脉前、后壁位于图像中央，成两条平行线，收缩期向前，舒张期向后。

（2）二尖瓣波群：在胸骨左缘第3、4肋间探测，声束通过二尖瓣前、后叶，结构从前向后依次为胸壁、右室壁、室间隔、左室流出道、二尖瓣前后叶、左心室后壁。左心室腔内见二尖瓣曲线，前叶曲线各段名称为 A、B、C、D、E、F、G 点。舒张期曲线上升形成 A、E 双峰，呈"M"形。正常情况下 E 峰大于 A 峰，分别代表心室缓慢充盈期和快速充盈期；C 点表示二尖瓣关闭；D 点表示二尖瓣开放开始。

（3）心室波群：由前向后，结构为胸壁、右室前壁、右室腔、室间隔、左室、左室后壁，该波群是测量左室腔内径、室间隔和左室后壁厚度的标准区。

3. 多普勒超声心动图

（1）彩色多普勒超声心动图：正常情况下各瓣膜口无反流信号，心内无分流信号。在心尖四腔心切面和左室长轴切面上，正常二尖瓣口和三尖瓣口血流可见舒张期朝向探头的红色血流信号，主动脉瓣口可见收缩期背离探头的蓝色血流信号。多普勒超声心动图是心血管超声检查的重要组成部分，对大多数心脏疾病能做出明确诊断。

（2）频谱多普勒超声心动图：进行脉冲波或连续多普勒检查时，在不同部位可记录多种有规律的频谱曲线。曲线横坐标表示时间，纵坐标表示频移大小或血流速度。正常血流频谱呈窄带中空形，异常血流频谱呈宽带充填形。

（二）异常超声心动图

1. 心脏瓣膜病变

（1）二尖瓣狭窄：①M 型超声心动图：左心房增大，二尖瓣增厚、僵硬或钙化，回声反射增强，二尖瓣前叶于舒张期 A 峰减小、消失，致双峰消失，呈"城墙样"改变。EF 斜率减低。后叶与前叶呈同向运动。②二维超声心动图：左室长轴切面，显示左房扩大，二尖瓣瓣叶回声增强、增厚、变形，腱索缩短，瓣叶间粘连，导致瓣口狭窄，左心房明显增大。③多普勒超声心动图：二尖瓣瓣口血流变窄，颜色以红色为主，中心流速高，因此颜色为蓝色。彩色多普勒显示舒张期经二尖瓣口血流呈五彩镶嵌的湍流信号，二尖瓣口左房侧可见血流加速形成的半圆形血流会聚区，频谱多普勒超声检查示跨二尖瓣口压差增大。（图 4-3-3）

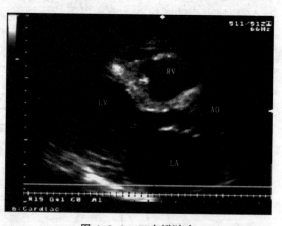

图 4-3-3 二尖瓣狭窄

（2）二尖瓣关闭不全：①二维超声心动图：二尖瓣增厚，回声增强，二尖瓣活动僵硬，运动幅度减小。收缩期二尖瓣前、后叶关闭错位或有空隙，左心房、左心室增大，严重时出现肺动脉增宽，右心室增大。②M 型超声心动图：二尖瓣曲线增粗，回声增强，后叶运动幅度明显减低，收缩期前、后叶关闭呈双线，左心房、左心室增大。③多普勒超声心动图：可见收缩期左心房内以蓝色为主的五彩镶嵌的异常湍流信号。根据反流束面积和左心房面积比值可半定量评价二尖瓣关闭不全的程度。（图 4-3-4）

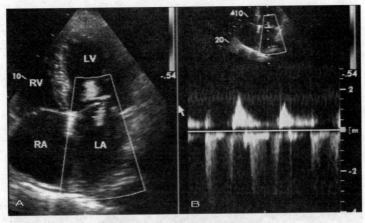

图 4-3-4　二尖瓣关闭不全

（3）主动脉瓣狭窄：①二维超声心动图：主动脉瓣叶增厚、变形、开放受限，左室壁增厚，流出道增宽。②M型超声心动图：主动脉失去了正常六边形盒子样结构，幅度减小，瓣叶增厚，反射增强，主动脉根部活动曲线重搏波消失，室间隔增厚。③多普勒超声心动图：瓣口血流频谱明显增宽，血流速度加快。（图 4-3-5）

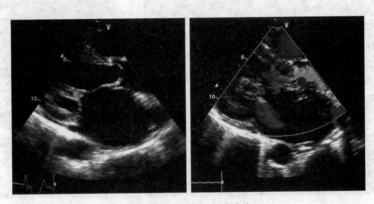

图 4-3-5　主动脉瓣狭窄

（4）主动脉瓣关闭不全：①二维超声心动图：主动脉瓣增厚，回声增强，瓣叶呈不规则的团状或粗线条状回声，活动受限，舒张期主动脉瓣关闭时，瓣膜间可见裂隙，左室扩大室壁活动增强。②M型超声心动图：主动脉瓣开放幅度增大，可见主动脉瓣关闭线呈双线，二尖瓣前叶舒张期可见快速扑动波。③多普勒超声心动图：舒张期在左室腔内可见来自主动脉的五彩镶嵌反流束。（图 4-3-6）

2. 房间隔缺损

（1）M型超声心动图：房间隔回声连续中断。室间隔活动幅度减小，趋于平坦，或与左室后壁呈同向运动，右心容量负荷过重，可见右房、右室扩大。

（2）二维超声心动图：房间隔呈线状回声，可见缺损处回声连续中断。右房、右室扩大，三尖瓣环扩大及三尖瓣活动幅度增大，室间隔可向左室膨出。

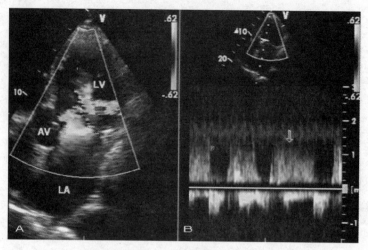

图 4-3-6　主动脉瓣关闭不全

（3）多普勒超声心动图：彩色多普勒可见红色为主的血流束自左房穿过房间隔回声中断处进入右心房，并向三尖瓣口延伸；脉冲多普勒可探及连续性湍流频谱。（图 4-3-7）

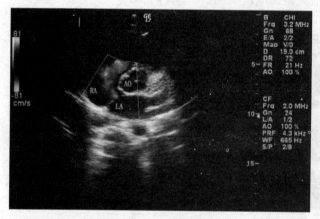

图 4-3-7　房间隔缺损

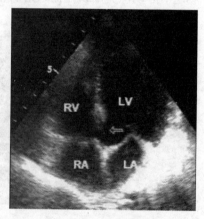

图 4-3-8　室间隔缺损

3. 室间隔缺损

（1）M 型超声心动图：左心房、左心室增大，左心室室壁运动增强。

（2）二维超声心动图：室间隔缺损处回声失落或连续中断，可见左心房、左心室扩大，右室流出道及肺动脉增宽。

（3）多普勒超声心动图：彩色多普勒显示室间隔缺损处分流，收缩期可见以红色为主的血流束自左室经缺损处进入右室或右室流出道；脉冲多普勒可检出收缩期高速正向或双向充填型频谱；连续多普勒可见收缩期左向右分流的高速血流。（图 4-3-8）

4. 动脉导管未闭

（1）M 型超声心动图：伴肺动脉高压时显示肺动脉瓣曲线呈 W 形或 V 形，左心室室壁运动幅度增大。

（2）二维超声心动图：左、右肺动脉分叉处或肺动脉根部有一无回声的通道，该通道即是未闭的动脉导管。左心房、左心室扩大，左心室室壁运动幅度增大。

（3）多普勒超声心动图：彩色多普勒可见以红色为主的五彩镶嵌的血流从降主动脉经未闭导管进入主肺动脉，未闭动脉导管越粗，五彩镶嵌的血流束就越宽；脉冲多普勒检查，动脉导管开口处可测及收缩期、舒张期连续性双向湍流频谱曲线或全舒张期湍流频谱曲线。（图4-3-9）

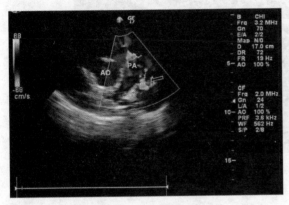

图4-3-9　动脉导管未闭

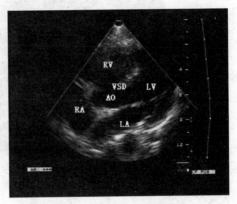

图4-3-10　法洛四联症

5. 法洛四联症

（1）M型超声心动图：主动脉前移，主动脉前壁与室间隔回声连续中断；右心室扩大，右心室壁增厚，左心房、左心室内径缩小。

（2）二维超声心动图：心底短轴切面右室流出道变窄，肺动脉瓣细小、内径变窄甚至不显示；左室长轴切面主动脉内径增宽，主动脉前壁和室间隔连续中断，室间隔断端位于主动脉前后壁中间，主动脉后壁与二尖瓣前叶相连。

（3）多普勒超声心动图：彩色多普勒显示心尖五腔心收缩期来自左右心室的蓝色血流射向主动脉根部，左心室长轴切面可见收缩期蓝色血流束自右心室穿过室间隔缺损处与来自左心室的红色血流束混合进入主动脉，经狭窄的肺动脉彩色血流束变细；脉冲多普勒出现收缩早期左向右分流、晚期右向左分流频谱曲线。（图4-3-10）

6. 心包积液

少量心包积液在心包腔可探及液性暗区，大量心包积液时心脏可出现"摇摆征"，即整个心脏在液囊中前后或左右摆动。超声心动图对心包积液的诊断准确率极高。

（1）M型超声心动图：心包腔出现低回声或无回声区，心室收缩幅度减小。吸气时舒张期末右心室内径增大，左心室内径缩小，二尖瓣曲线E峰幅度和EF斜率变小，二尖瓣开放延迟，主动脉开放提前。

（2）二维超声心动图：少量积液时，左心室长轴切面扫描、于房室沟处及左心室后壁心包腔内可见液性暗区；大量积液时右心室前壁与胸壁之间、心尖部、心脏周围可见均匀分布的液性暗区。

（3）多普勒超声心动图：吸气时左心室射血时间缩短，所有瓣口前向血流速度随呼

吸变化，出现肝颈静脉血流频谱。(图 4-3-11)

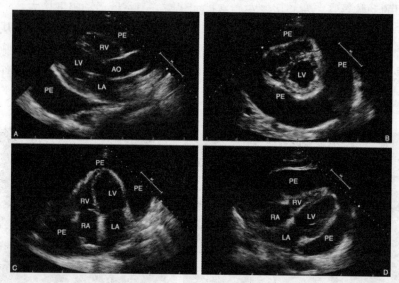

图 4-3-11 心包积液

三、肝、脾疾病超声诊断

(一)正常肝脏声像图

正常肝包膜呈厚薄整齐、光滑的细线样高回声。膈面呈弧形的高回声带，肝的脏面一般内凹或较平坦。肝右叶较厚，下角不超过 75°；肝左叶较薄，下角小于 45°。肝实质呈均匀一致弥漫分布的细小点状中等水平回声。肝内可清晰显示门静脉、肝静脉及其分支。门静脉管壁较厚，回声较强，血管腔无回声，其主干内径 1.0~1.2cm；肝静脉管壁薄，回声较低，汇流至下腔静脉，其中肝左静脉内径 0.5cm 左右，肝中及肝右静脉内径为 1cm 左右；正常的肝内显示左右胆管内径 < 0.2cm。肝右叶前后径为 8~10cm，最大斜径 10~14cm；肝左叶上下径 < 9cm，前后径 < 6cm。(图 4-3-12)

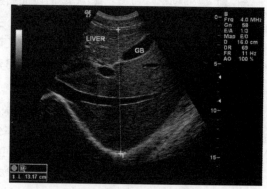

图 4-3-12 正常肝脏

(二)原发性肝癌声像图

1.肝癌　原发性肝癌分为巨块型(肿块直径 ≥ 5cm)、结节型(每个肿块直径 < 5cm)、弥漫性(癌结节 < 1cm，弥漫分布全肝)，超声表现可分为直接征象和间接征象。

(1)直接征象：肝实质内出现局灶性实质性肿块，回声复杂，可单发、多发或弥散分布。一般与正常肝组织边界欠清晰，且多不规则。癌肿与其周围正常肝实质回声比较，表现为不均匀的低回声、等回声、强回声及混合回声。肿块周围可有环形低回声带，部分病灶可出现后方衰减、外展的侧方声影等。癌肿较大时，中心可见液化的无声暗区，部分病人同时可伴有肝硬化的声像图。彩色多普勒检查癌肿光团周边和光团内可见丰富的动脉血流信号。

（2）间接征象：肝脏形态及轮廓早期病变较小时无明显变化，较大的巨块型病变或近肝表面的病变可致肝局部或全部肿大，形态失常，可见驼峰征（浅表癌肿向包膜外隆起）、角征（癌肿使右下缘角或左下缘角变钝），使肝脏形态不规则。癌肿结节周围有血

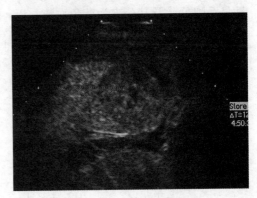

管绕行或边缘血管中断，可出现环状低回声，又称"低回声晕（牛眼征）"。彩色多普勒显示肝内恶性肿块占位时，病灶内有较多的血流信号，或有动脉频谱而且流速较高。肝内管状结构受压发生变形、移位、扭曲、扩张、狭窄或闭塞，邻近脏器受挤压而移位。晚期可在门静脉、胆管内发现高回声癌栓光团，出现胸、腹水的无回声暗区及肝门、腹腔、腹膜后淋巴结增大的低回声等转移征象。（图4-3-13）

图4-3-13　原发性肝癌

（三）门脉性肝硬化声像图

声像图特征：①肝脏失去正常形态，肝脏体积缩小，右叶萎缩，左叶及尾叶肿大或萎缩，肝包膜增厚，回声增强，厚薄不均。肝表面凸凹不平，呈锯齿状。②肝实质回声不均匀，回声弥漫性增粗、增强，呈颗粒样改变，可见网状高回声的分隔及不规则的结节回声。③肝静脉变细、僵直、扭曲，模糊不清，频谱多普勒常呈"双峰"波或"带状"波，波幅降低。④门静脉扩张，其主干内径＞1.4cm，血流速度下降，当有反流时，门静脉呈蓝红混杂血流信号，门静脉主干、脾静脉及肠系膜上静脉扩张，脐静脉再通，脾肿大。⑤胆囊壁水肿、增厚，呈"双边征"。⑥出现腹水时，可见无回声区及漂浮的肠管。（图4-3-14）

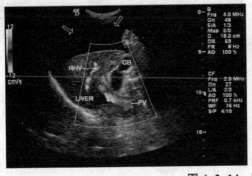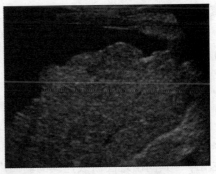

图4-3-14　肝硬化

（四）正常脾脏声像图

正常脾形态与切面有关，在左侧9~11肋间或腋后线区，可见脾脏呈半月状或类似三角形，包膜为光滑、整齐的细带状回声，脾实质呈均匀分布的中等回声，略低于肝实质回声。彩色多普勒显示脾静脉及其分支为蓝色血流。以脾脏膈面弧度做切线，该切线到脾门的距离即为脾厚径，男性 < 4cm，女 < 3.7cm；脾内上缘至外下缘的最大长径为 8~12cm；脾静脉内径 5~8mm，脾动脉动内径 2~3mm。（图 4-3-15）

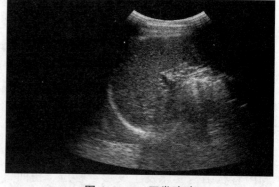

图 4-3-15　正常脾脏

三、胆道系统疾病超声诊断

（一）正常胆囊及胆道声像图

1. 胆囊　位于肝中裂下后方的胆囊窝内，胆囊形态个体差异较大，纵切面多呈梨形、长茄形，横切面呈圆形或椭圆形。正常胆囊轮廓清晰，长径 < 9cm，横径 < 3cm，囊壁呈光滑、整齐的线状高回声带，胆囊壁厚 0.2~0.3cm。囊腔为均匀无回声区，胆囊后壁及后方回声增强。

2. 胆道　肝内胆囊管纤细，常不能显示。肝内左、右肝管分别走在门静脉左、右支的前方，肝内胆管内径 < 0.2cm。正常的肝总管与胆总管常难以区分，常称肝外胆管上段和下段。肝外胆管上段与门静脉伴行，横切面为小圆形无回声，纵切面为管状无回声，管壁薄而光滑，内径小于伴行门静脉的1/3，内径 ≤ 0.6cm；肝外胆管下段内径 ≤ 0.8cm。（图 4-3-16）

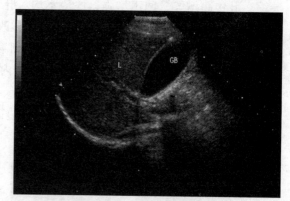

图 4-3-16　正常胆囊

（二）胆囊及胆道疾病

1. 急性胆囊炎　急性单纯性胆囊炎时，胆囊稍增大，囊壁轻度增厚。形成化脓性胆囊炎后，声像图特征性为：①胆囊肿大，胆囊壁轮廓线模糊，外壁线不规则；②囊壁弥漫性增厚，其间出现间断或连续的弱回声带，呈"双边影"；③囊内无回声区内出现分布不均匀的细小或粗大斑点状回声，呈云雾状，其后无声影，为脓液的表现；④常伴有胆囊结石，结石多嵌顿于胆囊颈或胆囊管内；⑤胆囊穿孔时，可见囊壁不连续，局部膨出或缺损，胆囊周围出现局限性积液。（图4-3-17）

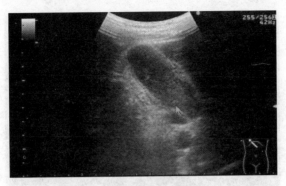

图4-3-17　急性胆囊炎

2. 慢性胆囊炎　轻型无明显声像特征，仅有囊壁稍增厚，重者可见胆囊萎缩，囊腔变小，囊壁增厚、钙化，边缘毛糙，呈均匀的高回声带，厚度 > 0.3cm，腔内可见中等或较低的沉积性回声团，后方无声影，随体缓慢位移动和变形。慢性胆囊炎常伴结石，可见团块状强回声，后方伴声影。超声脂餐试验显示多数胆囊收缩功能降低或丧失。（图4-3-18）

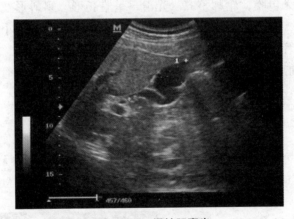

图4-3-18　慢性胆囊炎

3. 胆囊结石

（1）典型胆囊结石：具备以下三个特征：①胆囊内可见一个或多个强回声光团；②光团后方伴有声影；③随着体位改变，强光团依重力方向移动，但嵌顿或与胆囊黏膜粘连的，则无移动性。

（2）不典型的胆囊结石：胆囊内泥沙样结石，胆囊后壁可见层状沉积的斑点状强回声，后方声影较弱，且变动体位可见沉积带移动；胆囊内充满结石时，正常胆囊的无回声区消失，胆囊内见到一圆形或弧形强回声带，其后有较宽的声影；胆囊壁内结石，在胆囊壁内可见一个或数个直径为数毫米的强回声光点或光斑，其后方可见"彗尾征"，改变体位时，其位置不变；胆囊颈部结石，横切面上可出现"靶环征"，强回声团不明显，但胆囊颈部有声影，右前斜位或站立位有利于结石显示。（图4-3-19）

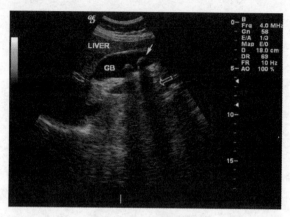

图4-3-19 胆囊结石

四、胰腺疾病超声诊断

（一）正常胰腺声像图

正常胰腺表面无包膜，轮廓整齐、光滑，呈腊肠形、蝌蚪形及哑铃形，横卧于上腹部，分为头、颈、体、尾四部分。胰腺内部实质回声呈均匀细小的点状回声，比肝脏回声稍强。主胰管居中，横贯于胰腺中部，呈细管状无回声区。正常胰头前后径为1.4~2.0cm，胰体前后径0.8~1.2cm，胰尾前后径0.7~1.2cm，胰管内径<0.2cm。

（二）胰腺疾病

1.急性胰腺炎 胰腺呈弥漫性或局限性肿大，轮廓模糊。胰腺实质光点增粗，回声减低，呈不均匀回声。发生急性出血坏死性胰腺炎时，呈不规则的无回声或弱回声，其内夹杂有颗粒状光点时。因肠内积气，胰腺区呈气体强反射现象，胰腺周围及腹腔见到不规则的液性暗区，为胰腺周围渗出和水肿样改变。胰管可轻度扩张，内径在0.3cm左右。（图4-3-20）

2.慢性胰腺炎 胰腺轻度或局限性增大，轮廓不清，边界不规整，与周围组织界限不清；胰腺内部回声增强，分布不均，呈条状或带状；胰管呈不规则扩张，严重者可扭曲或呈串珠样改变，腔内可见结石的强回声光团，其后伴声影，这是慢性胰腺炎所具有的特征性表

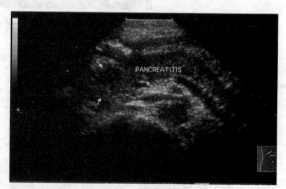

图4-3-20 急性胰腺炎

现。慢性胰腺炎常合并假性囊肿。

3. 胰腺癌 胰腺多呈局限性肿大，当癌肿广泛浸润时，可呈弥漫性肿大，丧失正常形态。胰腺肿物多位于胰头，边界不清，向周围组织呈"蟹足样"或花瓣状浸润，胰腺癌内部多呈低回声，且回声不均，可显示强回声的癌结节。包块较大时，其中心可发生坏死、液化，显示为不规则的无回声区。胰头癌压迫胆总管可显示胆系及胰管扩张，胆囊增大，胰腺癌晚期常有周围淋巴结转移、肝转移及腹水。（图4-3-21）

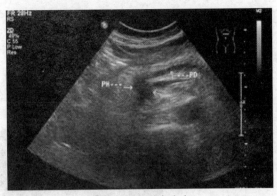

图4-3-21 胰腺癌

五、泌尿系统疾病超声诊断

（一）正常声像图

1. 肾 肾纵切面呈椭圆形或扁卵圆形，被膜为光滑、清晰的线状高回声。外周肾皮质呈均匀低回声，其间尚可见放射状排列、回声更低的肾锥体；中心部分为肾窦区，包括肾盂、肾盏、血管和脂肪等，呈复合椭圆形密集明亮的光点群，边界凹凸不平，长轴与肾一致，其宽度占整个肾宽度的1/3～1/2，肾盂无回声区前后径一般≤1cm。肾脏长10～12cm，厚3～5cm，宽5～6cm。（图4-3-22）

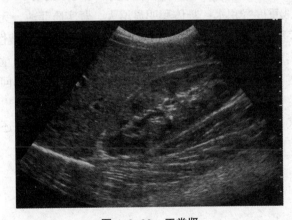

图4-3-22 正常肾

2. 输尿管 正常时内径狭小，超声不易显示，双侧输尿管不扩张。

3. 膀胱 适度充盈时，横切面呈四方形或椭圆形，膀胱壁为光滑、连续的强回声光带，膀胱内为无回声暗区，正常人膀胱平均容量为300～500mL。

4. 前列腺 经腹壁探查时，横切面呈栗子形，纵切面呈椭圆形，被膜光滑、整齐，内部呈均匀的低回声。前列腺大小不超过 3cm×4cm×2cm。

（二）异常声像图

1. 肾结石 肾窦区出现一个或多个大小不一的强回声光点或光斑，较大结石其后可伴声影，即彗星尾征。一般 0.3cm 以上结石可做出诊断，如结石过小，其后无声影。结石嵌顿可致肾积水，可见肾盂、肾盏扩张。（图 4-3-23）

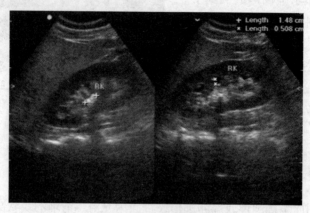

图 4-3-23　肾结石

2. 肾积水 肾积水为尿路梗阻所致肾盂和肾盏扩张，伴不同程度肾皮质受压变薄。①轻度积水：肾形态、大小正常，仅有肾窦呈液性分离，分离距离 2.0～3.0cm；②中度积水：肾体积增大，形态饱满，肾实质变薄，肾窦液性分离距离为 3～4cm，暗区呈"烟斗形"或"手套征"；③重度肾积水：肾体积明显增大，肾实质菲薄，无回声暗区内可见分隔光带，肾盏、肾盂重度扩张，呈相互通连的巨大"调色碟"状，液性分离距离＞4cm。

3. 肾肿瘤 肾实质恶性肿瘤中，成人最常见的为肾细胞癌，儿童为肾母细胞瘤。肿瘤自肾表面呈圆形或椭圆形局限性向外隆起，形态不规整，肾内部回声不均，出现异常光团，可呈强回声、低回声或等回声，边界尚清晰。肿瘤内部可因出血、坏死、液化而出现不规则无回声区。肿瘤周围的肾窦及肾实质被压移位、变形，还可引起不同程度的肾积水。晚期可见肾静脉、下腔静脉内的癌栓。

六、妇产科疾病超声诊断

（一）妇科超声检查

1. 正常声像图 充盈的膀胱后方显示子宫，纵切面观察子宫体和子宫颈的位置，可判断子宫倾曲的方向。子宫体位置前于子宫颈为前倾，子宫体与子宫颈相平为平位，子宫体位置后于子宫颈为后倾。纵切面前倾或平位的子宫一般呈倒置梨形，子宫轮廓清晰，被膜光滑。子宫体呈均匀低回声，子宫中央部分为宫腔和子宫内膜，呈线样、条状、梭形的低回声、较高或强回声，内膜回声和厚度与月经周期有关。宫颈回声较宫体

回声稍强且致密，其内可见带状高回声的宫颈管。阴道内因含少量气体而呈片状强回声
带。横切面子宫呈三角形，子宫的大小随
发育的不同阶段而有差异，成年妇女正常
子宫长径 5.0～7.5cm，前后径 3.0～4.5cm，
横径 4.5～6.0cm。卵巢多位于子宫体两侧
外上方，切面呈圆形或椭圆形，成人卵巢
大小约 4.0cm×3.0cm×1.0cm，内部回声略
高于子宫，所含卵泡为无回声区，其大小
随月经周期而变化，成熟卵泡直径可达
1.5～2.0cm。双侧输卵管一般不易显示。
（图 4-3-24）

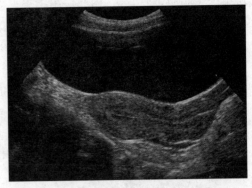

图 4-3-24　正常子宫

　2. 妇科异常声像图

　（1）子宫肌瘤：是妇科最常见的良性肿瘤，按部位分为浆膜下肌瘤、肌壁间肌瘤和
黏膜下肌瘤。声像图特征：①子宫增大，浆膜下肌瘤可向浆膜外隆起，子宫形态不规则，
尤其是多发肌瘤；②肌瘤结节可单发或多
发，呈较均匀的圆形低回声或等回声，周
围因假性包膜形成可见低回声晕，较大肌
瘤内部可因缺血、坏死出现无回声区，肿
瘤钙化时，其内部或边缘可见不规则的强
回声光点或光团，后方伴声影；③在肌壁
间肌瘤时，子宫内膜回声线向对侧移位或
变形。黏膜下肌瘤时内膜增宽、增强，并
可显示瘤体。（图 4-3-25）

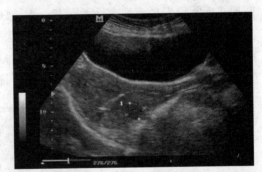

图 4-3-25　子宫肌瘤

　（2）卵巢肿瘤：种类繁多，常见以下几种：

　1）滤泡囊肿：为卵泡不成熟或成熟后不排卵，导致卵泡内积液形成囊肿。声像图
显示卵巢增大，内有圆形无回声区，壁薄，边缘光滑清晰，直径一般为 1.0～3.0cm，多
不超过 5.0cm，单发多见，囊肿可自行缩小或消失，一般无临床意义。

　2）黄体囊肿：由黄体形成过程中，黄体血肿液化引起，常为单发。声像图显示卵
巢内有圆形无回声区，边缘清晰光滑，直径 3.0～5.0cm，少数可达 6.0～10.0cm，一般
在月经周期 22 天后或妊娠 3 个月内消失。

　3）卵巢巧克力囊肿：因子宫内膜异位于卵巢及其周围组织，反复周期性出血、周
围组织纤维化而形成陈旧积雪性囊肿。囊肿与周围组织粘连，积雪内容物呈巧克力样
外观，故称"巧克力囊肿"。声像图显示囊肿呈椭圆形或不规则形无回声区，一般直径
为 5.0～6.0cm，最大直径可达 20cm，壁厚欠光滑，无回声区内有细小密集点状低回声，
可见间断的线状分隔和絮状高回声。囊肿常与周围脏器特别是子宫粘连，月经期囊肿体
积增大，内部回声增多。

　4）卵巢良性囊性畸胎瘤：为卵巢常见的良性肿瘤，可发生于任何年龄。囊内可见

两个或三个胚层组织，主要为外胚层组织（皮肤、皮脂腺、牙齿、神经组织等）、中胚层组织（脂肪、软骨），内胚层组织少见。声像图常见以下特征：①呈圆形或椭圆形边界清楚的混合性团块，直径5～10cm；②脂-液分层征：囊内有一高回声水平分界线，上方为脂质成分，下方为无回声液性；③囊性肿块无回声区内出现强回声光点或光团，后方伴声影，其内主要成分为脂质、毛发、骨骼、牙齿等。

5）卵巢囊腺癌：常见有浆液性腺癌和黏液性腺癌，是常见的卵巢恶性肿瘤。肿瘤形态多不规则，轮廓不清，边缘回声不整齐或中断，厚薄不均。内部回声强弱不一，同时具有囊性和较明显的实质部分，呈密集杂乱的回声光点，后方回声效应衰减。常可发生腹膜转移伴，表现为无回声区腹水，其内可见漂浮的肠管。瘤体可见较丰富的彩色血流。

（二）产科超声检查

1. 正常妊娠声像图

（1）早孕：早孕指受孕至第13周末。声像图显示：①子宫随孕龄逐渐增大；②在宫腔内（或其他部位）发现妊娠囊（图4-3-26），最早于妊娠第5周时即可显示；③为圆形或椭圆形光环，其内呈无回声；④妊娠第6周妊娠囊内可见胚芽，为点状或不规则小块状回声；⑤妊娠第6～7周可见原始心管搏动；⑥妊娠第7周出现胎动；⑦妊娠第8～9周可见胎盘，为半月形光点区，附着在孕囊的侧壁；⑧妊娠第10周可辨认胎儿；⑨妊娠第11～12周可显示成形胎儿躯干、脊柱和长骨，并可见肢体活动。

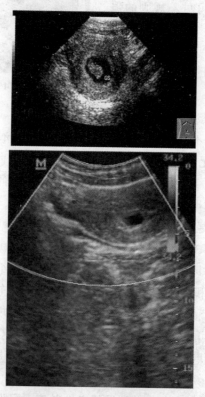

图4-3-26　妊娠囊

（2）中期妊娠：指受孕第14~27周末妊娠。第14周可辨认胎儿的肝、胆、肾、膀胱等内脏器官；妊娠第15周后可清晰显示脊柱并显示四腔心，第18~20周时显示清晰结构，胎儿的外生殖器亦可辨认；随孕龄增加，胎儿的五官均可清晰显示。此外，可根据胎儿头颅双顶径及胎儿股骨长度估计胎龄，根据胎儿头围、胸围及腹围等估计胎儿体重。超声检查可观察胎盘的位置、大小、成熟度。羊水超声图像为无回声区，羊水中可见一条绳索状结构，即为脐带。

（3）晚期妊娠：指孕28周后。超声检查重点是胎儿各器官及羊水、胎盘、脐带。第36周后可以根据腹围估计胎龄。

2. 异常声像图

（1）死胎：指妊娠第20周后，胎儿在子宫内死亡。声像图显示胎心搏动消失，无胎动，这是诊断死胎的准确指标。如死胎在宫腔内时间较长，还可见胎儿颅骨塌陷、重叠，呈叠瓦状，颅内结构模糊；脊柱失去正常弯曲或呈直角；胸廓塌陷，胎儿胸腹部、肢体表面呈双层回声；胎盘增厚，可出现胸腹腔积液，羊水减少，并有较多细小光点回声。

（2）葡萄胎：胎盘绒毛滋养细胞过度增生，致终末绒毛水泡样变性，状如成串的葡萄。声像图有较高特异性：①子宫体积增大，超过正常妊娠月份；②子宫腔内充满密集的蜂窝状无回声，有时呈粗颗粒状强回声，即"落雪状"图像；③宫腔内无孕囊、胎体、胎心搏动及胎盘显示；④可见单侧或双侧卵巢黄素囊肿，呈薄壁多房的囊性团块；⑤水泡样组织侵入肌层则提示侵蚀性葡萄胎。（图4-3-27）

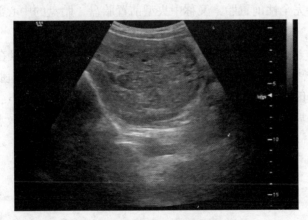

图4-3-27　葡萄胎

（3）脑积水：胎儿颅腔内积聚大量脑脊液。声像图表现：①脑室扩张：侧脑室、第三脑室或第四脑室无回声区范围扩大，其间或显示纤细光带，呈漂浮征；②双顶径增大：大于同孕周胎儿，其增长率也高于同期正常值；③胎儿头围明显大于腹围；④脑组织萎缩，脑组织受压变薄，紧贴在颅骨壁上，脑中线在其中漂动或偏移。

（4）无脑儿：胎儿缺少颅盖骨，脑组织萎缩成团附着于颅底，表面裸露或仅有一层薄膜，眼球突出。产前检查声像图：①无颅盖骨回声：妊娠第10~12周后，胎儿头端横断面未见完整颅骨光环，纵断面仅见不规则颅底骨声像图；②无正常脑组织回声：可见"瘤结状"不规则实质性块状物；③其颜面骨上可见胎儿眼眶，两眼突出，呈"蛙眼"状；④妊娠子宫羊水较多，胎儿常伴脊柱裂、脑膜膨出和腭裂等畸形。（图4-3-28）

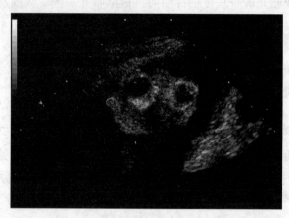

图 4-3-28　无脑儿

（5）前置胎盘：妊娠28周后，胎盘附着于子宫下段或覆盖子宫颈内口处，可导致大量出血而危及生命。根据胎盘下缘与宫颈内口的关系分为以下四种：①低位性胎盘：胎盘下缘距宫颈内口很近，但尚未抵达宫颈口边缘；②边缘性前置胎盘：胎盘下缘抵达宫颈内口边缘，但尚未遮盖宫颈口；③部分性前置胎盘：胎盘已遮盖宫颈口一部分，但尚未完全遮盖；④完全性前置胎：又称中央型前置胎盘，胎盘的中心部分或大部分完全覆盖宫颈内口。

（6）胎盘早期剥离：妊娠20周后，或分娩前，正常位置的胎盘在胎儿娩出前部分或全部与子宫壁分离，称为胎盘早期剥离。声像图特点：①胎盘后血肿：胎盘与子宫壁之间出现无回声暗区，如出血时间较久，可在暗区内见到光斑和光点；②胎盘增厚：胎盘后血肿与胎盘分界不清，回声不均；③血性羊水：羊水内可有弥散点状回声（系出血所致）。

第四章 放射性核素检查

放射性核素检查是应用放射性核素发射的射线对疾病进行诊断的技术，按放射性核素标记的药物是否引入体内，分为体内检查法和体外检查法。其显像是应用放射性示踪技术原理，通过显像设备显示特定脏器的放射性核素分布图像，从而获得脏器形态和功能两方面的信息，并可动态观察和定量分析，广泛应用于临床各系统疾病的诊断。

第一节 心肌灌注显像

一、原理

正常心肌细胞可选择性摄取某些阳离子核素显像剂如 ^{99m} 锝 – 甲氧基异丁基异腈（^{99m}Tc–MIBI），其摄取量与心肌灌注量呈正相关，因此称心肌灌注显像。正常心肌显影分布均匀，正常心肌在运动时其血流量增加 3 ~ 5 倍，狭窄的冠状动脉由于不能增加血流量表现为放射性减低区，从而对心肌细胞缺血或坏死的部位、程度和范围进行诊断。

二、方法

心肌灌注显像可分为静息显像与运动显像两种。

静息显像是在病人处于静息状态下，静脉注射 ^{99m}Tc–MIBI 740 MBq（20mCi），30分钟后进食脂肪餐（牛奶或油煎鸡蛋），1.5 ~ 2 小时后进行显像；运动显像则令患者做踏车运动，逐渐增大负荷，达到预期心率［（190– 年龄数）/分］后，立即静脉注射 ^{99m}Tc–MIBI 740MBq（20mCi），继续运动 30 ~ 60 秒，30分钟后进食脂肪餐，1 小时后进行显像。

应用断层显像技术采集放射性信息，利用计算机软件进行图像处理，分别获得左心室心肌短轴、水平长轴及垂直长轴各断层图像，使左室各壁心肌的放射性分布清晰显示。

三、适应证

1. 心肌梗死的诊断。
2. 心肌缺血的诊断。
3. 室壁瘤的诊断。

4.冠心病人冠状动脉搭桥手术前后心肌血供的估价。

5.急性心肌梗死的监测。

6.溶栓治疗的监测。

7.扩张型心肌病的诊断和鉴别诊断。

8.病毒性心肌炎和肥厚型心肌病的辅助诊断。

四、图像分析

正常影像:左室显示清晰,右室一般不显影,除心尖部、后间壁及后壁放射性稀疏,其他各部位放射性分布均匀。(图 4-4-1)

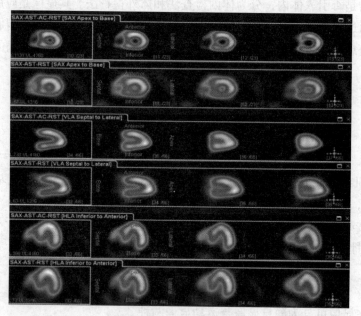

图 4-4-1 正常心肌显像

1.平面影像 静息时一般只见左室心肌(含间壁)显影,常呈"U"形或马蹄形,心腔和心底部放射性弱或缺如,心尖放射性略减弱,其他部位放射性分布基本均匀。

2.短轴断层图像 自心尖向心底逐层断层,呈一中心为空白区的环状放射性分布图,环的中心空白区为左室腔,上部为前壁,右侧为侧壁,左侧为前、后间壁,下部为下壁与后壁。

3.水平长轴断层图像 平行于心脏长轴,由心肌膈面向上依次断层,呈横位马蹄形,能显示左室间壁、侧壁。间壁放射性图低于侧壁,腹部放射性明显减弱,甚至缺如,使间壁短于侧壁。

4.垂直长轴断层图壁 自室间隔面向外侧壁方向逐层断层,呈横位马蹄形,能显示前壁、下壁、后壁。后壁与心尖部放射性分布低于前壁。

5.标坐标靶心图 采用圆周剖面图分析法原理获取,图的中心为心尖,周边为心底部,上部为前壁,左侧为间壁,右侧为侧壁,下部为下壁与后壁,各部位的放射性强弱用不同的灰度或颜色表示，能准确显示出心肌血流灌注的异常部位、范围和程度，以诊断有无心肌缺血和心肌梗死。

五、临床意义

1. 冠心病和心肌梗死的诊断 心肌灌注显像对冠心病特别是心肌缺血有独特的诊断价值，心肌缺血表现为局灶性放射性分布稀疏或缺损，根据"可逆性放射性缺损"的典型表现进行诊断，根据"固定性缺损"的影像可诊断心肌梗塞，其灵敏度和特异性均在90%左右。

2. 室壁瘤 病变部位呈放射性分布缺损，心室形态不完整。

3. 评价冠状动脉的治疗效果 对冠心病人药物治疗、体外反搏、搭桥手术后的疗效。冠心病患者采取有效治疗措施后，心肌显像检查，是评价治疗效果的良好方法。

4. 心肌病的诊断和鉴别诊断 扩张型心肌病表现为心室腔扩大，心肌变薄，放射性散在性稀疏分布，呈"花斑"样改变；肥厚型心肌病表现为心腔正常或变小，心肌肥厚以间壁为主。

5. 评价心肌细胞存活、估计心脏功能 PET 心肌代谢断层显像是鉴别心肌细胞是否存活的理想方法；SPECT 心肌显像在一定程度上可反映心肌活力；应用 ROI 在心肌断层影像的原始图像，测定肺 / 心肌比值或心腔 / 心肌比值，可以估计心脏功能。

第二节 骨显像

一、原理

骨组织由无机盐和有机物组成，无机盐主要是一种六角形的羟基磷灰石结晶，晶体表面可对一些磷酸盐和磷酸化合物进行化学吸附，从而沉积在骨组织内，^{99m}锝标记的亚甲基二磷酸盐（^{99m}Tc-MDP）静脉注入血中后，通过这种方式进入骨组织，在体外利用显像装置，可获得全身或局部骨的放射性影像，称为全身或局部骨显像。

骨组织聚集显像剂的量与局部血流量及代谢活性有关。骨病变时，无机盐代谢增强，局部血供增多，使病变部位浓集更多的放射性元素，表现为局部放射性浓集区；反之当骨组织血供减少，病变区呈溶骨性改变，显像可出现放射性异常稀疏或缺损，表现为"冷区"。因此，可根据显像变化，判断骨疾病，为临床诊断提供有效的诊断和定位依据。

二、方法

静脉注射 ^{99m}Tc-MDP 555 ~ 740MBq（15 ~ 20mCi），嘱病人多饮水，以利血中与组织中未被骨组织聚集的放射性尽快排出体外，减少组织本底，2 小时后病人先排尿，再仰卧于检查床，进行前后位对称性全身或局部骨显像。

三、适应证

1. 恶性肿瘤病人疑有骨转移，寻找骨转移病灶。

2. 原发性骨肿瘤定位；骨肿瘤病人手术范围判定，放射治疗照射野的判定，放疗或化疗疗效评价。

3. 诊断各种代谢性骨病及骨关节疾病。

4. 骨移植术后观察局部血供与成活情况。

5. 股骨头血供情况的观察与股骨头缺血性坏死的诊断。

6. 诊断 X 线难以发现的某些骨折；鉴别陈旧性及新近发生的压缩性骨折。

7. 诊断急性骨髓炎；诊断正常骨外的骨化组织或病变，如异位骨、骨化性肌炎。

四、图像分析

（一）正常图像

全身呈对称性放射性摄取，其程度与骨骼的结构、血供情况和代谢水平有关，扁平骨（颅骨、肋骨、椎骨、胸骨等）、大关节（肩关节、肘关节、腕关节等）血供丰富，长骨血供不丰富，显影略差。（图 4-4-2）

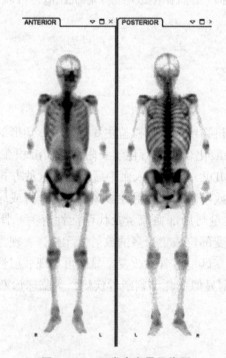

图 4-4-2　正常全身骨显像图

（二）异常图像

骨显像最常见的异常表现为异常放射性浓聚区，各种原因引起局部骨骼血流供应量增加及骨代谢活性增高的疾病均可出现。常见于骨转移癌、骨髓炎及骨折等。骨组织发生功能代谢变化的初期阶段，局部血供病理性增加，骨代谢活跃，溶骨与成骨过程加速，导致局部骨组织摄取显像剂增加，骨显像呈异常放射性浓聚区，此时 X 线检查为阴性。因此，骨显像对骨骼疾病诊断的灵敏度明显高于 X 线检查，一般较后者早发现病灶 3~6 个月。

异常放射性减低区常见于骨组织血供减少或溶骨性疾病，如骨囊肿、骨梗死、骨坏死早期、股骨头缺血性坏死等。全身骨骼弥漫性异常放射性浓集，可见于甲状旁腺功能亢进症、肺性肥大性骨关节病、肾性骨营养不良症与弥漫性骨转移癌。

骨外组织病变如心包膜钙化、心脏瓣膜病变等可出现病理性骨外组织显像。

五、临床应用

1. 骨转移癌　典型表现为多发性异常放射性浓集区。骨显像是目前早期诊断骨转移癌最有价值的方法，其价值明显优于 X 线检查。（图 4-4-3）

2. 原发性骨肿瘤　表现为局部放射性浓聚，成骨肉瘤、网状细胞瘤、尤文瘤阳性率较高。

3. 骨折　某些细小的骨折常发生于颅骨、肋骨、指掌骨与趾骨处，X 线平片检查常为阴性，而骨显像可在发病后数小时内发现局部出现异常放射性浓集区。

4. 股骨头缺血性坏死　早期病变部位骨显像呈局部放射性减低，当病情进展伴滑膜炎时髋臼部位放射性可明显浓集，当病变出现血管再生时，股骨头与其相邻部位放射性明显浓聚。（图 4-4-4）

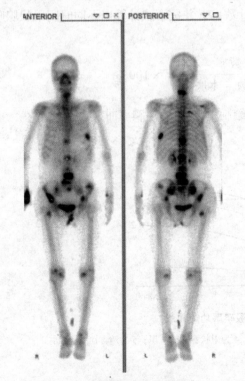

图 4-4-3　骨转移癌（前后位）

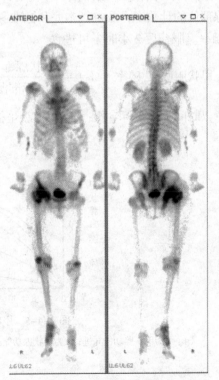

图 4-4-4　股骨头缺血性坏死

5.畸形性骨炎（Paget病） 为病变引起的骨质代谢性疾病，骨显像表现为受损骨放射性异常均匀性浓聚，常波及整个长骨，表现为变粗并有弯曲，亦可见于整个颅骨及骨盆。

6.移植骨术后监测 如移植骨血运通畅，存活良好，其放射性浓集程度应不低于周围正常骨组织及对侧相应部位，骨床连接处放射性增浓，如移植骨本身放射性低表示血运不良。

第三节 甲状腺吸^{131}碘测定

一、原理

利用甲状腺能摄取和浓聚碘离子及^{131}碘可产生 γ 射线的特性，给病人口服一定的量的^{131}碘化钠，通过在不同时间测定甲状腺体表部位的放射性，反映无机碘进入甲状腺的数量和速度，从而判断甲状腺的功能状态。

二、方法

患者在检查前，停服含碘食物及影响甲状腺摄碘功能的药物两周以上。受试者空腹4小时以上，口服^{131}碘化钠74～135KBq（2～5mCi），同时取等量作标准源。服药后2小时、4小时、24小时（或3小时、6小时、24小时）应用甲状腺功能仪分别测定甲状腺部位的计数率，及空气本底和标准源的计数率，并按下式计算出不同时间甲状腺吸^{131}碘率。服药后2小时方可进食。

$$甲状腺吸\ ^{131}碘率（\%）=\frac{甲状腺部位计数率 - 本底}{标准源计数 - 本底}\times100\%$$

以时间为横坐标，摄^{131}碘率为纵坐标，绘制甲状腺摄^{131}碘率曲线。

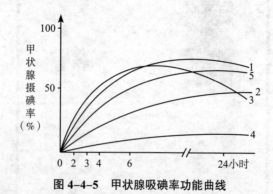

图 4-4-5 甲状腺吸碘率功能曲线

（1、3为甲状腺功能亢进；2为甲状腺功能正常；4为甲状腺功能减退；5为地方性甲状腺肿）

三、结果分析

1. 正常人　甲状腺摄 ^{131} 碘率随时间逐渐上升，24 小时达到高峰，各地区正常值随环境中的含碘量和测量方法而不尽相同，因此各地应建立自己的正常值。一般 2 小时摄 ^{131} 碘率为 10%～30%，4 小时 13%～37%，24 小时摄 ^{131} 碘率为 25%～60%。儿童及青少年甲状腺摄 ^{131} 碘率高于成年人，年龄越小越高越明显。

2. 甲状腺功能亢进症　摄 ^{131} 碘率各时相均明显增高，摄 ^{131} 碘高峰前移，对未经治疗的甲亢初发病人，诊断符合率甚高，可达 90% 以上。诊断标准：①最高摄 ^{131} 碘率大于正常值上限；②摄 ^{131} 碘率高峰前移；③2 小时与 24 小时摄 ^{131} 碘率之比大于 0.80，或 4 小时与 24 小时摄 ^{131} 碘率之比大于 0.85。凡符合①和②或①加③两项指标者均可诊断为甲亢。

3. 甲状腺功能减退症　各时相摄 ^{131} 碘率均低于正常值下限，高峰可延迟至 48 小时出现，黏液性水肿病人 24 小时摄 ^{131} 碘率常低于 10%，其与正常值交叉较大，用此法诊断甲低效果不如甲亢，但符合率仍可达 80% 左右。

4. 甲状腺其他疾病　地方性甲状腺肿，各次摄 ^{131} 碘率高于正常值，但高峰仍在 24 小时；甲状腺炎在早期摄 ^{131} 碘率明显下降，恢复期逐渐正常；桥本病早期摄 ^{131} 碘率正常或偏高，晚期则明显低于正常；功能自主性甲状腺瘤，摄 ^{131} 碘率可偏高；甲状腺良恶性肿瘤和囊肿，摄 ^{131} 碘率一般在正常范围，当病变损害严重时，摄 ^{131} 碘率可降低。

第四节　甲状腺显像

一、原理和方法

^{131} 碘和 ^{99m} 锝进入人体内与碘一样主要被甲状腺摄取，并参与甲状腺的有机合成，因而采用核素显像仪器可使甲状腺显影，显示出甲状腺的位置、形态、大小、功能情况，以达到诊断甲状腺疾病的目的。

一般空腹口服 ^{131} 碘 1.85～3.7MB（50～100μCi）24 小时后显像，或静脉注射 ^{99m} 锝 74～185MBq（2～5mCi）2 小时后显像。检查前后准备同甲状腺摄 ^{131} 碘率测定。

二、适应证与禁忌证

1. 观察甲状腺位置、形态、大小、功能状况。
2. 甲状腺结节的诊断和鉴别诊断。
3. 判断颈部肿块与甲状腺的关系，进行鉴别诊断。
4. 寻找甲状腺癌转移病灶，确定是否适应 ^{131} 碘治疗，并可评价疗效。
5. 妊娠、哺乳期妇女禁用。

三、图像分析与临床应用

1. 静态图像分析　正常甲状腺形态呈蝶形，居于气管两侧，两叶下部 1/3 由峡部相

连，两叶内放射性分布均匀，峡部放射性分布略稀疏。（图 4-4-6）

2. 临床应用

（1）异位甲状腺：异位甲状腺常位于舌根部、胸骨后气管旁和卵巢内，若可疑部位出现异常放射性浓集区可做出相应诊断。

（2）甲状腺癌转移灶的定位诊断：分化较好的甲状腺癌可具有一定的摄 [131] 碘能力。若甲状腺外出现异常的放射性浓集区，应高度怀疑为甲状腺癌转移灶。

（3）甲状腺结节的诊断与鉴别诊断：甲状腺结节根据其在显像图上的表现可分为：① "凉（冷）结节"（图 4-4-7）：结节部位的放射性明显低于正常甲状腺腺组织，常见于甲状腺腺癌、甲状腺囊肿、甲状腺腺瘤、结节性甲状腺肿等；② "热结节"：结节部位的放射性高于正常甲状腺组织，或仅见结节而正常甲状腺组织不显影，热结节多见于功能自主性甲状腺腺瘤、甲状腺先天性一叶缺如、甲状腺局部组织增生等；③ "温结节"：结节部位的放射性分布与正常甲状腺组织无明显差别，多见于良性甲状腺腺瘤等。

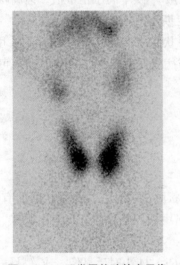 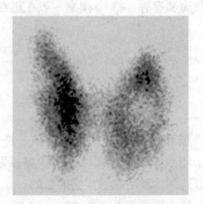

图 4-4-6　正常甲状腺静态显像　　　　　　图 4-4-7　凉结节

（4）甲状腺大小和重量的判断：正常甲状腺重量 <40g，本法估重误差 20% 左右，通过下面的经验公式可估算出甲状腺的重量：

甲状腺重量（g）= 甲状腺正面面积（cm^2）× 甲状腺平均高度（cm）× k

式中 k 为常数，其值为 0.32。

（5）颈部肿块的鉴别诊断：在甲状腺显像图上，如果甲状腺形态完整，触诊的颈部肿块位于甲状腺轮廓之外且无放射性分布，可排除甲状腺内肿块的可能。若触诊的颈部肿块位于甲状腺轮廓之内，显像图显示甲状腺形态不完整，则不论该肿块有无摄碘功能，均应诊断为甲状腺内肿块。

第五节　^{131}I-OIH 肾图

一、原理和方法

静脉注射由肾小球滤过或肾小管上皮细胞分泌而不被再吸收的放射性示踪剂，在体外以放射性探测器连续记录其滤过、分泌和排泄的过程，所记录的时间－放射性曲线称为肾图。

检查前进食饮水如常，检查前 30min 饮水 300mL，临检前排尿。

静脉弹丸样注射示踪剂 ^{131}I-OIH，每千克体重 3.7～7.4kBq（0.1～0.2mCi），体积小于 0.5mL，同时启动仪器，在肾区体表位置连续描记 15min 或适当延长时间。

二、结果分析

1.正常肾图　正常肾图可分为三段：a 段为注入示踪剂后约 10 秒出现的急剧上升曲线，主要反映肾外血管床的放射性和少部分肾实质的放射性；b 段为 a 段之后较缓慢上升的曲线，其高度和斜率与肾有效血浆容量及肾小管分泌功能有关；c 段为 b 段达高峰后出现的下降曲线，其斜率反映示踪剂离肾下行的速率及尿路通畅情况。（图 4-4-8）

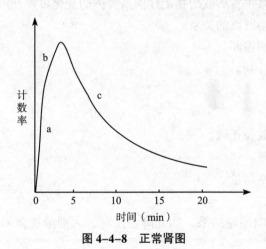

图 4-4-8　正常肾图

2.异常肾图　常见的异常肾图有以下几种（图 4-4-9）：

（1）急剧上升型：多见于急性上尿路梗阻（单侧）及急性肾功能衰竭（双侧）。

（2）高水平延长线型：多见于上尿路梗阻伴明显肾盂积水。

（3）抛物线型：多见于脱水、肾结石、输尿管扭曲、肾缺血和肾功能受损等病人。

（4）低水平延长线型：常见于肾功能严重受损和急性肾前性肾功能衰竭。

（5）低水平递降型：多见于肾功能丧失、肾萎缩、先天性或后天性肾缺如（肾切除）。

（6）阶梯下降型：多见于上尿路痉挛、梗阻、少尿等。

（7）单侧小肾图：多见于一侧肾动脉狭窄或先天性一侧肾发育不良。

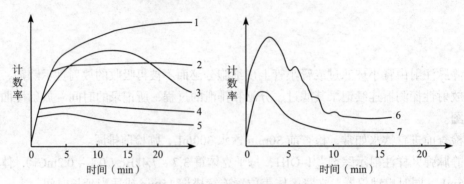

图 4-4-9　异常肾图的常见类型

三、临床应用

1. 上尿路梗阻的诊断　90％肾图可出现特征性梗阻图形。

2. 测定分肾功能　不进行输尿管插管即可测定分肾功能。

3. 移植肾脏手术后的监测；手术后进行多次监测比较判断肾成活与否。

4. 观察疗效　观察手术后或药物治疗前后肾图的变化可评判治疗效果。

5. 鉴别腹部肿块与肾脏的关系。

6. 急性尿闭的鉴别诊断。

7. 肾动脉狭窄的诊断。

四、注意事项

1. 探测器位置摆放要正确。

2. 探测条件要一致。

3. 测定前是否饮水足量。

4. 注射速度要快。

5. 某些药物可影响测定结果，如升降血压药、大剂量抗菌素、磺胺药及肾盂造影剂等。

6. 示踪剂放射性纯度、强度会影响肾图形态。

7. 注意儿童剂量。

五、利尿肾图

1. 原理　静脉注射经尿排泄的显像剂后，单纯扩张的肾盂、输尿管由于张力降低和储水池效应，使尿液流经肾扩张部位的速度减慢，出现肾盂影像扩大且消退延缓，与上尿路机械性梗阻的影像一样。此时给予利尿剂，正常时尿量流速增加，扩大的影像将很快缩小，如机械性尿路梗阻时，不会出现类似改变，据此可以鉴别二者。

2.检查方法　静脉注射呋塞米 0.5mg/kg，1~2min 缓慢静脉注射，嘱病人多饮水。①一次法：肾图完毕后，静脉注射呋塞米，再继续描记 15min，观察 c 段变化。②分次法：肾图描记结束后，令病人饮水 300~500mL，30min 后静脉注射呋塞米 0.5mg/kg，3min 后再行第二次 ^{131}I-OIH 肾图检查。

3.结果判断　结果可有完全梗阻型、部分梗阻型、肾盂张力减退型。

第六节　肾脏显像

一、原理

利用某些放射性化合物可被肾小球滤过或肾小管上皮细胞浓聚的特性，经静脉注射后，利用 γ 照相机或 SPECT 等显像装置，在肾区体外探测放射性在肾脏的分布情况，并获得肾脏放射性分布图像的方法称为肾显像。根据临床情况和检查目的采用不同的显像剂，可以进行不同的显像方式，即静态显像和动态显像，前者可显示肾脏的位置、大小、形态及放射性分布等解剖学信息，后者则在此基础上可了解肾脏的功能状况。

二、方法

根据影像获取的状态不同肾脏显像可分为肾静态显像及肾动态显像两类，后者又可分为肾血流灌注显像和肾功能动态显像。

选择不同的方法进行显像，应选用不同的显像剂。

肾静态显像，常用 ^{99m}锝-葡萄庚酸钠（^{99m}Tc-GH）或 ^{99m}锝-二巯基丁二酸（^{99m}Tc-DMSA）；肾动态显像，常用快速通过型显像剂，如 ^{99m}锝-二乙三胺五乙酸（^{99m}Tc-DTPA）。

（一）肾血流灌注显像

肾血流灌注显像可观察肾脏血流动力学情况，即放射性一次性通过腹主动脉、肾动脉、肾血管床的过程。病人取坐位或仰卧位，尽量使探头置于两侧肾脏及相邻部位的肿块可疑位置，选用 ^{99m}Tc-DTPA 显像剂，剂量为 370~740MBq（10~20mCi），体积应小于 1mL，注射时要求弹丸式注射，同时开机进行连续动态显像，每秒采集 1~2 帧图，连续采集 30s，应用 ROI 技术获取血流灌注曲线和有关参数数。

（二）肾功能动态显像

显像剂选择及剂量同肾血流灌注显像。需同时观察肾血流及肾功能时，肾动态显像于肾血流灌注显像结束后即开始，从 30s 末开始，每 1~2min 采集一帧图像，连续采集 20~40 帧结束，应用电子计算机预定程序进行图像和数据处理，可获取显像剂从肾实质浓集以及从肾盂肾盏、输尿管排出的动态过程，连续的动态图像，以及肾脏的时间-放射性活性曲线（即 DTPA 肾图）。

（三）肾静态显像

选择慢速通过型显像剂，以 ^{99m}Tc-GH 应用较多，剂量为 185～370MBq（5～10mCi），静脉注射 1～2 小时后开始肾区后位显像，肾功能不全的病人可延时显像。平面采集肾显像图，必要时可进行断层显像，所得图像为肾实质影像。

三、图像分析和临床应用

（一）肾血流灌注显像

1. 正常图像 静脉注射显像剂后 10～12s 腹主动脉清晰显影，2～4s 后可见两侧肾脏均匀灌注，双肾影像明显可见（两肾显影时间相差不超过 1s），14～18s 腹主动脉影消退，两肾影像逐渐清晰，此后肾影逐渐增大，至 30s 末两侧肾影最清晰，表明显像剂经动脉、毛细血管进入静脉及肾组织。

2. 异常图像及临床应用 肾血流显像亦称放射性核素肾血管造影，主要是观察含有放射性物质的动脉血液首次通过肾脏时肾血管的灌注情况。

（1）单侧肾血管性高血压的常规检查：病侧肾脏肾显像灌注不佳，显影延迟，肾内放射性分布稀疏且不均匀，肾脏影像缩小，时间 - 放射性活性曲线可显示峰时延迟、峰值降低，可见于一侧肾动脉狭窄及肾血管主干病变。

（2）肾肿瘤与肾囊肿的鉴别诊断：肾恶性肿瘤，肾内局部血管丰富，尤其是动脉血运较强，病变区域显示放射性分布正常或强于周围的正常肾组织；在进行肾动态显像时，因其是功能显像，肿瘤细胞不具备正常的肾代谢功能，显像图上病变区域则为放射性缺损区；肾囊肿等良性病变，因无血供，病变区域在肾血流显像及肾动态显像时始终不显像。

（3）肾移植术后的监测：利用肾血流显像可以观察移植肾的位置、血运情况，有无排尿、尿路梗阻及尿漏等。

（4）了解肾外伤的部位、程度及肾脏的血流灌注情况：外伤肾脏的血流灌注一般明显减低，肾血流灌注显影差，当外伤治愈后血流灌注可恢复正常。

（5）间接了解肾功能衰竭的程度：肾功能衰竭晚期，肾脏萎缩，肾血流灌注可明显下降。

（6）一侧肾缺如：一侧肾影缺如，对侧肾影增大，可见于一侧肾先天性缺如。

（二）肾功能显像

1. 正常图像 肾功能图像包括功能及形态两方面的信息。图像分析时，除应注意肾脏形态方面的变化外，重点应动态观察肾脏显影及消影的全部过程。

肾功能显像的时相特征：静脉注射后 1min 双肾显影，2～4min 肾区内放射性活度达到高峰，双肾影清晰、对称且完整，5～6min 放射性开始下降，肾实质进入消影过程，至 20min 肾影放射性基本消退，而膀胱影像逐渐浓集，输尿管不显影。

2. 异常图像

（1）肾脏不显像：各种原因引起的肾实质病变或肾血流障碍，致使肾功能严重受损，肾脏无功能，均可造成肾脏不显影，如慢性肾小球肾炎肾功能衰竭期、肾动脉严重狭窄等疾病。

（2）肾脏显影及消影过程延缓：见于多种原因造成的肾实质功能严重损伤，肾前性及肾后性因素均可引起。单侧肾功能严重损伤的一个典型表现为"倒相"现象，即病侧肾脏显影时相延迟，较健侧肾脏显影明显延缓，在健侧肾脏进入消影过程后，其影像放射性反而较健侧浓集。肾脏显影及消影过程延缓由尿路严重梗阻并发肾积水引起者，可见肾盂扩大，有时可见到输尿管显影，输尿管粗大显影的下方即为梗阻部位。

（3）肾实质持续显影：提示各种原因引起的尿生成不良或肾小管对水的再吸收增加，使肾小管内尿液冲刷不畅，放射性尿液持续滞留于肾实质造成肾实质内肾脏持续显影。肾小管淤塞和急性上尿路完全性梗阻亦可出现此种现象，这是由于肾小管内压力急剧增高所引起。

（4）肾脏内局部区域放射性持续不消退：提示局部肾盏引流不畅。

（5）肾脏周围或腹腔出现放射性：提示有尿漏存在。

3. 临床应用　肾功能显像是用 γ 显像图来反映肾脏清除 ^{99m}Tc-DTPA 等放射性示踪剂全过程的显像法，即用图像的方法来了解在显像过程中肾脏区域的时间 – 放射性活性的变化，因此这种方法是一种形态功能测定法，其临床意义明显高于单纯的肾时间 – 放射性活性曲线方法，其临床主要应用于以下方面：

（1）综合评价肾脏的功能状态：如在诊断肾小球肾炎肾功能损伤程度的同时，观察肾脏大小、形态、放射性分布等形态学的变化，对肾脏受损的程度做出综合判断。

（2）肾内占位性病变良恶性鉴别诊断：良性病变病动态像显示病变区局部放射性缺损或减低；恶性病变动态像显示放射性缺损，灌注像显示放射性增强。

（3）肾性高血压的诊断及鉴别诊断：肾动脉狭窄的显像特点为病肾显影时相延缓，较健侧显影时间延迟 1s 以上，病肾影像明显缩小，肾内放射性浓聚不良，晚期病人如肾功能严重受损，病肾可不显像，此时可延迟一定时间后再次进行显像，以观察病肾是否确无功能，其时间 – 放射性活性曲线显示典型的小肾图特点，即其形态与健侧肾脏基本一致，但其放射性峰值较健侧肾脏低 30% 以上。

（4）尿路梗阻和梗阻部位的诊断：肾功能显像可以显示尿路梗阻的部位、程度以及由于梗阻造成的肾脏功能损伤的状态。当尿路发生梗阻时，肾动态显像图上可表现为肾盏、肾盂、输尿管的扩张，扩张的下端即为梗阻部位。由于梗阻时间较长造成肾脏功能受损时，肾脏显影延迟，消影过程延缓。

（三）肾静态显影

1. 正常图像　正常肾脏位于第 1 ~ 2 腰椎两侧，呈蚕豆状，轮廓清晰，边缘整齐，肾区内稍凹陷，除两肾外侧皮质带放射性分布较内侧稀疏外，两肾放射性呈对称性、均匀性分布。两肾纵轴呈"八"字形排列，右肾较左肾稍低，左肾稍大于右肾，两肾大小为（10~11）cm×（3.2~6.0）cm。

2.异常图像和临床应用

（1）位置异常：临床常见于肾下垂、游走肾、肾旋转不良等疾病。

（2）形态异常：马蹄肾，两肾下极内收，呈倒"八"字形。

（3）大小异常：两肾纵径相差1.5cm以上、横径相差1cm以上则为大小异常。小肾提示肾缺血、肾萎缩或肾发育不良，大肾提示肾肿大。

（4）放射性分布异常：肾内出现放射性异常减低或缺损区且伴有形态异常者，提示该部位为占位性病变。（图4-4-10）

（5）肾脏不影像：提示肾脏无功能。

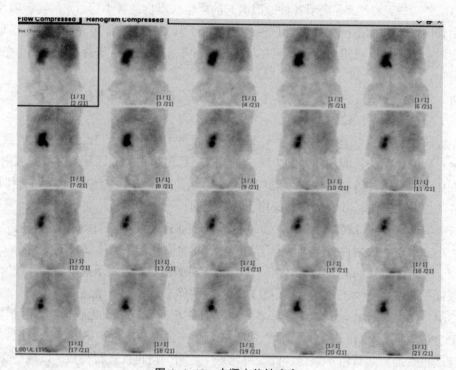

图4-4-10　右肾占位性病变

第五篇　器械检查

第一章　心电图检查

第一节　心电图基本知识

一、心电图产生原理

心电图（electocardiogram，ECG）是心电图机记录的心脏每一心动周期电活动变化的曲线图形。心脏在机械收缩之前都有电活动产生，电活动产生动作电流，而人体组织是一个很好的导电体，心脏的动作电流可被传导至身体各部。将两个探查电极放置在两个体表部位，用导线连接至心电图机，就可描记出心电活动的曲线。心电产生的基础是心肌细胞在每一心动周期中的跨膜电位变化，与静息电位和动作电位有关。

（一）心电的产生

1. 静息电位　心肌细胞在静息状态时，膜外阳离子带正电荷，膜内阴离子带同等比例的负电荷，保持平衡的极化状态，不产生电位变化。此状态下细胞膜内外的电位差称为静息电位（resting membrane potential，RMP）。

2. 动作电位　当心肌细胞细胞膜的一端受到一定刺激（阈刺激）时，其通透性发生改变，引起细胞膜内外阴阳离子流动，发生细胞内外阴阳离子分布逆转，该处细胞膜外正电荷消失，而其前面尚未除极的细胞膜外仍带正电荷，从而形成一对电偶（dipole），即电源（正电荷）在前，电穴（负电荷）在后，电流自电源流入电穴，此过程称为心肌细胞除极化。电流沿着一定的方向迅速扩展，直到整个心肌细胞除极完毕。此时心肌细胞膜内带正电荷，膜外带负电荷，为心肌细胞的除极（depolarization）状态。心肌细胞除极后，再经过后续多种离子的移动及离子泵的耗能调整，使细胞膜逐渐恢复到静息时的极化状态，即复极（repolarization）过程，复极时电穴在前，电源在后，缓慢向前推进，直至整个细胞全部复极为止。（图 5-1-1）

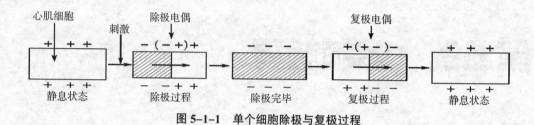

图 5-1-1 单个细胞除极与复极过程

（二）心电图波的形成

1. 除极波 单个细胞在除极时，如果检测电极面向电源（即面对除极方向）产生向上的波形，背向电源（即背离除极方向）则产生向下的波形，在细胞中部可记录出双向波形。除极过程非常迅速，因而波描记的波形高而窄。整个心肌细胞除极完毕时，因细胞膜外均变成负电位（心肌细胞膜内带正电荷，膜外带负电荷），两端电位均为负电位，两极保持暂时的平衡而无电位差，此时描记出一水平等电位线。

2. 复极波 一般情况下，先除极的部位先复极，复极过程与除极过程方向相同，但因复极的电偶是电穴（负电荷）在前，电源（正电荷）在后，因此记录的复极波方向与除极波方向相反，复极过程较除极过程缓慢，因此描记的图形较圆钝（图 5-1-2）。在正常人的心电图中，记录的复极波方向常与除极波主波方向一致，这是因为正常人心室的除极从心内膜向心外膜，而复极则从心外膜向心内膜方向推进，其确切机制目前未完全清楚。

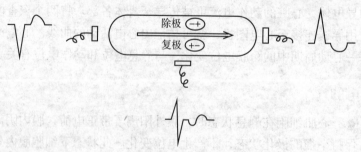

图 5-1-2 单个细胞检测电极方向与除极、复极方向

（三）心脏电位强度

影响心脏电位强度的因素有：①心肌细胞数量：即与心肌厚度呈正比；②探查电极

位置：与心肌细胞之间的距离呈反比；③探查电极的方位：与心肌除极的方向所构成的角度有关，即夹角愈大，电位在导联上的投影愈小，电位愈弱。（图 5-1-3）

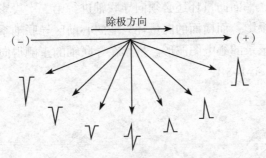

图 5-1-3　检测电极电位和波形与心肌除极的方向

（四）心电向量与心电向量环

1. 心电向量　心肌细胞在除极和复极过程中，产生的电位变化既有强度大小，又有方向，称为心电向量（cardiac vector）。通常用箭头表示其方向，箭杆长度表示其电位强度。在心动周期的过程中，每一瞬间心肌细胞产生许多心电向量。一般按向量综合法原理合并成瞬间心电综合向量（resultant vector），即同一轴的两个心电向量，若方向相同，将其幅度相加，若方向相反则相减。若两个心电向量的方向构成一定角度，则可应用平行四边形法则，取其对角线为综合向量。临床上由体表描记到的心电变化，是全部心肌细胞电位变化按上述原理综合的结果。（图 5-1-4）

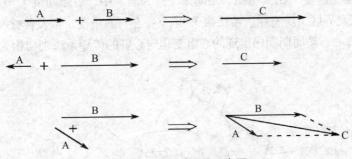

图 5-1-4　综合向量示意图

2. 心电向量环　心脏在每一心动周期中，从除极到复极，在不同的方向上产生许多瞬间心电向量。心脏是立体的，在心房和心室除极和复极的过程中，许多瞬间综合心电向量按其发生时间和空间顺序综合构成空间向量，叫空间心电向量环。在每一心动周期中心房除极、心室除极和复极的一系列瞬间心电综合向量构成了三个空间向量环，即心房肌除极 P 环、心室除极 QRS 环和心室复极的 T 环，分别对应着心电图上的 P 波、QRS 波和 T 波。

3. 心电图与心电向量环的关系　立体的空间向量环，不可能在一张纸上记录，通常研究的平面心向量图，是空间向量环投影到三个平面即额面、横面、右侧面所得。P 环、QRS 环、T 环三个主要的立体心电向量环通过投影的方式获得三个相应的平面向量环。但要获得心电图波形，平面向量环还必须向导联轴进行第二次投影，额面向量环只能向肢体导联的六轴系统投影，而横面的向量环只能向心前区导联轴系统投影。通过第二次投影可获得心电图机记录的心电图波形。投影在导联轴的正侧得向上波，投影在导联轴的负侧得向下波。（图 5-1-5）

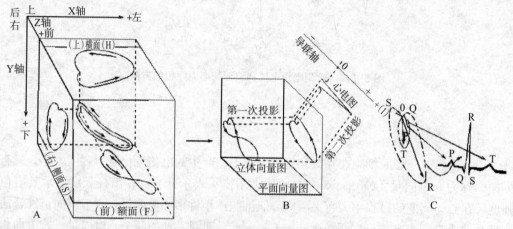

图 5-1-5　空间向量环与心电图的关系

（五）心电图的形成

1. 心脏的传导系统　由窦房结、结间束（分为前、中、后结间束）、房间束（起自前结间束）、房室交界区（房室结、希氏束）、束支（左、右束支）以及普肯耶纤维（Pukinje fiber）构成。每一心动周期顺序出现的心电变化与心脏的传导系统密切相关。（图 5-1-6）

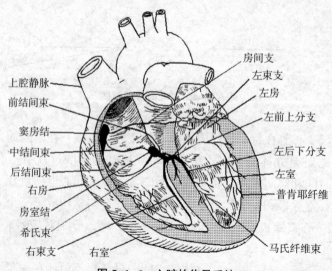

图 5-1-6　心脏的传导系统

2. 心电活动 正常情况下，每一心动周期的心电活动始于窦房结，在兴奋心房的同时经结间束传导至房室结，激动传导在此延迟 0.05 ~ 0.07s，然后沿着希氏束到左、右束支再到普肯耶纤维顺序传导，最后传入心室。心室除极始于室间隔，自室间隔的左室面向右室面方向除极，随后心尖及左、右心室壁游离壁从心内膜朝心外膜方向除极，心室最后除极部位是左心室基底部与右心室肺动脉圆锥部，直至整个心室除极完毕。这种先后有序的电激动传导，引起一系列电位变化，形成了心电图上的相应的波段（图 5-1-7）。一般每个心动周期包括 4 个波（P 波、QRS 波群、T 波和 u 波）、3 个段（PR 段、ST 段和 TP 段）、2 个间期（PR 间期和 QT 间期）及一个 J 点（即 QRS 波群与 ST 段的交接点）。

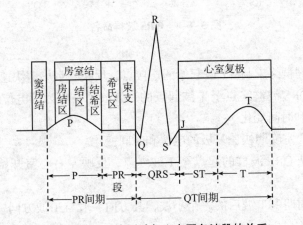

图 5-1-7 心电活动与心电图各波段的关系

二、心电图各波段的组成及命名。

1. P 波 心房的除极波，反映左右心房除极过程中的时间和电位变化，最早出现且幅度较小。

2. PR 段 传统称 PR 段，实为 PQ 段。自 P 波终点到 QRS 波起点，反映心房复极过程及电激动在房室结、希氏束、束支传导系统所产生的微弱电位变化，一般呈零电位而显示为等电位线（基线）。

3. PR 间期 P 波与 PR 段合计为 PR 间期（自 P 波的起点至 QRS 波群的起点），反映自心房除极开始到心室开始除极的时间。

4. QRS 波群 心室除极形成 QRS 波群，反映左右心室除极过程中的电位和时间变化。QRS 波群因探查电极的位置不同而形态多样，统一命名如下：QRS 波群中第一个出现的正向波称为 R 波；R 波之前的负向波称为 Q 波；R 波之后的负向波称为 S 波；S 波之后的正向波为 R′波；R′波后再出现的负向波称 S′波；如果整个 QRS 波群只有负向波称 QS 波。各波幅度的大小不同，分别用英文大、小写字母表示，如采用 Q 或 q、R

或 r、S 或 s 表示。大写表示较大的波，小写表示较小的波。（图 5-1-8）

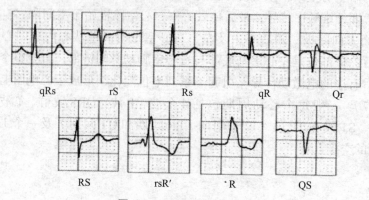

图 5-1-8　QRS 波群命名

5. J 点　QRS 波群终末与 ST 段起始的连接点，反映心室早期快速复极。

6. ST 段　从 QRS 波群终点至 T 波起点的一线段（一般为等电位线），反映心室早期缓慢复极的电位和时间变化。

7. T 波　反映心室晚期快速复极的电位和时间变化。

8. QT 间期　从 QRS 波群的起点至 T 波终点，反映左右心室开始除极至复极完毕全过程的时间。

9. u 波　心动周期中 T 波后的一个小波，其方向一般与 T 波方向一致，代表心室肌的后继电位。

三、心电图导联体系

在体表不同部位放置电极，并通过导联线分别与心电图机的正负两极相连，这种记录心电图的电路连接方法称为心电图导联。探查电极安放位置和连接方法不同，可组成不同的导联，记录的心电图波形亦不相同。目前广泛采纳的国际通用导联体系（lead system），为常规十二导联体系。

（一）常规导联体系

1. 肢体导联　包括标准导联和加压单极肢体导联。

（1）标准肢体导联：将两个探查电极与两个肢体相连接，反映两个肢体之间的电位差。包括 I、II、III 导联。（图 5-1-9）

I 导联：心电图机正极接左上肢，负极接右上肢。

II 导联：心电图机正极接左下肢，负极接右上肢。

III 导联：心电图机正极接左下肢，负极接左上肢。

（2）加压肢体导联：基本上代表检测部位的电位变化。标准肢体导联反映体表某两点（探查电极）之间的电位差，而不能反映某一点的实际电位变化。如果把心电图机的负极接在零电位（无关电极）上，探查电极接于人体体表的任何一点，就可测得该点的实际电位，这种导联方式称为加压肢体导联。包括 aVR、aVL、aVF 导联。（图5-1-10）

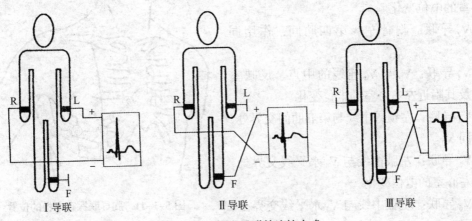

Ⅰ导联　　　　Ⅱ导联　　　　Ⅲ导联

图 5-1-9　标准导联的连接方式

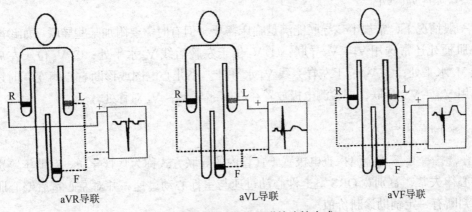

aVR导联　　　　aVL导联　　　　aVF导联

图 5-1-10　加压肢体导联的连接方式

实线表示 aVR、aVL、aVF 导联检测电极与正极连接，虚线表示其余二肢体电极同时与负极连接构成中心电端

　　aVR 导联：即加压右上肢导联，探查电极置于右上肢并与心电图机正极相连，左上、下肢构成无干电极并与心电图机负极相连。主要反映右心室的电位变化。

　　aVL 导联：即加压左上肢导联，探查电极置于左上肢并与心电图机正极相连，右上肢与左下肢构成无干电极并与心电图机负极相连。主要反映左心室尤其是左室侧壁的电位变化。

　　aVF 导联：即加压左下肢导联，探查电极置于左下肢并与心电图机正极相连，左、右上肢构成无干电极并与心电图机负极相连。主要反映左心室尤其是左室下壁的电位变化。

2.胸导联（chest leads）　即将探测电极正极分别置于心前区一定部位，另将连接于右上肢、左上肢和左下肢的3个肢体导联的电极与心电图机的负极连接构成中心电端。常用的六个胸导联探测电极放置的位置（图5-1-11）是：

V_1导联：胸骨右缘第四肋间，主要反映右心室的电位变化。

V_2导联：胸骨左缘第四肋间，作用同V_1。

V_3导联：V_2与V_4连线的中点，反映室间隔及其附近左右心室的电位变化。

V_4导联：左锁骨中线与第五肋间交界处，作用同V_3。

V_5导联：左腋前线与V_4水平线交界处，反映左心室的电位变化。

V_6导联：左腋中线与V_4水平线交界处，作用同V_5。

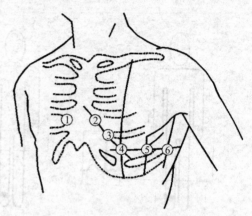

图 5-1-11　胸导联探查电极的位置

（二）附加导联

一般情况下，常规十二导联能满足临床需要，但有时需要附加某些导联。如诊断后壁心肌梗死还常选用$V_7 \sim V_9$导联：① V_7位于左腋后线V_4水平处；② V_8位于左肩胛骨线V_4水平处；③ V_9位于左脊旁线V_4水平处。小儿心电图或诊断右心病变有时还需要选用$V_{3R} \sim V_{6R}$导联，即检测电极放置在右胸部与$V_3 \sim V_6$对称处。

（三）特殊导联

1.食管导联　将金属探查电极置于食管内的导联方式称为食管导联。有助于鉴别复杂的心律失常，鉴别宽QRS室上性心动过速与室性心动过速，并对左心室后壁心肌梗死的判断有一定辅助诊断价值。

2.心腔内导联　将顶端带有电极的导管经静脉插入心房或心室的导联方式称为心腔内导联。心腔内心电图有助于复杂心律失常的鉴别、心脏电生理研究等。

3.希氏束电图导联　采用带多电极的心导管，经静脉插至右心房三尖瓣附近，经适当心电放大及频率过滤，用较快的纸速可记录到反映希氏束兴奋过程的图形，即希氏束电图。主要用于房室传导阻滞的定位、预激综合征、其他疑难心律失常的诊断。

4.监护导联　常用导联如下：① MCL_1导联：正极在V_1位置，负极在左肩，地线在右肩；② MCL_6导联：将MCL_1的正极置于V_6位置，即成MCL_6导联；③ CM_5导联：双极导联正极（左下肢电极）放在V_5位置，负极（右上肢电极）置于胸骨柄，用 II 导联记录；④ CC_5导联：双极导联正极（左下肢电极）放在V_5位置，负极（左上肢电极）置于V_5R处，用 III 导联记录。

（四）导联轴

在每一个标准导联正负极间均可画出一假想的直线，称为导联轴。导联轴的方向为该导联的负极指向正极。

1. 肢体导联轴　肢体导联电极主要放置于右上肢（R）、左上肢（L）、左下肢（F），连接此三点即成为所谓 Einthoven 的等边三角。为便于表明 6 个肢体导联轴之间的方向关系，分别将Ⅰ、Ⅱ、Ⅲ导联的导联轴平行移动，与 aVR、aVL、aVF 的导联轴一并通过坐标轴的中心点（相当于心电偶中心，即零电位点或中心电端），构成额面六轴系统（图 5-1-12）。此坐标系统采用 ±180°的角度标志。左侧为 0°，顺钟向角度为正，逆钟向为负。每个导联轴从中心点被分为正负两端，正极端用实线表示，负极端以虚线表示，每个相邻导联间的夹角为 30°。（图 5-1-13）

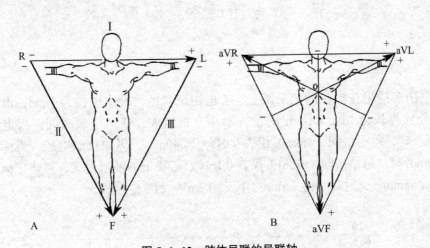

图 5-1-12　肢体导联的导联轴

（A. 标准导联的导联轴；B. 加压肢体导联的导联轴）

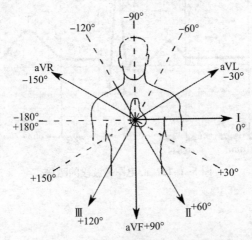

图 5-1-13　肢体导联的额面六轴导联轴

2.胸导联轴　胸导联的各探查电极所放置的部位基本上在心脏的同一水平面（即横面）上，按上述方法同样也可画出各胸导联的导联轴，即横面六轴系统（图5-1-14）。近探查电极侧为正，以实线表示；另一侧为负，用虚线表示。V_2与V_6之间的夹角为90°，V_1、V_2、V_4、V_5、V_6各轴之间的夹角均为30°，V_3平分V_2与V_4的夹角。

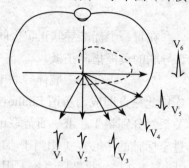

图5-1-14　胸导联的横面六轴系统

心电图常规有12个导联，其中6个肢体导联反映心脏在额面（上下、左右方位）的电位变化，而6个胸导联则反映心脏在横面（左右、前后方位）的电位变化。

第二节　心电图的测量和正常数据

一、心电图测量

心电图多描记在特殊的记录纸上，心电图记录纸，最小单位为1mm，由纵线和横线划分成边长为1mm×1mm的正方形小方格组成。横向反映时间，当走纸速度为25mm/s时，每小格间（1mm）代表0.04s（即40ms）；纵向反映电压，当标准电压1mV=10mm时，每小格间（1mm）代表0.1mV。若描记的波形过大，可将定标电压调整为1mV=5mm，此时每小格（1mm）代表0.2mV。（图5-1-15）

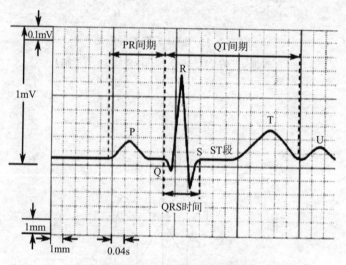

图5-1-15　心电图各波段的测量

（一）心率的测量

测量心率时，若无房室脱节，PP间期等于RR间期，可代表心动周期。心率测量方法有：①测量一个 RR（或 PP）间期，以秒（s）为单位，然后除 60 所得值即为心率，即心率（次/分）=60/RR（或 PP）间期，如测得 RR 间期为 0.8s，则心率为 60/0.8=75 次/分；②使用专门的心率尺直接读出相应的心率数；③测量 PP 间期或 RR 间期所占格数，直接采用查表法得出心率数。若有心律明显不齐，可采取多个心动周期的平均值来进行测算，一般需连续测量 5~10 个 PP 间期或 RR 间期，取其平均值，再计算心率。若有房室脱节，则应分别测量心房率和心室率。

（二）各波段时间的测量

1. 十二导联同步心电图仪　近年来临床上广泛使用更准确的十二导联同步心电图仪记录心电图，各波、段时间测量新的规定为：①测量 P 波的时间，应从十二导联同步记录中最早的 P 波起点测量至最晚的 P 波终点；②测量 QRS 波群的时间，从最早 QRS 群波起点测量至最晚的 QRS 波群终点；③测量 PR 间期，应从十二导联同步心电图中最早的 P 波起点测量至最早的 QRS 波群起点；④测量 QT 间期，应从十二导联同步心电图中最早的 QRS 波起点至最晚的 T 波终点的间距。

2. 单导联心电图仪　如果采用单导联心电图仪记录，仍采用以往的测量方法：① P 波及 QRS 波时间测量，选择 12 个导联中比较清晰的 P 波及 QRS 波进行，测量各波时间应自波形起点的内缘测量至波形终点的内缘；② PR 间期测量，应选择 12 个导联中有明显 P 波且有 Q 波的导联进行，自 P 波起点量至 QRS 波群的起点；③ QT 间期测量，应取 12 个导联中 T 波较为清晰、QT 间期最长的导联，从 QRS 波群起点量至 T 波终点的间距。

（三）各波段振幅的测量

各波段振幅的测量应遵循以下原则：① P 波振幅测量：参考水平应以 P 波起始前的水平线（基线）为准；②测量 QRS 波群、J 点、ST 段、T 波和 u 波振幅，统一采用 QRS 起始部水平线作为参考水平；③如果 QRS 起始部为一斜段（如受心房复极波影响、预激综合征等），应以 QRS 波起点作为测量参考点；④测量正向波的高度，应自参考水平线上缘垂直地测量到波的顶端；⑤测量负向波形的深度时，应自参考水平线下缘垂直地测量到波的底端。

（四）平均心电轴

心室除极过程中全部瞬间向量综合而成的平均心电向量（即平均 QRS 向量）的平均电势方向和强度，称为平均心电轴，简称心电轴（cardiac electric axis）。它是空间性的，但心电图中通常所指的心电轴是 QRS 环在额面上投影的平均心电轴（QRS 环在额面的指向）。可用任何两个肢体导联的 QRS 波群的电压或面积来计算心电轴。一般采用心电轴与 I 导联正（左）侧段之间的角度来表示平均心电轴的方向。因此除测定 QRS 波群电轴外，还可用同样方法测定 P 波和 T 波电轴。

1. 测定方法

（1）目测法：目测 I 导联和Ⅲ导联 QRS 波群的主波方向：①若 I 和Ⅲ导联的 QRS 主波均为正向波，可推断电轴不偏；②若 I 导联主波为负向波，Ⅲ导联主波为正向波，则电轴右偏；③若 I 导联主波为正向波，Ⅲ导联主波为负向波，则电轴左偏。（图 5-1-16）

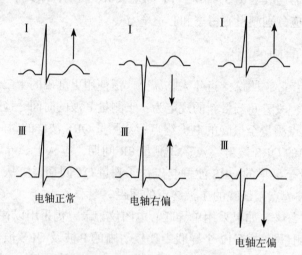

图 5-1-16　平均 QRS 心电轴目测法

（2）计算法：精确的方法可分别测算 I 导联和Ⅲ导联的 QRS 波群振幅的代数和，然后将其数值分别标记在六轴系统 I 导联及Ⅲ导联相应的位置上，并分别在此处画出 I 导联及Ⅲ导联的垂直线，求得两垂直线的交叉点，电偶中心点与该交叉点相连即为心电轴，该轴与 I 导联轴正侧的夹角即为心电轴的角度。（图 5-1-17）

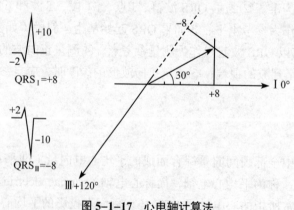

图 5-1-17　心电轴计算法

（3）查表法：根据计算出的 I 导联和Ⅲ导联 QRS 波群振幅代数和，可通过查表直接得出心电轴的度数。

2. 临床意义　正常心电轴的范围一般在 −30°~+90° 之间，心电轴在 0°~−30°，一般见于妊娠、肥胖、腹水、横位心等。心电轴的偏移，一般受心脏在胸腔内的解剖位置、左右心室的质量比、心室内传导系统的功能、激动在室内传导状态以及年龄、体型等因素影响，可出现以下情况：①心电轴左偏：电轴位于 -30° ~ -90°范围，见于左心室肥大、左前分支阻滞等；②心电轴轻度右偏：电轴位于 +90° ~ +120°范围，可见于正常婴幼儿、垂位心、轻度右心室肥大等；③心电轴显著右偏：电轴位于 +120° ~ +180°范围，可见于右心室肥大、左后分支阻滞等；④电轴极度右偏：电轴位于 -90° ~ -180°范围，近年主张定义为"不确定电轴"（indeterminate axis），不确定电轴可以发生在正常人（正常变异），多数为病理性，见于肺心病、冠心病、高血压等。（图5-1-18）

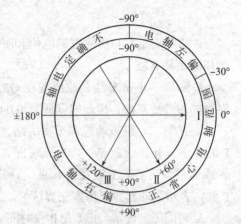

图 5-1-18　正常心电轴及其偏移

（五）心脏循长轴转位

从心尖部朝心底部方向观察，设想心脏循其长轴作顺钟向或逆钟向转位。正常情况下 V_3 或 V_4 导联 R 波与 S 波振幅大致相等，R/S=1，为左右心室过度区的波形。①顺钟向转位（clockwise rotation）：右心室向左、前转动，左心室向后推移，正常出现在 V_3 或 V_4 导联的过渡区波形转向左心室方向，出现在 V_5、V_6 导联上，可见于右心室肥大；②逆钟向转位（counterclockwise rotation）：左心室向右、前转动，正常出现在 V_3 或 V_4 导联的过渡区波形转向右心室方向，出现在 V_1、V_2 导联上，可见于左心室肥大。需要注意的是，心电图上的这种钟向转位图形的改变只提示心脏电位的变化，并非都是心脏解剖上转位的结果，正常人亦可见到（图5-1-19）。

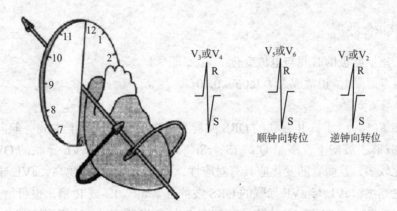

图 5-1-19　心电图转位示意图

二、正常心电图波形特点与正常值

（一）P 波

P 波反映左右心房除极的电位和时间变化。正常情况下，每一心动周期都应该出现规律的窦性 P 波。

1. 形态　正常窦性 P 波出现在 QRS 波群之前。在多数导联上呈钝圆形，有时可有轻微的切迹或双峰，但双峰间距< 0.04s。

2. 方向　心脏激动起源于窦房结，因此心房除极的综合向量指向左、前、下，窦性 P 波在 I、II、aVF、V₄ ~ V₆ 导联直立，aVR 导联倒置，其余导联可以直立、双向、倒置或低平均可。若 P 波在 II、III、aVF 导联倒置，在 aVR 导联 P 波直立，则称为逆行 P 波，表示激动起源于房室交界区。

3. 时间（宽度）　正常人 P 波时间一般< 0.12s。

4. 电压（振幅）　肢导联 P 波< 0.25mV，胸导联 P 波< 0.2mV。

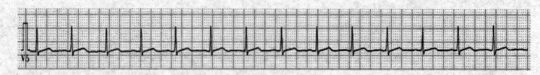

图 5-1-20　正常心电图

（二）PR 间期（或 PQ 间期）

从 P 波起点至 QRS 波群起点的间隔时间，又称房室传导时间。PR 间期与年龄及心率有关，心率在正常范围时，成人 PR 间期为 0.12 ~ 0.20s。在幼儿及心动过速的情况下，PR 间期相应缩短；在老年人及心动过缓的情况下，PR 间期可略延长，但一般不超过 0.22s。

（三）QRS 波群

代表心室肌除极的时间与电位变化。

1. 时间（宽度）　正常成人为 0.06 ~ 0.10s。

2. 形态与方向

（1）肢体导联：I、II 导联的 QRS 波群在电轴不偏的情况下主波一般向上；aVR 导联 QRS 波群主波向下，多呈 QS、rS、rSr' 或 Qr 型；III 与 aVL 导联的 QRS 波群主波方向变化较多，且两者的变化应具有对应性，即 III 导联正向波越高，aVL 导联负向波越深，反之亦然；aVL 与 aVF 导联的 QRS 波群可呈 qR、Rs 或 R 型，也可呈 rS 型。

（2）胸导联：自 V₁ 至 V₆ 的移行规律是 R 波逐渐增高，S 波逐渐变浅。V₁、V₂ 导联主波向下多呈 rS 型，R/S < 1；V₅、V₆ 导联主波向上可呈 qR、qRs、Rs 或 R 型，R/S > 1；V₃、V₄ 导联 R 波和 S 波的振幅大致相等，呈 RS 型，R/S ≈ 1。

（3）Q波：正常人胸导联及某些肢体导联可出现Q波，但Q波应小于同导联R波的1/4，时间 < 0.04s。主波向下的导联，aVR导联除外，V_1、V_2导联不应出现Q波，但可以呈QS型。超过正常范围的Q波称为异常Q波，见于心肌梗死、心肌炎、心肌病等。

3. R峰时间（R peak time） 又称室壁激动时间（ventricular activation time，VAT），即QRS波群起点至R波顶端垂直线的间距，表示心室壁激动从内膜到外膜的时间，可用于判断心室是否肥厚。正常成人V_1、V_2导联R峰时间 < 0.04s，V_5、V_6导联R峰时间 < 0.05s。

4. 电压

（1）肢体导联：R_{avR} < 0.5mV，R_{avL} < 1.2mV，R_{avF} < 2.0mV，R_I < 1.5mV，$R_I + R_{III}$ < 2.5mV。

（2）胸导联：R_{V1} < 1.0mV，$R_{V1} + S_{V5}$ < 1.2mV，R_{V5} < 2.5mV，$R_{V5} + S_{V1}$ < 4.0mV（男）或 3.5mV（女）。

（3）低电压：指6个肢体导联的QRS波群振幅（正向波和负向波振幅的绝对值之和）都 < 0.5mV，或6个胸导联的QRS波群振幅（正向波和负向波振幅的绝对值之和）都 < 0.8mV，常见于肥胖、肺源性心脏病、心肌炎、心肌病、广泛心肌梗死、心包积液、肺气肿等。

（四）J点

QRS波群的终末与ST段起始的交接点称为J点。J点多在等电位线上，通常随ST段的偏移而发生移位。

1. J点上移 因心室除极尚未完全结束，部分心肌已开始复极所致。

2. J点下移 由于心动过速等原因，使心室除极与心房复极并存，导致心房复极波（Ta波）重叠于QRS波群的后段，从而发生J点下移。

（五）ST段

为QRS波群终点到T波起点之间的线段。ST段抬高及压低是反映心肌损害的重要指标。正常ST段为一等电位线，有时可出现轻微偏移，但在任何导联中，ST段下移一般不应超过0.05mV；ST抬高，在肢体导联和$V_4 \sim V_6$导联不超过0.1mV，V_1、V_2导联不超过0.3mV，V_3不超过0.5mV。

（六）T波

代表心室快速复极的时间与电位变化。

1. 形态与方向 正常T波呈圆钝形，平滑而宽大，一般无切迹，其上升支稍平，下降支较陡。其方向一般与QRS波群的主波方向一致，T波方向在Ⅰ、Ⅱ、$V_4 \sim V_6$导联直立，aVR导联倒置，在其他导联可直立、倒置或双向。若V_1导联的T波向上，则$V_2 \sim V_6$导联就不应再向下。

2. 电压 在 R 波为主的导联中，T 波一般不应低于同导联 R 波的 1/10。在胸导联 $V_2 \sim V_4$ 中 T 波可高达 1.2 ~ 1.5mV。如 T 波振幅小于 R 波的 1/10，称为 T 波低平；在 R 波为主的导联中，如出现 T 波倒置、低平、双向，视为 T 波异常。

（七）QT 间期

QT 间期为 QRS 波群起点至 T 波终点，代表心室除极与复极的总时间。心率在 60 ~ 100 次 / 分时，QT 间期的正常值为 0.32 ~ 0.44s。QT 间期长短与心率密切相关，心率越快，QT 间期愈短，反之愈长。常用校正的 QT 间期（QTc）来减少心率对其的影响，通常采用 Bazett 公式计算，$QTc = QT/\sqrt{R-R}$，其正常最高值为 0.44s，超过此限即为 QT 间期延长。QT 间期延长常见于心肌损害、心室肥大、心室内传导阻滞、低血钾、低血钙及胺碘酮、奎尼丁等药物影响；QT 间期缩短可见于高血钙和洋地黄效应等。

（八）u 波

出现在 T 波之后 0.02 ~ 0.04s，u 波方向一般与同导联 T 波方向一致，宽约 0.12s。多见于 I、II 导联及胸导联，尤以 V_3 导联较明显。振幅低，肢导联一般小于 0.05mV，胸导联可高达 0.2 ~ 0.3mV。u 波明显增高常见于血钾过低，其次是服用奎尼丁、洋地黄、肾上腺素等药物，亦见于部分高血压、左心室肥大者；u 波倒置多见于高血钾、心肌梗死、冠心病等。

第三节　心房、心室肥大

一、心房肥大

心房肥大主要表现为心房的扩大，心房肌纤维增长变粗以及房间传导束牵拉和损伤，使整个心房肌除极综合向量增大、除极时间延长及方向发生变化。心电图上主要表现为 P 波振幅、除极时间及形态改变。

（一）右心房肥大

正常情况是右心房先除极，左心房后除极。当右心房肥大（right atrial enlargement）时，向前下的起始 P 波除极向量增大，除极时间延长，与稍后除极的左心房除极时间重叠（图 5-1-21），故左、右心房总的除极（P 波）时间并未延长，心电图主要表现为心房除极波（P 波）振幅增高。

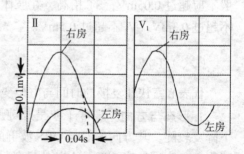

图 5-1-21　右心房肥大 P 波改变示意图

【心电图特征】

（1）P 波时间：正常，小于 0.12s。

（2）P波高尖：肢体导联 P 波 ≥ 0.25mV，胸导联 P 波 ≥ 0.20mV，以Ⅱ、Ⅲ、aVF 导联表现最为突出。V_1 导联 P 波直立时，振幅 ≥ 0.15mV，如 P 波呈双向时，其振幅的绝对值之和 ≥ 0.20mV。

【临床意义】以上 P 波改变常见于慢性肺源性心脏病、肺动脉瓣狭窄，故称"肺型 P 波"；还可见于房间隔缺损、三尖瓣病变等。

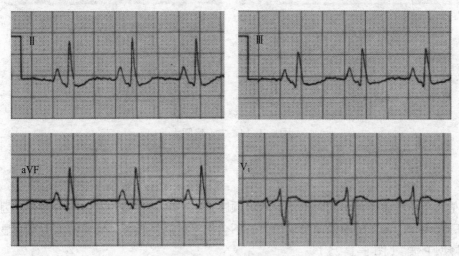

图 5-1-22　右心房肥大

（二）左心房肥大

当左心房肥大（left atrial enlargement）时，向左后的 P 波终末除极向量增大，除极时间延长（图 5-1-23），由于左房最后除极，使心房除极的总时间延长，心电图主要表现为整个 P 波增宽并形成显著双峰，后半部电压也增大。

【心电图特征】

（1）P波增宽：时间 ≥ 0.12s，P 波常呈前低后高的双峰型，两峰间距 ≥ 0.04s，在Ⅰ、Ⅱ、aVL 导联最为明显。

（2）PR段缩短：P 波时间与 PR 段时间之比 > 1.6。

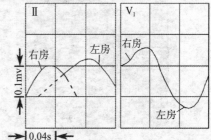

图 5 1 23　左心房肥大 P 波改变示意图

（3）V_1 导联上 P 波：常出现先正后负的 P 波，P 波终末部的负向波变深、变宽。将 V_1 负向 P 波的时间乘以负向 P 波振幅，称为 P 波终末电势（P-wave terminal force，Ptf）。左房肥大时，Ptf_{V_1}（绝对值）≥ 0.04mm·s。

【临床意义】上述 P 波改变常见于二尖瓣狭窄，故称"二尖瓣型 P 波"；亦可见于冠心病、高血压、慢性左心功能不全等。此外，心房内传导阻滞亦可出现 P 波双峰和 P 波时间 ≥ 0.12s，应注意鉴别。

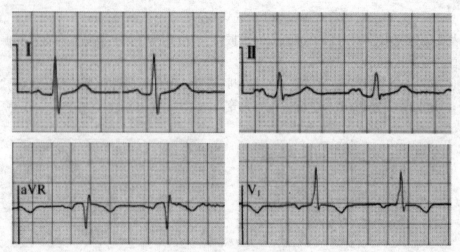

图 5-1-24　左心房肥大

（三）双侧心房肥大

　　左、右心房除极并非同时进行，除极顺序是右心房先除极，左心房后除极，因此当双心房肥大时，各自的除极向量均增大，不会相互抵消，既可见到异常高大又明显增宽的双峰型 P 波。（图 5-1-25）

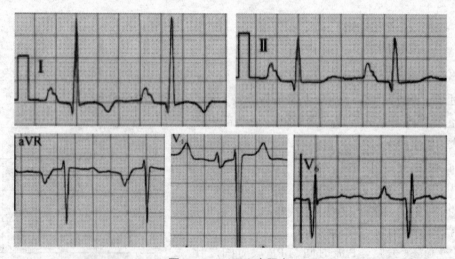

图 5-1-25　双心房肥大

【心电图特征】

　　（1）P 波改变：增宽≥ 0.12s，振幅≥ 0.25mV，双峰间距≥ 0.04s，Ⅱ、Ⅲ、aVF 导联明显。

　　（2）V₁ 导联：P 波双向，前部向上高尖，后部向下宽钝，上下振幅均超过正常范围。

　　【临床意义】双侧心房肥大常见于风湿性心脏病及某些先天性心脏病、扩张型心肌病等。

二、心室肥大

心室扩大或（和）肥厚系由心室舒张期或（和）收缩期负荷过重引起。心室肥大的心电图改变一般与下列因素有关：①心肌纤维增粗，心室除极所产生的综合向量增大，电压增高；②心室壁增厚、心室腔扩大，以及心肌细胞变性所致传导功能低下，使心室除极时间延长；③心室壁肥厚、劳损以及心室肌相对性供血不足，导致心室肌复极顺序发生改变。

（一）左心室肥大

正常情况下，左心室壁明显比右心室壁厚，故左、右心室除极综合向量表现中左心室占优势。当左心室肥大时，可使左心室占优势显得更加突出，出现相应的心电图改变，即引起面向左心室的导联（Ⅰ、aVL、V_5和V_6）其 R 波振幅增加，而面向右心室的导联（V_1和V_2）则出现较深的 S 波（图 5-1-26）。

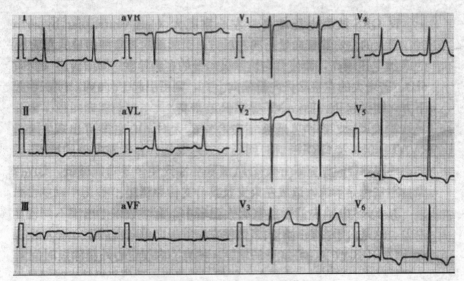

图 5-1-26　左心室肥大伴劳损

【心电图特征】

（1）QRS 波群电压增高：诊断标准如下：

胸导联：R_{V5} 或 $R_{V6} > 2.5mV$；$R_{V5} + S_{V1} > 4.0mV$（男性）或 3.5mV（女性）。

肢体导联：$R_Ⅰ > 1.5mV$；$R_{aVL} > 1.2mV$；$R_{aVF} > 2.0mV$；$R_Ⅰ + S_Ⅲ > 2.5mV$。

（2）QRS 波群时间延长：可达 0.10～0.11s，但一般 < 0.12s，V_5 室壁激动时间 > 0.05s。

（3）ST 段和 T 波改变：在以 R 波为主的 V_5、V_6 导联中，ST 段下移 > 0.05mV，T 波低平、双向或倒置；以 S 波为主的 V_1 导联，则反而可见直立的 T 波。ST-T 变化多为继发性改变，亦可能伴有心肌缺血。

（4）心电轴：额面 QRS 心电轴左偏。

以上诊断标准中，在 QRS 电压增高标准的基础上，符合条件越多，诊断可靠性越大。如仅有 QRS 电压增高，称为左室高电压；当 QRS 波群电压增高同时伴有 ST-T 改变时，传统上称为左室肥大伴劳损。

【临床意义】左心室肥大常见于高血压心脏病、二尖瓣关闭不全、主动脉瓣狭窄或关闭不全、冠心病、心肌病等。

（二）右心室肥大

右心室壁厚度仅有左心室壁的 1/3，轻度右心室肥大时，左心室除极向量仍占优势，综合向量改变不明显，仍指向左后下。只有当右心室壁的厚度达到相当程度时，才会使心室除极综合向量由左心室优势转向为右心室优势，使心电综合向量偏向右前方，导致位于右室面导联（V_1、aVR）的 R 波增高，而位于左室面导联（Ⅰ、aVL、V_5）的 S 波变深（图 5-1-27）。因此心电图对诊断明显的右心室肥大准确性较高，但敏感性较低。

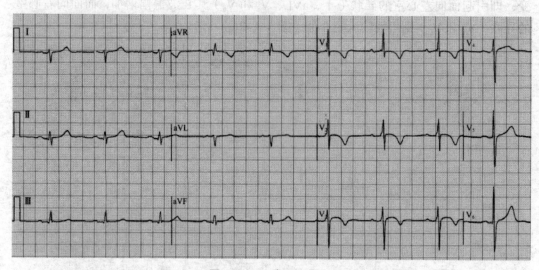

图 5-1-27　右心室肥大

【心电图特征】

（1）QRS 波群形态改变：① V_1 导联 R/S ≥ 1，呈 R 型或 Rs 型，重度右室肥大可使 V_1 导联呈 qR 型（心肌梗死除外）；② V_5 导联的 R/S ≤ 1 或 S 波比正常加深；③ aVR 导联的 R/q 或 R/S ≥ 1；④ $V_1 \sim V_6$ 导联 R/S < 1，呈 rS 型（慢性阻塞性肺病），即所谓极度顺钟向转位。

（2）右心室电压增高：① $R_{V_1} > 1.0mV$ 或 $R_{V_1} + S_{V_5} > 1.05mV$（重症 >1.2mV）；② $R_{aVR} > 0.5mV$。

（3）心电轴：右偏≥+ 90°（重症可 >+ 110°）。

（4）ST-T 改变：V_1 或 V_{3R} 等右胸导联 ST 段下移 > 0.05mV，T 波低平、双向或倒置等，传统上右心室肥大伴劳损属继发性 ST-T 改变。

（5）QRS 波群时间：正常，V_1 的室壁激动时间 > 0.03s。

诊断右心室肥大，可靠的诊断依据是 QRS 形态改变和电压增高及电轴右偏。一般说来，阳性指标愈多，超过正常范围越明显，诊断越可靠。

【临床意义】右心室肥大常见于慢性肺源性心脏病、风湿性心脏病（如二尖瓣狭窄）和先天性心脏病（如房间隔缺损、室间隔缺损及肺动脉瓣狭窄等）。

（三）双侧心室肥大

心电图对双心室肥大的诊断相当困难，心脏的左、右心室同时肥大时，肥大的左、右心室产生的向量可相互抵消，使心电图可无特殊改变，或仅反映占优势的一侧心室变化。（图 5-1-28）

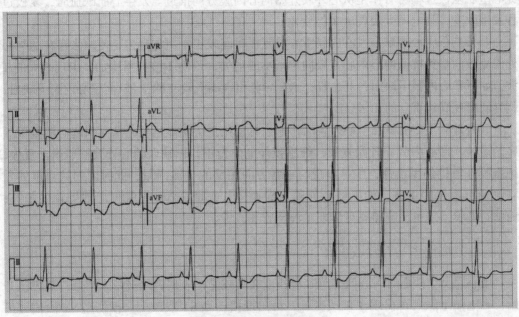

图 5-1-28　双侧心室肥大

【心电图特征】

（1）大致"正常"心电图：因双侧心室电压同时增高，而增加的除极向量方向相反，互相抵消，心电图表现为"正常"。

（2）单侧心室肥大心电图：当一侧心室肥大超过另一侧时，可表现出该侧心室肥大，而对侧心室肥大的图形被掩盖。

（3）双侧心室肥大心电图：既表现右室肥大的心电图特征（如 V_1 导联 R 波为主心电轴右偏等），又存在左室肥大的某些征象（如 V_5 导联 R/S > 1、R 波明显增高等）。

【临床意义】双侧心室肥大常见于风湿性心脏病（二尖瓣狭窄合并关闭不全）、二尖瓣及主动脉瓣联合瓣膜病、先天性心脏病（如室间隔缺损、动脉导管未闭）及心肌病等。

第四节　心肌缺血与 ST-T 异常改变

心肌缺血是冠状动脉供血不足的结果，常由冠状动脉粥样硬化引起，也可因冠状动脉痉挛所致。当心肌缺血时，心室复极不能正常进行，并可使缺血区相关导联发生 ST-T 的异常改变。心肌缺血的心电图改变类型取决于缺血的程度、持续的时间和缺血发生的部位。

一、心肌缺血的心电图类型

（一）缺血型 T 波改变

正常情况下，心外膜的动作电位时程较心内膜短，心外膜完成复极早于心内膜，因此心室肌复极过程可看作是从心外膜开始向心内膜方向推进。发生心肌缺血时，复极过程发生改变，心电图上表现出 T 波变化。

1. 心内膜下心肌缺血 心内膜下心肌复极时间较正常更加延迟，使原来存在的与心外膜复极向量相抗衡的心内膜复极向量减小或消失，致使 T 波向量增加，出现高大的 T 波。如下壁心内膜下缺血，Ⅱ、Ⅲ、aVF 导联出现高大直立的 T 波；前壁心内膜下缺血，胸导联出现高耸直立的 T 波。

2. 心外膜下心肌缺血 心外膜动作电位时程比正常明显延长，从而引起心肌复极顺序的逆转，即心内膜先开始复极，细胞膜外电位为正，而缺血的心外膜心肌尚未复极，细胞膜外电位仍呈负性，于是出现与正常方向相反的 T 波向量，此时面向缺血区的导联记录出倒置的 T 波。如下壁心外膜下缺血，Ⅱ、Ⅲ、aVF 导联可出现倒置的 T 波；前壁心外膜下缺血，胸导联可出现 T 波倒置。

（二）损伤型 ST 段改变

当心肌持续缺血时，心肌细胞除极速度亦会减慢，表现为除极尚未结束，复极已开始，心电图上除了可出现 T 波改变外，可出现损伤型 ST 段改变。损伤型 ST 段偏移可表现为 ST 段压低及 ST 段抬高两种类型。

1. ST 段压低 心肌损伤时，ST 向量从正常心肌指向损伤心肌。心内膜下心肌损伤时，ST 向量背离心外膜面指向心内膜，使位于心外膜面的导联出现 ST 段压低。（图 5-1-29）

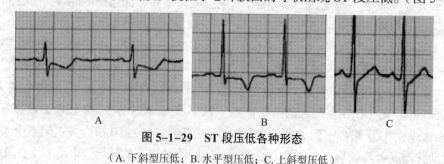

图 5-1-29　ST 段压低各种形态

（A. 下斜型压低；B. 水平型压低；C. 上斜型压低）

2. ST 段抬高 心外膜下心肌损伤时，ST 向量指向心外膜面导联，引起 ST 段抬高。（图 5-1-30）

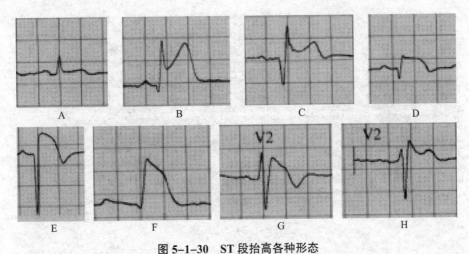

图 5-1-30　ST 段抬高各种形态

（A. 水平抬高；B. 上斜抬高；C. 弓背向下抬高；D、E. 弓背向上抬高；

F. 单向曲线弓背向上抬高；G. 下斜型抬高；H. 马鞍型抬高）

　　ST 段的上移和下移常表现为多种形态，其中下移时以水平型下移或下斜型下移对心肌缺血的诊断意义较大，而上移时以弓背向上的单向曲线最有意义。发生损伤型 ST 段改变时，对侧部位的导联常可记录到相反的 ST 段改变。另外，透壁性心肌缺血发生时，心电图常表现为心外膜下缺血（T 波深倒置）或心外膜下损伤（ST 段抬高）类型。原因是透壁性心肌缺血发生时，心外膜缺血范围常大于心内膜，且检测电极靠近心外膜缺血区，因此透壁性心肌缺血主要表现为心外膜缺血改变。

二、ST-T 改变的临床意义

　　心肌缺血的心电图可仅仅表现为 ST 段改变或者 T 波改变，也可同时出现 ST-T 改变。约 50% 心绞痛患者未发作时，心电图正常，心绞痛发作时可记录到 ST-T 动态改变。约 10% 的患者在心肌缺血发作时心电图可以正常或仅有轻度 ST-T 变化。

　　1. 急性心肌缺血（心绞痛）　发作为暂时性，一般 ≤ 15min。面对缺血部位的导联常出现 ST 段压低（水平型或下斜型下移 ≥ 0.1mV）和（或）T 波倒置、低平或双向。（图 5-1-31）

　　2. 慢性冠状动脉供血不足　有些冠心病患者心电图可呈持续性 ST 段改变（水平型或下斜型下移 ≥ 0.05mV）和（或）T 波低平、双向和倒置，而于心绞痛发作时出现 ST-T 改变加重或伪性改善。

　　3. 心外膜下心肌缺血或有透壁性心肌缺血　出现倒置深尖、双肢对称的 T 波（称之为冠状 T 波），这种 T 波改变亦见于心肌梗死患者。

　　4. 变异型心绞痛　暂时性 ST 段抬高常伴有高耸 T 波和对应导联的 ST 段下移，这是急性严重心肌缺血表现，如 ST 段持续性抬高，提示可能发生心肌梗死。

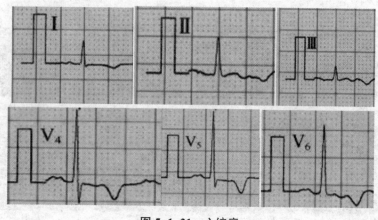

图 5-1-31　心绞痛

5.无疼痛性心肌缺血　临床无胸痛症状，但在心电图或动态心电图记录中出现一过性 ST-T 改变。

6.其他 ST-T 改变　其他疾病如心肌病、心肌炎、瓣膜病、心包炎、脑血管意外（尤其颅内出血）等均可出现此类 ST-T 改变；低钾血症、高钾血症等电解质紊乱，药物（洋地黄、奎尼丁等）影响，以及自主神经调节障碍也可引起非特异性 ST-T 改变；心室肥大、束支传导阻滞、预激综合征等可引起继发性 ST-T 改变。

第五节　心肌梗死

在冠状动脉病变的基础上（基本病因为冠状动脉粥样硬化，偶见冠脉栓塞、炎症、先天畸形、痉挛及冠状动脉口阻塞等），出现冠状动脉血供急剧减少或中断，使相应的心肌严重而持久地缺血达 20～30 分钟以上，即可发生急性缺血性坏死。心肌梗死是心血管疾病中最常见的危重急症。除了临床表现外，心电图的特征性衍变是确定心肌梗死诊断和判断病情的重要依据。

一、基本图形及机制

某支冠状动脉发生急性闭塞后，相应区域的心肌先后出现缺血、损伤和坏死的病理性改变，在心电图面对梗死区域的导联上可记录到上述三种病理改变，构成急性心肌梗死的特征性心电图图形。

1.缺血性改变　冠状动脉发生闭塞后，最早出现的是缺血性 T 波改变。缺血最早出现在心内膜下肌层，使面向缺血区的导联出现对称且高而直立的 T 波。若缺血发生在心外膜下肌层，则面向缺血区的导联出现对称的尖深的倒置 T 波。缺血使心肌复极时间延长，引起 QT 间期延长。

2.损伤型改变　若心肌组织缺血状态得不到改善，心肌细胞进一步损伤，则出现损伤型图形改变。主要表现为面向损伤心肌的导联出现 ST 段逐渐抬高并与 T 波融合构成一弓背向上的单向曲线。一般地说，损伤不会持久，要么恢复，要么进一步发生坏死。

3. 坏死型改变 持续的缺血使心肌细胞在损伤的基础上进一步发生变性、坏死，坏死的心肌细胞丧失电活动，不能除极与产生动作电流，而周围正常心肌仍照常进行除极，故心室的除极综合向量背离梗死区。由于心肌梗死主要发生在左心室内膜面，大部分心肌的除极在起始 0.04s 之前完成，所以"坏死型"的图形改变主要表现为面向梗死区的导联上出现负向波即病理性 Q 波（时间 ≥ 0.04s，振幅 ≥ 1/4R）或者呈 QS 波。

当冠状动脉一个较大分支突然发生闭塞致某一区域心肌发生梗死时，则该区域的中心部位为坏死区，坏死区的周围是损伤区，损伤区外周是缺血区。直接置于坏死区的电极记录到异常 Q 波或 QS 波；靠近坏死区周围受损心肌呈损伤型改变，记录到 ST 段抬高；而外边受损较轻的心肌呈缺血型改变，记录到 T 波倒置。在面对梗死区域的导联上，心电图上可同时出现坏死、损伤和缺血三种类型的图形改变。临床上，若心电图上病理性 Q 波、ST 段抬高及 T 波倒置三种改变同时存在，则急性心肌梗死的诊断基本确立。

二、心肌梗死的图形演变及分期

急性心肌梗死发生后，随着心肌缺血、损伤、坏死病理过程的发生，心电图的演变过程也有一定规律性。根据心电图图形的演变过程和演变时间可分为超急性期、急性期、亚急性期和陈旧期。（图 5-1-32）

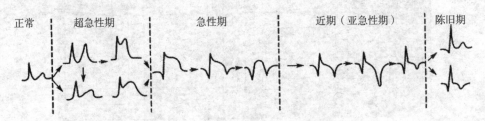

正常　超急性期　急性期　近期（亚急性期）　陈旧期

图 5-1-32　急性心肌梗死图形演变过程

1. 超急性期（急性损伤期） 急性心肌梗死后数分钟至数小时内发生，出现心内膜下心肌缺血和损伤的心电图改变，先产生高大的 T 波，以后迅速出现 ST 段斜型抬高，与高耸直立 T 波相连，尚未出现异常 Q 波。这些表现仅持续数小时，此期若治疗及时，有可能避免发展为急性心肌梗死或使已发生梗死的范围趋于缩小。

2. 急性期（发展期） 出现于梗死后数小时或数日，可持续数周，心电图呈现一个动态演变过程。ST 段呈弓背向上抬高，与直立的 T 波连接形成单向曲线，继而逐渐下降；出现异常 Q 波或 QS 波；T 波由直立开始倒置，并逐渐加深。在此期内坏死型的 Q 波、损伤型的 ST 段抬高和缺血型的 T 波倒置可同时出现。

3. 亚急性期（近期） 出现于梗死后数周至数月，以坏死及缺血图形为主要心电图特征。抬高的 ST 段降至基线，缺血型倒置 T 波由深逐渐变浅，坏死型 Q 波持续存在。

4. 陈旧期（愈合期） 出现在梗死后 3 ~ 6 个月或更久，ST 段和 T 波恢复正常，也可出现 T 波持续倒置、低平，趋于恒定不变，通常 70% ~ 80% 患者残留永久存在的坏死型 Q 波。如梗死面积小，随着瘢痕组织的缩小和周围心肌的代偿性肥大，其范围在数年后有可能明显缩小，异常 Q 波甚至消失。

近年通过对急性心肌梗死患者早期实施有效治疗（溶栓、抗栓或介入性治疗等），已显著缩短整个病程，并可使急性心肌梗死的心电图表现，不再呈现上述典型的演变过程。

三、心肌梗死的定位诊断

各部分心肌接受不同冠状动脉分支的血液供应，因此心肌梗死的范围与冠状动脉的分布一致，即左前降支闭塞引起左心室前壁、心尖部、下侧壁、前间隔、二尖瓣前乳头肌梗死，左回旋支闭塞引起左心室高侧壁、膈面和左心房梗死，右冠状动脉闭塞引起左心室膈面、后间隔、右心室梗死，左冠状动脉主干闭塞引起左心室广泛梗死。因此心电图图形改变常具有明显的区域特点，心肌梗死的定位主要根据心电图异常 Q 波或 QS 波出现于哪些导联而作出判断。（图 5-1-33、5-1-34）

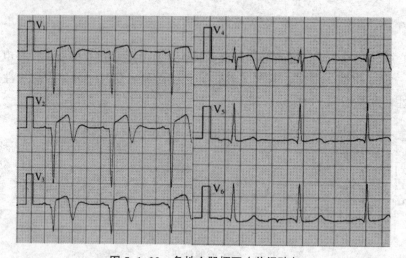

图 5-1-33　急性心肌梗死（前间壁）

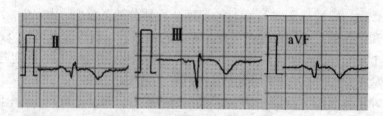

图 5-1-34　急性心肌梗死（下壁）

以下为相应导联与常见的梗死部位的定位关系：① $V_1 \sim V_3$ 反映前间壁梗死；② V_3、V_4、（V_5）导联反映前壁心肌梗死；③ I、aVL、V_5、V_6 导联反映侧壁心肌梗死；④ V_5、V_6 导联反映前侧壁心肌梗死；⑤ I、aVL 导联反映高侧壁心肌梗死；⑥ II、III、aVF 导联反映下壁心肌梗死时；⑦ V_7、V_8、V_9 导联反映正后壁心肌梗死；⑧ $V_1 \sim V_5$ 导联都出现异常 Q 波或 QS 波，则说明广泛前壁心肌梗死。在超急性期或急性期，可根据 ST-T 异常改变的导联来判断梗死的部位，一般单纯右心室游离壁梗死很少见，主要因为：①右冠状动脉粥样硬化的发生率低于左冠状动脉；②右心室血液供应受心肌节律性收缩与舒张的影响小；③右心室壁薄，血液供应容易直接从心腔内得到补充。左心室心肌梗死定位诊断见表 5-1-1。

表 5-1-1　左心室心肌梗死的定位诊断

	I	II	III	aVR	aVL	aVF	V$_1$	V$_2$	V$_3$	V$_4$	V$_5$	V$_6$	V$_7$	V$_8$	V$_9$
前间壁							+	+	+						
前壁									+	+	±				
前侧壁										±	+	+			
高侧壁	+				+										
广泛前壁	±				±		+	+	+	+	+	±			
后壁													+	+	+
下壁		+	+			+									

注：+表示该导联中出现坏死型 Q 波或 ST 段移位，± 表示该导联中可能出现坏死型 Q 波或 ST 段移位

四、心肌梗死的分类和鉴别诊断

（一）Q 波型和非 Q 波型心肌梗死

1. Q 波型心肌梗死　又称为"透壁性心肌梗死"，大块的梗死从心内膜下开始至心室壁 50% 以上，甚至累及心室壁全层，在相应导联上出现坏死型 Q 波，ST 段抬高和 T 波倒置，是临床上常见类型，常波及心包引起心包炎症，波及心内膜诱发心室腔内附壁血栓的形成。

2. 非 Q 波型心肌梗死　过去称为"非透壁性心肌梗死"，缺血坏死仅累及心室壁内层称心内膜下心肌梗死，心电图只表现为 ST 段抬高或压低及 T 波倒置，但不出现异常 Q 波，需要根据临床表现及其他检查指标明确诊断。近年研究发现，非 Q 波型梗死既可是非透壁性，亦可是透壁性，多见于多支冠状动脉病变。

（二）ST 段抬高性和非 ST 段抬高性心肌梗死

心电图上 Q 波的形成已是后期心肌坏死的表现，故 Q 波型和非 Q 波型心肌梗死的分类是一种回顾性分类，不适合临床工作的需要，目前强调以 ST 段是否抬高进行心肌梗死的分类。

1. ST 段抬高性心肌梗死　实际上当心肌缺血导致心电图上相应区域 ST 段抬高时，除变异型心绞痛外，表明冠状动脉闭塞已导致心肌全层损伤，伴有心肌标志物升高，多数进展为较大面积 Q 波型心肌梗死，临床上诊断为 ST 段抬高性心肌梗死。如处理及

时，充分开通闭塞血管，ST段抬高性心肌梗死可以不出现Q波。

2. 非ST段抬高性心肌梗死　如心肌缺血时不伴有ST段抬高，常为冠状动脉尚未完全闭塞，心肌缺血损伤尚未波及心肌全层，心电图可表现为ST段下移及T波倒置，有的可出现Q波，说明有未波及心肌全层的小范围坏死，临床上称为非ST段抬高性心肌梗死。此时若处理不当可进展为ST段抬高性心肌梗死。

近年临床上将ST段抬高性和非ST段抬高性心肌梗死，与不稳定心绞痛一起统称为急性冠脉综合征。以ST段改变对急性心肌梗死进行分类突出了早期干预的重要性。ST段抬高性和非ST段抬高性心肌梗死治疗对策不同，可根据心电图ST段是否抬高而选择正确的治疗方案，在Q波出现之前及时进行干预（溶栓、抗栓、介入治疗等），可挽救濒临坏死的心肌或减小梗死面积。

（三）心肌梗死的鉴别诊断

根据病史、典型的临床表现和心电图改变不难做出心肌梗死的诊断，但应与下列心电图改变鉴别：

1. ST段抬高　单纯的ST段抬高还可见于急性心包炎、变异型心绞痛、早期复极综合征等，应根据病史、有无异常Q波及典型ST-T演变过程加以鉴别。

2. 异常Q波　异常Q波还可见于下列情况：①感染或脑血管意外：可出现短暂QS或Q波，但缺乏典型演变过程，很快可以恢复正常；②心脏横位：可在Ⅲ导联出现Q波，但Ⅱ导联常正常；③顺钟向转位、左室肥大及左束支阻滞：V_1、V_2导联也可出现QS波，而非前间壁心肌梗死；④预激综合征：心电图在某些导联上可出现Q波或QS波；⑤右室肥大、心肌病、心肌炎：也可出现异常Q波。

只有同时出现异常的Q波、ST段抬高及T波倒置，并具有一定的演变规律，才是急性心肌梗死的特征性改变。

第六节　心律失常

一、概述

心脏特殊的传导系统由负责正常心电冲动形成及传导的心肌构成，包括窦房结、结间束（前、中、后结间束）、房间束（起自前结间束）、房室交界区（房室结、希氏束）、束支（左、右束支，其中左束支又分前分支和后分支）及浦肯野纤维。正常人的心电活动始于窦房结，并按心脏特殊的传导系统顺序激动，先兴奋心房，同时经结间束传导至房室结，激动在此延迟0.05~0.07s，然后沿希氏束、左、右束支、浦肯野纤维顺序传导，最后兴奋心室。这种先后有序的电激动传导，引起一系列的电位变化，并与每一心动周期顺序出现的心电变化密切相关。如果心脏激动的起源异常或（和）传导异常及频率异常，称为心律失常（arrhythmias）。心律失常的种类繁多，临床表现各异，心电图是诊断心律失常最基本、最常用的方法。一般按发生机制分为：

（一）激动起源异常

1. 窦性心律失常 指窦房结起搏点本身激动的程序与规律异常导致的心律失常，包括窦性心动过速、窦性心动过缓、窦性心律不齐、窦性停搏。

2. 异位心律 指心脏激动全部或部分起源于窦房结以外的部位，异位心律又分为主动性心律与被动性心律。

（1）主动性心律：包括早搏（房性、交界性、室性）、阵发性与非阵发性心动过速（房性、房室交界性、室性）、扑动（心房、心室）与颤动（心房、心室）。

（2）被动性心律：包括逸搏与逸搏心律（房性、交界性、室性）。

（二）激动的传导异常

1. 生理性传导障碍 包括干扰与脱节（包括心脏各个部位）。

2. 病理性传导阻滞 包括传导延缓、传导中断，主要有窦房阻滞、房内阻滞、房室阻滞（一度、二度Ⅰ型和Ⅱ型、三度）、室内阻滞（左、右束支阻滞，左束支分支阻滞）。

3. 意外传导 包括超常传导、裂隙现象、维登斯基现象。

4. 传导途径异常 为激动传导通过房室之间的附加异常旁路，使心肌某一部分提前激动，常见的如预激综合征。

二、窦性心律及窦性心律失常

（一）窦性心律

窦房结为正常心脏的起搏点，这种起源于窦房结的心律，称为窦性心律（sinus rhythm）。成人静息心率的正常范围一般为 60～100 次 / 分。（图 5-1-35）

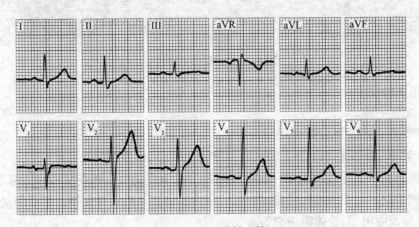

图 5-1-35 窦性心律

【心电图特征】

（1）P 波规律出现，P 波在Ⅰ、Ⅱ、aVF、V₄ ~ V₅ 导联直立，在 aVR 导联倒置。

（2）P-QRS-T 规律出现，频率为 60～100 次 / 分。

（3）PR 间期 0.12 ~ 0.20s。

（4）PP 间期差异 < 0.12s。

（二）窦性心律失常

1. 窦性心动过速　指成人窦性心律的频率超过 100 次 / 分。（图 5-1-36）

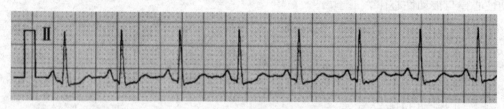

图 5-1-36　窦性心动过速

【心电图特征】

（1）窦性心律。

（2）成人 P 波频率超过 100 次 / 分，一般不超过 160 次 / 分。

（3）可有 ST 段上斜型下移及 T 波低平。

【临床意义】生理情况下，窦性心动过速见于运动、精神紧张、情绪激动等；病理情况下，见于发热、贫血、甲亢、缺氧、休克、心功能不全，以及麻黄素、阿托品、肾上腺素等药物作用。

2. 窦性心动过缓　指成人窦性心律频率低于 60 次 / 分。（图 5-1-37）

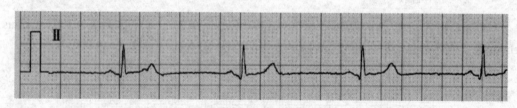

图 5-1-37　窦性心动过缓

【心电图特征】

（1）窦性心律。

（2）成人 P 波频率小于 60 次 / 分。

（3）常并存窦性心律不齐，即在同一导联 PP 间期相差超过 0.12s。

【临床意义】在生理情况下，窦性心动过缓见于运动员、长期从事体力劳动者及老年人；病理情况下见于病态窦房结综合征、颅内压增高、阻塞性黄疸、甲状腺功能减退、洋地黄过量及应用 β 受体阻滞剂等。

3. 窦性心律不齐　指窦房结发出的激动出现明显的节律不整。（图 5-1-38）

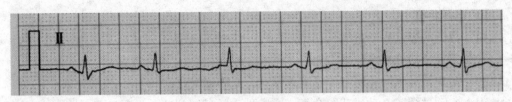

图 5-1-38 窦性心律不齐

【心电图特征】

（1）窦性心律。

（2）在同一导联上 PP 间期不匀，最长的 PP 间距与最短的 PP 间距之差超过 0.12s。

【临床意义】

（1）呼吸性窦性心律不齐：与呼吸有关，吸气时增快，呼气时减慢，屏气时节律不齐消失，常见于青少年、自主神经功能不稳定者，多无临床意义。

（2）非呼吸性窦性心律不齐：与呼吸无关，屏气时依然存在节律不齐，见于心脏病患者或服用洋地黄类药物。

4. 窦性停搏　指在规律的窦性心律中，在一段时间内窦房结暂时停止发放激动，以至心房和心室活动相应暂停的现象，又称窦性静止。（图 5-1-39）

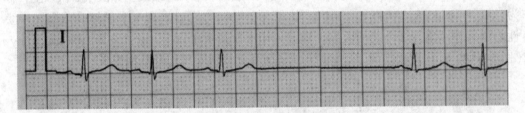

图 5-1-39 窦性停搏

【心电图特征】

（1）规则的 PP 间距中突然出现 P 波脱落，在很长一段时间内无 P 波。

（2）长 PP 间期与窦性 PP 间期无倍数关系。

（3）较长的窦性停搏时，常伴有交界性或室性逸搏或逸搏心律。

【临床意义】窦性停搏可由迷走神经张力过高、洋地黄与胺碘酮等药物作用、高血钾、急性心肌梗死、心肌炎、心肌病等引起。长时间的窦性停搏若无逸搏出现，导致长时间心脏停搏，患者可出现头晕、昏厥甚至阿斯综合征发作。

5. 病态窦房结综合征　是由窦房结病变，导致功能减退，引起多种心律失常的综合表现。（图 5-1-40）

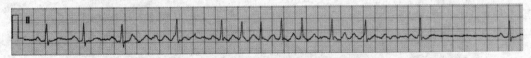

图 5-1-40 病态窦房结综合征（慢 - 快综合征）

【心电图特征】

（1）持续的窦性心动过缓，心率＜50次/分，且不易用阿托品等药物纠正。

（2）窦性停搏或窦房传导阻滞。

（3）窦房传导阻滞和房室传导阻滞并存，此即称为双结病变。

（4）心动过缓－心动过速综合征，在窦性心动过缓基础上，出现室上性快速心律失常（房速、房扑、房颤等），又称为慢－快综合征。

【临床意义】病态窦房结综合征常见于甲状腺功能减退，某些感染（布氏杆菌病、伤寒等），心肌纤维化、脂肪浸润、退行性变等损害窦房结及窦房结周围组织，心房肌损害（尤其是病毒性心肌炎），窦房结动脉供血减少等疾病。

三、期前收缩

期前收缩（premature contraction）又称过早搏动（简称早搏），是指窦房结以外的异位起搏点提前发出的激动引起的心脏局部或全部搏动，是临床最常见的心律失常。期前收缩按照异位起搏点产生的部位，分为房性、交界性和室性期前收缩，其中以室性期前收缩最为常见，房性次之，交界性则较少见。

根据期前收缩出现的频率可分为偶发期前收缩（≤5次/分）和频发期前收缩（≥6次/分）。如每1个窦性心搏后均出现1个期前收缩，连续发生3次或3次以上，称为二联律（bigeminy）（图5-1-41）；如每2个窦性心搏后出现1个早搏，或每1个窦性心搏后连续出现2个期前收缩，连续发生3次或3次以上，称为三联律（trigeminy）（图5-1-42）。连续出现的2个早搏称为连发早搏或成对出现的早搏。

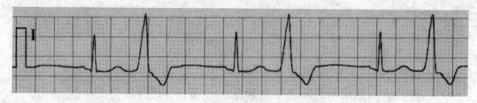

图 5-1-41　室性期前收缩二联律

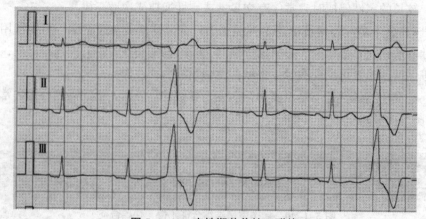

图 5-1-42　室性期前收缩三联律

提早出现的异位搏动常因代替了下一个正常的窦性心搏而在其后出现一个较长的间歇，称为代偿间歇（compensatory pause）。若期前收缩前后两个窦性 P 波的间距小于正常 PP 间距的两倍，称为不完全代偿间歇；若期前收缩前后的两个窦性 P 波间距等于正常 PP 间距的两倍，称为完全性代偿间歇。由于房性异位搏动常逆传侵入窦房结，使其提前释放激动，引起窦房结节律重整，因此房性早搏大多为不完全性代偿间歇；而房室交界性和室性早搏因距窦房结较远，不易侵入窦房结，故往往表现为完全性代偿间歇。

异位搏动与其前窦性搏动之间的时距称为联律间期（coupling interval），又称配对间期，反映期前收缩提前的程度。房性早搏的联律间期从异位 P′波起点测量至其前窦性 P 波起点；室性早搏的联律间期应从异位搏动的 QRS 波群起点测量至其前窦性 QRS 波群的起点。插入在 2 个邻近的正常窦性心搏之间的早搏，其后无代偿间歇，称为插入性早搏（interpolated premature complexes）。

同一导联中期前收缩的形态及联律间期均相同，表示激动来自同一异位起搏点，称为单源性早搏（monophyletic premature beat）；同一导联中出现 2 种或 2 种以上形态不同且联律间期不等的期前收缩，表明激动来自 2 个或 2 个以上异位起搏点，称为多源性早搏（multifocal premature beat）；若早搏的形态虽异，但联律间期相等，称为多形性早搏（polytypism premature beat）；若早搏的形态相同而联律间期不等，则应考虑为平行收缩型早搏（parasystolic premature complexes）。

（一）房性期前收缩

起源于窦房结以外心房任何部位的异位起搏点所引起的期前收缩称为房性期前收缩（premature atrial contraction）。（图 5-1-43）

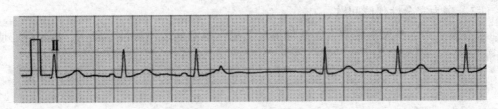

图 5-1-43　房性期前收缩

【心电图特征】
（1）提前出现的异位 P′波，形态与窦性 P 波不同。
（2）P′R 间期 > 0.12s。
（3）多为不完全性代偿间歇。

房性异位搏动向下传导时，如房室交界区或心室处于绝对不应期，则异位的 P′波后无 QRS-T 波，称为未下传的房性期前收缩；如房室交界区处于相对不应期，则可使激动在房室交界区传导延缓，出现 P′R 间期延长；如心室处于相对不应期，P′波下传心室，但激动在心室内的传导出现延缓及途径改变，引起 QRS 波群增宽变形，称为房性早搏伴室内差异性传导。

【临床意义】吸烟、饮酒、咖啡等可诱发房性期前收缩；各种器质性心脏病都可发生房性期前收缩，常见于二尖瓣病变、心肌炎、甲状腺功能亢进、肺源性心脏病等。

（二）交界区性期前收缩

起源于房室交界区的异位起搏点所引起的期前收缩称为房室交界性期前收缩（premature junctional contraction）。激动可向下传入心室产生形态正常的 QRS 波群，也可逆行传入心房产生逆行 P'波。（图 5-1-44）

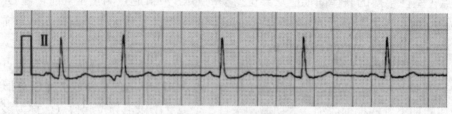

图 5-1-44 交界区性期前收缩

【心电图特征】

（1）提早出现的 QRS-T 波，形态基本正常，其前无窦性 P 波。

（2）提早出现的 QRS 波群之前或之后可有逆行 P'波。若激动先上传至心房，则逆行 P'波在 QRS 波群之前，P'R 间期 < 0.12s；若激动先下传至心室，则逆行 P'波在 QRS 波群之后，RP'间期 < 0.20s；若激动同时传至心房与心室，则出现逆行 P'波与 QRS 相重叠。

（3）多为完全性代偿间歇。

【临床意义】可见于正常人，病理情况下见于冠心病、风湿性心脏病、先天性心脏病等。

（三）室性期前收缩

起源于希氏束分叉以下的异位起搏点所引起的期前收缩称为室性期前收缩（premature ventricular contraction）。（图 5-1-45）

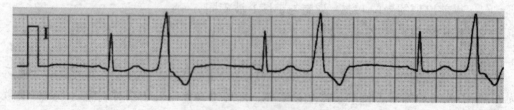

图 5-1-45 室性期前收缩

【心电图特征】

（1）提前出现宽大畸形的 QRS 波群，时限 > 0.12s，其前无 P 波或无相关的 P 波。

（2）T 波方向与 QRS 波群主波方向相反。

（3）多为完全性代偿间歇。

【临床意义】正常人和各种心脏病患者均可发生。心肌缺血、缺氧，洋地黄、奎尼丁等药物中毒，电解质紊乱（低钾、低镁等），烟酒过量，精神刺激等，均可诱发室性期前收缩，常见于高血压、冠心病、心肌病、风湿性心脏病、二尖瓣脱垂患者。

四、异位性心动过速

异位性心动过速即早搏的连续状态，是心脏异位起搏点的兴奋性增高或折返激动而引起的快速异位心律，一般指早搏连续发生 3 次或 3 次以上。根据异位起搏点的部位可分为房性、房室交界性及室性心动过速，其中房性与交界性心动过速因发作频率过快，P 波埋入 T 波内不易辨认，故统称为室上性心动过速。

（一）阵发性室上性心动过速

阵发性室上性心动过速（paroxysmal supraventricular tachycardia）是指希氏束或希氏束以上的组织参与所形成的快速且规则的心动过速。临床上包括房室结折返性心动过速、房室折返性心动过速、窦房结折返性心动过速、房内折返性心动过速、自律性房性心动过速。折返是各种心律失常最常见的发生机制，是指心脏的一次激动经过环形传导途径，又回到或指向激动的起始部位的现象。（图 5-1-46）

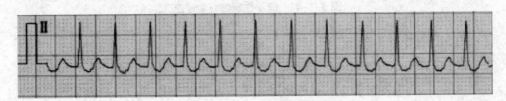

图 5-1-46 阵发性室上性心动过速

【心电图特征】

（1）连续 3 次或 3 次以上的房性或房室交界性早搏，频率多在 160 ~ 250 次 / 分，节律快而规则，可突然发生又可突然停止。

（2）QRS 波群形态基本正常，时间 ≤ 0.10s。有心室内差异性传导时，QRS 波群畸形、增宽。

（3）ST-T 可无变化，也可见 ST 段下移和 T 波倒置。

（4）如果能确定房性 P′波的存在，且 P′R 间期 ≥ 0.12s，可称为房性心动过速；如为逆行 P′波，P′R 间期 < 0.12s 或 RP′间期 < 0.20s，则可称为房室交界性心动过速；如不能明确异位起搏点的位置，则统称为室上性心动过速。

【临床意义】阵发性室上性心动过速常见于无器质性心脏病的患者，可因情绪激动、精神紧张、疲劳过度、烟酒过量等诱发。阵发性室上性心动过速也可见于器质性心脏病患者，如冠心病、风湿性心脏病、慢性肺源性心脏病、甲亢等；低血钾和洋地黄中毒临床上室上性心动过速较多见。

（二）阵发性室性心动过速

阵发性室性心动过速（paroxysmal ventricular tachycardia）是指希氏束分叉以下，连续 3 个或 3 个以上的快速室性早搏所形成的异位心律，频率＞ 100 次 / 分。由于室性心动过速时异位起搏点的频率较窦性频率快，窦性激动下传到心室常遇到心室不应期，使窦房结只能控制心房而心室则由室性异位起搏点控制，形成房室分离现象。如能确定房室分离，可明确阵发性室性心动过速的诊断。但心电图上可因 P 波被 QRS 波群掩盖，而不易发现。室性心动过速可出现心室夺获，指从心房传下来的激动（常为窦性激动），偶可落在心室的反应期引起的正常形态的 QRS 波群，心电图表现为形态正常的 QRS 波群提早出现，其前有相关 P 波。如果心室夺获时室性异位激动又几乎同时激动心室另一部分，则产生室性融合波，心电图表现为 QRS 波群提早出现，其前有相关 P 波，QRS 波群形态介于心室夺获与室性异位 QRS 波群之间。（图 5-1-47）

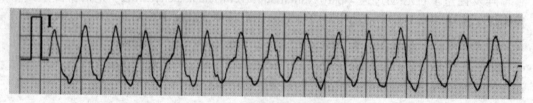

图 5-1-47　阵发性室性心动过速

【心电图特征】

（1）连续 3 次或 3 次以上室性早搏，频率多在 140 ~ 200 次 / 分，节律可略不齐。

（2）QRS 波群宽大畸形，时间 ≥ 0.12s，T 波方向与 QRS 波群主波方向相反。

（3）如能发现窦性 P 波，可见窦性 P 波的频率慢于 QRS 波群的频率，P 波与 QRS 波群之间无固定关系（房室分离）。

（4）偶可发生心室夺获或室性融合波（又称不完全性心室夺获），这是判断室性心动过速最可靠的依据。

【临床意义】室性心动过速绝大多数发生于器质性心脏病患者，最常见于冠心病、药物毒性反应及先天性 QT 间期延长综合征等。有基础器质性心脏病（尤其是心力衰竭）室性心动过速发作时，症状严重；室性心动过速如诱发心室颤动，将危及患者生命。

（三）非阵发性心动过速

非阵发性心动过速是指发生在心房、房室交界区或心室的心动过速，此类心动过速的机制是异位起搏点自律性增高，发作多有渐起渐止的特点。（图 5-1-48）

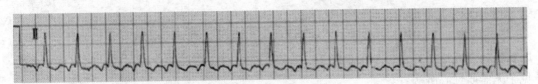

图 5-1-48 非阵发性心动过速

【心电图特征】

（1）频率比逸搏心律快，比阵发性心动过速慢，交界性心律频率多为 70～130 次 / 分，室性心律频率多为 60～100 次 / 分。

（2）由于心动过速频率与窦性心律频率相近，易发生干扰性房室脱节，出现各种融合波或夺获心搏。

【临床意义】非阵发性心动过速多发生于器质性心脏病。

五、扑动与颤动

扑动与颤动是发生在心房或心室的异位心律，主要为心肌的兴奋性增高，不应期缩短，同时伴有一定的传导障碍，形成环形激动及多发微折返。由于频率过快，心房或心室的电活动失去静止期，无论何时部分心肌总处于除极和复极中，致使心脏不能节律性地收缩舒张，呈现一种快速而不协调的低振幅活动。如发生在心房，可影响心房的收缩及房室间的顺序活动，使心室泵血能力有所下降；如发生在心室，可致心室射血功能基本丧失，诱发心跳骤停、猝死等严重的后果。扑动波快而规则，颤动波更快且不规则。

（一）心房扑动

心房扑动（atrial flutter，AFL）多为短阵发作，少数可呈持续性。典型房扑的发生机制属于房内大折返环路激动，常可转为心房颤动或窦性心律，如持续 1 周以上，则常转变为心房颤动。（图 5-1-49）

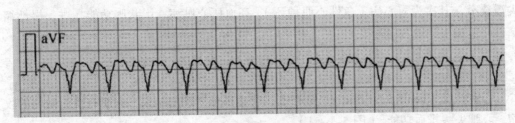

图 5-1-49 心房扑动

【心电图特征】

（1）P 波消失，代之以波形一致、间隔规则连续的锯齿状的房扑波（F 波），F 波间无等电位线，频率为 240～350 次 / 分，在 Ⅱ、Ⅲ、aVF 导联上明显。

（2）常以固定房室比例下传，如 1∶1、2∶1、3∶1 或 4∶1，心室律可规则，也可不规则，与房室传导比例是否固定有关。

（3）QRS 波群形态、时间一般正常。

【临床意义】心房扑动多见于心脏病变，如风湿性心脏病、高血压心脏病、冠心病、甲状腺功能亢进等；也可于用奎尼丁、胺碘酮或普鲁卡因胺治疗心房颤动时出现；少数见于无器质性心脏病者。

（二）心房颤动

心房颤动（atrial fibrillation，AF）可呈阵发性或持续性，可能是由数量不等的杂乱的微折返环所致。房颤时整个心房失去协调一致的收缩，心排血量降低，易形成附壁血栓，血栓脱落往往造成栓塞，尤其是脑栓塞。有些心房颤动可出现心室内差异传导，主要因为心室率过快，激动到来时，心室内传导组织尚未脱离相对不应期，在长 RR 间距后的相对不应期又延长，激动极易落在其中而发生室内差异性传导。（图 5-1-50）

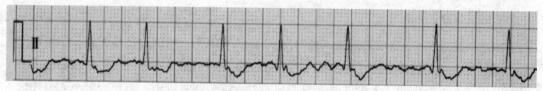

图 5-1-50　心房颤动

【心电图特征】

（1）P 波消失，代以大小不等、形态不同、间距不齐的房颤波（f 波），f 波频率为 350～600 次/分，在 V_1 导联最清楚。

（2）心室律绝对不规则。

（3）QRS 波群形态正常。若前一个 RR 间距偏长而与下一个 QRS 波相距较近时，易出现一个增宽变形的 QRS 波，可能是房颤伴有室内差异传导。

【临床意义】心房颤动多见于器质性心脏病，最常见于风湿性心瓣膜病，尤其是二尖瓣狭窄，其次为冠心病（急性心肌梗死）、高血压心脏病、甲状腺功能亢进、慢性缩窄性心包炎、洋地黄中毒等。

（三）心室扑动

心室扑动（ventricular flutter）是心室肌产生环形激动的结果，心肌有快而微弱的收缩，心脏失去排血功能。（图 5-1-51）

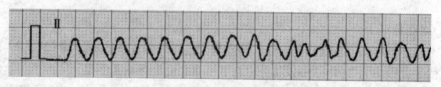

图 5-1-51　心室扑动

【心电图特征】

（1）无正常 QRS-T 波，代之以连续、快速而相对规则的大振幅波动。

（2）频率在 200～250 次 / 分。

【临床意义】心室扑动见于严重的器质性心脏病，心肌明显受损、缺氧或代谢紊乱的患者。室扑常不能持久，如不能很快恢复，便会转为室颤而导致死亡。心室扑动和心室颤动均是极严重的致死性心律失常。

（四）心室颤动

心室颤动（ventricular fibrillation）是由于心脏出现多灶性局部兴奋，以致完全失去排血功能，是心脏停跳前的短暂征象。（图 5-1-52）

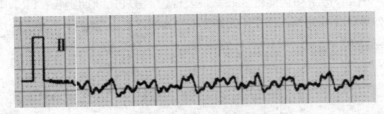

图 5-1-52　心室颤动

【心电图特征】

（1）P-QRS-T 波完全消失，出现大小不等、极不匀齐的低小波。

（2）频率在 200～500 次 / 分。

【临床意义】心室颤动可因急性心肌缺血或心电紊乱而发生，常见于冠心病、完全性房室传导阻滞及其他心脏病，也可见于触电、药物中毒等。室颤时患者迅即出现意识丧失，心音及大动脉搏动消失，血压测不到，全身抽搐，呼吸停止，抢救不及时则迅速死亡。一旦发生，应立即进行电击复律。

六、传导异常

心脏传导异常包括生理性传导障碍、病理性传导阻滞、意外传导、传导途径异常。

（一）传导阻滞

心脏任何部位的心肌不应期延长所引起的激动传导延缓或阻断称为心脏传导阻滞。传导阻滞多由传导系统的器质性损害引起，也可能是迷走神经张力增高引起的功能性抑制及药物作用。心脏传导阻滞按发生的部位分为窦房阻滞、房内阻滞、房室传导阻滞和室内阻滞。

1.窦房阻滞　常规心电图不能直接描记出窦房结的电位变化，故一度窦房阻滞观察不到。二度窦房阻滞可引起心房和心室漏搏（P-QRS-T 消失），三度窦房阻滞应注意与窦性停搏相鉴别。

（1）二度Ⅰ型窦房阻滞：窦房传导逐渐延长，直至一次窦性激动不能传入心房，PP间距逐渐缩短，于出现漏搏后PP间距又突然延长。

（2）二度Ⅱ型窦房阻滞：在规律的窦性PP间距中突然出现一个长间歇，这一长间歇恰等于正常窦性PP间距的倍数。

2. 房室传导阻滞 房室传导阻滞可发生在不同水平，常见有房内的结间束传导延缓、房室结和希氏束传导阻滞、左右束支或三支（右束支及左束支的前、后分支）同时出现传导阻滞。按阻滞程度分为Ⅰ度（传导延缓）、Ⅱ度（部分激动传导中断）和Ⅲ度（传导完全中断）。

【心电图特征】

（1）一度房室传导阻滞：由于房室传导组织的相对不应期明显延长，引起房室间的传导延缓，但每次心房激动仍能传入心室，表现为：①PR间期延长：PR间期≥0.21s，或在心率没有明显改变的情况下PR间期延长0.04s以上；②窦性P波之后均伴随QRS波群。（图5-1-53）

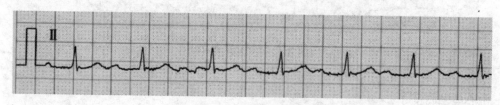

图 5-1-53　一度房室传导阻滞

（2）二度房室传导阻滞：传导组织病变区域的不应期延长，使心房激动的一部分落在不应期内而不能传入心室，心电图上形成部分P波后面QRS波群脱漏的现象。根据心电图的不同表现，二度房室传导阻滞通常分为两种类型：①二度Ⅰ型房室传导阻滞：P波规律地出现，PR间期逐渐延长，直到1个P波后脱漏1个QRS波群，漏搏后房室传导阻滞得到一定改善，PR间期又趋缩短，之后又复逐渐延长，如此周而复始地出现，称为文氏现象。通常房室传导比例常为3∶2、4∶3、5∶4等（图5-1-54）。②二度Ⅱ型房室传导阻滞（称Morbiz Ⅱ型）：P波有规律地出现，PR间期恒定（正常范围或延长），部分P波后无QRS波群，连续出现2次或2次以上的QRS波群脱漏者，称高度房室传导阻滞，房室传导比例常为3∶2、4∶3等。（图5-1-55）

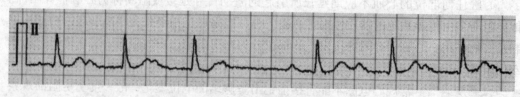

图 5-1-54　二度Ⅰ型房室传导阻滞

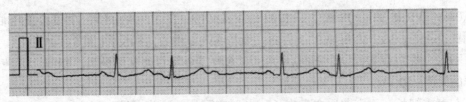

图 5-1-55　二度 II 型房室传导阻滞

（3）三度房室传导阻滞：由于房室传导组织的绝对不应期极度延长，使所有的心房激动都落在绝对不应期内而不能下传心室，房室传导完全阻断，又称完全性房室传导阻滞。此时心房由窦房结或房性异位起搏点控制，而心室由阻滞部位以下的某一异位起搏点控制，形成完全性房室分离，心房与心室分别由两个不同的起搏点控制，保持各自的节律。心电图表现为：P 波与 QRS 波群无固定关系，PP 间距与 RR 间距各有其固定的规律性，心房率大于心室率，QRS 波群形态正常或宽大畸形。当起搏点位于希氏束分叉以上，QRS 波群形态正常，心室率常为 40 ~ 60 次 / 分；当起搏点位于希氏束分叉以下，QRS 波群宽大畸形，心室率常在 40 次 / 分以下。（图 5-1-56）

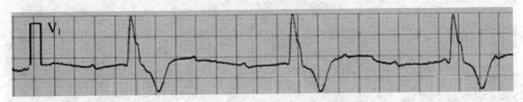

图 5-1-56　三度房室传导阻滞

【临床意义】房室传导阻滞可以是暂时性的，也可以是永久性的。一度和二度 I 型房室传导阻滞少数可见于正常人，因迷走神经张力过高引起；多见于风湿性心脏病、冠心病、病毒性心肌炎、高血钾及洋地黄、奎尼丁、β 受体阻滞剂等药物作用。二度 II 型及三度房室传导阻滞常见于心肌梗死、扩张型心肌病、原发性传导系统退行性变等。

3. 束支及分支传导阻滞　是指室内阻滞，希氏束进入心室后，在室间隔上方分为右束支和左束支，左束支又分为左前分支和左后分支，均可发生不同程度的传导障碍。一侧束支传导阻滞时，激动从健侧心室跨越室间隔后再缓慢地激动阻滞一侧的心室。根据 QRS 波群的时限是否 ≥ 0.12s，分为完全性束支传导阻滞与不完全性束支传导阻滞。完全性束支传导阻滞是指两侧束支的传导时间差别超过 40ms 以上，延迟传导一侧的心室就被对侧传导过来的激动所激动。

（1）右束支传导阻滞（right bundle branch block，RBBB）：右束支传导阻滞时，心室激动仍始于室间隔中部，自左向右，接着通过普肯耶纤维正常快速激动左心室，最后通过缓慢的心室肌传导激动右心室，因此 QRS 波群前半部接近正常，后半部 QRS 时间延长、形态改变。完全性右束支传导阻滞心电图表现：① QRS 波群时限 ≥ 0.12s；② V_1 或 V_2 导联 QRS 呈 rsR′型或呈 M 形；I、V_5、V_6 导联 S 波增宽而有切迹，其时限

≥ 0.04s；aVR 导联呈 QR 型，其 R 波宽而又切迹；③ V_1、V_2 导联 ST 段轻度压低，T 波倒置；④ I、V_5、V_6 导联 T 波方向一般与终末 S 波方向相反。（图 5-1-57）

不完全性右束支传导阻滞时，QRS 形态与完全性右束支传导阻滞相似，只是 QRS 波群的时间＜ 0.12s。

右束支细长，不应期比左束支长，由单侧冠状动脉分支供血，故易发生传导阻滞。可见于各种器质性心脏病，也可见于健康人。

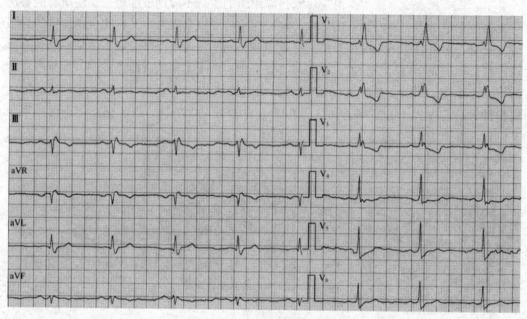

图 5-1-57　右束支传导阻滞

（2）*左束支传导阻滞*（1eft bundle branch block，LBBB）：发生左束支传导阻滞时，激动沿右束支下传，室间隔右下 1/3 处先除极，同时右心室前壁亦开始除极，然后缓慢地通过室间隔（约 0.04s）到达室间隔左侧及其附近的左心室壁。此后激动进一步沿室间隔向后上偏左推进，最后出现左心室游离壁的缓慢除极。在整个心室激动过程中，各个主要向量都指向左，由于左心室壁较右心室壁厚，因而激动扩布较右束支传导阻滞时更为迟缓。完全性左束支传导阻滞心电图表现：① QRS 波群时限≥ 0.12s；② QRS 波群形态改变，V_1、V_2 导联呈 rS 波或呈宽而深的 QS 波；I、aVL、V_5、V_6 导联 R 波宽钝，顶峰有切迹；③ V_5、V_6 导联 R 峰时限＞ 0.06s；④ ST-T 方向与 QRS 波群主波方向相反。QRS 心电轴可有不同程度的左偏。（图 5-1-58）

左束支粗而短，受双侧冠状动脉供血，不易发生传导阻滞。如有发生，大多为弥漫性心肌病变所致，常见于高血压心脏病、冠心病、主动脉瓣病变等，亦可见于各种心肌病及洋地黄、奎尼丁等药物影响。

（3）*左前分支传导阻滞*（1eft anterior fascicular block，LAFB）：正常情况下，激动沿左前分支和左后分支同时传导，左前分支传导阻滞时，只能通过左后分支传导，先激动室间隔后下部及左心室后下壁，然后通过浦肯野纤维再激动左心室前上壁，使整个心室除极。心电图表现：①心电轴左偏，在 –30° ~ –90°；②Ⅱ、Ⅲ、aVF 导联 QRS 波呈 rS 型，Ⅰ、aVL 导联呈 qR 型；③QRS 时间正常或轻度延长。（图 5-1-59）

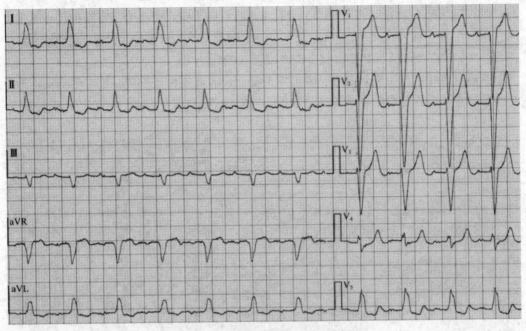

图 5-1-58 左束支传导阻滞

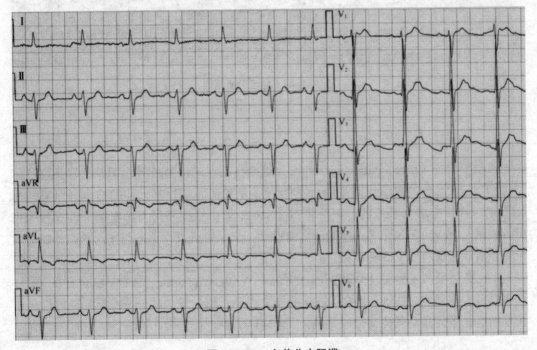

图 5-1-59 左前分支阻滞

左前分支细长，支配左心室左前上方，易发生传导障碍。常见于高血压、冠心病、心肌病等。

（4）左后分支传导阻滞（left posterior fascicular block，LPFB）：左后分支传导阻滞时，左心室激动沿左前分支传导，首先激动室间隔左前半部及左心室前侧壁，然后通过浦肯野纤维绕向左后分支的支配区，再激动左心室后下壁，使整个心室除极。心电图表现：①心电轴右偏，在 +90° ~ +180°；② QRS 时间 < 0.12s；③ I、aVL 导联 QRS 波呈 rS 型，III、aVF 导联呈 qR 型，且 q 波时限 < 0.025s。（图 5-1-60）

左后分支粗，向下向后分布于左心室的膈面，有双重血液供应，故左后分支传导阻滞少见。左后分支传导阻滞可见于高血压、冠心病等。

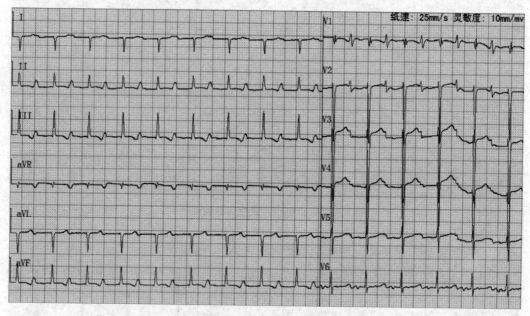

图 5-1-60　左后分支阻滞

（二）预激综合征

预激综合征（preexcitation syndrome）是指在正常的房室传导组织外还存在着"房室旁路"，导致心房冲动提前激动心室的一部分或全部。目前已知的房室旁路有：① Kent 束：连接心房与心室的一束纤维；② James 束：连接心房与房室结下部或希氏束的纤维束；③ Mahaim 纤维：连接房室结下部、希氏束或束支近端至室间隔肌部的纤维束。预激综合征有以下 3 种类型：

1. 经典型预激综合征（Wolff-Parkinsion-While syndrome，WPW 综合征） 窦房结激动或心房激动经 Kent 束的旁路纤维很快传导，预先激动部分心室肌，同时经正常房室结途径下传激动其他部分心室肌。（图 5-1-61）

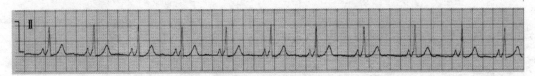

图 5-1-61 预激综合征

【心电图特征】

（1）PR 间期缩短 < 0.12s。

（2）QRS 起始部有预激波（delta 波）。

（3）QRS 波群增宽，时间 ≥ 0.12s。

（4）PJ 间期正常。

（5）可有继发性 ST-T 改变。

根据心电图上预激波和 QRS 波群主波的方向，可对旁路进行初步定位：①左侧旁路：预激波和 QRS 波群主波在胸导联 V_1、V_2 均向上；②右侧旁路：预激波和 QRS 波群主波在胸导联 V_1、V_2 向下。

2. LGL 综合征（Lown-Ganong-Levine syndrome） 又称短 PR 综合征。存在绕过房室结传导的旁路纤维 James 束或房室结内存在一条传导异常快的通道引起房室结加速传导。

【心电图特征】

（1）PR 间期 < 0.12s。

（2）QRS 起始部无预激波。

3. Mahaim 型预激综合征 激动沿 Mahaim 纤维下传，传导缓慢，呈递减性传导。

【心电图特征】

（1）PR 间期正常或长于正常值。

（2）QRS 波起始部可见预激波。

【临床意义】预激综合征多见于健康人，其主要危害是常可引发房室折返性心动过速及其他心律失常。目前临床上采用导管射频消融术已可对预激综合征进行彻底根治。

七、逸搏与逸搏心律

逸搏（escape beat）是高位节律点发生病变或受到抑制出现激动延迟、阻滞或停止发放，低位起搏点被动地发出冲动引起心房和心室激动。连续 3 个或 3 个以上的逸搏称为逸搏心律（escape rhythm），逸搏和逸搏心律具有保护作用。逸搏的 QRS 波群形态特点与各相应的早搏相似，差别是：早搏提前发生，系主动性异位节律；逸搏在长间歇后发生，属被动性异位节律。按逸搏发生的部位分为房性、房室交界性和室性逸搏。临床上房室交界性逸搏最为常见，其次是室性逸搏，房性逸搏则少见。

（一）房性逸搏心律

心房内分布着许多潜在节律点，频率多为 50 ~ 60 次 / 分，略低于窦房结。房性逸搏产生的 P' 波的形态决定于房性逸搏心律异位起搏点的部位。（图 5-1-62）

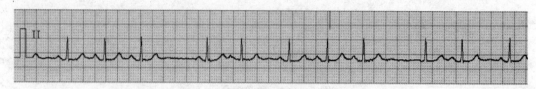

图 5-1-62　房性逸搏

【心电图特征】

（1）连续出现 3 个或 3 个以上的房性逸搏。

（2）P′波的形态可呈单源性，也可呈多源性，与窦性 P 波不同。

（3）房性逸搏心律频率在 50 ~ 60 次 / 分，很规则，但偶有不齐。

（4）P′R 间期 > 0.12s。

（5）QRS-T 波群与窦性相同。

【临床意义】房性逸搏及房性逸搏心律偶尔可在健康人中出现，是一种少见的被动性异位心律，多在重度窦性心动过缓、窦房结暂时被抑制、窦房阻滞、窦性停搏、房室传导阻滞、房性期前收缩长间歇之后发生。

（二）交界性逸搏心律

交界性逸搏心律为连续出现 3 次或 3 次以上的交界性逸搏，频率为 40 ~ 60 次 / 分。（图 5-1-63）

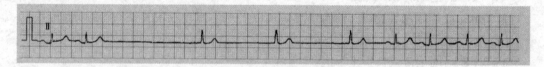

图 5-1-63　交界性逸搏心律

【心电图特征】

（1）P′波为逆行波。

（2）长间歇后延缓出现 QRS 波群，呈房室交界性搏动特征，慢而规则。

【临床意义】是最常见的逸搏心律，与迷走神经张力增高有关，见于显著的窦性心动过缓、窦性停搏以及三度房室传导阻滞等情况。

（三）室性逸搏心律

连续 3 个或 3 个以上的室性逸搏，即构成室性逸搏心律，频率一般为 20 ~ 40 次 / 分。（图 5-1-64）

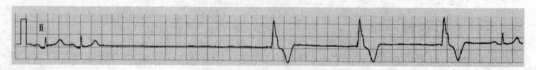

图 5-1-64　室性逸搏心律

【心电图特征】

（1）在较长的间歇后延迟出现宽大畸形的 QRS 波群，QRS 波群时间 ≥ 0.12s，慢而规则或不规则，T 波与 QRS 主波方向相反。

（2）QRS 波前无相关的 P 波。

（3）室性逸搏与窦性激动可形成室性融合波。

【临床意义】室性逸搏心律多见于双结病变或发生于束支水平的三度房室传导阻滞。

第七节　电解质紊乱和药物对心电图的影响

一、电解质紊乱对心电图的影响

血清电解质浓度的增高与降低，影响心肌的除极与复极及激动的传导，并可反映在心电图上。但心电图改变与血清中电解质水平并不完全一致。同时存在的各种电解质紊乱可互相影响，加重或抵消心电图改变。

（一）高血钾

细胞外血钾浓度超过 5.5mmol/L 称为高血钾（heperkalemia），高血钾时心肌除极缓慢，心肌自律性降低，兴奋性先升高后降低，激动传导延缓，复极过程缩短。高血钾可引发室性心动过速、心室扑动或颤动，甚至心脏停搏。（图 5-1-65）

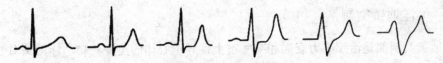

图 5-1-65　高血钾

（随血钾浓度增高，心电图的变化）

【心电图特征】

（1）T 波高尖，基底狭窄，双肢对称，胸导联明显。

（2）QRS 波群增宽，PR 间期及 QT 间期延长，R 波逐渐降低，S 波逐渐加深，ST 段下移，继而 P 波电压降低、增宽。

（3）严重高血钾时，P 波消失（窦室传导），QRS 波群增宽、畸形，PR 间期及 QT 间期进一步延长，心室率缓慢，T 波宽而对称。

【临床意义】高血钾常因机体摄钾过多而致，也可由血液浓缩或钾由细胞内转移至细胞外引起。

（二）低血钾

血清钾浓度低于 3.5mmol/L 时称为低血钾（hypokalemia）。低血钾导致心室复极障碍，心肌自律性、兴奋性增高，传导延缓，出现房性心动过速、多源性室性期前收缩及室性心动过速等各种心律失常。

低血钾时引起的心电图变化示意图见图 5-1-66。典型改变为 ST 段压低，T 波低平或倒置以及 u 波增高（u 波 > 0.1mV，或 u/T > 1，或 T-u 融合、双峰），QT 间期一般正常或轻度延长，表现为 QT-u 间期延长。明显的低血钾可使 QRS 波群时间延长，P 波振幅增高。低血钾可引起房性心动过速、室性异位搏动和室性心动过速、室内传导阻滞、房室传导阻滞等各种心律失常。

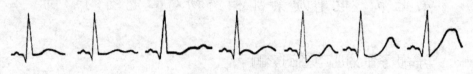

图 5-1-66　低血钾

（随血钾浓度降低，心电图的变化）

【心电图特征】

（1）ST 段下移 ≥ 0.5mV，T 波低平、双向或倒置。

（2）u 波增高（V_2、V_3 导联最显著），可达 0.1mV 以上，甚至超过同导联 T 波。

（3）T 波与 u 波可部分融合而呈"驼峰状"。

【临床意义】低血钾常见于机体缺钾，但也可见于血液稀释或血钾转移至细胞内。

二、药物对心电图的影响

（一）洋地黄类制剂

洋地黄类制剂是治疗心力衰竭和某些室上性异位心律的重要药物。洋地黄对心电图的影响可分为治疗剂量时所产生的洋地黄效应和洋地黄中毒时所致心律失常两类。

1. 洋地黄效应　洋地黄直接作用于心室肌，加速心室肌的复极，因而动作电位时程缩短。（图 5-1-67）

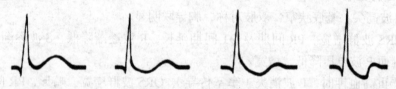

图 5-1-67　洋地黄效应

（随洋地黄作用增大，心电图的变化）

【心电图特征】

（1）ST 段下垂型压低。

（2）T 波低平、双向或倒置，双向 T 波初始部分倒置，终末部分直立变窄，呈"鱼钩型"。

（3）QT 间期缩短，u 波振幅增大。

2. 洋地黄中毒 各种心律失常是洋地黄中毒的主要表现。常见的心律失常有：

（1）室性心律失常：室性早搏最常见，可见二联律、三联律、多源性室性早搏或成对出现的室性早搏，以及室性心动过速、心室扑动或颤动。

（2）阵发性心动过速：阵发性室性心动过速较多见。

（3）房性心律失常：阵发性房性心动过速、心房扑动或颤动。

（4）房室传导阻滞：各种程度均可生现。

（5）窦性心律失常：如窦性心动过缓、窦性停搏及窦房阻滞。

（二）抗心律失常药物

1. 奎尼丁 奎尼丁属 I_A 类抗心律失常药物，对心电图有较明显作用。奎尼丁治疗剂量和奎尼丁中毒时对心电图影响不同。

（1）奎尼丁治疗剂量：心电图特征：① QT 间期延长；② ST 段下移，T 波低平或倒置；③ u 波增高；④ P 波增宽，有切迹，PR 间期稍延长。

（2）奎尼丁中毒：心电图特征：① QRS 波群时间明显延长；② QT 间期明显延长；③房室传导阻滞、窦性心动过缓、窦性静止或窦房阻滞；④各种室性心律失常：如扭转型室性心动过速，甚至室颤，可引起晕厥和突然死亡。

2. 其他药物 如胺碘酮、索他洛尔等，可使心电图 QT 间期延长。

第八节 心电图的分析方法和临床应用

一、心电图分析方法和步骤

心电图检测技术本身存在一定的局限性，并且受个体差异的影响。因此在临床上要充分发挥心电图检查的诊断作用，应熟练掌握心电图分析的方法和技巧，并善于把心电图的各种变化与临床情况紧密结合，才可能对心电图做出正确的判断。

1. 确定心电图描记是否标准 检查各导联心电图标记有无错误、定准电压是否正确、纸速如何、有无基线不稳、灵敏度、伪差和交流电干扰等各项性能指标是否符合规定的标准和要求。心电图检查应常规描记十二导联的心电图，疑有右室肥大或右室心肌梗死时应加做 $V_{3R} \sim V_{5R}$ 导联；怀疑后壁心肌梗死应加做 $V_7 \sim V_9$ 导联。描记长度最好能达到重复显示具有异常改变的周期。

2. 分析心律 根据 P 波的有无、方向与形态、顺序及其与 QRS 波群的关系，确定基本心律是窦性心律还是异位心律，异位心律应进一步判定类型。

3. 心电图的定性和定量分析 选择适当的导联测量 PP 间距或 RR 间距，计算心房率和心室率；测定 PP 或 RR 间距、PR 间期、QT 间期、P 波及 QRS 波群时间，必要时测定 V_1、V_5 导联的室壁激动时间；观测各导联 P 波、QRS 波群、T 波及 u 波的电压、形态、方向等，以及 ST 段有无移位。应在每个导联内仔细检查 P 波、QRS 波群、ST 段、

T 波等，判断是否正常。将不正常的特征分别描述。

4. 测定 QRS 平均电轴 可先用目测法观察其是否偏移，如有左移或右移时，应用查表法写出电轴的偏移度数。

5. 熟悉心电图的正常变异 成人 P 波一般偏小常无意义，儿童 P 波偏尖。因体位和节律点位置影响，Ⅲ、aVF 导联 P 波常低平或轻度倒置，Ⅰ 导联 P 波直立即可，aVR 导联 P 波倒置，属正常。QRS 波群振幅随年龄增加而递减。青年人可见 ST 段斜形轻度抬高。自主神经功能紊乱者，尤其女性可出现 ST 段压低、T 波低平或倒置，体位、情绪、饮食等也常引起 T 波振幅减低。

6. 结合临床资料综合判定心电图 许多心脏病，尤其早期阶段，心电图可以正常。故在检查心电图之前应仔细阅读申请单，结合被检查者的病史、体征、临床诊断、用药情况以及既往心电图检查资料等，判定心电图是否正常，做出心电图诊断。

二、心电图的临床应用

心电图主要反映心脏激动的电学活动，因此广泛应用于下列疾病的诊断和协助诊断：

1. 对各种心律失常和传导障碍的诊断与鉴别，心电图具有肯定价值，是迄今为止最精确的方法。

2. 心电图对心肌梗死及急性冠状动脉供血不足的确诊，可靠而实用，可明确反映心肌的缺血、损伤和坏死的演变。对心肌梗死可确定诊断，并可了解病变的部位、范围、演变与分期；可反映有无急性心肌缺血，缺血部位及持续时间。

3. 可协助诊断慢性冠状动脉供血不足、心肌炎及心肌病。

4. 判定有无心房、心室肥大，从而协助风湿性、肺源性、高血压性和先天性心脏病等心脏疾病的病因学诊断。

5. 协助诊断急性及慢性心包炎。

6. 观察洋地黄、抗心律失常等药物对心肌的影响，监测可能对心肌有损害的药物。

7. 有助于某些电解质紊乱诊断，并对治疗有指导作用。

8. 目前已广泛应用于危重病症的抢救、外科手术、心导管检查、电击复律、人工心脏起搏、心肺复苏的心电图监测等。

9. 描记超声心动图、心音图、瓣膜活动、阻抗血流图等进行心功能状态测定和心脏电生理研究时，常需心电图同步描记。

第九节　其他常用心电图检查

一、动态心电图

动态心电图（ambulatory electrocardiography，AECG）是指在正常活动状态下连续记录 24 小时或更长时间的心电图，又称 Holter 监测。动态心电图导联线一端与固定在受检者身上的电极相连，另一端与记录器连接。记录器佩带在受检者身上，可以连续记录和储存 24 小时或更长时间的动态心电活动信息，由计算机系统和心电分析软件组成的回放系统能自动对磁带或固态记录器记录到的 24 小时心电信号进行分析。分析人员通过人机对话，对计算机分析的心电图资料进行检查、判定，最终做出诊断报告。

（一）导联系统

目前多采用双极导联，电极一般均固定在躯体胸部。导联的选择根据不同的检测目的而定，常用导联及电极放置部位如下：

1. CM_5 导联　正极置于左腋前线第 5 肋间，负极置于右锁骨下窝中 1/3。该导联对诊断缺血性 ST 段下移最为敏感，且记录到的 QRS 波群振幅最高。

2. CM_1 导联　正极置于胸骨右缘第 4 肋间或胸骨上，负极置于左锁骨下窝中 1/3。该导联 P 波显示最清楚，适宜分析心律失常。

3. M_{aVF} 导联　正极置于左腋前线肋缘处，负极置于左锁骨下窝内 1/3。该导联主要用于检测左室下壁的心肌缺血情况。

4. CM_2 或 CM_3 导联　正极置于 V_2（CM_2）或 V_3（CM_3）的位置，负极置于右锁骨下窝中 1/3。有变异性心绞痛时，可联合选用 CM_3 和 M_{aVF} 导联。

无关电极可放置胸部的任何部位，一般置于右胸第 5 肋间腋前线或胸骨下段中部。目前，十二导联动态心电图系统也开始应用于临床，电极放置部位与运动负荷试验的电极放置部位相同。

（二）临床应用

动态心电图可获得受检者日常生活状态下连续 24 小时甚至更长时间的心电图信息，因此常可检测到常规心电图检查不易发现的一过性异常心电图改变。其临床应用范围如下：

1. 用于心悸、气促、头昏、晕厥、胸痛等症状病因的判断。

2. 用于心律失常的定性和定量诊断。

3. 用于心肌缺血的诊断，尤其是无症状心肌缺血的诊断。

4. 用于评价心肌缺血及心律失常药物疗效。

5. 用于心脏病患者预后的评价，通过观察动态的心律失常指标，判断心肌梗死后及其他心脏病患者的预后。

6. 用于起搏器的安装，评定起搏器的功能，检测与起搏器有关的心律失常。

7. 用于医学科学研究和流行病学调查，如正常人心率的生理变动范围，宇航员、潜水员、驾驶员、登山者、运动员心脏功能的研究等。

二、心电运功负荷试验

心电运动负荷试验（ECG exercise test）是发现早期冠心病的一种检测方法，虽然与冠状动脉造影结果对比有一定比例的假阳性与假阴性，但因其方法简便、安全、无创伤，是一项重要的心血管疾病检查手段。

生理情况下，运动时为满足肌肉组织需氧量的增加，心率相应加快，心排出量相应增加，心肌耗氧量增加，冠状动脉血流量亦随之增加。当冠状动脉发生病变而狭窄到一定程度时，患者在静息状态下可以不发生心肌缺血，但当运动负荷增加使心肌耗氧量增加时，因冠状动脉狭窄血流量不能相应增加，即引起心肌缺氧，心电图上可出现异常改变。心肌耗氧量与心率快慢、心室大小、室壁张力、室内压力增加速度及心室射血时间有关。在临床上，一般以心率或心率与收缩期血压的乘积来反映心肌耗氧量情况。

运动负荷量分为极量与亚极量。极量是指心率达到自己的生理极限的负荷量，一般多采用各年龄组的预计最大心率为指标。最大心率粗略计算法为220-年龄数。亚极量是指心率达到85%～90%最大心率的负荷量，在临床上大多采用亚极量负荷试验。例如，50岁的受检者最大心率为220-50=170次/分，亚极量负荷试验的心率应为170×90%=153次/分。

（一）试验方法

二级梯运动试验是最早运用于临床的负荷试验，又称Master试验。由于敏感性差，假阴性率较高，现已基本淘汰。目前采用踏车运动试验和平板运动试验两种方法。

1. 踏车运动试验（bicycle ergonmeter test） 让受检者在装有功率计的踏车上做踏车运动，直至心率达到受检者的预期心率。运动前、运动中及运动后多次进行心电图记录，逐次分析，做出判断。

2. 平板运动试验（treadmill test） 这是目前应用最广泛的方法。让受检者在活动的平板上走动，根据所选择的运动方案，仪器自动分级，依次递增平板速度及坡度，以调节负荷量，直到心率达到受检者的预期心率，分析运动前、中、后的心电图变化以判断结果。研究表明，达到最大耗氧值的最佳运动时间为8～12min，延长运动时间并不能增加诊断准确性。

运动试验前描记受检者卧位和立位十二导联心电图并测量血压作为对照。运动中对心率、心律及ST-T改变进行监测，并每3min记录心电图和测量血压一次。在达到预期亚极量负荷后，使预期最大心率保持1～2min再终止运动。运动终止后，每2min记录一次心电图，一般至少观察6min。如果6min后ST段缺血性改变仍未恢复到运动前图形，应继续观察，直至恢复。

（二）适应证和禁忌证

1. 适应证 ①用于不典型胸痛或可疑冠心病患者的鉴别诊断；②评估冠心病患者的心脏负荷能力；③评价冠心病的药物疗效、介入手术治疗效果；④用于冠心病易患人群流行病学调查筛选试验。

2. 禁忌证 ①急性心肌梗死或心肌梗死合并室壁瘤；②不稳定型心绞痛；③心力衰竭；④中、重度瓣膜病或先天性心脏病；⑤急性或严重慢性疾病；⑥严重高血压患者；

⑦急性心包炎或心肌炎；⑧肺栓塞；⑨严重主动脉瓣狭窄；⑩严重残疾不能运动者。

在运动过程中，虽尚未达到适宜的试验终点，而出现下列情况之一时，应终止试验：①运动负荷进行性增加而心率反而减慢或血压反而下降者；②出现室性心动过速或进行性传导阻滞者；③出现眩晕、视力模糊、面色苍白或发绀者；④出现典型的心绞痛或心电图出现缺血型 ST 段下降 ≥ 0.2mV 者。

（三）结果判断

目前国内外较公认的判断踏车或平板运动试验的阳性标准为：

1. 运动中出现典型的心绞痛。

2. 运动中心电图出现 ST 段下斜型或水平型下移 ≥ 0.1mV，持续时间超过 1min。

少数患者运动试验中出现 ST 段抬高 ≥ 0.1mV。如果运动前患者心电图有病理性 Q 波，此 ST 段抬高多为室壁运动异常所致。如果运动前患者心电图正常，运动中出现 ST 段抬高，提示有透壁性心肌缺血，多为某一冠状动脉主干或近端存在严重狭窄，或冠状动脉痉挛所致。

在评价运动试验结果时，不能将心电图运动试验阳性与冠心病的诊断混为一谈，心电图运动试验假阳性者为数不少，尤其见于女性。另一方面运动心电图阴性者不能肯定排除冠心病，应结合临床其他资料进行综合判断。

第二章　肺功能检查

肺功能检查应用较广泛，主要用于：①了解肺的基本功能状态，确定肺功能障碍的类型和程度；②协助某些疾病的诊断、指导治疗；③观察可复性，判断预后及劳动力鉴定；④评估外科手术，尤其是胸、腹部大手术适应证及围手术期维护措施的选择。

现仅就临床常用的几项肺功能检查进行简述。

第一节　通气功能检查

一、肺容积的测定

（一）肺容积及其组成

肺容积（lung volume）是指静息状态下，一次呼吸所出现的容积变化，不受时间限制，是最基本的肺功能检查项目。肺容积分为：①基础肺容积：包括潮气容积、补吸气容积、补呼气容积和残气容积，这四项基础肺容积彼此不重叠；②基础肺容量：包括深吸气量、肺活量、功能残气量和肺总量，由两个或两个以上的基础肺容积组成。（图 5-2-1）

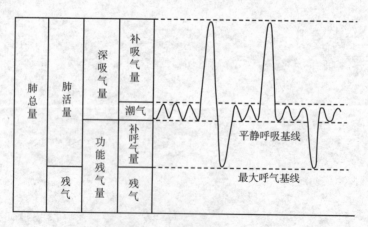

图 5-2-1　肺容积及其组成

1. 潮气容积（tidal volume，VT） 指平静呼吸时每次吸入或呼出的气量。正常成人参考值：约 500mL。

2. 补吸气容积（inspiratory reserve volume，IRV） 指平静吸气末再用力吸气所能吸入的最大气量。正常成人参考值：男性约 2100mL，女性约 1400mL。

3. 补呼气容积（expiratory reserve volume，ERV） 指平静呼气末再尽力呼气所能呼出的最大气量。正常成人参考值：男性为（1609±492）mL，女性为（1126±338）mL。

4. 深吸气量（inspiratory capacity，IC） 指平静呼气后能吸入的最大气量，IC=VT+IRV。正常成人参考值：男性为（2617±548）mL，女性为（1970±381）mL。

5. 肺活量（vital capacity，VC） 指尽力吸气后全力呼气所能呼出的最大气量，VC=IC+ERV。正常成人参考值：男性为（4217±690）mL，女性为（3105±452）mL。

6. 残气量（residual capacity，RV） 指补呼气后残留在肺内的气量。正常成人参考值：男性为（1615±397）mL，女性为（1245±336）mL。

7. 功能残气量（functional residual capacity，FRC） 指平静呼气末残留在肺内的气量，FRC=RV+ERV。正常成人参考值：男性为（3112±611）mL，女性为（2348±479）mL。

8. 肺总量（total lung capacity，TLC） 指最大限度吸气后肺内所含的气量，TLC=VC+RV。正常成人参考值：男性约为 5020mL，女性约为 3460mL。

（二）测定和判定方法

被检者在测定前安静休息 15min 以上，然后取坐位或立位，夹鼻，将含口器与肺量计相连，平静呼吸 5 次后开始测定。测得值须以体温、大气压、饱和水蒸气压进行校正。肺量计有多种类型，以水封桶式最简单。潮气容积、补呼气容积、深吸气量和肺活量等可用肺量计直接测得，并做出容积变化图。功能残气量和残气容积不能用肺量计直接测得，需应用气体分析方法间接测算，要求测定气体不能与肺进行换气，常用的有两种方法，即密闭式氦稀释法和密闭式氮稀释法。

正常人肺功能的储备功能很大，而且受年龄、性别、身高、体表面积等因素的影响，所以肺容积的个体差异很大，因而判定结果时，通常将实测值与同年龄、同性别、同身高、同体表面积的正常人进行比较，以实测值占预计值的百分比作为评价依据。

二、通气功能

通气功能又称为动态肺容积，是指单位时间内随呼吸运动进出肺的气量和流速。凡能影响呼吸频率和呼吸幅度的生理、病理因素均可影响通气功能。进入肺的气量部分进入呼吸性细支气管及肺泡参与气体交换的有效通气量，称为肺泡通气量；部分残留于气道内，不参与气体交换，称为无效腔气即死腔气，正常约 150mL。

（一）每分钟静息通气量

每分钟静息通气量（minute ventilation，VE）指静息状态下每分钟吸入或呼出的气量，等于潮气容积（VT）× 每分钟呼吸频率。

1. 测定方法 受检者卧床休息及平静呼吸 15min 后，将调试好的肺量计与之连接进行测定。重复呼吸 2min，同时记录呼吸曲线和自动氧耗量。选择呼吸曲线平稳、基线呈水平状态、氧摄取曲线均匀的 1min，计算 VE，并经饱和水蒸气压（BTPS）校正。

2. 正常成人参考值 男性（6663±200）mL，女性（4217±160）mL。> 10L/min，提示通气过度，可造成呼吸性碱中毒；< 3L/min 提示通气不足，可造成呼吸性酸中毒。潮气容积的大小不仅与性别、年龄、身高、体表面积有关，而且受胸廓与膈肌运动的影响。

（二）最大自主通气量

最大自主通气量（maximal voluntary ventilation，MVV）是指在 1min 内以最大的呼吸幅度和最快的呼吸频率呼吸所得的通气量。可用来评估肺组织弹性、气道阻力、胸廓弹性和呼吸肌的力量，是临床上常用的通气功能障碍、通气功能储备能力考核的指标。

1. 测定方法 有密闭式和开放式两种，开放式适用于大规模筛查。测定前须询问有无禁忌证，如严重心肺疾病及咯血者。嘱受试者取立位，与肺量计连接，平静呼吸 4～5 次后尽最大的力量、以最快速度持续重复呼吸 15s，要求呼吸频率达 10～15 次/分。休息 10min 后重复一次。要求 2 次测定结果差异 < 8%。计算时应选择呼吸速度均匀、幅度一致连续达到 15s 的一段最大曲线，取呼吸所得气量乘 4 即得。

2. 正常成人参考值 男性（104±2.71）L，女性（82.5±2.71）L。作为通气功能障碍考核指标时常以实测值占预计值百分比进行判断，< 80% 为异常。

3. 临床意义

（1）MVV 降低：阻塞性或限制性通气障碍均可使之降低。临床常见于阻塞性肺气肿，呼吸肌功能障碍，胸廓、胸膜、弥漫性肺间质疾病和大面积肺实变等。

（2）作为通气储备能力考核指标：常以通气储备百分比表示，计算公式为：

$$通气储量\% = \frac{每分钟最大通气量 - 每分钟静息通气量}{每分钟最大通气量} \times 100\%$$

通气储备百分比被认为是胸部手术前判断肺功能状况、预计肺合并症发生风险的预测指标以及职业病劳动力鉴定指标。正常值 > 95%，< 86% 提示肺通气储备不足，< 70% 为胸外科手术禁忌证。

（三）用力肺活量

用力肺活量（forced vital capacity，FVC）过去称时间肺活量，为深吸气后，以最大力量、最快速度所能呼出的最大气量。正常人 FVC=VC，有气道阻塞时 FVC < VC。嘱被检者深吸气后，尽可能快且用力地深呼气，记录其用力呼气肺活量曲线，并计算出第 1、2、3 秒呼出之气量占 FVC 的百分比，正常分别为 83%、96%、99%（图 5-2-2）。

正常成人用力肺活量参考值：男性（3179±117）mL，女性（2314±48）mL；一般以第一秒用力呼出量（FEV$_1$）及一秒率（FEV$_1$/FVC%或FEV$_1$%）作为判定指标，正常情况下一秒率应＞80%。FVC是测定呼吸道有无阻力的重要指标。

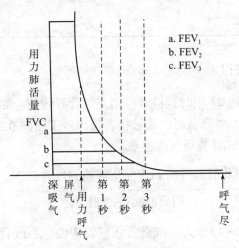

a. FEV$_1$
b. FEV$_2$
c. FEV$_3$

图 5-2-2　用力肺活量

（四）最大呼气中段流量

最大呼气中段流量（maximal midexpiratory flow，MMEF，MMF）是由FVC曲线计算得到的用力呼出肺活量25%~75%的平均流量。将FVC曲线分为四等分，测量中间50%的肺容量与其所用呼气时间相比所得值。正常成人参考值：男性（3452±1160）mL/s，女性（2836±946）mL/s。因MMF主要取决于非用力依赖部分，与用力无关，其改变受小气道直径影响，故对小气道疾病的早期反应较敏感。

三、临床应用

（一）通气功能障碍的判断

通气功能障碍临床上分为阻塞性通气功能障碍和限制性通气功能障碍两种基本类型，兼有二者特点的属于混合型。

1. 阻塞性通气功能障碍　常见于咽喉部肿瘤、水肿，气管、支气管和气道周围疾病，及肺气肿等。

2. 限制性通气功能障碍　系指肺扩张受限制引起的通气障碍，常见于肺间质疾病、肺占位性病变、胸膜疾病、胸廓及脊柱疾病等。

通气功能障碍类型的鉴别见表5-2-1。

表 5-2-1 通气功能障碍类型的鉴别

类型	VC	MVV	$FEV_{0.1}\%$	RV	RV/TLC
阻塞性	正常或↓	↓↓	↓	↑↑	↑↑
限制性	↓↓	↓或正常	正常或↓	↓	正常或↓
混合性	↓	↓	↓	不等	不等

（二）支气管舒张试验

1. 测定方法 测定前 24 小时被检者停用支气管舒张药。如果肺功能检测结果提示 FEV_1 或（和）$FEV_1/FVC\%$ 降低时，给被检者吸入沙丁胺醇 0.2mg，15 ~ 20min 后，再测定 FEV_1，通过下述公式计算通气改善率。

$$通气改善率 = \frac{用药后测得的 FEV_1 - 用药前测得的 FEV_1}{用药前测得的 FEV_1} \times 100\%$$

结果判断 改善率 > 15% 为支气管舒张试验阳性。当改善率 > 15%，且 FEV_1 绝对值增加 200mL，视为气流受限可逆，见于支气管哮喘；如果吸入支气管舒张剂后，$FEV_1 < 80\%$ 预计值，$FEV_1/FVC\% < 70\%$，提示气流受限不完全可逆，见于慢性阻塞性肺疾病。

（三）支气管激发试验

支气管激发试验是测定气道反应性的一种方法，主要用于协助支气管哮喘诊断。

第二节　换气功能检查

一、弥散功能

气体分子通过肺泡膜（肺泡 - 毛细血管膜）进行气体交换的过程称为弥散（diffusion，D_L）。肺泡弥散以弥散量作为弥散功能的衡量指标，它是指在肺泡膜两侧某气体分压差为 1mmHg 时，每分钟所透过的该气体量（mL）。二氧化碳的弥散能力为氧气的 21 倍，一般不存在弥散障碍。临床上弥散功能障碍是针对氧气，影响氧气弥散量的因素主要有呼吸膜两侧的氧分压差、弥散面积和呼吸膜的厚度。凡是影响上述因素的疾病均可导致氧气的弥散障碍，造成缺氧，如肺气肿、肺淤血、肺水肿、肺纤维化等。目前，临床常用一氧化碳（CO）吸入法测定弥散功能，测定结果以一氧化碳弥散量（D_LCO）表示。

二、通气 / 血流比值

进入肺泡的气体与流经肺泡周围的毛细血管血液进行气体交换，不仅要求有足够的肺泡通气量、充分的血流量，而且要求通气与血流在数量上匹配适当。静息状态下，健康成人肺泡通气量约 4L/min，肺血流量约 5L/min，通气／血流比值为 0.8，此时换气效率最佳。

三、通气／血流比值临床意义

病理情况下：①局部血流障碍时，进入肺泡的气体，由于没有充分的血液与之交换（比值＞0.8），故使无效腔气增加；②局部气道阻塞，肺泡通气量减少，部分血流因无足量气体与之交换（比值＜0.8），成为无效灌注，导致静–动脉分流效应。无论上述哪种异常，如果引起总的通气／血流比值失调，均会影响换气功能，最终导致缺氧。通气／血流比值失调是肺部疾病产生严重缺氧的主要原因，见于肺实质、肺间质、肺血管及气道疾病，如肺炎、肺不张、肺水肿、肺纤维化、肺栓塞、阻塞性肺气肿及呼吸窘迫综合征等。

目前，尚无直接、简便的方法测定通气／血流比值，常通过计算一些生理指标来间接判定。

第三节　血液气体分析和酸碱检测

一、血气分析

（一）动脉血氧分压

动脉血氧分压（PaO_2）是指血液中物理溶解的氧分子所产生的压力。健康成年人的 PaO_2 随年龄增大而降低，计算公式为 $PaO_2 = 100mmHg - (年龄 \times 0.33) \pm 5mmHg$。

【参考值】95~100mmHg（12.6~13.3kPa）。

【临床意义】

（1）判断有无缺氧和缺氧的严重程度

1）低氧血症的原因：见于肺泡通气不足、通气血流（V/Q）比例失调、分流及弥散功能障碍等。当 $PaO_2 < 20mmHg$，因有氧代谢不能正常进行，生命难以维持。

2）低氧血症的分度：①轻度：80~60mmHg；②中度：60~40mmHg；③重度：＜40mmHg。

（2）判断有无呼吸衰竭

1）呼吸衰竭的诊断：如在海平面附近、安静状态下呼吸空气时 $PaO_2 < 60mmHg$，排除其他因素的低氧血症，即可诊断为呼吸衰竭。

2）呼吸衰竭的分型：根据动脉血气分析呼吸衰竭可分为 I 型和 II 型：I 型是指缺氧而无二氧化碳潴留（$PaO_2 < 60mmHg$，$PaCO_2$ 降低或正常）；II 型是指缺氧伴有二氧化碳潴留（$PaO_2 < 60mmHg$，$PaCO_2 > 50mmHg$）。

（二）动脉血氧饱和度

动脉血氧饱和度（SaO_2）是指动脉血氧与血红蛋白（Hb）结合的程度，是单位血红蛋白含氧百分数。

【参考值】95%～98%。

【临床意义】

（1）判断机体缺氧的指标：反映缺氧并不敏感，而且有掩盖缺氧的潜在危险。主要原因是由于血红蛋白离解曲线（ODC）呈"S"形的特性，因此 SaO_2 在较轻度的缺氧时，尽管 PaO_2 已有明显下降，但 SaO_2 可无明显变化。

（2）血红蛋白解离曲线受 pH、$PaCO_2$ 温度和红细胞内2，3二磷酸甘油酸（2，3-DPG）含量等因素的影响而左右移动，进而影响 Hb 与氧结合的数量与速度；血红蛋白解离曲线位置受 pH 影响时发生移动，称为 Bohr 效应。

（三）动脉血二氧化碳分压

动脉血二氧化碳分压（$PaCO_2$）是指物理溶解在动脉血中的二氧化碳（正常时每100mL 中溶解 2.7mL）分子所产生的张力。二氧化碳是有氧代谢的最终产物，在血液中有三种形式存在，即物理溶解、化学结合和水合形成碳酸。

【参考值】35～45mmHg（4.7～6.0kPa），平均值40mmHg（5.33kPa）。

【临床意义】

（1）判断呼吸衰竭类型与程度：①Ⅰ型呼吸衰竭时，$PaCO_2$ 可略降低或正常；Ⅱ型呼吸衰竭，$PaCO_2$ 必须超过 50mmHg。②肺性脑病时，$PaCO_2$ 一般应超过 70mmHg。

（2）判断呼吸性酸碱平衡失调：①$PaCO_2 > 45$mmHg，提示呼吸性酸中毒，见于慢性阻塞性肺疾病、哮喘、呼吸肌麻痹等疾病所致的通气不足。②$PaCO_2 < 35$mmHg，提示呼吸性碱中毒，见于各种原因所致的通气增加。

（3）判断代谢性酸碱失调的代偿反应：①代谢性酸中毒时经肺代偿后 $PaCO_2$ 降低，最大代偿极限为 $PaCO_2$ 降至 10mmHg。②代谢性碱中毒时经肺代偿后 $PaCO_2$ 升高，最大代偿极限为 $PaCO_2$ 升至 55mmHg。

（四）血液 pH 值

血液 pH 值是表示液体氢离子浓度的指标或酸碱度。因检测组织细胞内及与细胞直接接触内环境的 pH 值很困难，所以常用血液 pH 值检测来间接了解。血液 pH 值是未分离血细胞的动脉血浆中氢离子浓度 $[H^+]$ 的负对数值。pH 值取决于血液中碳酸氢盐缓冲对（HCO_3^-/H_2CO_3），其中碳酸氢根由肾调节，碳酸由肺调节，其两者比值为20∶1，血液 pH 为 7.40。

【参考值】pH 7.35～7.45，平均7.40；$[H^+]$ 35～45mmol/L，平均40mmol/L。

【临床意义】

（1）可判断酸碱失调中机体代偿程度：pH < 7.35 为失代偿性酸中毒，存在酸血症；

pH ＞ 7.45 为失代偿性碱中毒，有碱血症。

（2）pH 值正常可有三种情况：无酸碱失衡、代偿性酸碱失衡、混合性酸碱失衡。

（五）碳酸氢根

碳酸氢根（bicarbonate，HCO_3^-）是反映机体酸碱代谢状况的指标，包括标准碳酸氢盐（SB）和实际碳酸氢盐（AB）。

1. 标准碳酸氢盐（SB） 是指在 38℃，血红蛋白完全饱和，经 $PaCO_2$ 为 40mmHg 的气体平衡后的标准状态下所测得的血浆 HCO_3^- 浓度。

【参考值】22 ～ 27mmol/L，平均 24mmol/L。

【临床意义】是准确反应代谢性酸碱平衡的指标。SB 一般不受呼吸的影响。

2. 实际碳酸氢盐（AB） 实际碳酸氢盐是指在实际 $PaCO_2$ 和血氧饱和度条件下所测得血浆 HCO_3^- 含量。

【参考值】22 ～ 27mmol/L。

【临床意义】

（1）AB 反映酸碱平衡中的代谢性因素：在一定程度上受呼吸因素的影响。

（2）AB 增高：见于代谢性碱中毒，也可见于呼吸性酸中毒经肾脏代偿时的反映，慢性呼吸性酸中毒时，AB 最大代偿可升至 45mmol/L。

（3）AB 降低：见于代谢性酸中毒，也可见于呼吸性碱中毒经肾脏代偿的结果。

（4）AB 与 SB 的差数：反映血浆 HCO_3^- 受呼吸因素影响的程度。当呼吸性酸中毒时，AB ＞ SB；当呼吸性碱中毒时，AB ＜ SB；相反，代谢性酸中毒时，AB=SB ＜正常值；代谢性碱中毒时，AB=SB ＞正常值。

（六）缓冲碱

缓冲碱（buffer bases，BB）是指血液（全血或血浆）中一切具有缓冲作用的碱性物质（阴离子）的总和，包括 HCO_3^-、Hb^-、血浆蛋白（Pr^-）和 HPO_4^{2-}。HCO_3^- 是 BB 的主要成分，约占 50%。BB 是反映代谢性因素的指标。

【参考值】45 ～ 55mmol/L，平均 50mmol/L。

【临床意义】

（1）反映机体对酸碱平衡失调时总的缓冲能力：不受呼吸因素、二氧化碳改变的影响。

（2）BB 减少：提示代谢性酸中毒。

（3）BB 增加：提示代谢性碱中毒。

（七）剩余碱

剩余碱（bases excess，BE）是指在 38℃，血红蛋白完全饱和，经 $PaCO_2$ 为 40mmHg 气体平衡后的标准状态下，将血液标本滴定至 pH 等于 7.40 所需要的酸或碱的量，表示全血或血浆中碱储备增加或减少的情况。需加酸者表示血中有多余的碱，BE

为正值；需加碱者表明血中碱缺失，BE 为负值。

【参考值】0 ± 2.3 mmol/L。

【临床意义】BE 只反映代谢性因素的指标，与 SB 的意义相同。

（八）血浆二氧化碳含量

血浆二氧化碳含量（$T-CO_2$）是指血浆中结合的和物理溶解的二氧化碳总量。

【参考值】25.2mmol/L。

【临床意义】因 $T-CO_2$ 受呼吸影响，故在判断混合性酸碱失调时，其应用受到限制。

二、酸碱平衡失调类型及血气特点

（一）代谢性酸中毒

【发生机理】代谢性酸中毒是指以 HCO_3^- 下降为原发改变而引起的一系列病理生理过程。引起代谢性酸中毒的主要原因是机体产酸过多、排酸障碍和碱性物质损失过多等。临床上机体产酸过多见于糖尿病、禁食时间过长、急慢性乙醇中毒所致的酮症酸中毒；高热、外伤、严重感染与休克、缺氧、大量使用水杨酸类药物等可出现乳酸酸中毒；肾脏疾病所致尿毒症和碱的丢失以及酸摄入过多等可导致酸中毒。

【血气改变特点】AB、SB、BB 下降，pH 接近或达到正常，BE 负值增大，$PaCO_2$ 下降。当机体不能代偿时，$PaCO_2$ 正常或增高，pH 下降。

（二）呼吸性酸中毒

【发生机理】呼吸性酸中毒是指因呼吸功能障碍导致原发的血浆 $PaCO_2$ 升高所致 H^+ 浓度增加、pH 值下降的病理生理过程。常见于慢性阻塞性肺病、哮喘、胸廓畸形、呼吸肌麻痹、异物阻塞等多种呼吸系统疾病以及其他可累及呼吸系统的疾病，均可降低肺泡通气量，导致二氧化碳潴留，产生呼吸性酸中毒。

【血气改变特点】急性呼吸性酸中毒时，$PaCO_2$ 增高，pH 下降，AB 正常或略升高，BE 基本正常。肾脏代偿时，$PaCO_2$ 每升高 1.0mmHg（0.133kPa），HCO_3^- 可增加 0.07mmol/L。慢性呼吸性酸中毒时，$PaCO_2$ 增高，pH 正常或降低，AB 升高，AB > SB，BE 正值增大。$PaCO_2$ 每升高 1.0mmHg（0.133kPa），HCO_3^- 经代偿后可增加 $0.3 \sim 0.4$mmol/L（平均 0.35mmol/L）。但肾脏代偿有一定的限度，急性呼吸性酸中毒时，HCO_3^- 不超过 32mmol/L；慢性呼吸性酸中毒时，HCO_3^- 不超过 45mmol/L。

（三）代谢性碱中毒

【发生机理】代谢性碱中毒是指原发的血浆 HCO_3^- 升高而引起的一系列病理生理过程。当体液中 H^+ 和 Cl^- 丧失或 HCO_3^- 含量增加，均可引起代谢性碱中毒。临床常见的原因见于大量丢失胃液、严重低血钾或低血氯、库欣综合征等致经肾脏丢失 H^+ 以及输入过多碱性物质等。

【血气改变特点】AB、SB、BB 增高，pH 接近正常，BE 正值增大，$PaCO_2$ 上升。机体失代偿时，$PaCO_2$ 反而降低或正常，pH 上升。

（四）呼吸性碱中毒

【发生机理】呼吸性碱中毒是指由于过度通气使血浆 $PaCO_2$ 下降引起的一系列病理生理过程。各种导致肺泡通气增加，体内二氧化碳排出减少的疾病，如癔症、脑损伤、脑炎、脑肿瘤及缺氧等，均可发生呼吸性碱中毒。机械通气不当也可引起呼吸性碱中毒。

【血气改变特点】$PaCO_2$ 下降，pH 正常或升高，AB 在急性呼吸性碱中毒时正常或轻度下降，慢性呼吸性碱中毒时下降明显，AB < SB，BE 负值增大。肾脏代偿反应效率在急慢性期不同。急性呼吸性碱中毒时 $PaCO_2$ 每下降 0.133kPa（1.0mmHg），HCO_3^- 减少 0.2mmol/L；慢性呼吸性碱中毒时 $PaCO_2$ 每下降 0.133kPa（1.0mmHg），HCO_3^- 减少 0.5mmol/L，Cl^- 内移，血清 Ca^{2+} 降低。

第三章　内镜检查

内镜又称内窥镜，是从人体的自然孔道或切口部位插入，用以窥视人体内部结构和病理变化，用来进行诊断和治疗的一类医疗器械，是各种内脏器官医疗用镜的总称。临床常用的内镜有胃镜、腹腔镜、十二指肠镜、小肠镜、结肠镜、胆道镜、支气管镜、膀胱镜等。

第一节　内镜基本知识

（一）内镜发展过程

内镜问世已有一百多年历史。最初的内镜是用烛光做光源，用硬管式结构窥视直肠和子宫。由于材料和光源的限制，内镜的发展一直较为缓慢。20 世纪 50 年代后，由于纤维光学的发展，内镜的发展也突飞猛进，日新月异。20 世纪 70 年代初，纤维内镜技术传入我国。由于其能直接观察病人内脏器官的形态和病变，为诊断提供最客观的证据，因而在临床上获得了广泛的推广和应用。

（二）内镜的种类

自内镜问世至今已历经四代，依其出现的顺序为硬式内镜、可曲式内镜、纤维内镜和电子摄像内镜。目前第三代纤维内镜已在临床上得到广泛应用。第四代内镜靠电子摄像系统导像，成像于电视屏幕上，可供多人观看，便于教学和会诊，并有录相、摄影等多种功能，便于资料保存，但价格较高，目前尚未在基层医疗单位普及应用。

（三）内镜的用途

1. 诊断　直接观察病变，并可放大病变、活检、摄影、黏膜染色，还可用内镜超声检查胃肠壁及胃肠外器官等。

2. 治疗　可用于电灼、光凝止血或切除息肉，取腔内异物，拆除缝线，出血病灶喷洒或注射止血药物，食管静脉曲张结扎或硬化治疗，食管狭窄的扩张，切开 Oddi 括约肌取石，内镜下置管，腹腔镜下切开胆囊取石或切除胆囊等。

（四）内镜检查的注意事项

1. 术前应向病人解释检查目的，消除顾虑，以取得病人合作。

2. 术前了解病人有无药物过敏史，有无血清乙型肝炎表面抗原阳性、艾滋病血清学检查阳性等，了解出凝血状况。

3. 术前做好急救器械、急救药物等的准备。

4. 术中注意观察病人意识状态、生命体征变化。

5. 术后标本及时送检，病人卧床休息，4 小时后方可饮食，密切观察有无异常情况，若有异常情况（剧烈腹痛、呕血、黑便、胸闷等）及时处理。

第二节　上消化道内镜检查

上消化道内镜检查包括食管、胃、十二指肠的检查，是应用最早、进展最快的内镜检查，通常亦称胃镜检查。

（一）适应证

1. 出现原因不明的吞咽困难、胸骨后疼痛、烧灼感等上消化道症状者。

2. 需要明确上消化道出血原因，早期胃镜检查可获得急性上消化道大出血的病因诊断。

3. 对疑似上消化道病变，而 X 线钡餐检查不能确诊者，可借助胃镜检查以明确诊断。

4. 食管、胃或十二指肠病变需定期随访复查或观察疗效者。

5. 需内镜下进行各种介入治疗者，如镜下止血、上消化道息肉及平滑肌瘤摘除、食管曲张静脉套扎、食管狭窄的扩张治疗及取出异物等。

（二）禁忌证

1. 神志不清，精神失常，检查不能合作者。

2. 休克、昏迷等危重状态。

3. 严重心肺疾患，如严重心律失常、心力衰竭、心肌梗死活动期、严重呼吸功能不全及哮喘发作期等。轻症心肺功能不全不属禁忌，但需在监护条件下进行。

4. 食管、胃、十二指肠穿孔急性期。

5. 严重咽喉部疾患、腐蚀性食管炎和胃炎、巨大食管憩室、主动脉瘤及严重颈胸段脊柱畸形等。

6. 急性传染性肝炎或胃肠道传染病一般暂缓检查。慢性乙型肝炎、丙型肝炎或病原携带者、艾滋病患者应备有特殊的消毒措施。

（三）术前准备

1. 术前了解病人详细病史，进行 X 线检查及其他检查。

2. 术前禁食、禁烟 8 小时，已做钡餐检查者，最好 3 天后再做本检查。

3. 幽门梗阻者须洗胃，有出血的需用冷盐水洗胃或用 100mL 盐水加去甲肾上腺素 8mg 洗胃后再进行检查。

4. 术前 20min 肌注阿托品 0.5mg，但青光眼病人禁用，必要时肌注地西泮 10mg，目前倾向术前不用药。

5. 吞服含 1% 地卡因胃镜胶（10mL）或 2% 利多卡因喷雾咽部 2~3 次，前者兼具麻醉及润滑作用，目前应用较多。

6. 术前首先取出胃镜，检查软管是否光滑无折，然后将冷光源接上电源，接好地线，插上内镜的导光缆，再安装送水瓶、吸引器及脚踏开关，开启电源后，指示灯应立即发亮，试调镜头上下左右弯曲的角度，送水、送气、吸引管是否通畅，观察视野是否完整清晰，检查活检等附件性能是否正常。

（四）操作方法

1. 患者取左侧卧位，头下垫枕，使颈部松弛，解开领口及腰带。

2. 口边置弯盘，给患者安置牙垫。

3. 医生左手持胃镜操纵部，右手持胃镜管先端约 20cm 处，直视下将胃镜经牙垫口插入口腔，缓缓沿舌背、咽后壁插入食管。嘱患者做深呼吸，配合吞咽动作，将减少恶心，有助于插镜。注意动作轻柔，避免暴力。勿误入气管。

4. 可逐一检查十二指肠、胃及食管各段病变。注意胃肠腔的大小、形态，胃肠壁及皱襞情况，黏膜，黏膜下血管，分泌物性状以及胃蠕动情况。在胃窦时注意观察胃角及其附近，退镜时注意观察贲门及其附近病变，逐段仔细观察，应无盲区，注意勿遗漏胃角上部、胃体垂直部、后壁及贲门下病变。

5. 对有价值部位可摄像、活检、刷取细胞涂片及抽取胃液检查助诊。

6. 对取活检者嘱其勿立即进食热饮及粗糙食物。

（五）上消化道疾病的内镜诊断

自从应用纤维内镜以来，一些上消化道疾病的诊断率明显提高，如上消化道慢性炎症、早期胃癌及上消化道出血的病因诊断等。据多数内镜检查资料分析，在上消化道疾病的内镜诊断中，炎症最多见，其次是消化性溃疡和肿瘤，其他还有憩室、息肉、结石、食管胃底静脉曲张、食管贲门黏膜撕裂、异物等。

1. 炎症 以慢性胃炎多见。

（1）浅表性炎症：是指胃黏膜有慢性炎症性病理改变，病变可累及黏膜的浅层或全层，但无腺体萎缩（彩图 5-3-1）。镜下黏膜可有以下表现的一种或数种：①水肿：颜色发白，反光增强，胃小区结构显著；②花斑：在橙黄色黏膜背景上出现红色充血区，即所谓花斑或红白相间现象；③黏膜脆弱；④糜烂；⑤黏膜不平，呈颗粒状或铺路石状；⑥黏膜斑点状出血；⑦渗出：黏膜表面常有透明液体或黄白色块状、丝状黏液。

（2）萎缩性炎症：萎缩性胃炎是以胃黏膜固有腺体的萎缩为基础的一系列慢性炎症过程（彩图5-3-2）。在胃镜下，除可有慢性浅表性胃炎的各种表现外，常有以下表现：①皱襞萎缩变细，主要在胃体部；②黏膜颜色苍白，呈红白相间的花斑，以白为主；③黏膜下蓝色血管透见；④表面干涩，缺少光泽，常附着黄绿或灰绿色污秽苔膜；⑤胃大弯黏液池液体极少；⑥可有息肉或水泡样外观。

2. 溃疡　内镜表现：溃疡为较规则的凹陷，呈圆形、椭圆形或线状（彩图5-3-3、彩图5-3-4）。底部常覆盖白膜或血污膜，周边较光滑，可稍隆起。另有一种在基本平整的黏膜上覆盖斑片状白苔，即所谓"霜斑样溃疡"。溃疡一般在4～8周自然或治疗后愈合。

溃疡在内镜下分为活动期（A期）、愈合期（H期）和瘢痕期（S期）。活动期：为发病的初起阶段，溃疡边缘充血、水肿明显，此期良恶性鉴别有时较困难。愈合期：溃疡缩小，炎症消退，再生上皮及皱襞集中明显。瘢痕期：溃疡已完全修复，为再生上皮覆盖。

胃的良性溃疡应与恶性溃疡相鉴别，后者溃疡形状不规则，底凹凸不平，边缘结节隆起，污秽苔，溃疡周围因癌性浸润而增厚、强直，可有结节、糜烂，易出血。活检时感觉组织硬脆，恶性溃疡亦可愈合（上皮覆盖表面），但癌组织仍继续生长，故需追踪观察。

3. 肿瘤　上消化道肿瘤分良性与恶性两大类。镜下所见恶性肿瘤以进行期为多。

（1）胃癌：胃部肿瘤，不论良性或恶性，大多源于上皮。在恶性肿瘤中95%是腺癌，即通常所称的胃癌（彩图5-3-5）。

1）早期胃癌：早期胃癌指癌组织仅限于黏膜和黏膜下层者，不论有无淋巴结转移。此阶段胃癌一般预后佳，5年治愈率可达91%，早期胃癌一般可分为隆起型、浅表型和凹陷型。镜下不易诊断，可表现为一片变色的黏膜，或局部黏膜呈颗粒状粗糙不平，或呈现轻度隆起、凹陷，或有僵直感，不柔软。内镜检查时，对这些轻微的变化，均不应放过，须作活检。

2）进展期胃癌：大多可从肉眼观察做出诊断。肿块凹凸不平，表面污秽，见渗血及溃烂；或表现为不规则较大溃疡，其底部为污秽苔所覆盖，溃疡边缘常呈结节状隆起，无聚合皱襞。

（2）食管癌：食管癌主要是鳞状上皮癌，占食管癌的90%，腺癌较少见。另有少数为恶性程度很高的未分化癌。早期食管癌镜下主要表现为：黏膜有局部糜烂，光泽较差，细颗粒状，或黏膜呈灰白色局部扁平隆起，呈结节、乳头或息肉状。

（3）其他：十二指肠癌极少，降部有乳头癌或壶腹癌，其他部位有平滑肌肉瘤、恶性淋巴瘤、类癌（嗜银细胞瘤）及转移癌等。

（六）并发症

如果上消化道内镜检查指征掌握不严、操作不慎或个别病人体质异常，可发生各类并发症。主要有器械损伤（擦伤、出血、穿孔）、麻醉意外、心血管意外和术后感染。

第三节　结肠镜检查

（一）适应证

1. 不明原因的便血、大便习惯改变，或有腹痛、腹块、消瘦、贫血等征象，怀疑有结直肠及末端回肠病变者。

2. 钡剂灌肠或乙状结肠镜检查疑有结肠肿瘤、息肉者等。

3. 炎症性肠病的诊断与随诊。

4. 结肠癌肿的术前诊断、术后随访，癌前病变的监视，息肉摘除术后随访观察等。

5. 介入性治疗，如息肉电凝切除、镜下止血、取结石、扩张肠狭窄等。

（二）禁忌证

1. 肛门、直肠严重狭窄。

2. 重症痢疾、溃疡性结肠炎及憩室炎等。

3. 急性弥漫性腹膜炎、腹腔脏器穿孔、多次腹腔手术、腹内广泛粘连及大量腹水。

4. 妊娠期妇女。

5. 严重心肺功能不全、精神失常及昏迷患者。

（三）术前准备

1. 一般准备　阅读结肠镜申请单，简要询问病史，进行必要的体格检查，阅读钡剂灌肠 X 线片，了解检查指征，注意有无禁忌证。向患者说明检查目的及注意事项，取得患者配合。

2. 肠道准备

（1）饮食：术前 1~2 日以少渣半流食为宜，检查当日早餐禁食。

（2）清理肠道：可于检查前 3 小时嘱患者饮含氯化钠的洗肠液 3000~4000mL，或含磷酸缓冲液的清肠液 1000mL。现在多用 20% 甘露醇 500mL 和 5% 葡萄糖生理盐水 1000mL 混合液，于检查前一天傍晚口服，导致渗透性腹泻，对结肠黏膜无刺激作用。

3. 术前用药　术前 15~30min 肌注阿托品 0.5mg，精神紧张或耐受性差者可注射地西泮 10mg 或加用哌替啶 50mg。

（四）操作方法

1. 病人换上开洞清洁裤，取左侧屈膝卧位，术者做肛门指检后，将涂以润滑油的结肠镜插入肛门内 10~15cm，让其再取仰卧位。

2. 在直视肠腔下循腔进镜，适当交替注气与吸气，调节角度钮与旋转镜身，操作要领是少注气、细找腔，去弯取直、变换角度，运用进进退退、钩拉旋转等腹部辅助手法，使镜身顺利循腔推进，尽快到达回盲部。

3. 到达回盲部后，退镜观察，退镜要缓慢，观察要仔细。发现病变，详细记录病变部位和特征，先摄影，然后取活组织标本。退镜前应吸净所注气体，以减轻腹胀。

（五）结肠疾病的内镜诊断

1. 肠结核　本病病变以回盲部最常见，其次为升结肠，主要病变有溃疡、增生结节及在愈合过程中由于瘢痕形成所致肠管变形假憩室形成、肠腔狭窄等。溃疡多为横走向，呈环状甚至围绕肠腔一周，溃疡边缘隆起，界限不清楚。

2. 溃疡性结肠炎　一种原因不明的结肠黏膜的非特异性炎症，病变多起始于直肠，以左半结肠受累多见，呈连续性。镜下表现：①肠黏膜充血、水肿、质地变脆；②黏膜呈颗粒感，失去光泽，粗糙不平；③多发性黏膜糜烂及溃疡，溃疡大多表浅，多发，形态各异，大小不等；④慢性修复期可出现多发性假息肉或称炎性息肉。

3. 克罗恩（Crohn）病　好发于回肠末端，可侵犯从口腔至肛门消化道的任何部位。镜下病变呈跳跃式或节段性分布的深溃疡，溃疡沿肠管纵轴分布，形成特征性的匍行溃疡。可见炎性息肉和鹅卵石样改变，晚期肠壁增厚，肠腔明显狭窄。

4. 结肠肿瘤　①良性肿瘤：常见有息肉（彩图5-3-6）、脂肪瘤、平滑肌瘤、血管瘤等。②恶性肿瘤：主要为直肠癌、乙状结肠癌（彩图5-3-7）。病灶在增生改变基础上发生溃疡，其边缘多不规则；息肉样癌呈半球状或菜花状突入肠腔，表面呈高低不平的结节状，可伴有坏死、糜烂、出血和感染，肠管僵硬、狭窄。

临床上无论是良性肿瘤还是恶性肿瘤，其发病率均相当高，在早期鉴别诊断尤其重要，结肠镜检查是诊断和随诊结肠癌的主要手段。

（六）并发症

结肠镜检查术一般较安全，但如果未能严格把握适应证、未按操作规程操作或操作技术不熟练，就有可能发生并发症。主要有肠穿孔、出血、肠系膜撕裂、浆膜撕裂、结肠黏膜下气肿等，其中最严重的并发症是肠穿孔及大出血。

第四节　纤维支气管镜检查

纤维支气管镜（简称纤支镜）是诊断和治疗支气管、肺和胸腔疾病的重要手段之一。具有以下特点：①管径细，弯曲度大，易插入段支气管和亚段支气管，可视范围大。②可在直视下进行活检或刷检。③可做支气管灌洗和支气管肺泡灌洗，进行细胞学和液性成分检查。④可摄影和录像以保存资料。

（一）适应证

1. 原因不明的咯血或痰中带血者。
2. 原因不明的咳嗽难以用吸烟或气管炎解释，或原有的咳嗽性质发生了改变者（特别是中老年人)。

3. 在同一部位反复发生肺炎者。

4. 胸部 X 线检查发现阻塞性肺炎及肺不张,或痰液检查癌细胞阳性而 X 线胸片无异常发现者。

5. 诊断不明的支气管、肺部疾病,需经纤维支气管内镜检查,做支气管活检、刷检或冲洗及细胞学和细菌学检查者。

6. 原因不明的喉返神经麻痹、膈神经麻痹或上腔静脉阻塞者。

7. 用于辅助治疗,如清除分泌物及异物、肺化脓症及手术后吸痰、肺癌局部放射治疗或化学药物治疗等。

(二)禁忌证

1. 极度衰弱不能耐受检查者。
2. 肺功能严重损害,呼吸困难者。
3. 有严重心脏病、心功能不全、明显心律失常、频发心绞痛者。
4. 新近有支气管哮喘或正在大咯血、喉及气管有狭窄且呼吸困难者。
5. 严重出血倾向或凝血障碍者。

(三)术前准备

1. 阅读检查申请单,了解病史,进行必要的体格检查,向患者说明检查目的,消除患者顾虑。

2. 术前应详细了解病史和体格检查,对拟经插管的鼻腔做鼻窥镜检查。若经口插入,有义牙者应摘下。详阅胸部 X 线片、CT 片,对病变准确定位。

3. 术前禁食 4~6 小时。

4. 术前半小时肌注阿托品 0.5mg 或同时肌注地西泮 5~10mg,必要时加肌注哌替啶 50~100mg。

5. 术前做好急救器械、急救药物等的准备。

(四)操作方法

1. 患者取仰卧位,不能平卧者可取坐位。

2. 多采取经鼻插管,先于选好之鼻腔滴入 1% 麻黄碱溶液 2~3 滴,如遇两侧鼻腔均有病变或狭窄不便插管,或有呼吸功能不全需同时高浓度给氧者,可经口插管。

3. 用 2% 利多卡因喷雾鼻腔、咽喉部,每 2~3 分钟 1 次,共 3 次,然后插镜,当镜管插入气管后滴入或经环甲膜穿刺注入 2~5 mL 利多卡因。

4. 术者在窥视下由鼻孔将支气管镜插入,看清声门,待声门开大时送入气管,徐徐前进,先查健侧再查患侧,术中及时吸出呼吸道分泌物。检查时注意观察气管内腔、隆突形态、支气管黏膜表面情况,有无充血、水肿、渗出、出血、溃疡、增生、结节等,还应注意管腔有无狭窄,管壁有无受压。对直视下可见病变,先取活检,然后用毛刷刷取涂片，或向病变部位注入 10 mL 灭菌生理盐水进行灌洗，做病原学或细胞学检查。

5.出现大出血时，立即局部滴入 1：2000 肾上腺素 2mL，止血后方可取镜。

6.术后嘱病人休息，不讲话或少讲话，以保护声带，并严密观察，出现异常情况及时采取有效处理措施。

（五）临床应用

1.肺部疾病

（1）对弥漫性肺病变确诊率一般为 73% ～ 79%。支气管结核，镜检阳性率可达 90% 以上。对活动性出血的咯血患者，镜检 93% 病例可确定出血部位。对肺癌诊断阳性率可达 83%，对痰检癌细胞阳性而 X 线胸片无异常的隐性肺癌的定位确诊率可达 90%。

（2）慢性呼衰，肺部感染控制不理想，痰无力咳出，分泌物黏稠，引流不畅等患者，在纤维支气管镜直视下把气道分泌物抽吸干净，有利于患者的康复及减少抗生素用量。

（3）支气管扩张、肺脓肿、肺炎等，由于支气管黏膜充血、肿胀及脓性分泌物增加，使引流的支气管被阻塞，全身用药难以达到有效药物浓度，感染往往难以控制，用支气管肺泡灌洗（BAL）治疗可使传统方法难以见效的患者获得满意效果。灌洗液可选用青霉素、头孢唑林、头孢呋辛、头孢他啶及妥布霉素等，也可根据细菌培养选用抗生素，加入适量地塞米松，一般每周 2 次为宜。

2.胸膜病变

（1）应用纤维支气管镜可代替胸腔镜对疑难的积液进行诊断。先用纤维支气管镜将胸腔内积液抽吸干净，再由上到下仔细观察脏层胸膜和膈胸膜，在病灶处活检，对胸腔积液病因诊断可达 91% ～ 95%，避免了剖胸探查。

（2）对难治性气胸（指自发性气胸患者经胸腔闭式引流或持续负压吸引超过 2 周漏气仍然存在者），用纤维支气管镜代替胸腔镜检查，约 92% 患者可查明气胸长期不愈的原因，其中包括胸膜下肺大泡、胸膜粘连、胸膜增厚、胸膜结核、支气管胸膜瘘等。

（3）纤维支气管镜代替胸腔镜可直视整个胸腔，从肺表面到肺胸膜、纵隔淋巴结等，还能为肺癌是否手术治疗提供可靠依据。

3.急诊处理

（1）在纤维支气管镜引导下经鼻气管插管等救治急慢性呼吸衰竭，是安全、方便、痛苦小的方法。一般 20s ～ 2min 可完成操作，优于盲插。

（2）经纤维支气管镜取异物方便，能起到立竿见影的效果。经纤维支气管镜向出血部位注射止血剂等，止血效果肯定。

（六）并发症

纤维支气管镜检查过程中，可能出现的并发症有：低氧血症、咯血、气胸、喉及支气管痉挛以及由于麻醉药过量或对麻醉药物过敏而发生的呼吸抑制，甚至心跳骤停。出现并发症时，要及时做相应的处理。只要掌握好适应证，术前准备充分，操作熟练小心，一般不会出现严重并发症。

第六篇 病历书写

第一章 病历书写的基本规则和要求

1. 内容要真实可靠 病历内容要客观反映病情演变和诊疗过程，不能有主观臆想和虚构，更不能伪造病历。病例内容真实可靠关系到病历质量和医师的医德作风。伪造病历则是违法行为，造成后果者将受到法律的制裁。

2. 书写要规范及时 病历具有规定的格式，医师要按规定的格式书写，必须项目齐全，文理通顺，简洁明了，字迹清楚规整。出现错字、错句，应在错字、错句上用双横线标示，不得采用涂改、粘贴、剪贴、刀刮等方式抹去原来字迹。应使用蓝黑或碳素墨水书写，门（急）诊病历和需复写的医疗文件可使用蓝或黑色圆珠笔书写。住院病历，应于患者入院后 24 小时内完成。危急患者的病历应及时完成，因抢救危急患者未能及时书写病历的，应在抢救结束后 6 小时内据实补记，并注明抢救完成时间和补记时间。

3. 用语用词要准确 病历描述用词要准确，要使用医学术语，避免使用俚语俗词。要用通行简化汉字书写，不得自行杜撰简化字。两位以上的数字一律用阿拉伯数字书写，一位数字一律用汉字书写。各种疾病诊断、手术、治疗操作的名称书写和编码均应符合相关规范要求。病人所述药名、病名、手术名应加引号。

4. 依照法律保护权利 在病历书写中应注意体现患者的知情权和选择权。医务人员应当将治疗方案、治疗目的、检查和治疗中可能发生的不良后果以及对可能出现的风险和预处理方案如实告知患者或家属，并在病历中详细记载下来，由患者或家属（法定代理人）签字确认，以保护患者的知情权。在诊疗过程中应用新的治疗方法、输血、麻醉、手术等多种治疗手段，治疗中可能发生的不良后果，与患者或家属充分协商的结果，均应记录在案，患者对诊疗方法自主决定应签字确认，充分体现患者自主选择权。在充分尊重患者权利，贯彻"以人为本"的人文理念的同时，医务人员也收集了相关的证据，以保护医患双方的合法权利。

第二章 病历书写的种类、格式与内容

第一节 住院期间病历

病人住院期间应书写住院病历。广义的住院病历包括完整病历（即狭义的住院病历或表格式住院病历）和入院记录、病程记录、会诊记录、转科记录、出院记录、死亡记录、手术记录等。因相同的病再次住院可书写再入院病历。

一、住院病历

住院病历是最完整的病历模式，因此每个医学生、实习生、住院医师必须掌握，一般由实习生或住院医师书写，要求在病人入院后 24 小时内完成。

（一）住院病历格式与内容

一般项目

一般项目（general data）包括姓名，性别，年龄，婚姻，出生地（写明省、市、县），民族，职业，工作单位，住址，病史叙述者（应注明与患者的关系），可靠程度，入院日期（急危重症患者应注明时、分），记录日期。需逐项填写，不可空缺。

主诉

主诉（chief complaints）是患者就诊最主要的原因，包括症状、体征及持续时间。主诉多于一项则按发生的先后次序列出，并记录每个症状的持续时间。主诉要简明扼要，一般 1～2 句，在 20 字左右。在一些特殊情况下，疾病已明确诊断，住院目的是为进行某项特殊治疗（手术、化疗）者可用病名，如"白血病入院定期化疗"。一些无症状（体征）的实验室检查异常也可直接描述，如"发现血糖升高 1 个月"。

现病史

现病史（history of present illness）是住院病历书写的重点内容，应结合问诊内容，经整理分析后，围绕主诉进行描写，主要内容应包括：

1. 起病情况　患病时间、起病缓急、前驱症状、可能的病因和诱因。

2. 主要症状的特点　应包括主要症状出现的部位、性质、持续时间、程度以及加重或缓解的因素。

3. 病情的发展与演变　包括主要症状的变化以及新近出现的症状。

4. 伴随症状 各种伴随症状出现的时间、特点及其演变过程,各伴随症状之间特别是与主要症状之间的相互关系。

5. 记载与鉴别诊断有关的阴性资料。

6. 诊疗经过 何时、何处就诊,做过何种检查,诊断何病,经过何种治疗,所有药物名称、剂量及效果。

7. 一般情况 目前的食欲、大小便、精神、体力、睡眠、体重改变等情况。

书写现病史时应注意:①凡与现病直接有关的病史,虽年代久远亦应包括在内。②若患者存在两个以上不相关的未愈疾病时,现病史可分段叙述或综合记录。③凡意外事件或可能涉及法律责任的伤害事故,应详细客观记录,不得主管臆测。④现病史书写应注意层次清晰,尽可能反映疾病的发展和演变。⑤现病史描写的内容要与主诉保持一致性。

既往史（past history）

1. 预防接种及传染病史。

2. 药物及其他过敏史。

3. 手术、外伤史及输血史。

4. 过去健康状况及疾病的系统回顾。

系统回顾（review of systems）

呼吸系统:咳嗽、咳痰、呼吸困难、咯血、发热、盗汗、与肺结核患者密切接触史等。

循环系统:心悸、气促、咯血、发绀、心前区痛、晕厥、水肿及高血压、动脉硬化、心脏疾病、风湿热病史等。

消化系统:腹胀、腹痛、嗳气、反酸、呕血、便血、黄疸和腹泻、便秘史等。

泌尿系统:尿频、尿急、尿痛、排尿不畅或淋沥,尿色（洗肉水样或酱油色）,清浊度,水肿,肾毒性药物应用史,铅、汞化学毒物接触或中毒史,下疳、淋病、梅毒等性传播疾病史。

造血系统:有无头晕、乏力、皮肤或黏膜瘀点、紫癜、血肿,有无反复鼻出血、牙龈出血,骨骼痛,化学药品、工业毒物、放射性物质接触史等。

内分泌系统及代谢:畏寒、怕热、多汗、食欲异常、烦渴、多饮、多尿、头痛、视力障碍、肌肉震颤、性格、体重、皮肤、毛发和第二性征改变史等。

神经精神系统:头痛、失眠或意识障碍、晕厥、痉挛、瘫痪、视力障碍、感觉及运动异常、性格改变、记忆力和智能减退等。

肌肉骨骼系统:关节肿痛、运动障碍、肢体麻木、痉挛、萎缩、瘫痪史等。

个人史（personal history）

1. 出生地及居留地 有无血吸虫病疫水接触史,是否到过其他地方病或传染病流行地区及其接触情况。

2. 生活习惯及嗜好 有无嗜好（烟、酒、常用药品、麻醉毒品）及其用量和年限。

3. 职业和工作条件 有无工业毒物、粉尘、放射性物质接触史。

4.冶游史　有无婚外性行为，有否患过下疳、淋病、梅毒等。

婚姻史（marital history）

记录未婚或已婚，结婚年龄、配偶健康状况、性生活情况等。

月经史（menstrual history）、生育史（childbearing history）

记录月经量、颜色，有无血块、痛经、白带等情况。

生育情况按下列顺序写明：足月分娩数—早产数—流产或人流数—存活数。并记录计划生育措施。

家族史（family history）

1.父母、兄弟、姐妹及子女的健康情况，有否患有与患者同样的疾病。如已死亡，应记录死亡原因及年龄。

2.家族中有无结核、肝炎性病等传染性疾病。

3.有无家族性遗传性疾病，如糖尿病、血友病等。

体格检查

体温　℃　　　脉搏　次 / 分　　　呼吸　次 / 分　　　血压　 / mmHg

一般状况：发育（正常、异常），营养（良好、中等、不良、肥胖），神志（清楚、淡漠、模糊、昏睡、谵妄、昏迷），体位（自主、被动、强迫），面容与表情（安静，忧虑，烦躁，痛苦，急、慢性病容或特殊面容），检查能否合作。

皮肤、黏膜：颜色（正常、潮红、苍白、发绀、黄染、色素沉着），温度，湿度，弹性，有无水肿、皮疹、瘀点、紫癜、皮下结节、肿块、蜘蛛痣、肝掌、溃疡和瘢痕，毛发的生长及分布。

淋巴结：全身或局部淋巴结有无肿大（部位、大小、数目、硬度、活动度或粘连情况，局部皮肤有无红肿、波动、压痛、瘘管、瘢痕等）。

头部及其器官

头颅：大小、形状，有无肿块、压痛、瘢痕，头发（量、色泽、分布）。

眼：眉毛（脱落、稀疏），睫毛（倒睫），眼睑（水肿、运动、下垂），眼球（凸出、凹陷、运动、斜视、震颤），结膜（充血、水肿、苍白、出血、滤泡），巩膜（黄染），角膜（云翳、白斑、软化、溃疡、瘢痕、反射、色素环），瞳孔（大小、形态、对称或不对称、对光反射及调节与辐辏反射）。

耳：有无畸形、分泌物、乳突压痛，听力。

鼻：有无畸形、鼻翼扇动、分泌物、出血、阻塞，有无鼻中隔偏曲或穿孔和鼻窦压痛等。

口腔：气味，有无张口呼吸，唇（畸形、颜色、疱疹、皲裂、溃疡、色素沉着），牙齿（龋齿、缺齿、义齿、残根、斑釉齿），牙龈（色泽、肿胀、溃疡、溢脓、出血、铅线），舌（形态、舌质、舌苔、溃疡、运动、震颤、偏斜），颊黏膜（发疹、出血点、溃疡、色素沉着），咽（色泽、分泌物、反射、悬雍垂位置），扁桃体（大小、充血、分泌物、假膜），喉（发音清晰、嘶哑、喘鸣、失音）。

颈部：是否对称，有无强直，有无颈静脉怒张、肝颈静脉回流征、颈动脉异常搏动，气管位置，甲状腺（大小、硬度、压痛、结节、震颤、血管杂音）。

胸部：胸廓（对称、畸形，有无局部隆起或塌陷、压痛），呼吸（频率、节律、深度），乳房（大小，乳头，有无红肿、压痛、肿块和分泌物），胸壁有无静脉曲张、皮下气肿等。

肺

视诊：呼吸运动（两侧对比），呼吸类型，有无肋间隙增宽或变窄。

触诊：呼吸活动度，语颤（两侧对比），有无胸膜摩擦感、皮下捻发感等。

叩诊：叩诊音（清音、过清音、浊音、实音、鼓音及其部位），肺下界及肺下界移动度。

听诊：呼吸音（性质、强弱，异常呼吸音及其部位），有无干湿性啰音和胸膜摩擦音，语音传导（增强、减弱、消失）等。

心

视诊：心前区隆起，心尖搏动或心脏搏动位置、范围和强度。

触诊：心尖搏动的性质及位置，有无震颤（部位、时期）和心包摩擦感。

叩诊：心脏左、右浊音界，可用左、右第 2、3、4、5 肋间距正中线的距离（cm）表示。须注明左锁骨中线距前正中线的距离（cm）。

听诊：心率，心律，心音的强弱，P_2 和 A_2 强度的比较，有无心音分裂、额外心音、杂音（部位、性质、时期、强度、传导方向以及与运动、体位和呼吸的关系；收缩期杂音强度用 6 级分法，如描述 3 级收缩期杂音，应写作 "3/6 级收缩期杂音"；舒张期杂音分为轻、中、重三度）和心包摩擦音等。

桡动脉：脉搏频率、节律（规则、不规则、脉搏短绌），有无奇脉和交替脉等，搏动强度，动脉壁弹性，紧张度。

周围血管征：有无毛细血管搏动、射枪音、水冲脉和动脉异常搏动。

腹部：腹围（腹水或腹部包块等疾病时测量）。

视诊：形状（对称、平坦、膨隆、凹陷），呼吸运动，胃肠蠕动波，有无皮疹、色素、条纹、瘢痕、腹壁静脉曲张（及其血流方向），疝和局部隆起（器官或包块）的部位、大小、轮廓，腹部体毛。

触诊：腹壁紧张度，有无压痛、反跳痛、液波震颤、肿块（部位、大小、形状、硬度、压痛、移动度、表面情况、搏动）。

肝脏：大小（右叶以右锁骨中线肋下缘，左叶以前正中线剑突下至肝下缘距离表示）、质地、表面、边缘、压痛和搏动等。

胆囊：大小、形态、压痛。

脾脏：大小、质地、压痛、表面、边缘。

肾脏：大小、形状、硬度、移动度，有无压痛。

膀胱：膨胀、肾及输尿管压痛点。

叩诊：肝上界，肝浊音界（缩小、消失），肝区叩击痛，有无移动性浊音、高度鼓音、肾区叩击痛等。

听诊：肠鸣音（正常、增强、减弱、消失、金属音），有无振水音和血管杂音等。

肛门、直肠：视病情需要检查。有无肿块、裂隙、创面。直肠指诊（括约肌紧张度，有无狭窄、肿块、触痛、指套染血；前列腺大小、硬度，有无结节及压痛等）。

外生殖器：根据病情需要做相应检查。

男性：包皮，阴囊，睾丸，附睾，精索，有无发育畸形、鞘膜积液。

女性：检查时必须有女医护人员在场，必要时请妇科医生检查。包括外生殖器（阴毛、大小阴唇、阴蒂、阴阜）和内生殖器（阴道、子宫、输卵管、卵巢）。

脊柱：活动度，有无畸形（侧凸、前凸、后凸）、压痛和叩击痛等。

四肢：有无畸形、杵状指（趾）、静脉曲张、骨折，关节有无红肿、疼痛、压痛、积液、脱臼、强直、水肿，肌肉有无萎缩，肌张力变化，有无肢体瘫痪等，记录肌力。

神经反射

生理反射：浅反射（角膜反射、腹壁反射、提睾反射），深反射（肱二头肌、肱三头肌、膝腱、跟腱反射）。

病理反射：巴宾斯基征、奥本海姆征、戈登征、查多克征、霍夫曼征。

脑膜刺激征：颈项强直、凯尔尼格征、布鲁津斯基征。

必要时做运动、感觉等及神经系统其他特殊检查。

专科情况：外科、耳鼻咽喉科、眼科、妇产科、口腔科、介入放射科、神经精神科等专科需写专科情况，主要记录与本专科有关的体征，前面体格检查中的相应项目不必重复书写。

实验室及器械检查

记录与诊断相关的实验室及器械检查结果及检查日期，包括患者入院后 24 小时内应完成的检查结果，如血、尿、粪常规和其他有关实验室检查，X 线、心电图、超声波、肺功能、内镜、CT、血管造影、放射性核素等特殊检查。

如系在其他医院所做的检查，应注明该医院名称及检查日期。

病历摘要

简明扼要、高度概述病史要点，体格检查、实验室及器械检查的重要阳性和具重要鉴别意义的阴性结果，字数以不超过 300 字为宜。

诊断

诊断名称应确切，分清主次，顺序排列，主要疾病在前，次要疾病在后，并发症列于有关主病之后，伴发病排列在最后。诊断应尽可能地包括病因诊断、病理解剖部位和功能诊断。对一时难以肯定诊断的疾病，可在病名后加"?"。一时既查不清病因，也难以判定在形态和功能方面改变的疾病，可暂以某症状待诊或待查代替，并在其下注明一二个可能性较大或待排除疾病的病名，如"发热待查，肠结核?"

初步诊断

入院时的诊断一律写"初步诊断"。初步诊断写在住院病历或入院记录末页中线右侧。

入院诊断

住院后主治医师第一次查房所确定的诊断为"入院诊断"。入院诊断写在初步诊断的下方，并注明日期；如住院病历或入院记录系主治医师书写，则可直接写"入院诊断"，而不写"初步诊断"。入院诊断与初步诊断相同时，上级医师只需在病历上签名，则初步诊断即被视为入院诊断，不需重复书写入院诊断。

修正诊断（包含入院时遗漏的补充诊断）

凡以症状待查的诊断以及初步诊断、入院诊断不完善或不符合，上级医师应做出"修正诊断"，修正诊断写在住院病历或入院记录末页中线左侧，并注明日期，修正医师签名。

住院过程中增加新诊断或转入科对转出科原诊断的修正，不宜在住院病历、入院记录上作增补或修正，只在接收记录、出院记录、病案首页上书写，同时于病程记录中写明其依据。

医师签名或盖章

在初步诊断的右下角医师应签全名，字迹应清楚易认。上级医师审核签名应在署名医师的左侧，并以斜线相隔。

（二）表格式住院病历

表格式住院病历主要对主诉和现病史以外的内容进行表格化书写。表格式病历设计，应根据表格式病历规范和病历表格印制规范要求，结合本专科病种特点和要求，选派高年资临床专家负责研究设计，报省卫生行政部门备案，经省辖市卫生行政部门审批后使用。内容和格式与前述住院病历相同。采用表格式记录简便、省时，亦有利资料储存和病历的规范化管理。初学者应首先学会书写完整病历，而不能依靠表格，待书写熟练之后，为了临床工作需要，再使用表格式住院病历。

二、住院期常用医疗文件

（一）入院记录

入院记录由住院医师（或床位医师）书写，其内容和要求原则上与住院病历相同，但应简明扼要，重点突出，必须在24小时内完成。其主诉、现病史与住院病历相同，其他病史（如既往史、个人史、月经生育史、家族史）和体格检查可以简明记录，免去系统回顾、摘要等。

（二）再次住院病历（记录）

患者再次住院时，应在病历上注明本次为第几次住院，并记录以下内容：

1. 如因旧病复发再次住院，需将过去病历摘要及上次出院后至本次入院前的病情与治疗经过详细记入现病史中，但重点描述本次发病情况。

2. 如因新发疾病再次住院，则需按住院病历或入院记录的要求书写，并将过去的住院诊断列入过去史中。

3. 既往史、个人史、家族史可以从略，只补充新的情况，但需注明"参阅前病历"及前次病历的住院号。

（三）24 小时内入、出院记录或 24 小时内入院死亡记录

1. 入院不足 24 小时出院的患者，可以书写 24 小时内入、出院记录。

内容包括姓名、性别、年龄、婚姻、出生地、民族、职业、工作单位、住址、病史提供者（注明与患者关系）、入院时间、记录日期、主诉、入院情况（简要的病史及体检）、入院诊断、诊治经过、出院时间、出院情况、出院诊断、出院医嘱、医师签名等。

2. 入院不足 24 小时死亡的患者，可以书写 24 小时内入院、死亡记录。

内容包括姓名、性别、年龄、婚姻、出生地、民族、职业、工作单位、住址、病史提供者（注明与患者关系）、入院时间、记录日期、主诉、入院情况（简要的病史及体检）、入院诊断、诊治经过（抢救经过）、死亡时间、死亡原因、死亡诊断、医师签名等。

（四）病程记录

病程记录是指继住院病历或入院记录后，经治医师对患者病情诊疗过程所进行的连续性记录。内容包括患者的病情变化、重要的检查结果及临床意义、上级医师查房意见、会诊意见、医师分析讨论意见、所采取的诊疗措施及效果、医嘱更改及理由、向患者及其近亲属告知的重要事项等。病程记录除了要真实及时外，还要有分析、判断和计划、总结，注意全面系统，重点突出，前后连贯。病程记录的质量可反映出医疗水平的高低。

病程记录的书写应另起一页，并在第一横行适中位置标明"病程记录"。书写病程记录时首先标明记录日期，另起一行记录具体内容；记录结束后签名不另起一行。病程记录以经治医师书写为主，但上级医师必须有计划地进行检查，做必要修改和补充并签字。病程记录一般每天记录一次；危重病例应随病情变化及时记录，并注明时间；对病情稳定的患者至少 3 天记录一次病程记录；对病情稳定的慢性病或恢复期患者至少 5 天记录一次。手术后患者应连续记录 3 天，以后视病情需要进行记录。从记录内容来看，可以分为一般病程记录和特殊病程记录两大类。

1. 一般病程记录　内容可包括：

（1）病人自觉症状、情绪、心理状态、饮食、睡眠、大小便情况，可根据病情需要有针对性地记录。

（2）病情变化、症状、体征的改变或有何新的发现，各项实验室及器械检查结果，以及对这些结果的分析、判断和评价。

（3）各种诊疗操作的记录，如胸腔穿刺、腹腔穿刺、骨髓穿刺、腰椎穿刺、内镜检查、心导管检查、起搏器安置、各种造影检查等。

（4）对临床诊断的补充或修正以及修改临床诊断的依据。

（5）治疗情况，用药理由及反应，医嘱变更及其理由。

（6）家属及有关人员的反映、希望和意见，医师向家属及有关人员介绍的情况。

（7）记录时间及签名。

2. 特殊病程记录　一些病程记录的内容需要单独书写，不与其他内容相混，包括：

（1）首次病程记录：系指患者入院后由经治医师或值班医师书写的第一次病程记录（不需另列标题），应当在患者入院后 8 小时内完成，注明书写时间。摘要记述和分析疾病特征，列出诊断依据及提出诊断，制定诊疗计划，写明即予施行的诊疗措施。对诊断不明确的病例应作诊断讨论，列出拟诊依据及主要鉴别诊断。

（2）上级医师查房记录：系指上级医师在查房时对患者病情、诊断、鉴别诊断、当前治疗措施疗效的分析及下一步诊疗意见的记录，属于病程记录的重要内容，代表上级医生及本医院的医疗水平。三级查房（主任、主治、住院医师）记录是卫生和计划生育委员会规定的必做项目，下级医生应在查房后及时完成，在病程记录中要明确标记，并另起一行。书写时应注意：①书写上级医师查房记录时，应在记录日期后，注明上级医师的姓名及职称。②下级医师应如实记录上级医师的查房情况，尽量避免写"上级医师同意诊断、治疗"等无实质内容的记录。记录内容应包括对病史和体征的补充、诊断依据、鉴别诊断的分析和诊疗计划。③主治医师首次查房的记录至少应于患者入院 48 小时内完成；主治医师常规查房记录间隔时间视病情和诊治情况确定；疑难、危重抢救病例必须有科主任或具有副主任医师以上专业技术任职资格的医师及时查房的记录。④上级医师的查房记录必须由查房医师审阅并签名。

（3）疑难病例讨论记录：对于危重或诊治有困难的病例，必须有由科主任或副主任医师以上专业技术任职资格的医师组织有关医务人员对患者的诊断治疗进行讨论的记录，内容包括讨论时间、主持人、参加人员的姓名和职称以及讨论意见。

（4）会诊申请和会诊记录：会诊记录系指患者在住院期间需要他科（院）医师协助诊疗时，分别由申请医师和会诊医师书写的记录，申请会诊记录内容包括简要病史、体征、重要实验室和器械检查资料、拟诊疾病、申请会诊的理由和目的。会诊单的书写应简明扼要。书写时应注意：①会诊申请内容由经治医师书写，主治医师审签，院外会诊需经科主任或主任医师审签。在病程记录中应在横行列出"请 × 科会诊记录"标题。②会诊记录内容应包括会诊日期及时间、会诊医师对病史及体征的补充、对病情的分析、诊断和进一步检查治疗的意见，会诊医师签名。内容可记入病程记录页内，应在横行列出"× 科会诊记录"标题。③多科或多人的会诊记录由经治医师负责整理，详细书写于病程记录上，并记录参加会诊的人员姓名、职称及单位，主持人审核签名。

（5）转出（入）记录：系指患者住院期间需转科时，经转入科室会诊并同意接收后，由转出科室和转入科室经治医师分别书写的记录。①转出记录应由转出科室经治医师在患者转出科室前书写完成（紧急情况下除外）。转出记录不另立专页，宜在横行适中位置标明"转出记录"。转出记录的内容包括入院日期、转出日期，患者姓名、性别、年龄，病历摘要，入院诊断，诊疗经过，目前情况，目前诊断，转科目的，提请接收科室注意的事项，转出记录需经主治医师审签。②转入记录由转入科室医师于患者转入后及时书写，最迟不超过 24 小时。另立专页，并在横行适中位置标明 "转入记录"，转入记录内容包括入院日期，转入日期，患者姓名、性别、年龄，转入前病情，转入原因，转入本科后的问诊、体检及重要检查结果，转入后的诊断及治疗计划。

（6）交（接）班记录：交（接）班记录系指患者经治医师发生变更之际，交班医师和接班医师分别对患者病情及诊疗情况进行简要总结的记录。交班记录应当在交班前由交班医师书写完成，接班记录应当由接班医师于接班后 24 小时内完成。①交班记录紧接病程记录书写，接班记录紧接交班记录书写，不另立专页，但需在横行适中位置标明 "交班记录" 或 "接班记录" 字样。②交班记录应简明扼要地记录患者的主要病情、诊断治疗经过、手术患者的手术方式和术中发现，计划进行而尚未实施的诊疗操作、特殊检查和手术，患者目前的病情和存在问题，今后的诊疗意见、解决方法和其他注意事项。③接班记录应在复习病历及有关资料的基础上，再重点询问和体格检查，力求简明扼要，避免过多重复，着重书写今后的诊断、治疗的具体计划和注意事项。④对入院 3 天内的病例可不书写 "交班记录"，但接班医师应在接班后 24 小时内书写较仔细的病程记录。

（7）阶段小结：患者住院时间较长，病情有重大转折或超过一个月者可写阶段小结。内容包括入院日期、小结日期、患者姓名、性别、年龄、主诉、入院情况、入院诊断、诊治经过、目前诊断、目前情况、诊疗计划和医师签名。

（8）抢救记录：当患者病情危重时，抢救过程需要书写记录，由参加抢救的医师在抢救结束后 6 小时内据实补记。内容包括病情变化时间和情况、抢救时间、抢救措施、参加抢救的医务人员姓名及职称。

（9）手术前讨论记录：系指患者病情较重或手术难度较大及新开展的手术，对拟实施手术方式和术中可能出现的问题及应对措施所做的讨论记录。①凡甲、乙类手术和特殊手术必须进行手术前病例讨论。②由科主任或具有副主任医师以上专业技术任职资格的医师主持。③记录内容包括讨论日期，主持人及参加人员的姓名、职称，术前准备情况，手术指征，手术方式，手术体位、入路、切口，手术步骤，术中注意事项，预后估计，麻醉和术中及术后可能出现的意外及防范措施。④记录者签名，主持人总结并审签。

（10）术前小结：患者施行手术前需写术前小结，重点记录术前病情，手术治疗的理由，拟行何种手术，术中术后可能出现的情况估计及对策。手术前小结由经治医师书写，主治医师审签，紧接病程记录，但需在横行适中位置标明 "手术前小结"。内容包括：①一般项目：患者姓名、性别、年龄、婚姻、床号、住院号；②病历摘要：简要病史、重要阳性及阴性体征；③术前诊断；④诊断依据：手术前应完成的实验室及器械检查的结果，如有异常应描写内容及数据；⑤手术指征；⑥拟施行手术名称和方式，拟施行手术日期；⑦拟行麻醉方式；⑧术前准备情况：术前病例讨论是否进行，新开展手术、特殊手术的申请单是否审批，手术同意书是否签订，术前具体准备事项等；⑨如手术前小结系专印表格，则按表格项目要求认真填写。

（11）麻醉记录：指麻醉医师在手术过程中施行麻醉的经过和处理情况，内容包括患者一般情况、麻醉前用药、术前诊断、术中诊断、麻醉方式、麻醉期间用药、手术中病人出现的异常情况和处理经过、手术起止时间、麻醉效果及麻醉医师签名。

（12）手术记录：指手术过程的记录，应在手术后及时（当日、当班）完成。手术记录由手术者书写，特殊情况下可由第一助手书写，但第一助手书写的手术记录必须由手术者审签。如系表格式专页，按表格项目填写。记录内容应包括手术时间、术前诊断、术中诊断、手术名称、手术医师、麻醉方法及麻醉医师等基本项目和详细的手术经过。①术时患者体位，皮肤消毒方法，消毒巾的铺盖，切口部位、方向、长度，解剖层次及止血方式。②探查情况及主要病变部位、大小、与邻近脏器或组织的关系；肿瘤应记录有无转移、淋巴结肿大等情况。如与临床诊断不符合，更应详细记录。③手术的理由、方式及步骤应包括离断、切除病变组织或脏器的名称及范围；修补、重建组织与脏器的名称；吻合口大小及缝合方法；缝线名称及粗细号数；引流材料的名称、数目和放置部位；吸引物的性质及数量。手术方式及步骤必要时可绘图说明。④术毕敷料及器械的清点情况。⑤送检化验。培养、病理标本的名称及病理标本的肉眼所见情况。⑥术中患者耐受情况，失血量，术中用药，输血量，特殊处理和抢救情况。⑦术中麻醉情况，麻醉效果是否满意。

（13）手术后病程记录：第一次手术后病程记录由手术者或第一助手于手术后及时书写。记录内容应包括手术时间、麻醉方式、术中诊断、手术方式、手术简要经过、引流物、术后处理措施、术后应特别注意观察的事项等。术后病程记录应连记3天，以后按病程记录规定要求记录。伤口愈合情况及拆线日期等应在术后病程记录中反映。

（14）出（转）院记录：系经治医师对患者此次住院期间诊疗情况的总结，在患者出（转）院时及时完成。出（转）院记录一式两份，另立专页，并在横行适中位置标明"出（转）院记录"，正页归档，附页交患者或其近亲属，如系表格式专页，按表格项目填写。出（转）院记录由经治医师书写，主治医师审签。内容包括：①姓名、性别、年龄、婚姻、职业、住院号、入院日期、出（转）院日期、入院诊断、出（转）院诊断、住院天数。②入院时情况：主要症状、体征、有诊断意义的实验室检查和器械检查的结果及检查号码（X线号、病理检查号等）。③诊疗经过：住院期间的病情变化，检查治疗经过，手术日期及手术名称，切口愈合情况。④出（转）院时情况：包括出（转）院时存在的症状、体征、实验室检查及其他检查的阳性结果。⑤出（转）院诊断及各诊断的治疗结果（治愈、好转、未愈、其他），或转院诊断及转院原因。⑥出院医嘱：继续治疗（药物、剂量、用法、疗程期限），休息期限。复诊时限，注意事项；或转院时病情及注意事项。⑦门诊随访要求。

（15）死亡记录：指经治医师对患者诊疗和抢救经过所做的记录，应在患者死亡后及时完成（最迟不超过24小时）。死亡记录另立专页，并在横行适中位置标明"死亡记录"。死亡记录由经治医师书写，科主任或具有副主任医师以上专业技术任职资格的医师审签。记录内容包括：①患者姓名、性别、年龄、职业、婚姻、民族、工作单位、住址、入院日期、入院诊断、死亡日期及时间、住院天数。②入院时情况：主要症状、体征、有关实验室及器械检查结果。③诊疗经过：入院后病情演变及诊治情况。重点记录死亡前的病情变化和抢救经过，死亡原因和死亡时间（具体到分钟）。④死亡诊断。⑤与患者近亲属或代理人商谈尸检的情况。患者近亲属或代理人同意或不同意尸检均需在病历中明确表态并签字。

（16）死亡讨论记录：系指对死亡病例进行讨论分析意见的记录。由科主任或副主任医师以上职称的医师主持，讨论在患者死亡1周内进行（特殊病例及时讨论）。记录格式应在横行列出"死亡讨论记录"标题，记录内容如下：①讨论日期、地点，主持人和参加人的姓名、职称、职务，患者姓名、性别、年龄、婚姻、出生地、职业、工作单位、住址、入院日期、死亡日期和时间、死亡原因、死亡诊断（包括尸检和病理诊断）。②参加者发言纪要，重点记录诊断意见、死亡原因分析、抢救措施意见、经验教训及本病国内外诊治进展等（综述或按发言人分列均可）。③记录者签名，主持人总结并审签。

（五）同意书

凡在临床诊治过程中，需行手术治疗、特殊检查、特殊治疗、试验性临床医疗和医疗美容的患者，应对其履行告知义务，并详尽填写同意书。

1. 经治医师或主要实施者必须亲自使用通俗语言向患者或其近亲属、法定代理人、关系人告知患者的病情、医疗措施、目的、名称、可能出现的并发症及医疗风险等，并及时解答其咨询。

2. 手术同意书应包括术前诊断、拟施行手术名称、术中或术后可能出现的并发症及手术风险。特殊检查、特殊治疗知情同意书应包括检查治疗的项目、目的、风险性及并发症。

3. 医疗美容必须向就医者本人或其近亲属告知治疗的适应证、禁忌证、医疗风险和注意事项，并取得就医者本人或监护人的签字同意。

4. 同意书必须经患者或其近亲属、法定代理人、关系人签字，医师签全名。同意书一式两份，医患双方各执一份。医疗机构应将其归入病历中保存。门诊的各同意书交病案室存档，其保管期限同门诊病案。

5. 由患者近亲属或其法定代理人、关系人签字的，应提供授权人的授权委托书、身份证明及被委托人的身份证明，并提供身份证明的复印件。其授权委托书及身份证明的复印件随同同意书归档。

6. 新技术、试验性临床医疗等项目应按国家有关规定办理手续，并如实告知患者及其近亲属。

第二节 门诊病历

（一）门诊初诊、复诊病历书写要求

1. 门诊病历封面设有姓名、性别、出生年月、民族、婚姻、职业、住址、工作单位、药物过敏史、身份证号及门诊病历编号等栏目，要认真填写完整；每次就诊均应填写就诊日期（年、月、日）和就诊科别。急危重患者应注明就诊时间（年、月、日、时、分），时刻按 24 小时计。

2. 使用通用门诊病历时，就诊医院应在紧接上一次门诊记录下空白处盖 "×× 年×× 月 ×× 日 ×× 医院 ×× 科门诊" 蓝色章，章内空白处由接诊医师填写。

3. 儿科患者、意识障碍患者、创伤患者及精神病患者就诊须写明陪伴者姓名及与患者的关系，必要时写明陪伴者工作单位、住址和联系电话。

4. 患者在其他医院所做检查，应注明该医院名称及检查日期。

5. 急危重患者必须记录患者体温、脉搏、呼吸、血压、意识状态、诊断和抢救措施等。对收入急诊观察室的患者，应书写观察病历。抢救无效的死亡病例，要记录抢救经过，参加抢救人员姓名、职称或职务，患者死亡日期及时间，死亡诊断等。

6. 初步诊断、诊断医师签名写于右下方。如需上级医师审核签名，则签在署名医师左侧并划斜线相隔，如 ×××/×××。医师应签全名，字迹应清楚易认。处理措施写在左半侧。

7. 法定传染病，应注明疫情报告情况。

8. 门诊患者住院须填写住院证。

9. 门诊病历、住院证可用圆珠笔书写，字迹应清晰易认。

（二）门诊初诊、复诊病历书写内容

1. 初诊病历

（1）主诉：主要症状及持续时间。

（2）病史：现病史要重点突出（包括本次患病的起病日期、主要症状、他院诊治情况及疗效），并简要叙述与本次疾病有关的过去史、个人史及家族史。

（3）体格检查：一般情况，重点记录阳性体征及有助于鉴别诊断的阴性体征。

（4）实验室检查、特殊检查或会诊记录　应详写。

（5）初步诊断：如暂不能明确，可在病名后加 "?" 表示，并尽可能注明复诊医师应注意的事项。

（6）处理措施：①处方及治疗方法记录应分行列出，药品应记录药名、剂量、总量、用法；②进一步检查措施或建议；③休息方式及期限。

（7）医生签名：医生签全名。

2. 复诊病历

（1）上次诊治后的病情变化和治疗反应，不可用 "病情同前" 字样。

（2）体格检查着重记录原来阳性体征的变化和新的阳性发现。

（3）需补充的实验室或器械检查项目。

（4）3 次不能确诊的患者，接诊医生应请上级医师会诊，上级医师应写明会诊意见及会诊日期和时间并签名。

（5）对上次已确诊的患者，如诊断无变更，可不再写诊断。

（6）处理措施书写要求同初诊。

（7）持通用门诊病历变更就诊医院、就诊科别或与前次不同病种的复诊患者，应视作初诊患者并按初诊病历要求书写病历。

（8）医生签全名。

第三节　常用检查申请单书写要求

各种检查申请单与报告单是医疗文件的重要组成部分，要求书写整洁，字迹清楚，术语确切，不得涂改。

（一）申请单

1. 申请单由经治医师按规定逐项填写，眉栏项目不得遗漏，字迹清楚，术语规范，严禁涂改。内容包括患者姓名、性别、年龄、床号、住院号、送检标本名称、检验目的，医师签全名或盖印章，如为实习医师、进修医师开单，则必须由经治医师签全名或盖印章。

2. 相关检查申请单应简明扼要书写病情摘要，包括重要症状和体征、相关检查结果，以及临床初步诊断及治疗过程。

3. 紧急检查应在申请单右上角标明"急诊"字样或盖相应的印章，同时应注明取样时间和取样人或通知时间及取样者和被通知人。

4. 申请项目，可用"√"在项目的序号上表示。若院内联网时，申请单所用的名称应与网络中所用的名称一致，以便于收费与统计。

5. 送检标本上所贴号码应与申请单上号码一致。

（二）报告单

1. 报告单应由检查医师或技师按规定逐项填写，包括姓名、性别、年龄、床号、住院号和检查号。

2. 报告单填写务必字迹清楚，内容科学完整，术语规范，严禁涂改。特殊检验报告应做出相应诊断或提出相关意见。

3. 检测项目应注明检测的方法，定量检测结果采用法定计量单位；定性检测结果采用"阴性""阳性"和"可疑"表示，或者用"阴性（－）"和"阳性（＋）"表示，不得单独用符号"＋""－""+/-"表示。

4. 生命紧急值应及时通知临床医师，并在报告单上注明通知时间及被通知人。

5. 检验者及审核者应签全名或盖印章；重要异常报告或特殊标本的报告须经专业主管复核、签名或盖印章；实习、进修人员操作检验的报告由带教者签名或盖印章。

第七篇　临床诊断步骤与思维方法

　　诊断疾病是临床医师最重要、最基本的实践活动，是将获得的病人的各种临床资料，经过综合分析、推理、评价、整理后提出的符合临床思维逻辑的判断。诊断的过程即是医师认识疾病及其客观规律的过程。只有正确的诊断，才可能有正确的治疗。由于疾病表现复杂多变，个体存在差异，同一疾病发生在不同的病人身上会有不同的表现，不同疾病有时也会出现相同或相似的表现，因此，建立正确的诊断需要通过一定的步骤和科学的思维方法，才能揭示疾病所固有的客观规律和本质。这是一个医学生从学习诊断学开始，需要毕生努力去完成的漫长过程。

第一章　诊断疾病的步骤

　　诊断疾病主要通过四个步骤进行，即搜集临床资料→分析、评价、整理资料→提出初步诊断→修正和确立诊断。

一、搜集临床资料

1. 搜集内容

　　（1）病史：包括主诉、现病史、过去史、个人史、婚姻史、月经史及生育史、家族史等。症状是病史的主体，症状的特点、发生发展及演变情况，对诊断起重要作用。但症状不是疾病，医师需要透过症状去认识客观存在的疾病本质。病史采集要全面系统，真实可靠，不能凭个人的主观意愿随意取舍。详尽而完整的病史对正确诊断疾病至关重要。例如：矽肺的诊断，如果遗漏了病人曾有长时间接触有害粉尘的病史，则诊断可能复杂而困难；如果询问出了该病史，则诊断较为明确。

　　（2）体格检查：通过规范、全面、重点的体格检查获得的阳性体征和阴性表现，是诊断疾病的重要依据，结合病史可解决大部分临床诊断问题。在体格检查中，要将所发现的阳性体征与问诊病史相互印证核实，相互补充修正。

（3）实验室及其他检查：目前实验室及器械检查项目很多，可协助确立诊断。在病史和体格检查基础上，应选择一些基本的和必要的实验室检查及其他检查。常规检查项目可对疾病进行筛选和初查，其他项目需要有针对性地选用。医师在选择检查项目时应考虑检查的意义、检查的时机、检查项目的敏感性和特异性、检查的安全性、检查的成本及效果。

2. 搜集要求

（1）真实性：临床资料的真实性是第一位的。搜集资料时必须从客观实际出发，实事求是，切忌先入为主或主观臆断，容不得丝毫的歪曲和虚假。虚假的资料必然导致错误的判断。例如用暗示性或强迫性方法进行问诊，只能收集到符合主观想象的资料，不正确的体格检查方法、不准确的实验室和器械检查结果势必将诊断引入误区。

（2）系统性：病情的进展和变化存在着相互联系和相互制约的规律，搜集资料时要注意其连贯性和关联性。例如病人在陈述病史时，由于对病痛体验的不同或语言表达能力较差，使病史零乱无条理，医师应把握病情的关键所在，认真考虑病人所述症状的发展过程及相互间的联系。体格检查时做到全面、系统、细致，并注意体征与体征之间、体征与症状之间的相互联系，以利进一步归纳、综合。

（3）全面性：病人从患病到就诊已经历了或短或长的时间，病情的演变、每次接受的检查及治疗的结果对本次诊断都有很大的帮助。某些疾病可以同时损害多个器官，患者的表现可是多方面的，所以搜集资料时必须包括各个系统的多个方面。问诊时应按照问诊的内容全面询问，体格检查时既检查病人提示的病变部位，也不忽视或遗漏其他部位的检查。

二、分析、评价和整理资料

将病史、体格检查、实验室检查和其他检查所获得的各种临床资料进行分析、评价和整理，是非常重要的诊断环节。除上述所搜集的临床资料外，医师还要结合病人的心理状态、神经类型、性格特点及社会因素等，对所搜集的资料进行综合分析，去粗取精，去伪存真，由此及彼，由表及里。在评价分析实验室和器械等检查结果时必须考虑：①实验结果假阳性或假阴性的可能；②影响检查结果的因素；③误差大小；④检查结果与其他临床资料是否相符。

通过对临床资料的分析、评价、归纳和整理，医师应对疾病的主要临床表现及特点、疾病的演变情况、治疗效果等，有清晰明确的认识，为初步诊断打下基础。

三、提出初步诊断

医师在完成对临床资料的分析整理后，总结出病人的主要问题，并以此为中心，提出可能性较大的几个疾病，逐一比较鉴别，提出肯定或否定某几个疾病的诊断依据，缩小诊断思考的范围，在综合判断后提出初步诊断。在这一过程中，要注意以下几种关系：

1. 现象与本质 现象是患者的临床表现，本质则是疾病的病理改变。如心尖部闻及隆隆样舒张期杂音是现象，所反映的疾病的本质是二尖瓣狭窄。病人的临床表现往往比较复杂，要透过复杂的临床表现去认识疾病的本质，必须掌握各种症状、体征及辅助检查结果与疾病本质的关系。

2. 主要与次要　许多疾病的临床表现复杂多变，需要分出主次。反映疾病本质的是主要临床资料。例如，一个病人有食欲不振、腹胀恶心、肝大、心悸气促、下肢水肿、紫绀、颈静脉怒张、心尖区闻及隆隆样舒张期杂音等表现，其中食欲不振、腹胀恶心、肝大是消化系统症状，心悸气促、下肢水肿、紫绀是循环系统症状，而颈静脉怒张、心尖区隆隆样舒张期杂音是心血管器质性疾病的体征。分析证明循环系统的临床表现是原发的、主要的，而消化系统的临床表现是继发的、次要的。用循环系统疾病的推理可以说明循环系统和消化系统的临床表现，而用消化系统疾病的推理却不能说明循环系统的临床表现，这样分清了主次，为诊断提供了正确的方向。

3. 局部与整体　人体是一个统一的整体，全身性疾病可以在某一局部有突出的表现，而局部的疾病往往出现全身的表现。例如，急性扁桃体炎为一局部疾病，但出现高热、乏力等全身表现；风湿热是一种全身性疾病，其突出的表现是局部关节红肿疼痛。在疾病诊断的过程中，绝不能片面地、孤立地对待某些临床症状和体征，要从整体出发，把局部与整体联系起来思考分析。

4. 典型与不典型　许多疾病都有其典型表现和特征，要注意以下因素可使"典型"变为"不典型"：①年老体弱患者；②疾病晚期患者；③婴幼儿；④治疗造成的干扰；⑤同时存在多种疾病形成的干扰；⑥器官移位者。

5. 静态与动态　因病人就诊时间迟早不一，我们所得到的资料往往只是疾病发展过程中某一阶段的暂时现象，是静态的，而不少疾病需要经过一段时间才能逐步积累完善资料，因此在诊断过程中需注意动态变化，结合疾病发展规律，使病人在疾病的任一阶段就诊都能做出正确的诊断，避免误诊。

四、修正和确立诊断

初步诊断是否正确，要在以后的临床实践中进一步验证。要在临床观察中继续发现新出现的症状和体征，或在初步诊断的基础上主动进行更具有针对性的检查，以验证诊断，及时补充或更正初步诊断，使诊断更符合实际，直至最后确立正确诊断。这种动态的验证对于正确诊断疾病是必不可少的。对动态验证中发现的新情况要认真思考，给予解释说明或补充检查。

提出初步诊断后要给予必要的治疗，治疗的效果与反应，无论是正性或负性结果，都可作为确立诊断的依据之一。

疾病的诊断会随着时间的推移而不断变化，受病人体质、体内代谢、应激能力、免疫因素等影响，一些新症状产生了，另一些症状消失了，疾病的主要与次要矛盾可以互相转化，所以要及时补充或更正初步诊断，使诊断符合客观实际，直至最后确定诊断。

诊断疾病是一个复杂的过程，必须按照诊断的步骤进行，不能遗漏，不能跨越，一般不容颠倒。在诊断疾病过程中，医师应严格遵循这种思维程序。

第二章 临床诊断的思维方法

临床诊断的思维方法是医师认识疾病和判断疾病过程中所采用的一种逻辑推理方法，是将疾病的一般规律运用到判断特定个体所患疾病的思维过程。临床思维涉及医学、哲学、心理学、社会学等多方面知识。过去临床思维方法多是通过医师在多年医疗实践中去领悟和总结，而现在应使学生较早地认识到它的重要性，从接触临床开始就注重临床思维方法的基本训练和培养。

一、临床诊断思维的原则

1. 首先考虑常见病、多发病及当地流行病 临床上当有几种诊断可能性同时存在的情况下，首先考虑常见病、多发病及当地流行病，这种选择原则符合概率分布的基本原理。当证实不符合常见病、多发病及当地流行病的诊断时，再考虑其他较少见的病。

2. 首先考虑器质性疾病 当器质性疾病与功能性疾病鉴别有困难时，应首先考虑器质性疾病。在没有充分依据排除器质性疾病之前，不要轻易下"功能紊乱""神经官能症"的诊断。因为功能性疾病一般不能给病人留下终身残疾或危及生命，而器质性疾病若延误诊断和治疗时机，则可能给患者带来不可弥补的损失。例如，一表现为腹痛的结肠癌病人，早期诊断可手术根治，误诊为"老年肠道功能紊乱"，则错过手术时机。同时也要注意器质性疾病与功能性疾病并存的情况。

3. 首先考虑可治愈的疾病 当诊断有两种可能，一种是可治且疗效好，而另一种是目前无有效治疗且预后差，此时在诊断上首先考虑前者，并按此诊断进行积极的治疗。如一咯血病人，胸片显示右上肺阴性不能确诊时，应首先考虑肺结核的诊断。同时严密观察病情变化和治疗结果，以便肯定或排除其诊断。这样可最大限度地减少诊断过程中的周折，减轻患者的负担。

4. 运用"一元论" "一元论"即单一病理学原则，就是尽量用一种疾病去解释多种临床现象的原则。一种疾病可能影响到身体的不同部位出现多方面的临床表现，选择诊断时面临多种困扰，此时医师尽可能用一种疾病去解释和概括多种临床表现。如一患者有长期发热以及皮肤、关节、心脏、肝脏、肾脏等方面的病态表现，就不能并列诊断为肝炎、肾炎、风湿热等疾病。分析综合，考虑系统性红斑狼疮这一个诊断可能最恰当。但是经证实确实有几种疾病同时存在时，也应实事求是将所患疾病按主次先后排列，不可勉强概括。

5. 注意个体差异 疾病具有的共同特征和表现，是诊断的重要依据。但人体之间存在着个体差异，同一疾病在不同个体身上的表现可有不同。如同是原发性高血压病人，有的无任何不适，体检中偶尔被发现；有的因明显头痛、头晕而就医。临床经验丰富的医师对不典型的病例常能做出正确的诊断，与他们积累了大量个性表现的经验相关。

6. 坚持实事求是　医生应尊重事实，实事求是地对待客观的临床资料，绝不能根据自己的知识范围和局部的经验任意取舍，牵强附会地纳入自己理解的框架之中，造成误诊和漏诊。

二、临床诊断方法

1. 直接诊断法　病情简单、直观、明确，或症状体征典型，无需化验和其他检查，不易混淆的疾病，可用此诊断法。如急性扁桃体炎、龋齿、下肢静脉曲张、麦粒肿等。

2. 排除诊断法　当主要症状和体征不具特异性，存在多种疾病的可能性时，需仔细分析，发现与诊断不符之处，逐一排除，留下 1～2 个可能的诊断进一步证实。

3. 鉴别诊断法　主要症状体征有多种可能性，一时难以区分，无法确定诊断。遇此种情况应不断搜集新的资料予以鉴别。在反复分析、反复补充诊断资料的过程中，不断剔除原来的不符诊断，也可补充新的诊断，如此步步为营，把最可能的诊断从多种相似的病群中辨别出来。

4. 治疗诊断法　高度怀疑某一疾病而缺少诊断依据时，可采用此法。根据该病的病因给予相应的特效治疗，如果获得良好效果或痊愈，即可确定该疾病诊断。如怀疑结核性胸膜炎给予抗结核治疗后效果明显，同时又未发现其他病因，则可确立诊断。

三、具体病例的临床思维程序

临床医师对一具体病例进行诊断的思维过程大致可概括为 10 个步骤：

1. 从解剖学的角度判断结构有何异常。
2. 从生理学的角度判断功能有何改变。
3. 从病理生理学的角度提出病理变化和发病机制的可能性。
4. 考虑几个可能的致病原因。
5. 考虑病情的轻重，勿放过严重情况。
6. 提出 1～2 个特殊的假说。
7. 检验该假说的真伪，权衡支持与不支持的症状和体征。
8. 寻找特殊的症状体征组合，进行鉴别诊断。
9. 缩小诊断范围，考虑诊断的最大可能性。
10. 提出进一步检查及处理措施。

第三章　临床诊断的内容与格式

一个完整的诊断应包括病因诊断、病理解剖诊断、病理生理诊断三个方面。

1. 病因诊断　是根据致病原因做出的疾病诊断，明确指出疾病的本质，例如乙型病毒性肝炎、风湿性心脏病、结核性胸膜炎等。其中的乙型肝炎病毒、风湿、结核即为病因。病因诊断对疾病的发展、转归、治疗和预防均有指导意义，因此也是临床诊断最重要、最理想的内容。

2. 病理解剖诊断　是对病变的部位、性质及微细结构病变的诊断，如肝硬化、二尖瓣狭窄、肾小球肾炎、阻塞性肺气肿等。

3. 病理生理诊断　又称功能诊断，是对疾病引起的器官和机体功能状态的诊断，也是估计预后和劳动力鉴定的依据。有些疾病的形态改变并不十分明显，而主要表现为功能性改变或机体代谢方面的变化，例如心功能不全、呼吸衰竭、休克、室性早搏等。

4. 疾病的分型与分期　不少疾病有不同的临床类型与程期，就诊时病人处于疾病发展的不同时期，因其治疗和预后各不相同，在诊断时应予明确。例如慢性支气管炎可分为单纯型、喘息型，可分为急性发作期、慢性迁延期、临床缓解期三期。

5. 并发症诊断　并发症是指在发病机理上与主要疾病有密切联系的疾病，即主要疾病继续发展造成机体的进一步损害。例如，肝硬化并发上消化道大出血，阑尾炎穿孔并发急性腹膜炎。

6. 伴发疾病诊断　伴发疾病是指与主要疾病无关而同时存在的疾病。例如，肺结核伴慢性鼻窦炎，消化性溃疡伴急性咽炎。

对一些未查明病因，一时难以做出诊断的疾病，临床上常暂时用其突出症状或体征作为临时诊断，写为"××待诊"，如"发热待诊""血尿待诊"等。同时提出一些疾病的可能性，按可能性大小顺序列出几个倾向性诊断。例如："慢性腹痛待诊：①慢性结肠炎；②腹膜粘连；③胃肠神经官能征。"如果没有提出诊断的倾向性而仅仅只是一个症状的待诊，等于未诊断。

如果同时患多种疾病，则应分清主次，按顺序排列。主要疾病写在前面，次要疾病依次写在后面；本科疾病写在前面，他科疾病写在后面；并发症列于主病之后，伴发病排列在最后。在主要疾病中要列出病理解剖诊断、病理生理诊断等。

临床综合诊断应写在病历记录末页的右下方，并有医师签名。

临床诊断内容和格式举例：

例 1 诊断：1. 风湿性心瓣膜病

二尖瓣狭窄和关闭不全

心房颤动

心功能 Ⅲ 级

2. 慢性扁桃体炎

3. 沙眼

例 2 诊断：1. 慢性支气管炎急性发作

慢性阻塞性肺气肿

慢性肺源性心脏病

肺心功能失代偿期

肺性脑病

2. 龋齿

第八篇　临床常用诊断技术

　　临床常用诊断技术是临床医生必须掌握的重要操作技术之一，其对疾病的诊断和（或）治疗均有非常重要的意义。每次进行操作之前，医师应做好以下准备：①掌握操作规程；②掌握病情及检查结果，并向患者及家属说明本次操作的目的与意义、安全性及并发症、注意事项等，取得他们的充分理解和配合，因多数诊疗技术均有损伤，故需患者本人或其法定代理人签署知情同意书；③备齐本次操作所需物品；④备齐术前、术中需用药品，有些药物需做好过敏试验，必要时准备抢救所需的药品和设备；④确定穿刺部位，做好标记；⑤操作可在治疗室或病房或床旁进行；⑥操作常由二人共同完成，术者及助手应常规洗手，戴口罩、手套，必要时穿无菌手术衣；⑦术中应严格遵守无菌原则和无菌操作规程；⑧术中、术后密切观察患者的病情变化及反应，如生命体征、意识、出血和疼痛等，及时发现，尽早处理；⑨术后注意清理废弃物，并放入专用袋内；⑩将留取的标本及时送检，按时完成相关记录。

第一节　胸膜腔穿刺术

　　胸膜腔穿刺术可用于检查胸膜腔积液的性质，排气、排液减轻压迫症状，或通过穿刺向胸膜腔内给药。

【适应证】

　　1. 胸腔积液原因不明，采取积液进行化验及病理检查。

　　2. 抽吸积气、积液（脓）、积血，以减轻胸腔压迫症状。

　　3. 胸腔内注药治疗。

　　4. 胸腔灌洗治疗。

【禁忌证】

　　1. 有出血倾向者。

　　2. 穿刺部位皮肤感染者。

3. 以往胸腔穿刺有过严重胸膜反应者。

【术前准备】

1. 器材及药品准备：胸腔穿刺包、无菌手套、局麻药、20mL 及 50mL 注射器、三通活栓、标本容器、消毒液（碘伏）等。

2. 详细了解病史，进行体检，实验室及影像学检查包括血常规检查、血小板计数、出血时间、活化部分凝血活酶时间、凝血酶原时间、胸部 X 线检查或 CT 检查。包裹性胸腔积液可通过 X 线或超声检查确定穿刺点。

3. 向患者及家属详细说明胸腔穿刺术的目的和意义、安全性和可能发生的并发症（如胸膜反应、穿刺口出血、血胸、气胸、脓胸、空气栓塞、肺水肿、胸壁蜂窝组织炎等并发症）。简要说明操作过程，消除顾虑，取得配合，并签署知情同意书。

4. 术前患者注意训练平稳呼吸及屏气，以利于抽液或抽气时配合医师的操作。如患者有痰，术前尽量咳出。术中尽可能不要咳嗽或做深呼吸，保持平稳呼吸，如需咳嗽应先示意。

5. 精神过度紧张患者，术前半小时服用地西泮 10mg 或可待因 30mg。

6. 如选用 1% 普鲁卡因局部麻醉药，术前应做过敏试验。选用 2% 利多卡因，则不必做过敏试验。

7. 正确做好穿刺部位标记。

【操作步骤】

1. 采用坐位或半卧位。①坐位：患者坐于椅上，面朝椅背，双手及前臂平放于椅背上缘，头伏于前臂上。②半卧位：不能起床或病重者，取半卧位，患侧前臂放于枕部，以扩大肋间隙（图 8-1）。

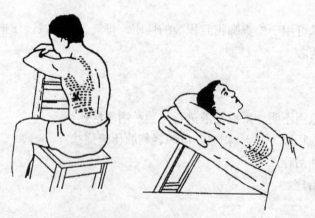

图 8-1　胸腔穿刺时病人体位及穿刺点（以 "×" 标示）

2. 根据疾病性质选择胸膜腔穿刺点。

（1）胸腔积液：常选患侧胸部叩诊实音最明显处。穿刺点有：①腋前线第 5~6 肋间隙；②腋中线第 6~7 肋间隙；③腋后线第 7~8 肋间隙；④肩胛线第 7~9 肋间隙。

（2）胸腔积气：穿刺点为患侧锁骨中线第 2 肋间隙。

（3）包裹性胸腔积液或积气：可通过 X 线或超声检查确定穿刺点，并用甲紫在皮肤上进行标记。

3. 常规局部消毒皮肤，操作者戴无菌手套，铺消毒洞巾。

4. 选用 2% 利多卡因或 1% 普鲁卡因进行局部麻醉。于下位肋骨上缘的穿刺点斜刺入皮内，注射麻醉药，形成皮丘，调整针头与皮肤垂直，从皮肤至胸膜逐层麻醉并刺入；每层回抽注射器无回血后再注药，直至胸膜壁层；当抽出胸水时，停止进针，并注射剩余麻醉药，同时麻醉高度敏感的壁层胸膜。在拔出针头前注意穿刺的深度。

5. 胸膜腔穿刺方法有用带三通活栓的穿刺针进行穿刺、用针尾套有胶皮管的穿刺针进行穿刺和用套管针进行穿刺。用带三通活栓穿刺针进行穿刺的具体步骤：①将穿刺针的三通活栓旋转到与胸膜腔关闭处。②术者用左手拇指和食指绷紧、固定穿刺部位的皮肤，右手持穿刺针，于麻醉处缓缓直刺，如针尖抵抗感突然消失，提示穿刺针已穿入胸膜腔。③助手用止血钳固定穿刺针，防止其刺入过深损伤肺组织。术者将 50mL 注射器连接于三通活栓，转动其至与胸膜腔相通，进行抽液或抽气。抽满注射器后，转动三通活栓至与外界相通，排尽注射器内的液体或气体。重复上述操作。注意计量及标本送检。进行抽液或抽气时，嘱患者保持平稳呼吸，可减少气胸的发生。

6. 需药物治疗时，于抽液完成后，将稀释后的药物经穿刺针注入胸膜腔内。药物注入胸膜腔后回抽胸水，再注入，反复 2~3 次。如果同时注入少量利多卡因及地塞米松，有利于减轻患者的疼痛及发热等反应。

7. 术毕拔针，消毒穿刺点，稍用力压迫穿刺部位，盖无菌纱布，胶带固定。

【术后处理】

术后患者卧床休息 2~4 小时。如胸膜腔已注入药物，应经常变换体位，使胸膜腔内的药物均匀分布。继续观察 4~8 小时，时刻注意不良反应。

【注意事项】

1. 穿刺进针应从肋骨上缘进针，以防刺伤肋骨下缘的血管及神经。第 9 肋间以下穿刺，易损伤膈肌及腹腔内脏器，应尽量避免。

2. 防止发生胸膜反应、穿刺口出血、血胸、气胸、胸壁蜂窝组织炎、脓胸、空气栓塞、肺水肿等并发症。

胸膜反应的诊断及处理：胸膜反应的临床表现为胸膜腔穿刺时出现头晕、出汗、面色苍白、心悸、胸部压迫感或剧痛、血压下降、脉细、肢冷、昏厥等等现象。处理：①立即停止穿刺，并拔出穿刺针；②患者平卧；③监测血压、脉搏；④皮下注射 0.1% 肾上腺素 0.3~0.5mL；⑤根据临床表现对症处理。

3. 一次抽液量不宜过多、过快。排液减压时，首次应不超过 600mL，此后每次不超过 1000mL。诊断性穿刺抽液量为 50~100mL。肿瘤细胞检查不少于 100mL，并应立即送检，以防细胞自溶。脓胸者，每次尽量抽净。

4.可疑化脓性感染时，助手用无菌试管留取标本进行检查，包括涂片做革兰染色镜检、细菌培养及药敏试验。

第二节　腹腔穿刺术

用穿刺针经腹壁刺入腹腔，采集腹腔内积液，检查其性质，或排液缓解症状，或经穿刺向腹腔内注入药物的诊疗技术，称为腹腔穿刺术。

【适应证】

1.抽液检查，确定腹水性质，协助诊断。
2.诊断性穿刺，有利于明确腹腔内有无积血、积液或积脓。
3.大量腹水，需排液减轻压迫症状。
4.腹腔内给药治疗。

【禁忌证】

1.多房性肝包虫病、严重肠管胀气、手术或腹腔慢性炎症致广泛粘连。
2.卵巢囊肿、妊娠后期。
3.电解质严重紊乱、肝性脑病先兆，不宜抽放腹水。

【术前准备】

1.器材及药品准备：腹腔穿刺包、局麻药、20mL及50mL注射器、标本容器、消毒液（碘伏）、腹带（需大量放腹水者）。
2.了解病史，并进行体格检查，注意测量腹围、脉搏、血压，检查腹部体征等。
3.向患者详细说明腹腔穿刺的目的及意义，消除患者顾虑，取得配合，并签署有创治疗知情同意书。
4.穿刺前须排空小便，以免穿刺时损伤膀胱。

【操作步骤】

1.体位可取坐位、半卧位、平卧位或侧卧位。如需排放腹水，背部先垫好腹带，备用。
2.穿刺点应以叩诊浊音区为准。根据需要选择下列穿刺点：①脐与髂前上棘连线中外1/3交点（图8-2）；②侧卧位可取脐水平线与腋前线或腋中线交界处；③坐位可取脐与耻骨联合的连线中点上方1cm、偏左或偏右1~1.5cm处；④积液量少，尤其有包裹性分隔时，须在B超引导下定位穿刺。
3.穿刺部位常规消毒，术者戴无菌手套，铺无菌洞巾。

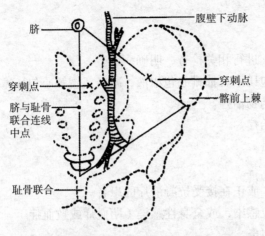

脐

腹壁下动脉

穿刺点

穿刺点

脐与耻骨
联合连线
中点

髂前上棘

耻骨联合

图 8-2　腹腔穿刺点及其与腹壁下动脉的关系

4. 选用2%利多卡因或1%普鲁卡因进行局部麻醉。右手持针从穿刺点斜刺入皮内，注射局麻药至形成皮丘，沿穿刺方向逐渐深入，先回抽，无回血后注入麻醉药，至针尖有落空感时，表明进入腹膜腔，注意皮肤至腹腔的距离。

5. 术者左拇指和示指绷紧、固定穿刺部位皮肤，右手持20mL注射器，经穿刺点自上向下斜刺，穿刺针进入皮下后，将空针抽成负压，继续进针，针尖出现落空感时，提示已进入腹腔，抽液计量，并留标本检查。

6. 抽排腹水的方法：采用8号或9号针头，经穿刺点自上向下斜刺，进入腹膜腔内，松开夹闭胶皮管的血管钳，可见腹水自然流出，注意控制放液速度和放液量。将腹带束紧腹部，以防腹压骤降、内脏血管扩张、回心血量减少而出现虚脱或血压下降，甚至休克。

7. 术毕拔针，穿刺点消毒，盖上纱布，胶带固定。

【术后处理】

1. 排放腹水不宜过多过快，以防出现虚脱、休克、肝性脑病、电解质紊乱等情况，如出现上述情况，应做相应处理。肝硬化患者一次放腹水超过3000mL时，可诱发肝性脑病、电解质紊乱、血压下降或休克。排放腹水不畅时，可调整穿刺针角度、深度或变换体位等。

2. 患者术后应平卧，确保穿刺针孔处于体表的上方，以免腹水漏出。

第三节　心包腔穿刺术

抽取心包腔积液，以检查其性质，或抽液缓解心包压塞症状，或经穿刺向心包腔内注入药物的诊疗技术，称为心包腔穿刺术。

【适应证】

1. 抽取心包积液，进行相关检查，明确病因。

2. 大量积液致心包压塞，抽排心包积液，减轻或缓解心包压塞症状。

3. 心包腔内注入药物治疗。

4. 心包腔内冲洗治疗。

【禁忌证】

1. 具有出血倾向，或正在接受抗凝治疗的患者。

2. 心包腔穿刺部位感染，或全身性感染（菌血症或败血症）。

3. 慢性缩窄性心包炎。

【术前准备】

1. 器材准备：心包腔穿刺包及其他常用器材，如无菌手套、注射器（5mL、20mL 和 50mL）、消毒液（碘伏）、局麻药（2%利多卡因）及各种抢救药品。特殊设备有心电监护仪、无菌导线、除颤器。

2. 精神过度紧张患者，可于术前半小时服用地西泮 10mg 或可待因 30mg。

3. 了解病史，进行体格检查和必要的实验室检查，包括血常规（血小板计数）检查、出血时间、活化部分凝血酶时间及凝血酶原时间等。嘱患者在穿刺时，切勿咳嗽或深呼吸。

4. 向患者说明心包穿刺术的目的、意义、操作过程、安全性和可能发生的并发症，消除其的顾虑，取得配合，并签署知情同意书。

5. 明确穿刺部位：术前进行胸部影像学检查，以利确定心包穿刺的部位。穿刺部位多选液平段最大、距体表最近点。最好术前进行超声心动图检查，确定穿刺部位、进针方向与深度。在超声引导下穿刺抽液更准确、更安全。

6. 开通静脉通路。

【操作步骤】

1. 采用半卧位或坐位，叩出心浊音界，确定穿刺点，并做标记。

2. 心包腔穿刺点（图 8-3）可选下列一种：①心尖部穿刺点：左侧第 5 肋间隙或第 6 肋间隙心浊音界内 2cm 左右；②剑突与左肋弓缘夹角处穿刺点（剑突下穿刺点）；③右侧第 4 肋间隙心绝对浊音界内 1cm 处穿刺点（前胸穿刺点），适用于右侧心包积液量多的患者；④超声定位穿刺。

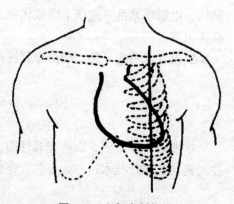

图 8-3 心包穿刺部位

3. 常规局部消毒，戴手套，铺无菌洞巾。

4. 选用 2% 利多卡因或 1% 普鲁卡因进行局部麻醉。右手持针，从穿刺点斜行刺入皮内，注入局麻药，至形成皮丘，沿穿刺方向逐渐深入；先回抽，无回血后注入麻醉药，以防注入血管内；逐渐进至心包腔内，抽出积液，并注意皮肤至心包腔间的距离。

5. 首穿刺方法有二种：穿刺针连接胶皮管的心包穿刺术和带针芯穿刺针的心包穿刺术（Seldinger 技术），本节仅介绍前者。

具体方法：①用血管钳夹闭与穿刺针相连的胶皮管，并用无菌导线将穿刺针尾端连接在心电监护仪的胸导联电极上；②心尖部穿刺点：于左第 5 肋间或第 6 肋间浊音界内约 2cm 的部位进针，沿肋骨上缘向背部，并稍向正中线，将穿刺针刺入心包腔，当针尖部抵抗感突然消失时，提示穿刺针已刺入心包腔内；③助手立即用止血钳夹住并固定针体，以防针头继续刺入伤及心肌，术者用注射器连接胶皮管，并松开血管钳，缓慢抽液，留标本送检，并计量。

6. 术毕，用血管钳夹闭胶皮管，拔针，消毒穿刺点，盖上无菌纱布，压迫数分钟，用胶带固定。

【术后处理】

术后绝对卧床休息；每 30 分钟测脉搏、血压一次，共 4 次；病情稳定后，改为每小时测一次，连续观察 24 小时。

【注意事项】

1. 由于心包腔穿刺术具有一定的危险性，必须严格掌握适应证，并在心电图监护下，由有经验的医师或在其指导下进行穿刺。术中应密切观察患者生命体征变化。

2. 注意无菌操作，防止出现并发症，如刺破心室、损伤肺及心律失常等。如遇针尖触及心脏搏动的感觉或心电图出现心肌损伤图形，表明穿刺针已触及心肌，应退针少许。取下注射器之前，应先夹闭胶皮管，注意防止空气进入。

3. 抽取心包积液时，应遵循"见血即止"的原则。注意抽液量及速度。第一次抽液量不宜超过 200mL，此后可增至 300～500mL。抽液速度宜慢。抽液过快过多，会导致血液大量回流心脏，出现肺水肿，患者表现为面色苍白、气促加剧、心慌、头晕、出汗等，此时，应立即停止抽液，并根据病情进一步处理。

第四节　腰椎穿刺术

用腰穿针经腰椎间隙刺入椎管的诊疗技术，称为腰椎穿刺术。

【适应证】

1. 昏迷、抽搐病因未明。

2. 可疑蛛网膜下腔出血，且 CT 扫描阴性者。

3. 中枢神经系统感染、变性、脱髓鞘疾病；某些颅内肿瘤。

4. 脊髓病变、多发性神经病变。

5. 椎管造影。

6. 需要椎管内注射药物和减压引流治疗某些疾病。

【禁忌证】

1. 颅内压增高，尤其是后颅窝占位性疾病，易诱发脑疝。

2. 颅底骨折合并脑脊液漏。

3. 穿刺局部皮肤及脊柱感染，或腰椎畸形，或骨质破坏，硬脑膜外脓肿，严重全身性感染如败血症等不宜穿刺。

【术前准备】

1. 器材准备：腰椎穿刺包、局麻药、消毒液（碘伏），如需做细菌培养，还应准备灭菌试管。

2. 了解病史，术前检查患者的生命体征、意识、瞳孔及视盘有无水肿。

3. 向患者介绍腰椎穿刺的目的、意义、操作过程、安全性和可能引起的并发症，消除患者顾虑，取得配合，并签署知情同意书。

【操作步骤】

1. 患者侧卧于硬板床，脊柱尽量靠近床边，背部与床面垂直，头颈向前胸屈曲，两手抱膝，紧贴腹部，目的使腰椎后凸明显，扩开椎间隙，以利穿刺。

2. 首选第 3、4 腰椎棘突间隙为穿刺点，并做标记。如第 3、4 腰椎棘突间隙穿刺失败，可改在上或下一椎间隙进行穿刺（图 8-4）。

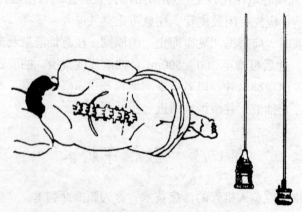

图 8-4　腰椎穿刺体位及穿刺针

3. 常规消毒皮肤，戴手套，铺无菌洞巾。

4. 选用 2% 利多卡因或 1% 普鲁卡因进行局部麻醉。右手持针从穿刺点斜刺入皮内，注射局麻药，形成皮丘，再沿穿刺方向逐渐深入，先回抽，无回血后注药，以防将麻醉药注入血管内。

5. 术者左拇指和示指绷紧、固定穿刺部位皮肤，以防穿刺点移位；右手持腰穿针，垂直于脊背平面，针尖斜面向上，刺入皮下，注意从正面及侧面观察进针方向是否正确，这是穿刺成功的关键。针头稍斜向头部，缓慢刺入 4~6cm（成人），儿童 2~4cm。穿刺针头依次通过皮肤、皮下组织、棘上韧带、棘间韧带、黄韧带和硬脊膜。针头经过韧带时有一定的阻力感，当阻力感突然消失或减弱，表明穿刺针已穿过硬脊膜，进入蛛网膜下腔。慢慢拔出针芯，见脑脊液流出，提示腰椎穿刺成功。

6. 腰椎穿刺成功后，接上测压管测量颅内压。患者需平静呼吸，全身放松，颈部和双下肢略伸直，可见测压管内液平面缓缓上升，达到一定水面后，随呼吸上下波动，此数值为颅内压。正常成人侧卧位颅内压为 70~180mmH$_2$O（40~50 滴／分）。

7. 助手用拳头压患者腹部，并持续 20s，颅内压即迅速升高，解除压迫后，颅内压迅速下降至原水平，说明腰穿针完全处于蛛网膜下腔内。

8. 做压迫颈静脉试验（又称 Queckenstedt test）可了解蛛网膜下腔有无阻塞。方法：助手先后分别压迫左、右颈静脉，然后同时压迫双侧颈静脉，每次压迫 10s。临床意义：①正常时，压迫颈静脉后，颅内压迅速升高约 1 倍，解除压迫后 10~20s，迅速降至原来水平，说明蛛网膜下腔通畅，称为压颈试验阴性。②穿刺部位以上椎管梗阻，压颈时颅内压不上升（提示椎管完全性梗阻），或颅内压上升、下降缓慢（提示椎管部分性梗阻），称为压颈试验阳性。③压迫一侧颈静脉，脑脊液压力不上升，但压迫对侧上升正常，提示梗阻侧的横窦闭塞。颅内出血及颅内压增高明显者禁止做压迫颈静脉试验。一般先做压腹试验再做压迫颈静脉试验。

9. 测压后，用已编号、贴有标签的试管接取脑脊液 2~5mL，并送检。

10. 插入针芯拔针，压迫 1~2min，消毒穿刺点，盖无菌纱布，胶带固定。

【术后处理】

1. 穿刺测颅内压增高明显者，术后应静脉滴注脱水剂，以免发生脑疝。

2. 术后患者去枕平卧 4~6 小时。颅内压增高者，可适当延长卧床时间，并严密观察。

【注意事项】

1. 注意遵守无菌操作原则。

2. 穿刺术中，注意患者意识、瞳孔、脉搏、呼吸的改变，如病情变化，立即终止操作，并进行抢救。如出现颅内高压或脑疝，立即停止放液，并快速静脉给予脱水剂或向椎管内注入生理盐水 10~20mL。如脑疝不能复位，迅速行脑室穿刺术。

3. 损伤性出血的原因多为穿刺不顺利，血性脑脊液数分钟后即可自凝。蛛网膜下腔出血等非损伤性出血常不能自凝。

4. 避免过多释放脑脊液，或粗针穿刺（脑脊液针孔漏），或过早起床，易致颅内压降低（低颅内压），引起头痛。

5. 鞘内注射药物，需放出等量的脑脊液，药物要以生理盐水稀释，注射应极缓慢。

6. 可疑颅内压增高，又必须穿刺以明确诊断者，先用脱水剂降低颅内压，再用细穿刺针穿刺，刺入硬脊膜后，针芯不完全拔出，使脑脊液缓慢流出，以免出现脑疝。

7. 送检脑脊液时，第一管做细菌学检查，第二管做生化检查，第三管做常规及细胞学检查，以防损伤导致细胞检查不准。

第五节　骨髓穿刺术

经抽取骨髓，行细胞学、细菌学或寄生虫学检查的诊断技术，称为骨髓穿刺术。

【适应证】

1. 血液病的诊断、治疗及随访。
2. 一些恶性肿瘤的诊断，如多发性骨髓、骨髓转移性肿瘤、淋巴瘤等。
3. 发热原因不明的诊断，可行骨髓培养、骨髓涂片检查或找寄生虫等。
4. 全面了解骨髓造血机能，有利于指导抗癌药物及免疫抑制剂的应用。
5. 骨髓干细胞培养或骨髓移植。
6. 骨髓腔给药治疗白血病。

【禁忌证】

穿刺部位感染。

【术前准备】

1. 器材准备：骨髓穿刺包、载玻片、推片、10mL 或 20mL 的干燥注射器、细菌培养容器、局麻药、消毒液（碘伏），如需药物治疗，则应准备相应药物。

2. 了解病史，向患者详细说明骨髓穿刺的目的、意义、操作过程、安全性和可能引起的并发症，消除其思想顾虑，取得配合，并签署知情同意书。

3. 术前检查包括实验室检查，如出血时间、活化部分凝血活酶时间及凝血酶原时间等。

【操作步骤】

1. 根据需要可选择仰卧位、俯卧位、侧卧位或坐位等。不同的体位适用不同部位的骨髓穿刺。仰卧位适用于髂前上棘和胸骨穿刺，俯卧适用于髂后上棘穿刺，侧卧位适用于髂后上棘和棘突穿刺，坐位适用于棘突穿刺。

2. 穿刺点选定：①髂后上棘穿刺点：常为首选穿刺部位，位于骶椎两侧、臀部上方突出部位，因该处骨皮质薄，骨髓腔大，容易穿刺成功（图 8-5）。②髂前上棘穿刺点：多取髂前上棘后上方 1～2cm 处作为穿刺点，因该处骨面较平，容易固定，危险性较小。③腰椎棘突穿刺点：多选第 3、4 腰椎棘突。④胸骨穿刺点：胸骨柄或胸骨体（相当于第 1、2 肋间隙的位置），因胸骨骨髓含量丰富，仅适于其他部位穿刺失败后使用，胸骨较薄，故骨穿时，切勿穿通胸骨，出现意外。

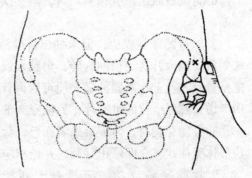

图 8-5　髂前上棘骨髓穿刺部位

3. 常规消毒局部皮肤，戴手套，铺无菌洞巾。

4. 选用 2% 利多卡因或 1% 普鲁卡因进行局部麻醉。右手持针，针尖斜面向上，经穿刺点斜刺皮内，注射局麻药，形成直径约 5mm 的皮丘，然后沿穿刺方向逐渐深入，先回抽，无回血后注入麻醉药，逐层麻醉，直达骨膜。

5. 将骨髓穿刺针的固定器固定在骨髓穿刺针适当的位置上（髂骨穿刺离骨髓穿刺针尖约 1.5cm，胸骨穿刺不超过 1cm），术者左手拇指和示指绷紧、固定穿刺局部皮肤，右手持骨髓穿刺针向骨面垂直穿入，并旋转进针，钻入骨质内，直至阻力感消失，穿刺针能固定在骨内，提示针尖部已达骨髓腔。

6. 拔出针芯，可见针芯前段表面有少许血性液体，可能是骨髓，接上 10mL 或 20mL 的干燥注射器，缓缓用力抽吸，患者即可感到一种轻微的锐痛，便见少许红色骨髓液吸入注射器内。若做血细胞学检查，仅需骨髓液 0.1～0.2mL，将其滴于载玻片上，立即涂片数张，制成标本，以免发生凝固。若做骨髓细菌培养或找狼疮细胞，需抽取骨髓液 1～2mL 送检。

7. 抽毕，插入针芯后拔针，消毒穿刺点，覆盖无菌纱布，按压 1～2min，胶布固定。

【术后处理】

注意穿刺术后局部有无出血，术后卧床 2～4 小时。

【注意事项】

1. 严格无菌操作，以防发生骨髓炎。

2. 穿刺针和注射器必须干燥，以免发生溶血；二者接口应紧密、不漏气。穿刺针管与针芯长度应一致。

3. 穿刺针的进针角度：穿刺针应与骨质平面垂直，旋转钻入；但胸骨穿刺时，针体与胸骨面宜呈 30°～40°角，旋转钻入。

4. 针头进入骨质后避免摆动过大，以防断针。

5.一次穿刺失败，应重新穿刺。如穿刺针管内染有血迹，则应更换穿刺针，否则易导致采取的骨髓液凝固，影响检查结果。

6.骨髓造血组织分布不均时，需多次穿刺，从不同部位抽取骨髓液进行检查，协助诊断。

7.如骨髓穿刺成功，但未抽出骨髓液，可能原因为针腔被堵塞或"干抽"，处理方法为重新插入针芯，稍加旋转，再钻入或退出少许，拔出针芯，可见针芯带有血迹，可能是骨髓，接上注射器抽吸，便可取得骨髓。如反复改变深度均未成功或多次"干抽"，应考虑骨髓纤维化的可能性，另换穿刺部位或行骨髓活检。

8.骨髓穿刺时，需观察患者面色、脉搏、血压。如出现精神紧张、大汗淋漓、脉搏快等休克症状，立即停止穿刺，并做相应处理。

9.骨髓穿刺成功，应具有下列特征：①抽吸骨髓时，患者有短暂的痛感；②骨髓中有黄色的骨髓小粒或油珠；③涂片检查见骨髓特有的细胞（如巨核细胞、网状细胞和浆细胞等）。

第六节　淋巴结穿刺术

采集淋巴结，取得抽出液，制作涂片，行细胞学或细菌学检查，以协助临床诊断的技术，称为淋巴结穿刺术。

【适应证】

所有淋巴结肿大者，包括造血系统肿瘤（如白血病、淋巴瘤）、淋巴结结核、癌转移、黑热病、真菌病等。

【禁忌证】

1.肿大的淋巴结靠近大动脉或神经。
2.可能的或已确定的原发恶性肿瘤。

【术前准备】

1.器材准备：带18～19号针头的10mL注射器、无菌测量尺、载玻片、推片及消毒液（碘伏）等。

2.了解病史，向患者介绍淋巴结穿刺术的目的、意义、操作过程、安全性和可能引起的并发症，解除患者思想顾虑，取得配合，并签署知情同意书。

【操作步骤】

1.体表有多个肿大淋巴结，穿刺对象应选择肿大明显、易于穿刺的体表淋巴结。
2.常规消毒穿刺部位皮肤，同时消毒术者手指。
3.术者左手拇指和示指固定淋巴结，右手持10mL干燥注射器，沿淋巴结长轴方向刺入淋巴结内，其刺入的深度依淋巴结的大小而定，边拔针边用力抽吸，通过负压吸出淋巴结内的液体和细胞成分。淋巴结组织液未进入注射器内时，固定注射器内栓，拔出针头，注意勿使抽吸物进入注射器内。

4. 拔下针头，注射器充气后套上针头，推动注射器活塞，将针头内的抽出液推出，滴至载玻片上，均匀涂片，染色镜检。

5. 消毒穿刺部位，盖上无菌纱布，胶带固定。

【术后处理】

术后压迫数分钟，注意有无出血、感染等。

【注意事项】

1. 选择穿刺的淋巴结不宜太小，应远离大血管，并易于固定。

2. 未取得淋巴结抽出液时，可将针头经原穿刺点穿入，向不同方向穿刺、抽吸数次，可获得抽出液。注意预防出血。

3. 涂片观察抽出液的外观性状，炎性呈淡黄色，结核呈黄绿色或污灰色黏稠液并见干酪样物质。

4. 穿刺宜在饭前进行，以防抽取液中含脂质过多，影响染色。

第七节　导尿术

将导尿管经尿道插入膀胱，使尿液排出的技术，称为导尿术。

【适应证】

1. 尿潴留导尿减压；膀胱冲洗。

2. 神经系统疾病、烧伤等危重病人；需准确记录尿量进行病情观察或送检者。

3. 盆腔手术前准备。

4. 判断尿道有无狭窄。

5. 留尿作细菌培养；测定残余尿量；注入造影剂检查。

【禁忌证】

急性尿道炎。

【术前准备】

1. 器材准备：导尿包，必要时准备局麻药、生理盐水、留置导尿用一次性导尿袋。导尿前检查导尿管及其气囊有无漏水。

2. 了解病史，进行膀胱叩诊。

3. 向患者说明导尿术的目的、意义、安全性，解除患者思想顾虑，取得配合。

【操作步骤】

1. 导尿前清洁外阴。自理者,患者自己用肥皂水和清水洗净外阴。不能自理者,医护人员协助进行。男性病人包括阴茎和包皮,包皮过长者应翻转,清洗包皮垢;女性病人清洗范围包括前庭部、大小阴唇和周围皮肤。

2. 患者取仰卧,两腿自然外展分开。

3. 术者站在病人右侧,打开导尿包,戴无菌手套。术者用无菌镊子夹取蘸有消毒液(如碘伏等)的棉球进行消毒;第一遍消毒以尿道口为中心,由外向内,从上到下,第二遍从内到外,消毒一次。更换无菌手套,铺无菌洞巾,于两大腿之间放置导尿盘。

4. 女性病人:术者用左手分开、固定小阴唇,右手持血管钳夹取蘸有消毒液的棉球,再次消毒尿道口一次,用血管钳夹持蘸有无菌液状石蜡润滑的导尿管,将其轻轻插入尿道,深度6~8cm,见尿液流出,再插入2cm,将尿液引入导尿盘中。

男性病人:术者左手用纱布包裹阴茎,拇指、示指夹持并提起阴茎,使其与腹壁成60°角,右手如上述方法将导尿管插入尿道15~20cm,见尿液流出,再插入2cm,用弯盘接取尿液。

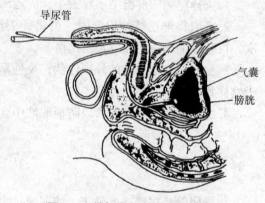

图8-6 带气囊导尿管留置示意图

5. 需留置导尿管者,从侧管向导尿管球囊内注入4~5mL生理盐水,轻轻向外拉导尿管,检查导尿管固定是否可靠。连接无菌尿袋,挂于床旁。

6. 根据需要,留取尿液进行检查。如需留尿液做细菌培养,留前后将无菌试管口经火焰灭菌,直接将中段尿液导入试管中,以防污染。

【注意事项】

1. 导尿全过程应严格无菌操作,以防尿路感染。导尿管插入尿道时,动作要轻柔,尤忌反复抽动导尿管,以防损伤尿道黏膜。如导尿管插入遇阻挡感,应更换或调整方向再插,见尿液流出,再插入2cm,勿过深或过浅。

2. 尿道狭窄者,导尿管宜细,导尿时用不带针头的注射器直接向尿道内注入2%利多卡因数毫升,有利于导尿管的插入。使用双腔导尿管,应检查导尿管球囊是否有破裂。

3. 导尿管插入十分困难时,可向尿道内注入1~2mL无菌液状石蜡。失败者,改用金属导尿管,扩张尿道后,再插入导尿管。

4. 膀胱过度充盈排尿时,宜缓慢,否则膀胱压力骤降,易发生晕厥或血尿。

5. 测定残余尿量时,先嘱患者排尿,再导尿。残余尿量一般为5~10mL。

6. 对留置导尿患者，应注意导尿管固定情况。必要时，使用含有抗生素的等渗盐水行冲洗膀胱，每日 1 次。每间隔 5~7 天，应更换导尿管一次。一次性尿袋每 3 天更换一次。拔出与再次插入导尿管的间隔时间应在 2 小时以上，目的是让尿道充分松弛。长时间留置导尿者，如需拔管，应在 3 天前定期夹闭导尿管，每 2 小时放尿一次，有利于拔管后膀胱功能恢复。

7. 若尿道口出现脓性分泌物，可用手从阴茎根部向前轻轻按摩，将尿道分泌物排出。

8. 目前使用的导尿管组织相容性好，耐腐蚀，刺激性小，可留置 1 个月左右，如前端带充气套的 Curity 乳胶导尿管等。

第八节　肝脏穿刺术

采取肝组织标本或抽脓的诊疗技术，称为肝脏穿刺术，包括肝穿刺活体组织检查术（简称肝活检）和肝穿刺抽脓术。肝脏穿刺方法包括一般的肝脏穿刺术、套管针肝脏穿刺术、分叶针切取术、快速肝脏穿刺术等，前三种易致肝损害或出血，后者为抽吸式活检针，较安全，临床采用多。

【适应证】

1. 可疑肝癌；原因不明的发热，怀疑为恶性组织细胞病。
2. 肝功能异常、肝肿大原因未明者。
3. 各种原因不明的黄疸及门静脉高压。
4. 血色病、淀粉样变、脂肪肝等代谢性肝病。
5. 某些血液病。
6. 肝脓肿抽脓引流。

【禁忌证】

1. 重度黄疸，中量以上腹水；大量腹水；合并急腹症。
2. 淤血性肝脏肿大，疑为肝包虫病、肝血管瘤。
3. 出血倾向。

【术前准备】

1. 器材准备：肝脏穿刺包、抽脓针（肝脓肿穿刺抽脓用）、10mL 及 50mL 注射器、治疗盘、局麻药、消毒液（碘伏）、腹带、小沙袋、盛有 95% 乙醇或 10% 甲醛的标本瓶等。
2. 向患者介绍肝脏穿刺的目的、意义、操作过程、安全性和可能引起的并发症，消除其顾虑，取得配合，并签署知情同意书。
3. 了解病史，注意有无肺气肿、胸膜肥厚等。

4. 嘱患者练习深呼气末屏气，穿刺时要抑制咳嗽和深呼吸，以防针头划伤肝脏。

5. 术前观察血压、脉搏等生命体征；检查血小板、出血时间、活化部分凝血活酶时间及凝血酶原时间等；确定血型；行胸片 X 线检查；备血。

6. 术前用药：①术前 1 小时服用地西泮 10mg 或艾司唑仑 1mg；②血小板计数、出血时间、活化部分凝血活酶时间及凝血酶原时间等有异常，应肌肉注射维生素 K_1 10mg，每日 1 次，3 天后复查，若仍不正常，不可强行穿刺。

【操作步骤】

1. 于病人背部铺好腹带，备用。

2. 根据需要选取体位：①仰卧位，稍向左倾，身体右侧靠近床沿，背部右侧肋下垫一枕头，右手放于枕后；②抽吸脓液，采取坐位或半卧位。

3. 根据病情选定穿刺点：①肝活检穿刺点：可选右侧腋中线第 8、9 肋间，或右侧腋前线第 8、9 肋间，或肝实音处。若肝脏肿大超出肋缘下 5cm 以上者，亦可自肋缘下穿刺。②可疑肝癌者时，宜选较突出的结节处穿刺。③肝脓肿抽脓穿刺点：于压痛点明显处。④采用 B 超定位后穿刺。

4. 常规消毒局部皮肤，戴手套，铺无菌洞巾。

5. 选用 2% 利多卡因或 1% 普鲁卡因进行局部麻醉。右手持针，针尖斜面向上，从穿刺点斜刺入皮内，注射局麻药，形成皮丘，直径约 5mm，沿穿刺方向逐渐深入，先回抽，无回血后注入麻醉药，逐层麻醉，直至有突破感进入腹腔为止。

6. 准备好快速肝脏穿刺套针，穿刺针经胶管与 10mL 注射器相连，吸入无菌生理盐水 3 ~ 5mL。

7. 用穿刺锥于皮肤上刺孔，肝活检穿刺针顺此孔从穿刺部位的肋骨上缘与胸壁垂直刺入 0.5 ~ 1cm，将注射器内的生理盐水推出 0.5 ~ 1mL，冲出针内可能残存的皮肤及皮下组织，以防堵塞针头。使注射器处于负压状态。患者深吸气后，于深呼气末屏住呼吸，术者将肝穿刺针迅速刺入肝脏内，穿刺深度 < 6cm，并立即抽出。此过程 1 ~ 2s，不能搅动穿刺针，拔针后患者恢复呼吸。拔针后，即用无菌纱布压迫穿刺部位 5 ~ 10min，并用胶布固定，将小沙袋压上，再用多头腹带束紧，加压包扎。

8. 用生理盐水从肝穿刺针内冲出肝组织条，置于弯盘内，挑出肝组织，并用 95% 乙醇或 10% 甲醛固定，送检。

9. 肝脓肿抽脓：①先用血管钳夹闭抽脓用的胶皮管。②当针进入肝脏脓腔时，将 50mL 注射器连接于抽脓的胶皮管上，进行抽吸。抽脓过程中，不需要固定穿刺针头，可让针随呼吸摆动，以免损伤肝脏组织。注射器吸满后，夹闭胶皮管，拔下注射器，排出脓液。注意：尽可能抽尽脓液。如脓液黏稠，可注入无菌生理盐水稀释后再抽。③注意脓液的量、颜色及气味，并收集脓液送检。④抽毕拔针，消毒穿刺点，覆盖无菌纱布，按压数分钟，胶带固定，压上小沙袋，并以多头腹带束紧，加压包扎。

【术后处理】

1. 术后卧床休息 24 小时。观察血压、脉搏及有无内出血、气胸，开始每 15～30min 测 1 次，病情稳定后 4 小时，改为每小时测 1 次，共测 6 次。

2. 如患者病情良好，术后 24 小时可去除沙袋及腹带。

【注意事项】

1. 肝脏穿刺术选择穿刺点时应遵循下列原则：①选择最短的途径，并且穿刺针最好经过一小段正常肝组织，以减少出血机会。②避免穿刺针经过胸膜腔、肺组织和胆囊。于肋缘下进针穿刺时，应避开胆囊和消化道。③病变位于较深部位时，应避开大血管等。如遇穿刺不成功，将针退至皮下，更换穿刺方向，重复穿刺，但不宜超过 3 次。采用 B 超定位、引导进行穿刺，成功率高。

2. 穿刺术后出现局部疼痛，应查找原因，并及时处理。皮肤等组织创伤所致疼痛，可观察或给予止痛药；右肩部剧痛伴气促，多为膈损伤所致，给予镇静止痛，观察病情变化；出现气胸、胸膜性休克或胆汁性腹膜炎，应及时进行相应处理。

3. 术后内出血表现为烦躁不安、面色苍白、出冷汗、脉搏增快细弱和血压下降等，主要处理措施包括止血、抗休克，必要时行手术或介入治疗。

第九节 双气囊三腔管压迫术

【适应证】

门静脉高压症引起食管下端、胃底静脉曲张破裂出血。

【禁忌证】

其他原因引起的上消化道出血。

【操作前准备】

1. 器材准备：双气囊三腔管、牵引架、牵引绳、液状石蜡、听诊器等。使用前检查双气囊三腔管的性能，如气囊是否漏气、气囊膨胀是否均匀、管道是否通畅等。

2. 向患者介绍双气囊三腔管压迫术的目的、意义、操作过程、安全性和可能引起的并发症，消除其顾虑，取得配合，并签署知情同意书。

3. 了解病史等。

4. 术前观察血压、脉搏等生命体征；化验血小板、出血时间、活化部分凝血活酶时间及凝血酶原时间等；确定血型；备血。

【操作步骤】

1.置病人于半坐卧位或平卧位,头偏向一侧,颌下铺治疗巾。

2.用湿棉签清洁病人插管侧鼻腔。

3.将三腔管前端及气囊外面涂上液状石蜡,然后由病人鼻孔慢慢插入,管端到达咽喉部或喉部时嘱病人做吞咽动作。当三腔管插入50~60cm时,抽胃液证实已达胃腔,可暂时固定。

4.先向胃气囊内注气200~300mL,压力维持在40~45mmHg,末端即刻用弹簧夹夹住,然后反折以细绳扎紧,将三腔管轻轻外拉,至有阻力感为止,表示胃气囊已压在胃底部。再在距三腔管尾端10~20cm处用牵引绳扎住,穿过牵引架上的滑轮以牵引物进行持续牵引,牵引角度呈40°左右,牵引物离地面30cm左右。如仍有出血,再向食管气囊注气100~150mL,压力维持在30~40mmHg,以压迫食管静脉,同样将该管末端反折夹紧。(图8-7)

5.出血停止后,放松牵引,放出囊内气体,保留管道,继续观察24小时,若未再出血可考虑拔管。拔管前口服液状石蜡20~30mL,使黏膜与管外壁润滑,再缓慢拔出三腔管。

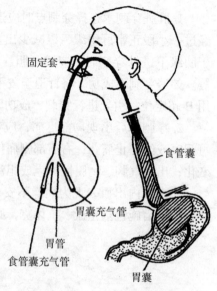

图8-7 双气囊三腔管示意图

【注意事项】

1.气囊压迫一般以3~4天为限,继续出血者可适当延长。

2.三腔管放置12~24小时后,食管气囊应放气15~30分钟,同时放松牵引,并将三腔管向胃内送入少许,以解除胃底贲门压力,然后再充气牵引,避免局部黏膜因受压过久而发生糜烂、坏死。

第十节 眼底检查术

采用检眼镜检查患者玻璃体、视网膜、脉络膜和视神经疾病的诊断技术,称为眼底检查术。眼底检查既可对眼部疾病进行诊断,还可对某些全身性疾病进行诊断,并有助于判断预后和评价疗效。

【适应证】

1.眼部疾病。

2.某些全身性疾病,如高血压、妊娠高血压综合征、肾脏病、糖尿病、中枢神经系统疾病、某些血液病、结节病及风湿病等。

【禁忌证】

急性传染性结膜炎。

【检查前准备】

1. 器材准备：主要是直接检眼镜，其特点：①直接检眼镜实用、方便，眼底所见为正像，现临床多用；②检眼镜下方手柄中装有电源，上方为光学装置，包括凸透镜及三棱镜，三棱镜有一观察孔和可转动镜盘，镜盘上有 1 ~ 25 屈光度的凸透镜（以黑色"+"标示）和凹透镜（以红色"-"标示），目的是矫正检查者和患者的屈光不正，以利清楚地观眼底；③镜盘上凸透镜的作用为聚焦光源发射出的光线，增加光强度；三棱镜使聚焦的光线折射进入患者眼内，以利观察眼底的图像；④调节检眼镜聚光焦点：先将镜盘金属座取下，露出灯泡前的镜头，将灯光射向 30cm 处的白纸或白墙，上下移动聚光镜，直至出现清晰的灯丝为止；再检查三棱镜所折射出的光线，其是否与观察孔方向平行，否则光线不易射入瞳孔。

2. 了解病史，向患者说明眼底检查的目的、意义及操作过程等，消除其思想顾虑，取得配合。

【操作步骤】

1. 检查宜在暗室内进行，以利于观察。

2. 患者多取坐位，也可取卧位；检查者采用坐位或站立位。

3. 拇指、中指、无名指及小指握住镜柄，示指贴紧转盘的边缘，便于转动转盘上的镜片，以看清眼底。

4. 检查患者右眼时，检查者位于患者右侧，用右手持镜、右眼观察；检查患者左眼时，检查者则位于患者左侧，用左手持镜、左眼观察。用示指转动转盘，选择所需要的镜片，便于看清眼底。

5. 在眼底检查前，先用透照法检查眼的屈光间质是否混浊。方法：用手指将检眼镜盘拨到 +8D ~ +10D（黑色）屈光度处，距受检眼 10 ~ 20cm，将检眼镜光线与患者视线呈 15°角射入受检眼的瞳孔。正常时呈橘红色反光，如角膜、房水、晶体或玻璃体混浊，则在橘红色反光中见有黑影。此时，令病人转动眼球，如黑影与眼球的转动方向一致，则混浊位于晶体前方；如方向相反，则位于玻璃体；位置不动，则混浊位于晶体。

6. 嘱患者直视正前方，将镜盘拨回到"0"，同时将检眼镜移至患者受检眼前约 2cm 处，对眼底进行仔细观察（图 8-8）。如检查者与患者都是正视眼，便可看到眼底的正像；如看不清时，可拨动镜盘直至看清为止。检查时先查视盘，再按视网膜动脉、静脉及其分支，分别检查各象限，最后检查黄斑部。检查视盘时，光线自颞侧约 15°角处射入；检查黄斑时，嘱患者注视检眼镜光源；检查眼底周边部时，嘱患者向上、下、左、右各方向注视、转动眼球，或配合变动检眼镜角度。

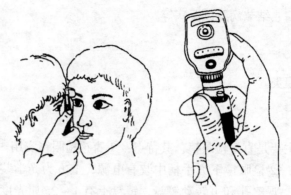

图 8-8　直接检眼镜检查法

7. 检查项目

（1）视盘：亦称视神经乳头，正常视盘的视网膜脉络膜平面略呈椭圆形，淡红色，边界清楚。生理凹陷（亦称视环）正常时为中央凹陷，色稍淡。注意形状、大小、色泽，边缘是否清晰，视盘内动、静脉搏动情况。

（2）视网膜动、静脉：正常视网膜中央动脉鲜红，静脉暗红，动脉与静脉管径之比为 2：3。注意血管的粗细、行径、管壁反光、分支角度及动静脉交叉处有无压迫或拱桥现象。

（3）黄斑：黄斑位于视盘颞侧两个视盘直径稍偏下处，暗红色，无血管。注意黄斑的大小，中心凹反射是否存在，有无水肿、出血、渗出及色素紊乱等。

（4）视网膜：正常视网膜透明，可透见下方的色素上皮及脉络膜。注意视网膜有无水肿、渗出、出血、剥离及新生血管等。

【检查后处理】

及时记录眼底检查情况，通常以视盘、视网膜中央动静脉行径、黄斑部为标志，来说明和记录眼底病变的部位及其大小、范围，说明病变部位与这些标志的位置、距离和方向关系。距离和范围大小一般以视盘直径 PD（1PD=1.5mm）为标准计算。记录病变隆起或凹陷程度，是以看清病变区周围视网膜面与看清病变隆起最高处或凹陷最低处的屈光度（D）差来计算（3D=1mm）。

【注意事项】

1. 检查眼底时拨动任何一个镜盘仍看不清眼底，说明眼的屈光间质有混浊，需进一步做裂隙灯检查。

2. 检查时，患者应背光而坐，且检眼镜的光线不宜太强，以免瞳孔太小不易观察。

3. 对小儿或瞳孔过小不易窥入时，可散瞳观察。散瞳前必须排除青光眼。

4. 某些中枢神经系统疾病患者，眼底检查应在不散瞳的情况下进行，以免影响瞳孔反射的观察。

5.急性颅内压增高早期视盘水肿不明显，注意观察视盘内静脉搏动情况，若静脉搏动消失，则提示可能有颅内压增高。慢性颅内压增高则可见视神经乳头充血，边缘模糊不清，中央凹陷消失，视盘隆起，静脉怒张。若水肿长期存在，则会出现视盘颜色苍白，视力减退。

第十一节 中心静脉压测定

中心静脉压（central venous pressure，CVP）测定是指对右心房及上、下腔静脉胸腔段的压力进行测定，用于判断患者血容量、心功能与血管张力等综合情况的一项诊断技术。此测定方法既可测 CVP，又可作为输液通道。CVP 测定在危重病人的诊断、检测和治疗方面有较广泛的临床应用价值，而周围静脉压力的测定则不能准确反映上述综合情况。

【适应证】

1.鉴别低血容量休克或非低血容量休克，尤其是与心源性休克鉴别。

2.鉴别少尿及无尿的病因，是肾前性还是肾性因素。

3.鉴别心力衰竭的病因，是循环负荷过重还是心肌正性肌力下降。

4.危重病人及体外循环手术时，可用于监测其血容量、心功能状态及血管阻力。

【禁忌证】

穿刺或切开部位有感染。

【术前准备】

1.器材准备：静脉切开包、静脉导管、中心静脉压测定装置、治疗盘、局麻药、无菌手套、5mL 注射器、无菌生理盐水（1 瓶）、肝素注射液、输液架、消毒液（碘伏）等。

2.了解病史，向患者及其家属说明中心静脉压测定的目的、意义、操作过程及安全性。简要说明，消除患者及其家属思想顾虑，取得配合，并签署知情同意书。

3.检测血小板计数、出血时间、活化部分凝血活酶时间及凝血酶原时间等。

【操作步骤】

1.患者平卧，暴露插管部位。

2.术者戴无菌手套，常规消毒局部皮肤，铺无菌洞巾。

3.选用 2% 利多卡因或 1% 普鲁卡因进行局部麻醉。持针（针尖斜面向上）从穿刺点斜刺入皮内，注射 2% 利多卡因至形成皮丘，然后沿穿刺方向逐渐深入，先回抽，无回血后注药，行皮下、肌肉逐层麻醉。

4.可采用两种方法进行静脉置管：①经皮穿刺法：较多采用。经锁骨下静脉穿刺或头静脉插管至上腔静脉，或经股静脉穿刺插管至下腔静脉，一般认为经上腔静脉测压较下腔静脉压更为准确。②静脉切开法：仅用于经大隐静脉切开插管至下腔静脉，或因血容量低、血压低导致血管收缩、充盈不好，致反复穿刺失败者。

5.将静脉导管与Y形管连接，测压计的零点调到右心房水平（仰卧位平腋中线）。把开关A扭紧，松开开关B和C，使输液瓶内液体充满测压管到高于预计的静脉压之上。再把开关B扭紧，松开开关A，使静脉导管与测压管相通，此时测压管内的液平面迅速下降，当液平面达到一定水平，且随呼吸上下波动时，测压计中的刻度即为CVP。不测压时，扭紧开关C，松开开关A和B，使输液瓶与静脉导管相通，继续补液。每次测压时，倒流入测压管内的血液需冲洗干净，以保持管道畅通。（图8-9）

测压时，下列情况可反映静脉导管管端所在的位置：①如果水柱液平面吸气时下降、呼气时上升，则表示管端已达右心房或上、下腔静脉胸腔段；②如果水柱液平面不随呼吸上下移动，则表示管端未达右心房或上、下腔静脉胸腔段；③如果水柱液平面吸气时上升、呼气时下降，则表示管端在下腔静脉腹腔段。

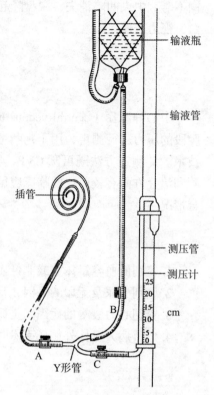

图8-9　中心静脉压测定

【术后处理】

1.导管要固定可靠，视情况给予换药。

2.静脉导管留置时间一般不超过5天，超过3天时需要用肝素冲洗、抗凝，以防血栓形成，否则易发生静脉炎或血栓性静脉炎。

3.术后5天拔管时，应用注射器抽吸，以防静脉导管尖端有附着的血栓脱落形成栓塞。

【注意事项】

1.严格遵守无菌技术操作，以免发生感染。

2.测压时，发现静脉压突然升高且有显著波动，可能是静脉导管尖端进入右心室所致，应抽出一小段后再测压。

3.如发现导管无血液流出，可使用输液瓶内液体进行冲洗或变动输液瓶位置，如仍无变化，应考虑可能有血栓堵塞，可用肝素盐水冲洗。

4.静脉导管有引起感染的可能性，留置时间越短，护理越好，感染机会就越低。

【临床意义】

1.CVP的正常值为50～120mmH$_2$O（10mmH$_2$O=0.98kPa），CVP的变化应根据临床表现进行客观分析。

2. CVP 的变化有下列临床意义：

（1）休克患者 CVP < 50mmH₂O，表示血容量不足，应立即补充血容量。

（2）若经补充血容量后，CVP > 100mmH₂O，患者仍处于休克状态，则应考虑有无血容量过多或心功能不全的可能，应控制输液速度及输液量，严密观察病情，分析原因，并及时做出相应处理。

（3）若 CVP 达 150～200mmH₂O，则提示有容量负荷过重或心力衰竭、急性肺水肿的可能性，应严格控制入量或停止补液，并根据具体情况，静脉注射快速洋地黄制剂、利尿剂或静脉滴注血管扩张剂。

（4）明显腹胀、肠梗阻、腹内巨大肿瘤或腹部大手术时，利用股静脉插管测量的 CVP 可高达 250mmH₂O 以上，不能代表真正的 CVP。

（5）少数重症感染患者，虽 CVP < 10mmH₂O，也有发生肺水肿的可能性，应予注意。

（6）使用血管收缩剂或高渗脱水剂时，CVP 可升高；使用强心剂或血管扩张剂后，CVP 可降低。

3. 血压（BP）、中心静脉压（CVP）变化、病因与处理的关系见表 8-1。

表 8-1　BP、CVP 变化、病因与处理的关系

BP	CVP	病因	处理措施
正常	高	容量血管过度收缩	病因治疗 + 舒张血管治疗
正常	低	血容量不足	病因治疗 + 适当补液
低	高	心功能不全或相对血容量不足	病因治疗 + 给强心药物，纠正酸中毒，舒张血管
低	正常	心功能不全或血容量不足	病因治疗 + 补液试验
低	低	血容量严重不足	病因治疗 + 充分补液

附　录

附录一　临床常用检验参考值

一、血液检测

（一）血液一般检测

血红蛋白（Hb）　　　　　　男性：120～160g/L
　　　　　　　　　　　　　　女性：110～150g/L
　　　　　　　　　　　　　　新生儿：170～200g/L

红细胞计数（RBC）　　　　男性：$(4.0～5.5) \times 10^{12}/L$
　　　　　　　　　　　　　　女性：$(3.5～5.0) \times 10^{12}/L$
　　　　　　　　　　　　　　新生儿：$(6.0～7.0) \times 10^{12}/L$

白细胞计数（WBC）　　　　成人：$(4.0～10.0) \times 10^9/L$
　　　　　　　　　　　　　　新生儿：$(15.0～20.0) \times 10^9/L$
　　　　　　　　　　　　　　6个月～2岁：$(11.0～12.0) \times 10^9/L$

白细胞分类计数

百分率	中性杆状核粒细胞	0.01～0.05（1%～5%）
	中性分叶核粒细胞	0.50～0.70（50%～70%）
	嗜酸粒细胞	0.005～0.05（0.5%～5%）
	嗜碱粒细胞	0～0.01（0～1%）
	淋巴细胞	0.20～0.40（20%～40%）
	单核细胞	0.03～0.08（3%～8%）
绝对值	中性杆状核粒细胞	$(0.04～0.5) \times 10^9/L$
	中性分叶核粒细胞	$(2.0～7.0) \times 10^9/L$
	嗜酸粒细胞	$(0.02～0.5) \times 10^9/L$
	嗜碱粒细胞	$(0～0.1) \times 10^9/L$
	淋巴细胞	$(0.80～4.0) \times 10^9/L$
	单核细胞	$(0.12～0.8) \times 10^9/L$

（二）血液其他检测

红细胞沉降率（ESR）	（Westergren 法） 男性：0 ~ 15mm/h 女性：0 ~ 20mm/h
网织红细胞（Ret）	成人：0.005 ~ 0.015（0.5% ~ 1.5%） 绝对值（24 ~ 84）$\times 10^9$/L 新生儿：0.02 ~ 0.06（2% ~ 6%）
红细胞平均直径（MCD）	6 ~ 9μm（平均 7.2μm）
红细胞厚度	边缘部 2μm，中央部 1μm
红细胞比容（Hct）	微量法：男性：0.467 ± 0.039L/L 女性：0.421 ± 0.054L/L 温氏法：男性：0.40 ~ 0.50L/L，平均 0.45L/L 女性 0.37 ~ 0.48L/L，平均 0.40L/L
平均红细胞容积（MCV）	手工法：82 ~ 92fL（82 ~ 92μm^3） 血细胞分析仪法：80 ~ 100fL
平均红细胞血红蛋白（MCH）	手工法：27 ~ 31pg 血细胞分析仪法：27 ~ 34pg
平均红细胞血红蛋白浓度（MCHC）	320 ~ 360g/L（32g/dL ~ 36g/dL）
红细胞体积分布宽度（RDW）	11.5% ~ 14.5%
红细胞生存时间	110 ~ 130 天
红细胞 G-6-PD 活性测定	Zinkham 法：（12.1 ± 2.09）IU/gHb（37℃） Glock、Melean 法： （8.34 ± 1.59）IU/gHb（37℃）
高铁血红蛋白还原试验	还原率＞ 0.75（75%）
高铁血红蛋白	0.3 ~ 1.3g/L
硫化血红蛋白定性试验	阴性
硫氧血红蛋白	不吸烟者：0 ~ 0.023g/L 吸烟者：0.021 ~ 0.042g/L
一氧化碳血红蛋白	定性：阴性 定量：不吸烟者 <0.02（2%） 吸烟者 <0.10（10%）
红细胞镰变试验	阴性

（三）血栓与止血检测

束臂试验（毛细血管脆性试验） 5cm 直径圆圈内新出血点数	成年男性＜ 5 个，女性及儿童＜ 10 个
出血时间（BT）	（6.9 ± 2.1）min，超过 9min 为异常

血小板计数	$(100 \sim 300) \times 10^9/L$
血小板平均容积（MPV）	$7 \sim 11fL$（$7 \sim 11\mu m^3$）
血小板分布宽度（PDW）	$0.15 \sim 0.17$（$15\% \sim 17\%$）
凝血时间（CT）	普通试管法：$4 \sim 12min$
	硅管法：$15 \sim 30min$
活化部分凝血活酶时间（APTT）	男性（37 ± 3.3）s，女性（37.5 ± 2.8）s，超过对照值10s 为延长
国际标准化比值（INR）	1 ± 0.1
血浆凝血酶时间测定（TT）	$16 \sim 18s$，超过对照值3s 为延长
血浆凝血酶原时间（PT）	男性 $11 \sim 13.7s$，女性 $11 \sim 14.3s$，超过对照值3s 为延长
凝血酶原时间比值（PTR）	1.0 ± 0.5
血浆纤维蛋白原（Fg）	不吸烟男性（1.83 ± 0.61）$\mu g/L$，不吸烟女性（2.22 ± 1.04）$\mu g/L$
血浆 D- 二聚体（DD）	乳胶凝集法：阴性
	ELISA 法：$< 256\mu g/L$

（四）血液生化检测

血清总蛋白（TP）	$60 \sim 80g/L$
血清白蛋白（A）	$40 \sim 55g/L$
血清球蛋白（G）	$20 \sim 30g/L$
白蛋白 / 球蛋白比值（A/G）	$1.5 \sim 2.5$
血清蛋白电泳（醋酸纤维膜法）	白蛋白：$0.62 \sim 0.71$（$61\% \sim 71\%$）
	球蛋白：α_1：$0.03 \sim 0.04$（$3\% \sim 4\%$）
	α_2：$0.06 \sim 0.10$（$6\% \sim 10\%$）
	β：$0.07 \sim 0.11$（$7\% \sim 11\%$）
	γ：$0.09 \sim 0.18$（$9\% \sim 18\%$）
血清甲胎蛋白（AFP）	定性：阴性
	RIA 或 ELISA 法：成人 $< 25\mu g/L$
碱性胎儿蛋白	$7.4 \sim 115\mu g/L$（平均 $47.6\mu g/L$）
总胆红素	$3.4 \sim 17.1\mu mol/L$
结合胆红素	$0 \sim 6.8\mu mol/L$
非结合胆红素	$1.7 \sim 10.2\mu mol/L$
血清钾	$3.5 \sim 5.5mmol/L$
血清钠	$135 \sim 145mmol/L$
血清钙总钙（比色法）	$2.25 \sim 2.58mmol/L$
离子钙（离子选择电极法）	$1.10 \sim 1.34mmol/L$

血清氯化物（以氯化钠计）	95 ~ 105mmol/L
无机磷	0.97 ~ 1.61mmol/L
血清镁	0.8 ~ 1.2mmol/L
血清铁	亚铁嗪显色法：男性：11 ~ 30μmol/L
	女性：9 ~ 27μmol/L
血清总铁结合力	男性：50 ~ 77μmol/L
	女性：54 ~ 77μmol/L
转铁蛋白（TF）	免疫比浊法：28.6 ~ 51.9μmol/L
转铁蛋白饱和度（TS）	0.33 ~ 0.35（33% ~ 35%）
血清铁蛋白（SF）	ELISA 法或 RIA 法：男性：15 ~ 200μg/L
	女性：12 ~ 150μg/L
血清硒	1.90 ~ 3.17μmol/L
血清铜	11.0 ~ 22.0μmol/L
血清锌	7.7 ~ 23.0μmol/L
血清锰	728μmol/L
血糖（空腹）	全血（Folin- 吴法）：4.4 ~ 6.7mmol/L
	血清或血浆（邻甲苯胺法）：3.9 ~ 6.1mmol/L
胰岛素（空腹）	10 ~ 20mU/L
血清胰岛素 C 肽（空腹）	0.3 ~ 1.3nmol/L
胰岛素 C 肽释放试验	服糖后 1h：胰岛素及 C 肽上升至高峰
	服糖后 3h：胰岛素及 C 肽均降到空腹水平
糖化血红蛋白（GHb）	
（按 GHb 占血红蛋白的百分比计算）	电泳法：5.6% ~ 7.5%
	微柱法：4.1% ~ 6.8%
	比色法：（1.41 ± 0.11）nmol/mg Hb
血酮体	定性：阴性
	定量（以丙酮计）：0.34 ~ 0.68mmol/L
血清乳酸	0.44 ~ 1.78mmol/L
血 β_2 微球蛋白	0.8 ~ 2.4mg/L
血清总脂	成人：4 ~ 7g/L
	儿童：3 ~ 6g/L
血清游离脂肪酸	0.2 ~ 0.6mmol/L
血清总胆固醇	成人：2.82 ~ 5.95mmol/L
	儿童：3.12 ~ 5.2mmol/L
血清游离胆固醇	1.3 ~ 2.08mmol/L
胆固醇脂	2.34 ~ 3.38mmol/L
胆固醇脂 / 游离胆固醇比值	3：1

血清甘油三脂（TG）	0.56 ~ 1.7mmol/L
血清磷脂	1.4 ~ 2.7mmol/L
脂蛋白电泳　乳糜微粒（CM）	阴性
高密度脂蛋白（HDL）	0.30 ~ 0.40（30% ~ 40%）
低密度脂蛋白（LDL）	0.50 ~ 0.60（50% ~ 60%）
极低密度脂蛋白（VLDL）	0.13 ~ 0.25（13% ~ 25%）
α – 脂蛋白	男性：（517 ± 106）mg/L
	女性：（547 ± 125）mg/L
高密度脂蛋白胆固醇（HDL–C）	沉淀法：0.94 ~ 2.0mmol/L（老年人偏高）
低密度脂蛋白胆固醇（LDL–C）	沉淀法：2.07 ~ 3.12mmol/L（老年人偏高）
脂蛋白（a）[$LP_{(a)}$]	ELISA 法：< 300mg/L
载脂蛋白 A–I（apoA–I）	ELISA 法：男性：1.42 ± 0.17g/L
	女性：1.45 ± 0.14g/L
载脂蛋白 B（apoB）	ELISA 法：男性：1.01 ± 0.21g/L
	女性：1.07 ± 0.23g/L
载脂蛋白 A/B 比值	1.0 ~ 2.0
血清肌钙蛋白 T（cTnT）	ELISA 法：0.02 ~ 0.13μg/L
血清肌钙蛋白 I（cTnI）	ELISA 法：< 0.2μg/LL
血清肌红蛋白	ELISA 法：50 ~ 85μg/L
	放免法：6 ~ 85μg/L
肌酸激酶	酶偶联法：37℃时：男性：38 ~ 174U/L
	女性：26 ~ 140U/L
	30℃时：男性：15 ~ 105U/ L
	女性：10 ~ 80U/L
	肌酸显色法：男性：15 ~ 163U/L
	女性：3 ~ 135U/L
	连续监测法：男性：38 ~ 174U/L
	女性：26 ~ 140U/L
肌酸激酶同工酶	
CK–MB	< 0.05（5%）
CK–MM	0.94 ~ 0.96
CK–BB	阴性或微量
醛缩酶	3 ~ 8U（平均 5.4U）
淀粉酶	Somogyi 法：血清：800 ~ 1800U/L
	尿液：1000 ~ 12000U/L
血清脂肪酶（LPS）	比色法：0 ~ 79U/L
	浊度法：0 ~ 160U/L

	滴度法：< 1500U/L
血清酸性磷酸酶（ACP）	化学法：0.9 ~ 1.9U/L
超氧化物歧化酶（SOD）	比色法：555 ~ 633μg/gHb
胆碱酯酶（ChE）	
全血胆碱酯酶（AchE）	比色法：80000 ~ 120000U/L
	连续监测法：为血清 ChE 的 1.5 ~ 2.5 倍
血清胆碱酯酶（SchE）	比色法：30000 ~ 80000U/L
	连续监测法：620 ~ 1370U/L
胆碱酯酶活性	0.80 ~ 1.00（80% ~ 100%）
脯氨酰羟化酶（PH）	（39.50 ± 11.87）μg/L
亮氨酸基肽酶（LCHA 法）	男性：18.3 ~ 36.7U
	女性：16.3 ~ 20.2U
乳酸脱氢酶（LDH 或 LD）	连续监测法：104 ~ 245U/L
	速率法：95 ~ 200U/L

乳酸脱氢酶同工酶

圆盘电泳法
LDH_1：0.327 ± 0.046（32.7% ±4.6%）
LDH_2：0.451 ± 0.0353（45.1% ±3.53%）
LDH_3：0.185 ± 0.0269（18.5% ±2.69%）
LDH_4：0.029 ± 0.0089（2.9% ±0.89%）
LDH_5：0.0085 ± 0.0055（0.85% ±0.55%）

醋酸膜电泳法
LDH_1：0.24 ~ 0.34（24% ~ 34%）
LDH_2：0.35 ~ 0.44（35% ~ 44%）
LDH_3：0.19 ~ 0.27（19% ~ 27%）
LDH_4：0 ~ 0.05（0 ~ 5%）
LDH_5：0 ~ 0.02（0 ~ 2%）

血清碱性磷酸酶（ALP）	女性：1 ~ 12 岁 < 500U/L
	15 岁以上 40 ~ 150U/L
	男性：1 ~ 12 岁 < 500U/L
	12 ~ 15 岁 < 700U/L
	25 岁以上 40 ~ 150U/L
γ - 谷氨酰转移酶（GGT 或 γ-GT）	连续监测法：< 50U/L
单胺氧化酶（MAO）	伊藤法：< 30U
	中野法：23 ~ 49U
血清Ⅲ型前胶原氨基末端肽（P-Ⅲ P）	100ng/L
5' - 核苷酸酶	1.0 ~ 11U/L（27 ~ 283nmol/L）

异常凝血酶原	< 20μg/L
胆汁酸（BA）总胆汁酸	酶法：0 ~ 10μmol/L
胆酸	气液相色谱法：0.08 ~ 0.91μmol/L
鹅脱氧胆酸	气液相色谱法：0 ~ 1.61μmol/L
甘氨胆酸	气液相色谱法：0.05 ~ 1.0μmol/L
脱氧胆酸	气液相色谱法：0.23 ~ 0.89μmol/L

（五）血清学与免疫学检测

免疫球蛋白（Ig）	
IgG（单向免疫扩散法）	7.0 ~ 16.6g/L
IgA（单向免疫扩散法）	血清型：0.7 ~ 3.5g/L
	分泌型：唾液：314mg/L
	泪液：30 ~ 80mg/L
	初乳：5060.5mg/L
IgM（单向免疫扩散法）	0.48 ~ 2.12g/L
IgD（ELISA 法）	0.6 ~ 2.0mg/L
IgE（ELISA 法）	0.1 ~ 0.9mg/L
血清 M 蛋白	阴性
总补体活性（CH_{50}）	试管法：50 ~ 100kU/mL
补体旁路途径溶血活性（$AP-H_{50}$）	试管法：21.7 ± 5.4 U/mL
补体 C_{1q}	ELISA 法：180 ~ 190mg/L
补体 C_3	单向免疫扩散法：0.8 ~ 1.5g/L
补体 C_4	单向免疫扩散法：0.22 ~ 0.60g/L
补体 C_3 裂解物（C3SP）	C_{3C} < 94mg/L
补体旁路 B 因子（BF）	单向免疫扩散法：0.1 ~ 0.4g/L
肿瘤坏死因子（TNF）	ELISA 法：（4.3 ± 2.8）μg/L
干扰素（IFN）	ELISA 法：1 ~ 4kU/L
类风湿因子（RF）	ELISA 法：1 ~ 4kU/L
抗核抗体（ANA）	免疫荧光法：阴性
	血清滴度：> 1∶40 为阳性
抗甲状腺球蛋白抗体（抗 TG）	间接血凝法滴度：≤ 1∶32
	ELISA 法、放射免疫分析（RIA）法：阴性
抗甲状腺微粒体抗体（抗 TM）	间接血凝、ELISA 法、PIA 法：阴性
抗乙酰胆碱受体抗体（AchRA）	ELISA 法或 RIA 法：阴性或 ≤ 0.3nmol/L
	冷球蛋白（CG）阴性或 < 80mg/L
抗链球菌溶血素 "O"（ASO）	胶乳凝集法：滴度低于 1∶400
	溶血法：< 500U/mL

Widal 反应（直接凝集法）

        "O" 低于 1∶80

        "H" 低于 1∶160

        "A" 低于 1∶80

        "B" 低于 1∶80

        "C" 低于 1∶80

伤寒沙门菌抗体 IgM 酶联免疫试验	阴性或滴度低于 1∶20
伤寒沙门菌可溶性抗原	胶乳凝集法：阴性
斑疹伤寒血清反应（Wei-Felix 反应）	阴性或低于 1∶40
布氏杆菌凝集试验	阴性或滴度低于 1∶25
流行性脑脊髓膜炎免疫测定	抗体、抗原测定均阴性
结核分枝杆菌抗体（TB-Ab）	胶体金法或 ELISA 法：阴性
结核分枝杆菌 DNA	PCR 法：阴性
幽门螺杆菌抗体（Hp-Ab）	金标免疫斑点法：阴性
出血热病毒抗体 IgM	ELISA 法：阴性
流行性乙型脑炎病毒抗体 IgM	ELISA 法：阴性
人巨细胞病毒（HCMV）抗体 IgM 和 IgG	IFA 法或 ELISA 法：阴性
	HCMV-DNA：阴性
汉坦病毒抗体 IgM	ELISA 法：阴性
严重急性呼吸综合征（SARS）病毒抗体	ELISA 或 IFA 法：抗体阴性
	PCR 法：RNA 阴性
柯萨奇病毒（COX）抗体 IgM 或 IgG	IFA 法或 ELISA 法：阴性
	COX -RNA：阴性
轮状病毒抗体和 DNA	阴性
嗜异性凝集试验（红细胞凝集法）	阴性或凝集效价低于 1∶8
弓形虫抗体和 DNA	阴性
日本血吸虫抗体	环卵沉淀法：阴性
	ELISA 法：IgE：0 ~ 150IU/L
	IgG、IgM：阴性
囊虫抗体（CSA）	ELISA 法：血清低于 1∶64，脑脊液低于 1∶8
	间接血凝法：血清低于 1∶128，脑脊液低于 1∶8
疟原虫抗体	IFA 法、ELISA 法：阴性
疟原虫抗原	免疫印迹法：阴性
沙眼衣原体（CT）抗体	IFA 法：CT-IgM 效价 ≤ 1∶32
	CT-IgG 效价 ≤ 1∶512

梅毒螺旋体抗体

　　定性试验（非特异性抗体）　　　　快速血浆反应素试验（RPR）：阴性

　　　　　　　　　　　　　　　　　　不加热血浆反应素试验（SRU）：阴性

　　　　　　　　　　　　　　　　　　美国性病研究实验室试验（VDRL）：阴性

　　确诊试验（特异性抗体）　　　　　梅毒螺旋体血凝试验（TPTA）：阴性

　　　　　　　　　　　　　　　　　　荧光螺旋体抗体吸收试验：阴性

人获得性免疫缺陷病毒抗体（抗 HIV）

　　筛选试验　　　　　　　　　　　　ELISA 法和快速蛋白印迹法：阴性

　　确诊试验（测 HIV-RNA）　　　　 蛋白印迹法和 RT-PCR 法：阴性

钩端螺旋体抗体　　　　　　　　　　　补体结合试验和 ELISA 法：阴性（滴度

　　　　　　　　　　　　　　　　　　＜ 1∶10）

　　　　　　　　　　　　　　　　　　间接血凝试验：阴性（滴度＜ 1∶60）

　　　　　　　　　　　　　　　　　　凝集溶解试验：阴性（滴度＜ 1∶400）

丙氨酸氨基转移酶（ALT）　　　　　　连续监测法：10 ～ 40U/L

　　　　　　　　　　　　　　　　　　Karmen 法：5 ～ 25 单位

天门冬氨酸氨基转移酶（AST）　　　　连续监测法：10 ～ 40U/L

　　　　　　　　　　　　　　　　　　Karmen 法：8 ～ 28 单位

ALT/AST 比值　　　　　　　　　　　 ≤ 1

甲型肝炎病毒抗原（HAVAg）　　　　　ELISA 法：阴性

甲型肝炎病毒 RNA（HAV-RNA）　　　 RT-PCR 法：阴性

甲型肝炎病毒抗体（HAVAb）　　　　　ELISA 法

　　　　　　　　　　　　　　　　　　抗 HAV-IgM：阴性

　　　　　　　　　　　　　　　　　　抗 HAV-IgA：阴性

　　　　　　　　　　　　　　　　　　抗 HAV-IgG：部分老年人可见阳性

乙型肝炎病毒表面抗原（HBsAg）　　　ELISA、RIA 法：阴性

乙型肝炎病毒表面抗体（抗 -HBs）　　 ELISA、RIA 法：阴性

乙型肝炎病毒 e 抗原（HBeAg）　　　　ELISA、RIA 法：阴性

乙型肝炎病毒 e 抗体（抗 -HBe）　　　 ELISA、RIA 法：阴性

乙型肝炎病毒核心抗原（HBcAg）　　　ELISA、RIA 法：阴性

乙型肝炎病毒核心抗体（抗 -HBc）　　 ELISA、RIA 法：阴性

乙型肝炎病毒 DNA（HBV-DNA）　　　 斑点杂交试验：阴性

　　　　　　　　　　　　　　　　　　聚合酶链反应（PCR）：阴性

丙型肝炎病毒 RNA（HCV-RNA）　　　 斑点杂交试验：阴性

　　　　　　　　　　　　　　　　　　RT-PCR 法：阴性

丙型肝炎病毒抗体　　　　　　　　　　ELISA、RIA 法：阴性

丁型肝炎病毒抗原（HDVAg）　　　　　IFA、ELISA、RIA 法：阴性

丁型肝炎病毒抗体（抗 -HDV）　　　　 IFA、ELISA、RIA 法：阴性

丁型肝炎病毒 RNA（HDV-RNA）　　RT-PCR 法：阴性
戊型肝炎病毒抗体（抗 HEV）　　LISA、RIA 法：阴性
庚型肝炎病毒抗体（抗 HGV）　　ELISA、RIA 法：阴性
甲种胎儿球蛋白（AFP）　　对流免疫电泳法：阴性
　　　　　　　　　　　　　　　RIA、ELISA 法：< 25μg/L
癌胚抗原（CEA）　　RIA、ELISA 法：< 5μg/L
癌抗原 125（CA125）　　RIA、ELISA 法：< 3.5 万 U/L
组织多肽抗原（TPA）　　RIA 法：< 130U/L
癌抗原 15-3（CA15-3）　　RIA、CLIA 法：< 2.5 万 U/L
前列腺特异抗原（PSA）
　　　　　　　　　　　　　　　RIA、CLIA 法：≤ 4.0μg/L
鳞状上皮癌抗原（SCC）　　RIA、CLIA 法：≤ 1.5μg/L
癌抗原 50（CA50）　　IRMA 法、CLIA 法：0 ~ 2.0 万 U/L
癌抗原 72-4（CA72-4）　　ELISA 法：< 6.7μg/L
糖链抗原 19-9（CA19-9）　　RIA、ELISA 法：< 3.7 万 U/L
癌抗原 242（CA242）　　ELISA 法：< 2 万 U/L
前列腺酸性磷酸酶（PAP）　　RIA、CLIA 法：≤ 2.0μg/L
神经元特异性烯醇化酶（NSE）　　RIA、ELISA 法：≤ 12.5μg/L
异常凝血酶原（APT）　　< 20μg/L
α-L- 岩藻糖苷酶（AFU）　　ELISA 法：234 ~ 414μmol/L

二、骨髓检测

有核细胞计数　　$(40 ~ 180) \times 10^9/L$
增生程度　　增生活跃（即成熟红细胞与有核细胞之比
　　　　　　约为 20：1）
粒 / 红（G/E）　　2：1 ~ 4：1
粒系细胞总数　　0.50 ~ 0.60（50% ~ 60%）
粒系细胞分类
　　原粒细胞　　0 ~ 0.018（0 ~ 1.8%）
　　早幼粒细胞　　0.004 ~ 0.039（0.4% ~ 3.9%）
　　中性中幼粒细胞　　0.022 ~ 0.122（2.2% ~ 12.2%）
　　中性晚幼粒细胞　　0.035 ~ 0.132（3.5% ~ 13.2%）
　　中性杆状核粒细胞　　0.164 ~ 0.321（16.4% ~ 32.1%）
　　中性分叶核粒细胞　　0.042 ~ 0.212（4.2% ~ 21.2%）
　　嗜酸性中幼粒细胞　　0 ~ 0.014（0 ~ 1.4%）
　　嗜酸性晚幼粒细胞　　0 ~ 0.018（0 ~ 1.8%）
　　嗜酸性杆状核粒细胞　　0.002 ~ 0.039（0.2% ~ 3.9%）

嗜酸性分叶核粒细胞	0 ~ 0.042（0 ~ 4.2%）
嗜碱性中幼粒细胞	0 ~ 0.002（0 ~ 0.2%）
嗜碱性晚幼粒细胞	0 ~ 0.003（0 ~ 0.3%）
嗜碱性杆状核粒细胞	0 ~ 0.004（0 ~ 0.4%）
嗜碱性分叶核粒细胞	0 ~ 0.002（0 ~ 0.2%）
幼红细胞总数	0.15 ~ 0.25（15% ~ 25%）
红系细胞分类	
原红细胞	0 ~ 0.019（0 ~ 1.9%）
早幼红细胞	0.002 ~ 0.026（0.2% ~ 2.6%）
中幼红细胞	0.026 ~ 0.107（2.6% ~ 10.7%）
晚幼红细胞	0.052 ~ 0.175（5.2% ~ 17.5%）
淋巴细胞分类	
原淋巴细胞	0 ~ 0.004（0 ~ 0.4%）
幼淋巴细胞	0 ~ 0.021（0 ~ 2.1%）
淋巴细胞	0.107 ~ 0.431（10.7% ~ 43.1%）
单核细胞分类	
原单核细胞	0 ~ 0.003（0 ~ 0.3%）
幼单核细胞	0 ~ 0.006（0 ~ 0.6%）
单核细胞	0.01 ~ 0.062（1% ~ 6.2%）
浆细胞分类	
原浆细胞	0 ~ 0.001（0 ~ 0.1%）
幼浆细胞	0 ~ 0.007（0 ~ 0.7%）
浆细胞	0 ~ 0.021（0 ~ 2.1%）
巨核细胞	0 ~ 0.003（0 ~ 0.3%）
巨核细胞分类	
原巨核细胞	0 ~ 0.05（0 ~ 5%）
幼巨核细胞	0 ~ 0.10（0 ~ 10%）
颗粒型巨核细胞	0.10 ~ 0.50（10% ~ 50%）
成熟型巨核细胞	0.20 ~ 0.70（20% ~ 70%）
裸核	0 ~ 0.30（0% ~ 30%）
变性巨核细胞	0.02（2%）
网状细胞	0 ~ 0.01（0 ~ 1%）
内皮细胞	0 ~ 0.004（0 ~ 0.4%）
组织嗜碱细胞	0 ~ 0.005（0 ~ 0.5%）
组织嗜酸细胞	0 ~ 0.002（0 ~ 0.2%）
吞噬细胞	0 ~ 0.004（0 ~ 0.4%）
脂肪细胞	0 ~ 0.001（0 ~ 0.1%）

分类不明细胞	0 ~ 0.001（0 ~ 0.1%）
中性粒细胞碱性磷酸酶（NAP）染色	阳性率 0.1 ~ 0.4（10% ~ 40%） 积分值 40 ~ 80（分）
过氧化物酶（POX）染色	粒系（除原粒）细胞：强阳性 单核系细胞：弱阳性或阴性 淋巴系细胞：阴性
苏丹黑 B（SB）染色	结果与 POX 染色大致相同
酸性磷酸酶（ACP）染色	T 淋巴细胞、多毛细胞、 　Caucher 细胞：阳性 B 淋巴细胞、单核细胞、组织细胞、 　巨核细胞：阴性
氯化醋酸 AS–D 萘酚酯酶（AS–D NCE）染色	
	中性粒细胞：强阳性 单核及淋巴系细胞：阴性
α– 醋酸萘酚酯酶（α–NAE）染色 （非特异性酯酶，NSE）	粒系细胞：阴性或弱阳性(不被氟化钠抑制) 单核系细胞：阳性（可被氟化钠抑制） 淋巴系细胞：阴性
糖原染色（PAS 反应）	粒细胞：原粒细胞呈阴性，早幼粒至分叶 　核粒细胞呈阳性 单核细胞：弱阳性 淋巴细胞：阴性，少数弱阳性 巨核细胞：阳性
铁粒染色（普鲁士蓝反应）	细胞外铁：+ ~ ++ 细胞内铁（铁粒幼细胞）：20% ~ 90%， 平均 65%

三、排泄物、分泌物及体液检测

（一）尿液检测

尿量	1000 ~ 2000mL/24h
尿酸反应	弱酸性
比重	1.015 ~ 1.025
尿蛋白	定性：阴性 定量：0 ~ 80mg/24h
尿 Bence–Jones 蛋白质	阴性
尿血红蛋白定性	阴性
尿糖	定性：阴性

	定量：0.56 ~ 5.0mmol/24h
尿酮体	定性：阴性
	定量（以丙酮计）0.34 ~ 0.85mmol/24h
尿淀粉酶	Somogyi 法：1000 ~ 12000U/L
尿胆原	定性：阴性或弱阳性（稀释 20 倍为阴性）
	定量：≤ 10mg/L
尿胆素定性试验	阴性
尿胆红素	定性：阴性
	定量：≤ 2mg/L
乳糜试验	阴性
尿酸	2.4 ~ 5.9mmol/24h
肌酸	男性：0 ~ 304μmol/24h
	女性：0 ~ 456μmol/24h
肌酐	男性：7 ~ 18mmol/24h
	女性：5.3 ~ 16mmol/24h
尿素氮	357 ~ 535mmol/24h
氯化物	170 ~ 255mmol/24h
钠	130 ~ 260mmol/24h
钾	51 ~ 102mmol/24h
钙	2.5 ~ 7.5mmol/24h
磷	22 ~ 48mmol/24h
铅	< 0.48μmol/24h
汞	< 25nmol/L/24h
镁	2.1 ~ 8.2mmol/24h
铁	< 179μmol/24h
铜	0.24 ~ 0.48μmol/24h
锌	2.3 ~ 18.4μmol/24h
总氮	< 857mmol/24h
黏蛋白	100 ~ 150mg/24h
紫胆原	定性：阴性
	定量：0 ~ 4.4μmol/24h
尿卟啉	0 ~ 36nmol/24h
尿隐血试验	阴性
尿含铁血黄素试验	阴性
$β_2$ 微球蛋白	< 0.2mg/L
$α_1$ 微球蛋白	1 ~ 3.5mg/L
补体 C_3	阴性

尿沉渣检查

白细胞	< 5/HP
红细胞	< 3/HP
扁平或大圆上皮细胞	少许（HP）
透明管型	偶见（LP）

12 小时尿沉渣计数

红细胞	< 50 万
白细胞	< 100 万
透明管型	< 5000 个

1 小时细胞排泄率

红细胞	男性：< 3 万 / 小时
	女性：< 4 万 / 小时
白细胞	男性：< 7 万 / 小时
	女性：< 14 万 / 小时
中段尿细菌培养计数	< 10^6/L（10^3/mL）

（二）粪便检测

颜色	黄褐色
隐血试验	阴性
胆红素试验	阴性
粪胆原定量	68 ~ 473μmol/24h（75350mg/100g 粪）
粪胆素试验	阴性
蛋白质定量	极少
粪便脂肪测定（平衡试验）	< 6g/24h
细胞、上皮细胞或白细胞	无或偶见 /HP

（三）胃液检测

胃液分泌总量	1.5 ~ 2.5L/24h（含盐酸 160 mmol/L）
比重	1.003 ~ 1.006
pH 值	1.3 ~ 1.8
空腹胃液量	0.01 ~ 0.10L（平均 0.05L）
胃液性状	清澄无色，轻度酸味，含少量黏液
五肽胃泌素试验	基础胃液量：0.01 ~ 0.10L
基础泌酸量（BAO）	3.9 ~ 1.98mmol/h，很少超过 5mmol/h
最大泌酸量（MAO）	3 ~ 23mmol/h
高峰泌酸量（PAO）	（20.6 ± 8.77）mmol/h
乳酸	阴性

隐血试验	阴性
细胞、白细胞与上皮细胞	少许
细菌	阴性

（四）脑脊液检测

性状	无色，清澄透明
压力（侧卧）	70 ~ 180mmH$_2$O（0.686 ~ 1.76kPa）
蛋白	定性（Pandy）试验：阴性
	定量：0.15 ~ 0.45g/L（腰椎穿刺）
白蛋白	0.1 ~ 0.3g/L
蛋白电泳	前白蛋白：0.02 ~ 0.06（2% ~ 6%）
	白蛋白：0.55 ~ 0.69（55% ~ 69%）
	α$_1$球蛋白：0.02 ~ 0.07（2% ~ 7%）
	α$_2$球蛋白：0.04 ~ 0.12（4% ~ 12%）
	β球蛋白：0.08 ~ 0.18（8% ~ 18%）
	γ球蛋白：0.03 ~ 0.12（3% ~ 12%）
胆红素	阴性
免疫球蛋白	IgG：0.1 ~ 0.04g/L
	IgA：0.001 ~ 0.006g/L
	IgM：0.00011 ~ 0.00022g/L
葡萄糖	2.5 ~ 4.5mmol/L
氯化物（以氯化钠计）	120 ~ 130mmol/L
细胞数	（0 ~ 8）× 10^6/L
细胞分类	淋巴细胞：0.70（70%）
	单核细胞：0.30（30%）

（五）精液检测

量	一次排精液 3.0 ~ 5.0mL
色	灰白色，久未排精者可呈淡黄色
黏稠度	稠，30min 完全液化
pH 值	7.2 ~ 8.0
比重	1.033
精子数	> 20 × 10^9/L
活动精子百分率	射精 30 ~ 60min 内 > 70%
精子形态	异常精子 < 20%
白细胞	< 5/HP

（六）前列腺液检测

量	数滴至 1.0mL
性状	淡乳白色，稀薄液状
pH 值	6.3 ~ 6.5
卵磷脂小体	多量或满布视野
上皮细胞	少量
红细胞	偶见
白细胞	＜ 10/HP
淀粉样体	老年人易见到
细菌	阴性

四、肾功能检测

血清或血浆肌酐（Cr）	男性：53 ~ 106μmol/L
	女性：44 ~ 97μmol/L
内生肌酐清除率（Ccr）	80 ~ 120mL/min
血尿酸	男性：150 ~ 416μmol/L
	女性：89 ~ 357μmol/L
血清胱抑素 C（Cys–C）	0.59 ~ 1.03mg/L
肾小球滤过率（GFR）	（100 ± 20）mL/min
昼夜尿比重试验	24 小时尿总量：1000 ~ 2000mL
（Mosenthal 浓缩和稀释试验）	夜尿量：＜ 750mL
	昼尿量 / 夜尿量比值：＜ 3：1 ~ 4：1
	尿最高比重：＞ 1.020
	尿最高比重与最低比重之差：＞ 0.009
血尿素氮（BUN）	成人：3.2 ~ 7.1mmol/L
	婴儿、儿童：1.8 ~ 6.5mmol/L
尿渗量（尿渗透压）测定（禁饮后）	600 ~ 1000 mOsm/kg・H_2O
血浆渗量	275 ~ 305mOsm/kg・H_2O
	（平均 300 mOsm/kg・H_2O）
尿渗量 / 血浆渗量比值	3.0：1 ~ 4.5：1
渗透溶质清除率（空腹）	0.33 ~ 0.5mL/s（2 ~ 3mL/min）
肾小管葡萄糖最大重吸收量（TmG）	成人平均：340 ± 18.2mg/min
	男性：300 ~ 450mg/min
	女性：250 ~ 350mg/min
对氨马尿酸最大排泌量（TmPAH）	60 ~ 90mg/min（80.9 ± 11.3mg/min・1.73m^2）
尿酸化功能测定	尿［HCO_3^-］＜ 30mmol/L

	可滴定酸 > 10mmol/L
	［NH_4^+］> 20mmol/L
有效肾血浆流量（ERPF）	600 ~ 800mLL/min
肾全血流量（RBF）	1200 ~ 1400mL/min
肾小管酸中毒试验	
氯化氨负荷（酸负荷）试验	尿 pH < 5.3
碳酸氢离子重吸收排泄(碱负荷)试验	HCO_3^- 排泄率 ≤ 1%

五、内分泌功能检测

血甲状腺素（T_4）	65 ~ 155nmol/L
血游离甲状腺素（FT_4）	10 ~ 30pmol/L
血三碘甲状腺原氨酸（T_3）	1.6 ~ 3.0nmol/L
血游离三碘甲状腺原氨酸（FT_3）	6.0 ~ 11.4pmol/L
血反 T_3（rT_3）	0.2 ~ 0.8nmol/L
血清甲状腺结合球蛋白（TBG）	15 ~ 34mg/L
甲状腺吸 ^{131} 碘率	3h：5.7% ~ 24.5%
	24h：15.1% ~ 47.1%，出现高峰
基础代谢率	−10% ~ +10%
血甲状旁腺激素（PTH）	免疫化学发光法：1 ~ 10pmol/L
	放免法：氨基端（活性端）230 ~ 630ng/L
	羧基端（无活性端）430 ~ 1860ng/L
血降钙素（CT）	< 100ng/L
尿 17- 酮皮质激素（17-KS）	男性：34.7 ~ 69.4μmol/24h
	女性：17.5 ~ 52.5μmol/24h
尿 17- 羟皮质激素（17-OH）	男性：13.8 ~ 41.4μmol/24h
	女性：11.0 ~ 27.6μmol/24h
血皮质醇	上午 8 时：140 ~ 630nmol/24h
	下午 4 时：80 ~ 410nmol/24h
	晚上 8 时：小于上午 8 时的 50%
尿游离皮质醇	30 ~ 276 nmol/24h
血游离儿茶酚胺	
多巴胺	< 888pmol/L
去甲肾上腺素	615 ~ 3240pmol/L
肾上腺素	< 480nmol/L
尿儿茶酚胺（CA）	微柱法：71.0 ~ 229.5nmol/24h
尿香草扁桃酸（VMA）	比色法：5 ~ 45μmol/24h
血浆睾酮（T）	放免法：男性：青春后期：100 ~ 200ng/L

	成人：3000 ~ 10000ng/L
	女性：青春后期：100 ~ 200ng/L
	成人：200 ~ 800ng/L
	绝经后：80 ~ 350ng/L
血浆雌二醇（E_2）	放免法：男性：50 ~ 200pmol/L
	女性：卵泡期：94 ~ 433pmol/L
	黄体期：499 ~ 1580pmol/L
	排卵期：704 ~ 2200pmol/L
	绝经期：40 ~ 100pmol/L
血浆孕酮	非孕妇女：卵泡期（早）：（0.7 ± 0.1）μg/L
	卵泡期（晚）：（0.4 ± 0.1）μg/L
	排卵期：（1.6 ± 0.2）μg/L
	黄体期（早）：（11.6 ± 1.5）μg/L
	黄体期（晚）：（5.7 ± 1.1）μg/L
血促甲状腺激素（TSH）	2 ~ 10mU/L
血促肾上腺皮质激素（ACTH）	上午 8 时：25 ~ 100ng/L
	下午 6 时：10 ~ 80ng/L
生长激素（GH）	儿童：< 20μg /L
	男性：< 2μg /L
	女性：< 10μg /L
血抗利尿激素（ADH）	1.4 ~ 5.6pmol/L

六、肺功能检查

潮气容积（VT）	成人：500mL
深吸气量（IC）	男性：（2617 ± 548）mL
	女性：（1970 ± 381）mL
补吸气容积（IRV）	男性：2160mL
	女性：1400mL
补呼气量容积（ERV）	男性：（1609 ± 492）mL
	女性：（1126 ± 338）mL
肺活量（VC）	男性：（4217 ± 690）mL
	女性：（3105 ± 452）mL
功能残气量（FRC）	男性：（3112 ± 611）mL
	女性：（2348 ± 479）mL
残气量（RV）	男性：（1615 ± 397）mL
	女性：（11245 ± 336）mL
每分钟静息通气量（VE）	男性：（6663 ± 200）mL

	女性：（4217±160）mL
最大自主通气量（MVV）	男性：（104±2.71）L/min
	女性：（82.5±2.17）L/min
肺泡通气量（VA）	4L/min
肺血流量	5L/min
通气/血流（V/Q）比值	0.8
无效腔气/潮气容积（VD/VT）	0.3～0.4
弥散功能（CO吸入法）	26.47～36.92mL/（mmHg·min）
气道阻力	1～3cmH$_2$O/（L·s）
动脉血氧分压（PaO$_2$）	95～100mmHg
动脉血二氧化碳分压（PaCO$_2$）	35～45mmHg
混合静脉血氧分压（PVO$_2$）	35～45mmHg
动脉血与混合静脉血氧分压差	60mmHg
肺泡-动脉血氧分压差	成人<15～20mmHg
动脉血氧饱和度（SaO$_2$）	0.95～0.98（95%～98%）
静脉血氧饱和度	0.64～0.88（64%～88%）
动脉血氧含量（CaO$_2$）	8.55～9.45 mmol/L
静脉血氧含量	6.3～6.75mmol/L
血液酸碱度（pH值）	7.35～7.45（平均7.40）
血液氢离子浓度	35～45mmol/L（平均40mmol/L）
碳酸氢盐（标准或实际）	22～27mmol/L（平均24mmol/L）
动脉血浆二氧化碳含量（T-CO$_2$）	25.2mmol/L
二氧化碳结合力（CO$_2$-CP）	22～31mmol/L（50～70Vol%）
全血缓冲碱（BB）	45～55mmol/L（平均50mmol/L）
碱剩余（BE）	成人 0±2.3mmol/L
	儿童 -4～+2mmol/L

附录二

临床典型血细胞、内镜检查彩色图片

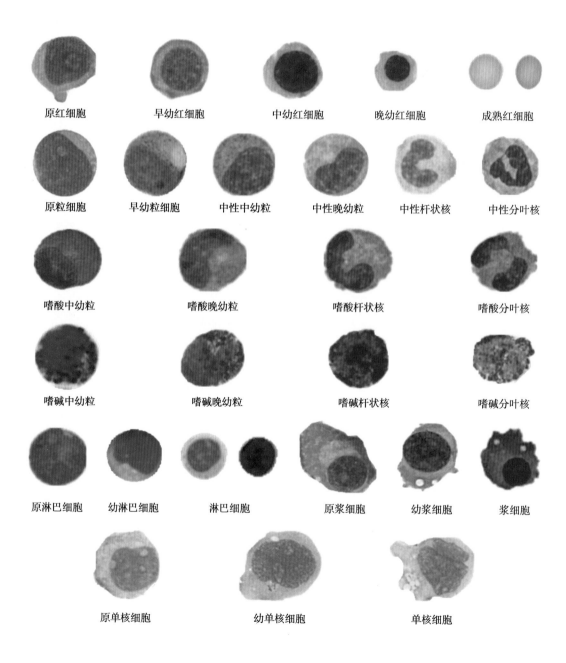

原红细胞	早幼红细胞	中幼红细胞	晚幼红细胞	成熟红细胞
原粒细胞	早幼粒细胞	中性中幼粒	中性晚幼粒	中性杆状核	中性分叶核
嗜酸中幼粒	嗜酸晚幼粒	嗜酸杆状核	嗜酸分叶核
嗜碱中幼粒	嗜碱晚幼粒	嗜碱杆状核	嗜碱分叶核
原淋巴细胞	幼淋巴细胞	淋巴细胞	原浆细胞	幼浆细胞	浆细胞
原单核细胞	幼单核细胞	单核细胞

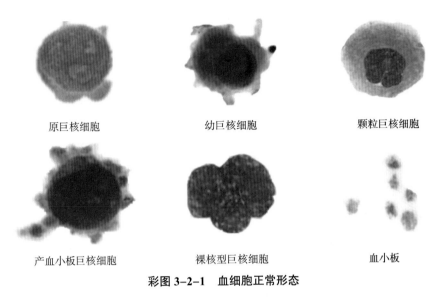

| 原巨核细胞 | 幼巨核细胞 | 颗粒巨核细胞 |

| 产血小板巨核细胞 | 裸核型巨核细胞 | 血小板 |

彩图 3-2-1　血细胞正常形态

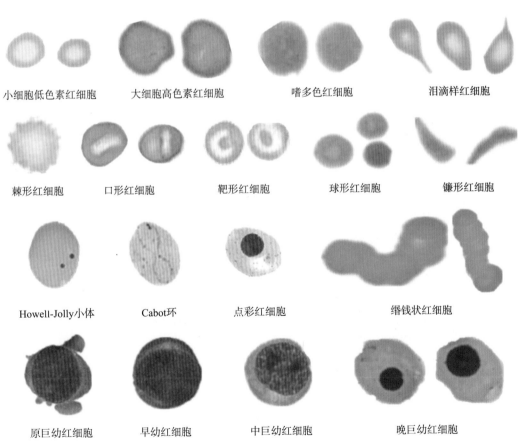

| 小细胞低色素红细胞 | 大细胞高色素红细胞 | 嗜多色红细胞 | 泪滴样红细胞 |

| 棘形红细胞 | 口形红细胞 | 靶形红细胞 | 球形红细胞 | 镰形红细胞 |

| Howell-Jolly小体 | Cabot环 | 点彩红细胞 | 缗钱状红细胞 |

| 原巨幼红细胞 | 早幼红细胞 | 中巨幼红细胞 | 晚巨幼红细胞 |

彩图 3-2-2　红细胞常见异常形态

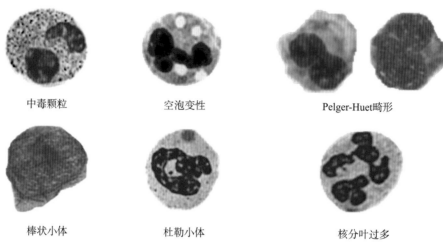

中毒颗粒　　　　空泡变性　　　　Pelger-Huet畸形

棒状小体　　　　杜勒小体　　　　核分叶过多

彩图 3-2-3　白细胞常见异常形态

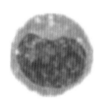 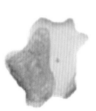

Ⅰ型：浆细胞型　　　Ⅱ型：单核细胞型　　　Ⅲ型：幼稚型

彩图 3-2-4　异形淋巴细胞

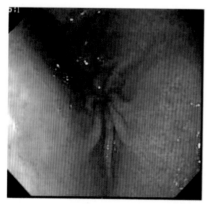 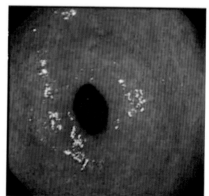

彩图 5-3-1　慢性浅表性胃炎

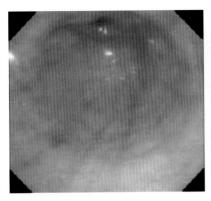
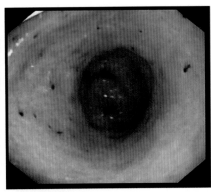

彩图 5-3-2　慢性萎缩性胃炎

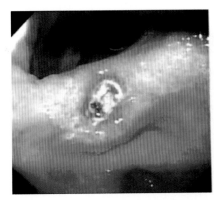
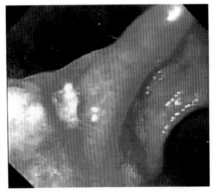

彩图 5-3-3　十二指肠溃疡

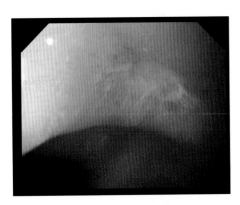

彩图 5-3-4　胃溃疡

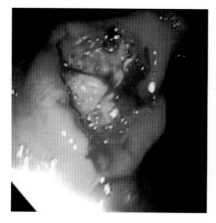 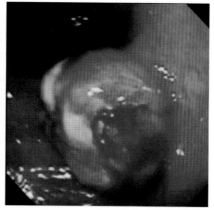

彩图 5-3-5 胃癌

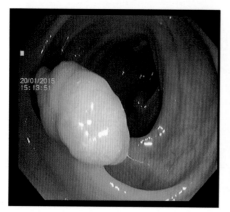

彩图 5-3-6 息肉

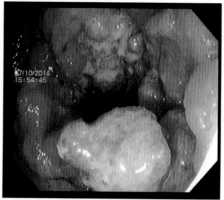

彩图 5-3-7 结肠癌